全国高等院校教材

供生物医学工程、生物科学与技术、基础与临床医学等专业用

组织工程学
Tissue Engineering

主　编　敖　强　柏树令

副主编　范　军　田晓红　王小红　王云兵

编　者（以姓氏笔画为序）

王　军（中国医科大学）　　　　　　　　张　雷（天津大学）

王　强（中国医科大学附属口腔医院）　　邵　毅（南昌大学）

王小红（中国医科大学）　　　　　　　　范　军（中国医科大学）

王云兵（四川大学国家生物医学　　　　　欧阳晨曦（中国医学科学院阜外医院）
　　　　材料工程技术研究中心）　　　　周　青（中国医科大学附属口腔医院）

王正东（沈阳医学院）　　　　　　　　　赵永康（中国医科大学）

王位坐（中国医科大学附属第四医院）　　柏树令（中国医科大学）

田晓红（中国医科大学）　　　　　　　　侯伟健（中国医科大学）

任伊宾（沈阳理工大学）　　　　　　　　敖　强（四川大学）

杨　立（四川大学）　　　　　　　　　　倪伟民（锦州医科大学附属第一医院）

杨立群（中国医科大学附属生殖医院）　　郭　澍（中国医科大学附属第一医院）

何　晶（中国医科大学附属口腔医院）　　唐明睿（中国医科大学附属第一医院）

佟　浩（中国医科大学）　　　　　　　　温　昱（中国医科大学）

张　旭（天津医科大学口腔医院）　　　　樊　怡（中国医科大学附属第一医院）

秘　书　何福荣（厦门大学）

人民卫生出版社

图书在版编目（CIP）数据

组织工程学/敖强，柏树令主编. —北京：人民
卫生出版社，2020
ISBN 978-7-117-29626-7

Ⅰ. ①组… Ⅱ. ①敖…②柏… Ⅲ. ①人体组织学
Ⅳ. ①R329

中国版本图书馆 CIP 数据核字（2020）第 109453 号

| 人卫智网 | www.ipmph.com | 医学教育、学术、考试、健康，购书智慧智能综合服务平台 |
| 人卫官网 | www.pmph.com | 人卫官方资讯发布平台 |

组织工程学

主　　编：敖　强　柏树令
出版发行：人民卫生出版社（中继线 010-59780011）
地　　址：北京市朝阳区潘家园南里 19 号
邮　　编：100021
E - mail：pmph @ pmph.com
购书热线：010-59787592　010-59787584　010-65264830
印　　刷：三河市博文印刷有限公司
经　　销：新华书店
开　　本：850×1168　1/16　印张：21　插页：4
字　　数：650 千字
版　　次：2020 年 12 月第 1 版　2021 年 1 月第 1 版第 1 次印刷
标准书号：ISBN 978-7-117-29626-7
定　　价：68.00 元
打击盗版举报电话：010-59787491　E-mail：WQ @ pmph.com
质量问题联系电话：010-59787234　E-mail：zhiliang @ pmph.com

　　人类很早就有了修复损伤或修复缺失组织器官的梦想，但受制于当时的科技水平，大多只是停留于美好的想象。20世纪，随着无菌术、麻醉技术、显微外科技术的发展，以及抗菌药物、免疫抑制药物研发的不断进步，异体组织器官移植的成功率大大提高，并逐渐得到了广泛应用。现代移植医学的兴起以及细胞培养技术的成熟，为组织工程概念的提出及学科的创立提供了必要的条件。

　　20世纪80年代中期，麻省理工学院的Robert S. Langer与哈佛大学医学院的Joseph P. Vacanti即开始合作在高分子聚合物支架上进行软骨细胞的三维培养，1993年他们在 Science 发表文章定义组织工程（Tissue Engineering）为：组织工程是一个多学科领域，应用工程学与生命科学的原理开发生物组织替代物，以此挽救、保持或者改善组织功能。1996年在Vacanti实验室诞生了人耳鼠（Vacanti mouse）并引起轰动，此后组织工程研究在全球蓬勃发展。20世纪90年代末，干细胞研究的快速发展为组织工程研究提供了源源不断的种子细胞，同时也促成了再生医学概念（Regenerative Medicine）的提出，即通过替代或再生人类细胞、组织或器官，来恢复或建立原本功能的医学。组织工程与再生医学密切相关，是再生医学的重要研究内容和研究手段。因此，可以说本书涵盖了基于组织工程的再生医学领域。

　　本书由中国医科大学、四川大学、中国医学科学院阜外医院、天津大学、沈阳理工大学、南昌大学、天津医科大学、锦州医科大学、沈阳医学院的专家及一线研究人员在多年组织工程学研究与教学经验的基础上凝练而成。总共13章，分为7个模块：组织工程学概述、组织工程学要素总论、组织工程要素各论、组织工程化组织和器官的构建、组织工程医疗产品的立法及管理、组织工程种子细胞相关实验技术、组织工程支架材料相关实验技术。组织工程学要素总论主要对组织工程的三个基本要素（种子细胞、组织工程支架材料、以及微环境与生长因子）进行概述，组织工程要素各论则是除了对种子细胞、支架材料、微环境与生长因子展开系统论述以外，还详细介绍了组织工程化构建时所需的生物反应器、3D打印技术、微囊及生物材料免疫隔离技术以及基因治疗技术等。在实验课每节后都有思考题以利于对实验课重点内容加深理解。

　　本教材除了供生物医学工程、生物科学与技术、基础与临床医学等专业的高年级本科生使用外，还可作为相关专业的研究生教材，以及学习组织工程与再生医学知识、提高科研能力的参考书。由于组织工程学涵盖的领域比较广泛，所涉及的学科发展也较快，加之受时间和编者水平所限，偏颇与疏漏之处在所难免，敬请大家批评指正，以利再版时改进。

敖　强

2020年4月8日

目 录

第一章

组织工程学概述

组织工程学是现代科学中一门新兴的交叉学科，是医学与工程学联手创造出来的、由多学科知识融合的新学科领域。自从有了人类，就伴随着人体疾病的出现和器官损伤的发生。器官的损害导致的人体功能障碍，严重影响人的劳动能力、健康水平和生活质量。器官替代一直是人类的梦想，也是医学领域中的顶级难题。随着器官移植技术的发展和免疫科学的进步，活器官体内移植不但取得了成功，而且发挥了良好的替代作用。人体器官供求之间所产生的新矛盾，更推动了组织工程学的快速发展。自从美国国家科学基金会批准了组织工程学这一新学科领域以来，组织工程器官再造已经成为全球科学研究前沿的热点。

第一节　组织工程器官再造的时代背景

一、组织工程学的内涵和外延

组织工程学是以器官再造、体内移植以修复人体器官缺损为目的的科学。它应用生命科学和工程学的原理与方法，在正确认识哺乳动物正常和病理状态组织、器官结构与功能特点的基础上，利用从组织中分离出来的、经培养扩增的种子细胞与支架材料融合的细胞-材料复合体，制造用于人体各种组织或器官损伤后的修复和重建的生物替代物，达到恢复人体器官正常的形态结构和功能特征的目的，属于一门交叉边缘学科。

基于美国哈佛大学医学院的儿科教授 Joseph P Vacanti 和麻省理工学院化学教授 Robert Langer 二人共同谋划的在可降解吸收的合成材料中，种植种子细胞，探索制造人工器官，用以修复人体器官缺损的设想，1987 年美国国家科学基金会采纳了生物力学开创者和奠基人——著名美籍华人冯元桢（Yuan-Cheng.Fung）教授的提议，建立了组织工程学这一交叉边缘学科，从此世界上正式诞生了组织工程学（tissue engineering）这一新兴的学科领域（图 1-1）。

这一新兴学科涉及细胞与发育生物学、生物化学与分子生物学、遗传与免疫学、解剖生理与病理学、临床外科学、生物力学、材料科学等诸多学科领域。21 世纪，组织工程学器官再造已经进入了新阶段。工业 3D 打印技术进入医学领域，显示了快速人体器官制造的优越性，尽管 3D 生物打印技术用于人体器官再造还有许多难题需要解决，但目前已经成为生物器官再造的亮点。

组织工程器官再造需要种子细胞，可降解无毒性的生物材料以及有利于种子细胞居住、生长、发育和分化的最佳的环境。后者即细胞的微环境，不仅包括促进细胞生长发育的各种生物因子，而且还包括细胞间质内的组织液、淋巴液、血

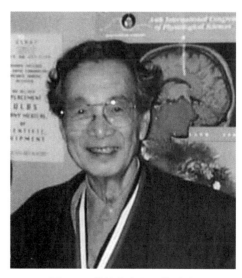

图 1-1　美籍华人冯元桢院士

液和其他各种物质。组织工程学的进步，不仅改变了传统外科"以创伤修复创伤"的治疗模式，而且使"再生医学"得到了进一步飞跃，并最终进入临床疾病的治疗程序。组织工程与再生医学两者具有的共同点是以修复器官缺损为目的，因此将两者均划归于器官重建的生命科学范畴。二者的不同点在于探索机体再生机制是再生医学的宗旨，而专注于器官的重建与功能恢复则是组织工程的任务。在保护和延续生命、恢复人体的功能与健康上，二者有着共同的目标。由于组织工程学引入新的医学模式，使人类跨入了器官修复的新时代。

二、带蒂皮瓣移植助推了显微外科技术的发展

人类对损伤器官的修复已经有上千年的历史。早在公元前7～公元前6世纪，就出现了临床带蒂皮瓣移植术。印度医生 Sushruta 曾使用带蒂前额皮瓣移位修复患者的鼻缺损，获得成功；希腊医生大约在公元25年时使用了推进皮瓣移植术；在16世纪出现了利用带蒂上臂皮瓣进行鼻再造；而到19世纪出现了皮下组织蒂颈部皮瓣与颞部皮瓣等的临床应用；1896年意大利 Iginio 首次将带血管蒂的皮瓣从肩背部转移到胸前部，用于修补因乳腺切除所遗留的胸部皮肤缺损；1946年 Clark 首次用带蒂的胸大肌重建屈肘功能并获得成功；1948年 Hamacher 首次使用带血管神经蒂的胸锁乳突肌重建患者的咀嚼功能。带蒂皮瓣的移植开创了人类器官移植的先河。随着科技的发展和进步，使用带蒂皮瓣进行器官缺损修补的缺点和并发症越来越显露出来。长时间的（1～2个月或更长时间）肢体制动给患者带来了极大的痛苦。人们渴望新技术的到来以减少治疗过程中的痛苦，从而催生了显微外科微血管吻合技术的进步。手术显微镜及其他显微手术器械的发明与临床应用，极大地助推了吻合血管神经蒂游离皮瓣移植术的诞生（图1-2）。

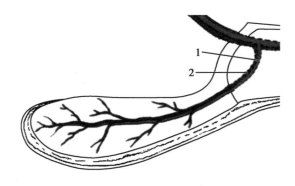

1. 轴心静脉；2. 轴心动脉

图1-2　吻合血管的游离皮瓣模式图

三、显微外科技术的发展促进了游离皮瓣移植的广泛应用

20世纪60年代，伴随着显微外科器械和技术的进步，各种微血管和周围神经的吻合术大量涌现，吻合血管的游离皮瓣移植术从此应运而生。游离皮瓣基础研究的突破和临床应用的开拓，实现了游离皮瓣移植新的飞跃。著名解剖学家、中国医科大学的李吉教授团队，仔细研究了人前臂皮肤的质地、厚度、动脉供应、静脉引流、淋巴回流、神经支配等各项参数，用铅丹乳胶灌注血管观察了前臂血液循环的特点，并用钼靶X线机认真观察了前臂皮瓣的微循环网络规律（图1-3、图1-4），检测了前臂游离皮瓣的临床切取范围、找到了血管与神经蒂的切取方法。在此基础上，著名整形外科专家、中国人民解放军沈阳军区总医院杨国凡教授团队，根据中国医科大学李吉教授团队的前臂皮瓣基础研究成果，首次在临床上进行了前臂皮瓣游离移植术。

这种基础研究与临床的密切合作，上千例大样本用吻合血管神经蒂的前臂游离皮瓣移植术去修复患者面部及其他部位的皮肤组织缺损获得巨大成功，成为器官移植科学的国际范例。该项科研成果首次于1987年获中国国家发明三等奖。在前臂皮瓣基础研究与临床应用的成果鉴定时期，国内外使用吻合血管神经蒂的前臂游离皮瓣移植术的数量高达5 000余例。由于前臂游离皮瓣的皮肤质量好、血

管神经蒂容易寻找、切取方便、临床应用广泛、手术成功率高，受到国内外广大患者和整形美容专家的青睐。该皮瓣被美国整形外科专家命名为"中国皮瓣"。

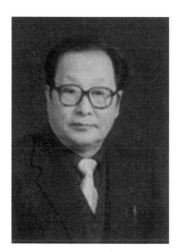

图 1-3　李吉教授

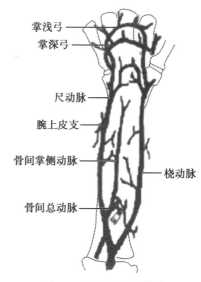

图 1-4　前臂的血液供应

四、游离皮瓣移植术的推广促进了人体器官移植和构建

　　临床上因器官严重受损而影响患者生活质量甚至危及生命的病例很多，皮瓣移植术的成功推动了器官移植术的快速发展。自 1933 年异体角膜移植术成功以来，1954 年美国首次进行了孪生兄弟间肾移植，获得成功。

　　随着 1963 年临床上肝移植（Starzl）和肺移植（Hardy）获得成功，人体器官移植术有了巨大的发展和进步。1966 年和 1967 年胰腺移植（Lillehei）和心脏移植（Barnard C.N）获得成功，以及取得了用骨髓移植治疗白血病取得的良好疗效等许多新成果，20 世纪 60 年代成为生命科学和医学领域发明创造的大发展时期。随着现代科学技术在医学领域的广泛应用，生命科学与工程学思维火花的碰撞，产生了生物医学工程学这一新兴的边缘学科，为人造器官的构建建立了基础。柯尔夫（Kolff WJ，荷兰人）1945 年首次研究制作了人工肾，之后又在美国研究人工心脏，用人造球形瓣膜代替心脏二尖瓣的手术于 1962 年获得成功。在人工器官制备层出不穷的阶段，人工低温术和人工心肺机等新技术又接踵而来，人工关节、人工股骨和人工感觉器官的制作以及体外循环心内直视术的开展，在器官移植的大浪潮中不断走向临床（图 1-5）。

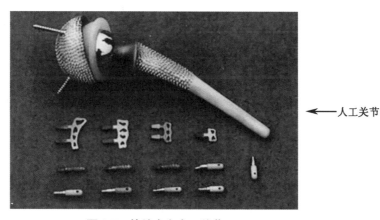

←人工关节

图 1-5　镍钛合金人工关节

20 世纪 80 年代是中国以游离皮瓣为主的人体各种吻合血管的器官研发与临床应用的大发展时期。断肢再植和断指再植等显微重建外科的技术进步不仅影响了中国，也助推了世界显微外科的发展。同时胚胎器官移植也已经风靡中国，经过优胜劣汰，获得了许多器官移植的经验和教训。

五、人体器官移植和构建促进了组织工程器官再造

器官是由多种组织按特定顺序排列、具有特定功能的人体结构。参与生长发育、合成分泌、排泄解毒、感觉支撑等诸多生理功能。一般的人体器官至少由三种以上的不同组织构成。而心、肝、肾等复杂器官是由大量不同种类的细胞和细胞间质材料组成。各种类型的细胞在器官支架内都具有其特定的分布和排列形式。由于疾病、器官老化和创伤等多种原因导致的器官损伤或功能衰竭，对人体既有降低生活质量的影响，又有致命的危险，因此人造器官的结构必须适应功能的需求。据统计，从 1995—2009 年这 14 年间，全世界患胃癌、肝癌和肺癌就有 2 570 万成年人与 75 万名儿童。对于器官缺损或功能衰竭的患者，器官移植是最佳治疗手段。在美国仅 2013 年就约有 117 040 位患者需要做器官移植手术，而器官供体只有 28 053 个。器官需求与供应之间的比例为 4∶1。在中国需要做器官移植的患者远远超过美国。目前每 1.5h 全世界就有 1 位因需要做器官移植而得不到器官供体的患者，在器官移植的等待中死去。器官供体的短缺已经成为人体器官移植术的最大障碍。因此组织工程器官再造和再生修复成为医学研究的攻关热点和有史以来人类的美好梦想。从几何原型看，实质上器官就是大量的细胞在具有特定空间结构支架材料上非均质分布的一种结构体。细胞就好比种子，支架材料就好比土地，微环境就好比土壤的温度、湿度和肥料。有研究证明：动物组织块如果超过 $1mm^3$ 没有血液供应就不能生存，因缺乏氧气和营养物质而死亡。因此，体外构建器官时，必须考虑血管和神经的网络重建，使移植人造器官本身的网络与人体内相对应的网络对接，才能达到细胞的信息畅通，保持器官存活的目的。

六、新材料与生物打印等技术促进了组织工程器官构建的进步

作为一门新兴的交叉学科，生物材料是工程材料与生物医学互相密切结合的一个新兴领域。尤其是高分子材料于 20 世纪 60 年代的问世，极大地促进了医用生物材料的进展。对于医用金属材料、医用高分子材料和医用陶瓷材料等一系列生物材料的性能与结构以及材料表面改性的全面深入的认识，尤其是 20 世纪 80 年代晚期组织工程器官再造的大发展，充分显示出利用医用生物材料制备人造器官，并用于临床移植的可行性。材料科学的进步，极大地促进了组织工程器官再造和临床应用的大发展。

人颅骨组织工程器官再造，用于临床学龄前儿童粉碎性颅骨骨折的缺损修补，先后在中国和德国获得成功，为组织工程器官构建与临床应用开创了人造器官应用的新时代。将工业用 3D 打印技术引入医学领域，创造性地进行 3D 生物打印组织工程器官再造，是一项革命性的科研成果。解决了组织工程器官再造时间漫长与临床器官缺损修复需时短暂之间的矛盾。

将活细胞、细胞生活必需的营养物质和液体生物支架材料的混合物，构成 3D 打印墨水，一次性成型打印出细胞 - 材料融合的一体化组织，既保证了支架的立体结构、孔隙大小、细胞分布的均匀度及其在支架表面良好的生长优势，又克服了组织工程器官再造过程中，种子细胞难以向支架内的深部生长、分布不均和高密度种子细胞难以获取之间的矛盾。利用 3D 生物打印技术将从 MRI 获取的器官与组织图像，通过生物喷墨打印的离散——堆积技术，挤出成型的丝网打印产品，构建 3D 生物打印器官。在明确的空间位置上，可同时精准定点地打印各种种子细胞、生物因子、水凝胶基质等物质，构建出具有仿生形状、结构复杂、生物功能活跃的人造组织和器官，从而解决了器官移植供需之间的矛盾。使用自身的细胞为种子细胞，制备人体的替代器官，使患者不需要终生使用抗免疫排斥药品，解决了器官移植排斥的难题，给活体组织器官的制备和移植带来了希望。

迄今为止，使用 3D 生物打印高科技手段，已经初步制备出骨组织、皮肤组织、心脏瓣膜、人造血管等组织和器官，展现了光明的应用前景。有研究者将人类胚胎肾组织细胞系，用 3D 生物打印方法制备成一个大孔隙组织样结构体，在此过程中探索了室内温度、打印机喷嘴温度和基质材料快速成型的最佳条件。实现了 90% 以上的种子细胞存活率，构建了相对稳定清晰的器官网格结构，保持了 30d。种

子细胞以细胞球状体的形态不断生长，呈现了较强的细胞 - 细胞之间的相互作用，为实现种子细胞按解剖学精准位置的定点配布建立了基础。3D 生物打印支架结构由于有贯通的孔隙，保证了种子细胞获得充分的营养，提供了细胞之间的网络通信、黏附和增殖等生命活动的微环境。人体器官的移植和器官再造的发展历程见图 1-6。

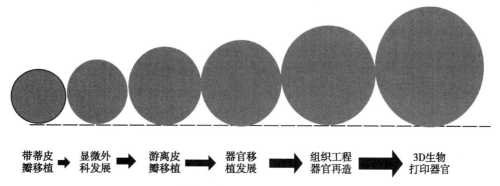

带蒂皮 → 显微外 → 游离皮 → 器官移 → 组织工程 → 3D生物
瓣移植 　 科发展 　 瓣移植 　 植发展 　 器官再造 　 打印器官

图 1-6　人体器官移植与器官再造的发展历程

尽管 3D 生物打印的组织工程器官再造展现了美好的前景，但仍处于初级阶段，需要克服许多困难及应对非常严峻的技术挑战。诸如，对高分辨率细胞沉积的观察技术、种子细胞成活及其分裂分化的追踪、心肝肾脑等复杂器官构建的技术及其神经血管化的方法、细胞配布的调控规律及其可控性、细胞间通信网络及其与人体神经 - 免疫 - 内分泌网络之间信息畅通的问题等，都是人造器官、临床器官移植应用的瓶颈问题。

七、免疫学的发展保证了器官移植的成功

20 世纪开始，免疫学的研究发生了突飞猛进的进展。多纳特（Donath）和兰德茨坦纳（Landsteiaer）在 1907 年发现了阵发性血红蛋白尿患者有抗自身红细胞的抗体。多梅什克（Domeshek）在 1938 年首次发现了自身溶血性贫血患者，不仅证明了人体存在自身免疫，而且还证明了免疫反应并非只是机体对外源性抗原的特有反应。从而丰富了抗感染免疫的理论。孔斯（Coons）在 1942 年发明了用免疫荧光技术测定血清自身抗体的新方法，促进了自身免疫学说的进步。欧文（Owen）在 1945 年发现异卵双生的两只小牛体内存在抗原性不同的两种血清细胞，这些细胞在彼此体内不产生免疫反应，是一种天然免疫耐受现象。1949 年伯特纳首次提出宿主淋巴细胞有自我识别和非己识别能力的假说，圆满地解释了 Owen 的发现。麦德微尔（Medawer）于 1953 年做了人工免疫耐受试验，发现当将一种纯系小鼠的淋巴细胞注射到另一种具有不同遗传性的纯系胚胎鼠内时，该胚胎鼠出生后能接受供体皮肤移植而不产生移植排斥反应。在这一结果的启发下，伯纳特于 1959 年首次提出了抗体形成的细胞选择学说。随着时间的迁移，细胞免疫和体液免疫取得了更大的进展，发现 T 淋巴细胞和 B 淋巴细胞与免疫反应关系密切，确认了脾、淋巴结、骨髓和胸腺为人体免疫器官。免疫学的发展和进步正从整体水平和细胞水平向分子水平和基因水平深入，从而派生出免疫生物学、免疫病理学、免疫化学、肿瘤免疫学、免疫遗传学、分子免疫学和移植免疫学等不同的免疫学分支。免疫学理论的创新，不断派生出大量的抗排斥反应的新药物。这些药物的临床应用，抑制了人体对移植的人造器官的免疫排斥作用，从而增加了器官移植和组织工程人造器官的成功率，使得组织工程器官再造由实验室走向临床，从研究开发走向产品的使用阶段。

第二节　组织工程学科的发展阶段

组织工程学的发展大致可以分为三个阶段。

第一阶段即组织工程的开拓阶段。以 Joseph P Vacanti 医生和工程师 Robert Langer 教授为代表，两

位美国人共同谋划阐述组织工程基本原理,未来发展方向以及应用前景阶段。这一阶段的显著标志是他们二人于 1993 年在国际著名杂志 Science 上发表了组织工程学的论文。

第二阶段即组织工程的发展阶段。在 20 世纪 90 年代后期,组织工程器官广泛涌现,对种子细胞的生存环境有了深入的认识:由对生物因子的肤浅认识到对细胞的微环境认识的深化。

第三阶段即组织工程器官再造的初级成熟阶段。其标志是中国团队及其后的德国团队成功进行组织工程颅骨再造的发展阶段。这一阶段的标志性成果是曹谊霖教授团队用骨髓间充质干细胞为种子细胞,成功在支架材料上共培养并进行了学龄前儿童的颅骨移植;次年,德国科学家用脂肪干细胞为种子细胞复合支架材料进行了学龄前儿童的颅骨移植术(图 1-7)。

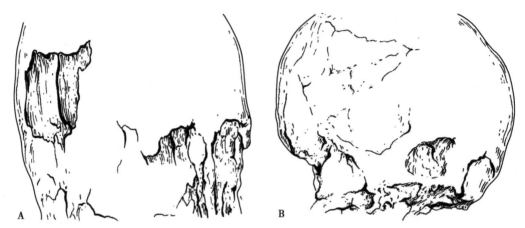

图 1-7　组织工程颅骨移植修复学龄前儿童颅骨粉碎性骨折
A. 手术前; B. 手术后。

一、组织工程的开拓阶段

20 世纪 80 年代,鉴于用软骨细胞移植治疗软骨损伤效果欠理想,有人大胆提出假说,设想将细胞放在某种可降解的生物支架上,使细胞均匀地分布并稳定地居住在支架的相应部位,这样就有利于细胞的生长和组织的产生,这就是组织工程概念的原始雏形。而为组织工程学作出开拓贡献的当属美国哈佛大学医学院的 Joseph P Vacanti 儿科教授和麻省理工学院的化学生物工程师 Robert Langer 教授。Vacanti 教授是小儿外科医师,从事肝脏移植多年,肝脏移植的成功与供肝缺乏的矛盾一直是缠绕他的心病。他曾经大胆设想用自体肝细胞再造有功能的活体肝脏。他采纳了 Langer 工程师的建议,在既可降解又可吸收的合成材料中种植了种子细胞,初步探索实验获得了进展以后,两人在 Science 杂志上发表了组织工程学的论文。该论文阐述了组织工程学的基本原理、发展方向与应用前景,成为不同学科领域两位科学家思维碰撞,产生创新学科和创新成果的典范。

虽然组织工程雏形由 Vacanti 和 Langer 两位教授共同谋划而成,但组织工程名称却来源于工作在美国加利福尼亚大学圣地亚哥分校的美籍华人、美国国家两院院士冯元桢(Yuan-Cheng.Fung)教授。他的建议在 1987 年受到美国国家科学基金会的采纳,从而在世界上正式诞生了组织工程学这一学科领域。

早期哈佛大学医学院的儿童医院以 Joseph P Vacanti 为首的团队旨在探索细胞与生物支架的复合构建组织的方法与手段。而麻省理工学院 Robert Langer 教授为首的团队主要对各种可降解和可吸收的组织工程材料进行探索和开发。在起步阶段,组织工程的研究大多集中于单一组织的构成,动物模型多用无免疫排斥反应的裸鼠。他们用牛关节软骨细胞与生物可降解材料,在裸鼠皮下构建出成熟的透明软骨组织,为软骨缺损的修复和再生开辟了新途径。他们还用从骨膜中分离出来的成骨细胞,经体外培养扩增,并与聚羟基乙酸(PGA)混合,在裸鼠背皮下构建成新生骨组织。中国的曹谊林教授在美国访问期间,成功地用小牛肌腱腱细胞接种在 PGA 索状网架上,经体外培养一周后,再种植到裸鼠皮下，产生了肌腱组织，该肌腱组织与正常肌腱结构相似。他的突出贡献是在裸鼠体内成功地构建出具有皮肤覆盖的人耳廓形态软骨，为组织工程从基础研究向临床迈进开创了先河（图1-8）。

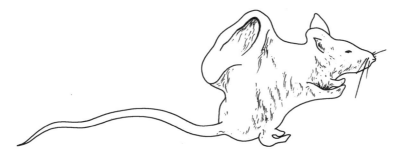

图1-8 在裸鼠体内构建的覆盖皮肤的人耳廓形态软骨

二、组织工程的发展阶段

（一）组织工程大发展时期

20世纪90年代末期，组织工程在世界范围内得到了很大的发展。在美国的麻省学院、密执安大学、匹兹堡大学、佐治亚技术学院、加州大学洛杉矶分校等高校内都建立了组织工程研究中心。欧洲的一些国家和亚洲的日韩等国也陆续开展了组织工程学的研究，中国的多所大学和科研单位也开展了颇具规模的组织工程器官构建的探索。中国医科大学从1996年开始招收组织工程学硕士研究生，创建了组织工程研究室、组织工程教研室和组织工程研究所等不同阶段的组织工程器官制造研究机构；主编了全国第一部组织工程学本科生教材即《组织工程学教程》和《组织工程学实验教程》；举办了"再生医学与组织工程器官再造"国家继续医学教育学习班；从2002年开始，在全国最先开展了本科生组织工程学理论课和实验课教学；较早地进行了组织工程的人才培养工作，并获批了国家组织工程二级学科博士点。

中国国家科技部于1999年将组织工程项目列入国家"973工程"（即国家重点基础研究计划）。2002年科技部又成立了"863"组织工程项目，把我国的组织工程研究纳入国家主导的公关体系，促使组织工程学在中国国内快速发展、遍地开花，助推了组织工程器官再造的世界浪潮。

在突破了裸鼠为动物模型的研究后，采用与人体结构较相似的有免疫力的大型哺乳动物为动物模型，制备了组织和器官损伤动物模型，并用组织工程化组织和器官进行创伤的修复和器官缺损的修补工作。迄今为止，不但成功地构建出组织工程化骨、软骨、肌腱和皮肤等人体结构成分，而且初步在临床应用于人体的移植，并获得成功。

（二）多学科协作攻关阶段，催生了新科学与新技术的发展

随着组织工程器官再造的广泛开展，器官再造的奥秘逐渐揭开，各种交叉学科与技术的互相促进，大大地提高了组织工程器官的研发水平。作为多项技术攻关的学科，组织工程技术不但融合了种子细胞的应用技术，如：细胞生物与分子生物技术、转基因与基因克隆技术、细胞工程与遗传工程技术、干细胞与发育生物学技术、免疫学与移植免疫技术等，而且还催生了材料科学的发展。生物支架构建涉及材料合成与改良技术、材料的编织电纺丝技术、生物力学技术和3D打印器官再造技术等多种新技术的发展。此外，对细胞生长发育及其在组织内的配布观察的需求更加促进了影像学技术和生物反应器技术的发展与进步。因此，组织工程器官再造不但催生了诸多新科学核心技术的应用，而且促进了各个学科的发展和进步。

推动了组织工程发展的最大动力是多学科知识之间交叉与融合渗透，这种学科知识的交叉渗透又催生了种子细胞的多点来源。现在的人们既可用人体的多种干细胞，诸如：骨髓间充质干细胞、脐血干细胞和胚胎干细胞等具有广泛发育潜能的干细胞作为种子细胞，也可用诸如：嗅鞘细胞、心肌干细胞、神经干细胞和脂肪干细胞等各种组织内的成体干细胞，进行培养扩增，构建组织工程人造器官。学科

间的交叉融合又促进了材料科学的创新与进步。以可降解、可吸收和无毒性作为前提条件,在支架材料的选择上,构建组织工程器官既可用纯天然的脱细胞基质材料,又可用人工合成材料,还可用人工合成与天然细胞外基质融合的复合材料(图1-9)。

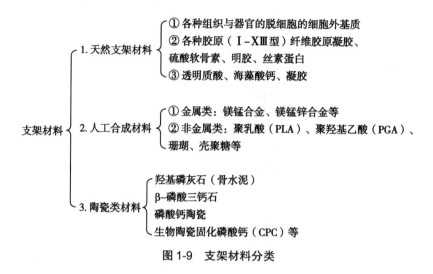

图 1-9　支架材料分类

学科间的融合加深了人们对细胞生长规律的认识,更深入地了解到细胞居住的微环境对种子细胞的生长、发育、增殖、分化和形成组织的重要作用。

微环境是指存在于细胞基质中,对细胞命运即细胞的繁衍生息进行调控的各种蛋白质、细胞通信网络和各种信号分子。这些信号分子包括生长因子及其受体、激素及其介导分子,调控细胞功能的各种神经递质等。它们是存在于细胞间质内的多种生物活性物质的总称。种子细胞的自我复制和定向分化功能、定向发育功能、物质制造功能以及免疫耐受功能等均受细胞所在的微环境的调控(图1-10)。

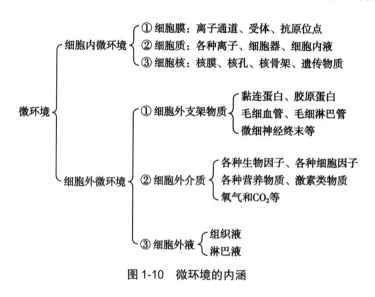

图 1-10　微环境的内涵

三、组织工程器官再造的初级成熟阶段

21世纪初期是组织工程器官再造的初级成熟阶段。近20年的探索,解决了对干细胞特性及组织工程器官再造和体内移植成功规律的认识。

(一)对于干细胞的特性,经过长期探索,认识更加深化

1. 缓慢增殖期　时间短暂,细胞分裂慢。这一特征使干细胞对特定的外界信号有充分的作出反应的时间,从而减少基因突变的风险,有利于细胞本身能够及时地发现并纠正增殖差错,从而保证种子细

胞有序地进入增殖程序和特定的分化阶段。细胞缓慢增殖期所产生的过度放大细胞,由于定向准确,分裂速度加快。

2. 干细胞的自稳性 干细胞通过自我更新在生物体内保持数量的平衡和稳定,这一特性是通过对称性分裂与非对称性分裂两种机制实现的。前者指分裂的干细胞产生两个子代干细胞,为纯粹的干细胞自我复制过程,进入干细胞再循环轨道。后者是指干细胞分裂产生的两个子代细胞中,其中之一为自我复制的干细胞,进入干细胞的循环程序;另一个为子代定向分化细胞,即祖细胞。祖细胞进一步增殖将分化成构建特定组织的前体细胞,从而进一步形成新的人体组织和器官(图 1-11)。

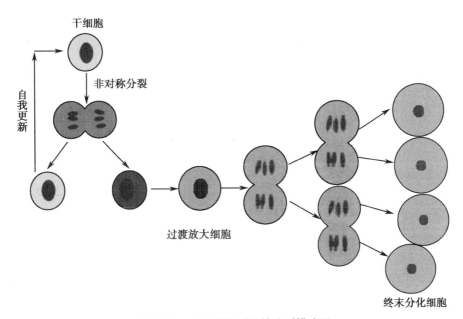

图 1-11 干细胞非对称性分裂模式图

3. 高度未分化状态 人体的干细胞始终处于高度未分化状态。例如,神经干细胞呈中间纤维抗原巢蛋白(nestin)阳性,没有已分化细胞的抗原标记。

4. 多向分化潜能 干细胞分化的多向性决定了其可分化为各种组织细胞。例如,神经干细胞既可以分化为神经元,又可以分化为神经胶质细胞,还可以分化为形成中枢神经髓鞘的少突胶质细胞。这三种神经细胞是构成神经组织的最基本的组成成分(图 1-12)。

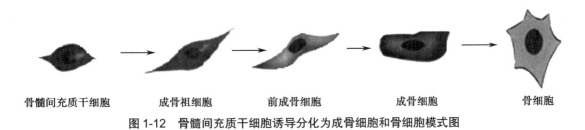

骨髓间充质干细胞　　成骨祖细胞　　前成骨细胞　　成骨细胞　　骨细胞

图 1-12 骨髓间充质干细胞诱导分化为成骨细胞和骨细胞模式图

5. 转分化与去分化特性 是干细胞的重要特性。表现在如果将小鼠的神经干细胞移植到异体小鼠的血管内,这些干细胞就能逆行分化为血细胞。如果将其移植到鸡和小鼠的囊胚内,它们则逆行转分化为三胚层的组织细胞。后者可进一步分化为脑、心、肝和肠等复杂的组织和器官。

(二)组织工程化颅骨的移植,开创了器官移植成功的先河

2001 年中国的曹谊霖教授团队以骨髓间充质干细胞作为种子细胞,与可降解的生物支架材料融合培养,修补了世界首例学龄前儿童颅骨粉碎性骨折造成的茶杯口大小的骨缺损,获得成功。2002 年德国学者用脂肪干细胞作为种子细胞与可降解生物支架材料共同培养,成功地修复了世界第二例学龄前儿童的颅骨缺损。在世界的两个不同国家,两个不同地域,科学家们分别用两种不同的种子细胞成功地制备人造组织工程颅骨,对患儿粉碎性骨折的颅骨缺损成功地进行了修复,这些范例实现了组织工程人造器官从梦想到实践,从基础研究到临床应用的历史性跨越。标志着人类已经进入使用组织工程人造器官修复人体组织器官缺损的新纪元。

第三节 组织工程器官再造的瓶颈问题及发展前景

一、组织工程器官再造的瓶颈问题

(一)种子细胞问题

种子细胞是组织工程器官构建的关键。采用成体干细胞与胚胎干细胞已经成为常规方法。干细胞是蕴藏在体内的种子细胞储备库,具有其特有的未分化与低分化特性,不执行已分化细胞的特定功能。例如造血干细胞无携带氧气的能力,心肌干细胞无收缩功能,用常规方法很难进行干细胞鉴别。当然干细胞的富集也有一定的困难。不仅如此,种子细胞能否在人造支架材料中,像在人体内那样做到:稳定而长期的居住、成功而有序地增殖、有效而可控地分裂和分化,产生活跃的生理功能,避免在移植器官内的不均匀分布,保持种子细胞的青春活力,遏制其老化、凋亡等问题,这些都是防止器官移植失败的重要前提。

(二)免疫学问题

人造器官毕竟是外来异物,机体对其产生免疫应激反应实属正常情况。人体内的巨噬细胞、T 细胞、B 细胞和 NK 细胞等对外来抗原刺激非常敏感。对异物入侵,机体会产生"超敏反应""急性排斥反应"和"慢性排斥反应"等一系列排斥过程。目前已知的抗免疫排斥药物还不能完全彻底地对抗上述反应过程,使器官移植失败的案例不断发生。

(三)生物力学问题

有人发现不同的力学刺激作用是不同种类细胞的生长与功能发挥的动力。诸如血管内皮细胞的生长和成熟受剪切力的制约、血管平滑肌的形成需要周期性扩张的力学加速刺激、软骨细胞基质的分泌与一定程度的压力负荷密切相关、而趋化骨细胞成骨的作用必须要有一定量的压力负荷刺激,因此,探索细胞生长的力学规律,对保证种子细胞的定向分化,产生特异功能也是很重要的工作。人们还发现,在移植的人造器官内的物质存在分配不均衡问题。通常人造器官中心部分氧气与营养物质供应不足,非蛋白氮和二氧化碳等代谢废物排除不畅,这种物质分配的不均衡也遏制了人造器官正常功能的发挥。

(四)器官的复杂性

组织工程器官构建困难还源于器官结构上的复杂性。以组织工程肝的构建为例,不仅涉及许多种子细胞包括肝细胞、胆管细胞、肝血管内皮细胞、肝血窦内的枯否细胞、肝间质内的星形细胞等诸多细胞的制备、获取和参与。而且如何使这些种子细胞同步分裂与扩增,保持细胞活力与功能相对一致的技术难度更大。至于如何将这些不同种类的种子细胞按解剖学肝脏的三维空间格局,有序地接种于能维持肝整体形态的生物可降解支架材料上,并使这些种子细胞在肝组织内形成严格的立体结构布局、产生各自的功能特征,在没有掌握肝细胞构建的规律之前也是一件很棘手的问题。而更复杂的难题还有如何在肝组织构建过程中,使肝动脉、门静脉、胆管和肝静脉内的种子细胞同步生长、精准配布、形成专一的特化结构。对这一规律的认识,迄今为止仍然还有无法逾越的障碍。

(五)人造微环境的稳定性

在组织工程人造器官的制备中,种子细胞外微环境的构建仍然是瓶颈问题之一。虽然目前在微环境设计中,已经使用了不同种生物因子促进种子细胞的生长,使用器官血管神经化的方法改善移植器官的代谢活动,但还有许多问题没有解决。种子细胞的生命活动不仅仅是氧气和营养物质的供应与可靠的清除代谢废物的方法,还有许多其他构成的微环境要素的参与,从而长久保持种子细胞生命活动的平衡和稳定。这些都需要为组织工程器官模拟构建出虚拟仿真的血管、淋巴管和神经终末等存在的微环境整体网络。应做到不但使移植器官内微环境的细胞通信畅通无阻，而且能与人体内相应的通信网络对接，使移植器官的种子细胞既能够接收到移植器官内的细胞生命活动信息，又能接收到人体整体的神经内分泌网络的各种信息指令，才能使移植器官与人体其他器官的功能步调一致、融为一体。

二、组织工程器官再造的发展前景

种子细胞是器官生长的源泉。探究种子细胞生命活动的奥秘和生长规律，有可能为种子细胞的年轻化和活力发挥提供新方法。

（一）关于细胞生命周期

正常细胞生命期决定于细胞的端粒长度，探索端粒长度延伸方法可能逆转细胞的凋亡和老化。端粒酶是一种可延长端粒长度的核酸蛋白酶，其构成成分为蛋白质和 RNA。如果以端粒酶的内源性 RNA 为模板，指导 DNA 的合成，向端粒末端添加（TTAGGG）n 序列，促使端粒的延长，就可能延长细胞的生命。据说这一技术已经在成纤维细胞、软骨细胞、成骨细胞和成肌细胞中应用并获得成功。尽管如此，鉴于细胞端粒长度的延长是有限度的，不可能无限延长，更需要保证用端粒酶延长的端粒具有临床安全性。因此，寻找到端粒延长的最佳手段，才能在组织工程器官再造和临床移植修复器官缺损中发挥作用。

（二）衰老规律的探索

人们发现在已分化的组织细胞内会发生氧化应激反应。细胞内环境变化会产生细胞损伤。细胞内自由基与细胞抗氧化系统的平衡失调就会产生细胞结构的改变，并导致哺乳动物所有器官细胞的老化。随着抗衰老基因 *klotho* 的发现，为细胞老化的遏制提供了新思路。利用已知的衰老机制与抗衰老成果，可采用基因治疗的干预方式：探索增强种子细胞年轻化和增加生长活力的方法，是促进组织工程器官再造可选择的方法之一。

（三）按照发育生物学原理构建人造器官

发育生物学是观察胚胎发育规律的科学，涉及细胞发育的各种细节，细胞分化的各个过程以及细胞如何才能特化为具有一定功能特点的人体形态结构。这些自然规律的模拟，为组织工程器官再造提供了新思路。ATALA（美国）等将源于胚胎干细胞诱导的"肾干细胞"，种植到一种生物材料上，植入人体后发现：肾干细胞分化并构建成与正常肾类似的肾小管和肾小球结构。该项研究为构建人工肾器官提供了实验依据，成为器官构建与发育生物学密切结合的范例。

（四）发挥多学科交叉优势联合攻关

组织工程器官及其体内移植需要多学科的协作与参与。组织工程器官的制备需要细胞生物与发育生物学、生物化学与分子生物学、材料科学等诸多学科的知识融合。人造器官体内移植后观察器官生长过程时，还涉及免疫学、遗传学、外科学、生理学、病理学和人体形态科学等诸多学科的基础知识。因此多学科协同努力是组织工程器官构建的特征。在一定意义上，没有多学科知识的交叉与融合，就没有组织工程的器官的制备与应用。

（五）种子细胞快速扩增问题

迄今为止由于细胞培养方法的进步，人类已经能从细胞培养传代过程中，获取可供细胞移植和组织器官构建的大量的种子细胞。生物因子的应用在促进细胞定向生长发育、分化增殖过程中产生巨大作用。生物反应器的发明，使种子细胞在支架材料内形成均匀分布。但所有这一切都还不能在最佳时间段内获得满意的结果，因此在保证种子细胞正常生长发育过程、避免细胞基因突变发生的前提条件下，创新和改进细胞的扩增方法，寻找在较短时间内获得巨大数量的种子细胞的突破性的新技术，是组织工程器官再造面临的重要挑战之一。

（六）医学伦理问题

细胞应用的重要问题之一是医学伦理学问题。克隆动物技术的突破和该成果的广泛应用，为克隆人图谋的实现提供了机会。医学伦理问题已经提到科学发展和器官再造的议程。拒绝将克隆动物的技术应用到克隆人的工作上,已经成为大家的共识。任何人体活细胞用于构建组织器官的工作,都不应与医学伦理学相违背。组织工程人造生物器官的人体内移植,需要经伦理委员会的批准。

第四节　组织工程的学科特点与学习方法

一、学科特点

组织工程学是生命科学与材料科学相互渗透、融合交叉的一门边缘学科。是医学科学与工程学知识相互交叉渗透的新亮点。是用生命科学和工程学的技术原理,按照人体的组织与器官发育规律,构建用以修复人体结构缺损的替代器官的专门科学。作为必修课程,本教材定位于培养4～5年制组织工程专业、生物科学与生物技术专业以及生物医学工程专业的大学本科生。还可用于医学院校的五年制、八年制大学生,硕士生与博士生的选修课。作为器官再造知识的载体,本教材从全新的角度、宏观的视野、整体的观点去阐述器官再造的理论和技术方法,培养具有创造潜能,创新素质的人体器官再造的组织工程学的专业人才。本教材对于广大医务工作者的医学知识再学习,具有重要的补益作用,是良师益友。而对于具有一定理论和实践基础,并对器官移植科学感兴趣的群体更有重要的参考作用。因此,本教材是面向广大人民群众的,专注于组织工程器官再造的科学知识载体。本教材对于了解器官再造的国内外现状,提高个体素质,促进自我学习和加强卫生保健都具有重要意义。

二、学习方法

组织工程学具有彰显时代特点,展示科学前沿,实现知识交叉,体现学科整合,引领改革思路,启迪创造灵感的特点。这就要求同学们在学习实践中必须以极大的热情,创造性的智慧,高度的责任感,和辛勤的劳动去努力攻关。

（一）熟悉器官结构

1. 坚持形态和功能相联系的思想　人体器官结构是由多种细胞和基质构成的复杂的组合体。配布以氧气与营养供应和废物排出的非常复杂的血液循环网络,淋巴网络和神经网络。只有深刻认识器官的构成特点,网络构筑特性,执行功能过程和网络信息传输的规律,才能使人工制造的组织工程器官移植到体内后,发挥与人体正常器官一样的功能。器官的形态学结构是其功能作用的基础,如果人造器官没有产生其固有的功能特性,表明这一人造器官失败。

2. 打牢坚实的人体器官立体构筑基础　人造器官模拟人体器官的立体形态和功能特征。将器官结构的局部和人体的整体相联系。从认识构成器官的细胞入手,选择最合适的种子细胞,以器官的组织构成为依据,选择相匹配的支架材料,在认识器官网络通信的基础上,为植入体内的人造器官赋予良好的生活微环境。

（二）掌握人体发育规律

人体的组织结构一直处在发育分化、新陈代谢的动态变化之中。在受精卵的发育过程中,经过形成不同胚层的过程,再由各个胚层发育为人体的各种不同的组织和器官。因此,在组织工程器官制造过程中,应尽量按照该人造器官的来源,选择相应的种子细胞,以保持种子细胞生长发育的长期稳定性。

（三）认识细胞的生长规律及微环境的作用

支架材料是构成组织工程器官的立体架构的基础。具有支持力、可吸收性、对人体无害的良好材料是保证种子细胞良好生长、人造器官制备成功的关键。无论是天然材料还是人工合成的无机与有机材料,都需要得到对人体无害的认证才能应用。因此,材料知识与材料构建技术也是学习的另一个重点。当种子细胞有了栖息之地,在具有相容性的组织支架内繁育生存的时候,细胞代谢废物的排出,细胞周围 pH 值的恒定,氧气与营养物质和多种细胞因子等的供应也成为必备的种子细胞生长的微环境条件。没有合适的微环境,细胞照样不可能生存。因此,在掌握获取支架材料构建人造器官发挥功能作用时,微环境绝不可以忽视。微环境一直是种子细胞赖以长久生存的基础。

（四）掌握多学科的基本知识，学会多学科知识的融合能力

　　组织工程学属于边缘学科，人体器官再造技术涉及诸多学科领域。只有熟练掌握多学科知识底蕴，并具有将多学科知识融合为一体的有能力的人，才能胜任该项工作。只有掌握了这些学习方法，才能在组织工程器官再造领域发挥作用，产生适用的创造性成果。

（柏树令）

第二章

组织工程学要素总论

第一节 种 子 细 胞

一、种子细胞的来源和标准

组织工程学是应用生命科学和工程学的原理与方法,对损伤后的人体组织器官进行修复,改善其形态和功能的一门科学。组织工程学的概念于 20 世纪 80 年代被提出,基本方法是体外分离培养细胞,再将细胞接种至具有适宜空间结构的支架材料,通过细胞 - 支架材料、细胞 - 细胞之间的相互作用及细胞外基质的分泌,形成具有某种结构和功能的组织或器官。应用组织工程方法再造组织、器官时所用的各类细胞统称为种子细胞,是组织工程研究与应用的重要因素。获取足够数量、无免疫排斥反应并具有较强活力的种子细胞是开展组织工程研究与临床应用的关键。

(一)种子细胞的来源

应用于组织工程研究的种子细胞种类较多:依据细胞来源可以分为自体细胞、同种异体细胞和异种细胞;根据细胞分化状态又可分为分化成熟的成体细胞和具有分化潜能的干细胞。其中干细胞根据分化潜能可分为全能干细胞(totipotent stem cell)、多能干细胞(pluripotent stem cell)和单能干细胞(unipotent stem cell);根据所处的发育阶段和发生学来源又可分为胚胎干细胞(embryonic stem cells,ESCs)、诱导多能干细胞(induced pluripotent stem cells,iPSCs)、成体干细胞(adult stem cells,ASCs)和生殖干细胞(germline stem cells,GSCs)等。

(二)种子细胞的标准

1. 种子细胞的基本要求 组织工程技术的最终目标是再生出接近正常结构和功能的组织或器官,并永久性修复相应的组织或器官缺损。因此,种子细胞在数量、功能以及生物安全性等诸多方面都具有严格要求:①在体外具有很强的分裂增殖能力,可进行大规模扩增,这是组织工程技术优于组织移植的关键因素之一。只有大规模扩增种子细胞,才能实现组织工程"小损伤修复大缺损"的基本设想。②活力和功能比较旺盛,能连续传代培养且细胞形态功能及遗传特性不随传代培养而发生改变,仍具备构建组织的特定生物学功能。这是对种子细胞"质"的要求,也是功能正常组织再生的必备条件。③细胞纯度高,具备特定生物学功能的细胞占主要部分。细胞的纯度影响组织形成的质量,大量混杂细胞的存在会直接影响再生组织的结构和功能。④无或仅有极微弱的免疫排斥反应,这是体内组织再生及组织缺损永久性修复的重要条件。⑤生物安全性好。组织工程技术再造的组织主要用于组织缺损的永久性修复,其生物安全性直接关系到宿主的健康状态和生活质量。因此,组织工程技术应用的种子细胞必须绝对安全,不能存在致病、致瘤、致畸等各种潜在的危险。

2. 种子细胞的选择原则 ①来源广泛,数量充足。生物安全性高、功能正常、数量充足的种子细胞是顺利构建再生工程化组织的物质基础。尽管通过少量种子细胞的大规模扩增,也可以得到充足数量的细胞。但在多数情况下,细胞大量扩增后很难维持其正常核型及正常生物学功能,单纯依赖细胞扩增技术具有局限性。②获取方法安全方便,通过非侵袭或微创手段即可获得,且对供体损伤较小。组织工程技术的基本设想就是以最小的损伤修复最大的缺损。因此,应避免选择创伤大、易造成继发组织缺损的细胞来源。③细胞培养技术简单易行，培养与扩增成本低。这是进行大规模临床应用和产业化发展过程中最为关注的问题之一，它直接关系到组织工程技术的推广应用程度、范围和经济效益。

二、种子细胞分类

（一）种子细胞根据来源分为自体细胞、同种异体细胞和异种细胞

1. 自体细胞 是指取自患者自身正常组织的功能细胞，将含有这种细胞的组织取材后，体外分离细胞原代培养纯化、继续传代培养获得有限的扩增。自体细胞细胞相容性好、不会出现免疫排斥反应，无伦理学问题限制，是较理想的细胞来源。但自体细胞的获取具有局限性，比如细胞来源数量有限，对取材部位也会造成不同程度的损伤，来源于疾病状态或老年患者的细胞增殖能力较差，再生新组织的能力较低，因此不宜用作种子细胞。

2. 同种异体细胞 可由胚胎、新生儿或成人的组织器官获得，来源广泛，取材容易。该类细胞经过基因改造可建立无瘤倾向的标准细胞系，储存以备用。早期胚胎因其免疫原性低、细胞生存期长、分裂增殖能力强而备受重视。已有研究显示在构建组织工程产品中，胚胎来源的同种异体细胞优于成体细胞。但由于受伦理学限制，其尚未得到广泛应用。

3. 异种细胞 即由动物的组织或器官中获取的细胞，目前研究较多的主要来源于猪，因为猪是在体型大小及基因表型方面最接近于人的大型哺乳动物。异种细胞来源广泛，成本较低，无伦理学限制，适应大规模生产的需要。但异种移植存在超急性、急性和慢性排斥反应及人畜共患疾病的风险，因此需要对其进行改造才能作为组织工程的种子细胞。目前已建立了转基因模型，如果能够基本克服异种细胞的免疫排斥反应及人畜共患疾病，异种细胞有可能作为组织工程的种子细胞。

（二）种子细胞根据分化状态分为成体细胞和干细胞

1. 成体细胞 是分化成熟且具备形成特定组织能力的细胞。在组织工程技术刚刚出现时，研究重点是证实组织工程原理和技术的可行性，应用的种子细胞以成熟的组织细胞为主。但由于可获取分化成熟细胞的组织来源有限，取材创伤大，容易造成继发组织缺损，且成熟组织细胞体外扩增能力较低，扩增后又容易丧失细胞功能。因此，随着组织工程研究技术的不断延伸和发展，分化成熟的成体细胞基本不符合种子细胞的基本要求和选择原则。

2. 干细胞 具有分化潜能，是组织工程最理想的种子细胞。根据分化潜能可分为全能干细胞、多能干细胞和单能干细胞。①全能干细胞指可以形成整个机体所有组织和胚外组织的干细胞，如受精卵和早期胚胎细胞，它们可分化为个体的外胚层、中胚层和内胚层来源的所有细胞类型及胎盘、脐带和胎膜等胎儿附属物。②多能干细胞指能分化形成多种细胞类型的干细胞，具有多谱系分化潜能。如骨髓间充质干细胞除能分化为骨细胞、软骨细胞、脂肪细胞等中胚层细胞外，还可以分化为表皮细胞、神经细胞等外胚层细胞，及肝细胞、胰岛细胞等内胚层细胞。③单能干细胞指特定谱系的干细胞，分布于成体组织内，具有产生所属组织细胞类型的潜能。单能干细胞仅产生一种类型的分化细胞，分化能力较弱。如表皮干细胞只能分化为皮肤表皮的角质形成细胞。

三、干细胞分类

干细胞（stem cell）是高等多细胞生物体内具有自我更新及多向分化潜能的未分化或低分化细胞，是组织器官再生的种子细胞。自我更新指干细胞具有无限增殖能力，能够通过对称分裂和不对称分裂方式产生与父代细胞完全相同的子代细胞，以维持干细胞种群。多向分化潜能指干细胞可以分化成不同表型的成熟细胞。干细胞根据所处发育阶段和发生学来源分为胚胎干细胞（ESCs）、诱导多能干细胞（iPSCs）、成体干细胞（ASCs）和生殖干细胞（GSCs）等。

（一）胚胎干细胞

ESCs 是最经典的多能性干细胞，特指哺乳类动物着床前囊胚内细胞团在体外特定条件下培养和扩增所获得的永生性细胞。ESCs 具有发育多能性和无限自我更新潜能两大特征。发育多能性指 ESCs 具有自发地分化成为体内任何种类细胞的能力，通常包括胚胎发育的内、中、外三个胚层来源的细胞和

生殖系的细胞；而无限的自我更新能力指 ESCs 在体外培养过程中可以长期地自我复制，产生大量相对均一的多能干细胞。ESCs 被认为是组织工程中一种主要的可移植细胞，因为它可以无限扩增，提供大量细胞扩增产物并保持其多向分化潜能，几乎可以分化成体内任何一种细胞，而且处于零衰老状态，但应用 ESCs 的风险也要严格评估。

（二）诱导多能干细胞

诱导多能干细胞（iPSCs）是指将体细胞进行重编程，转化为具有 ESCs 特性和功能的多能干细胞。2006 年日本科学家 Takahashi 和 Yamanaka 利用反转录病毒基因表达载体将已知在 ESCs 中高表达的 4 种转录因子（*Oct4*、*Sox2*、*Klf4* 和 *c-Myc*，简称 OSKM 因子）导入胎鼠或成年小鼠的皮肤成纤维体细胞，在体外成功地将这些分化的成纤维体细胞诱导成为类似 ESCs 的多功能干细胞，这些细胞被命名为 iPSCs。2007 年美国科学家又继续进行对 iPSCs 的改进工作，使 iPSCs 可以参与囊胚嵌合体的发育和生殖细胞的形成。还可以通过基因打靶修正疾病基因使 iPSCs 发挥疾病治疗的作用。这种体细胞直接重编程建立的 iPSCs 有可能解决异体移植的免疫排斥问题，此外建立 iPSCs 系还避开了人 ESCs 所涉及的伦理争议，这是干细胞及组织工程研究领域的重要里程碑。

（三）成体干细胞

ASCs 是存在于胎儿和成体不同组织内的多潜能干细胞，根据其来源或分化的组织细胞命名，如骨髓间充质干细胞、脐带间充质干细胞、羊膜间充质干细胞、造血干细胞、神经干细胞、骨及软骨干细胞、骨骼肌干细胞、表皮干细胞、脂肪干细胞、血管内皮干细胞等。ASCs 具有自我复制能力，能产生不同种类的具有特定表型和功能的成熟细胞，能够维持机体功能稳定，发挥生理性的细胞更新和修复组织损伤的作用。由于 ASCs 不具有成瘤性和伦理学限制，且具有多向分化的潜能性，自体移植不存在免疫排斥反应，因此 ASCs 在自体细胞替代治疗方面具有更多优越性。间充质干细胞（mesenchymal stem cells，MSCs）是来源于中胚层间充质且具有多向分化潜能的 ASCs，来源组织分布广，具有自我更新和分化能力，特别是骨髓间充质干细胞和脂肪间充质干细胞，由于采集容易，并能在体外大量扩增，具有较大的可塑性。MSCs 的可获得性、可扩增性及可多向分化性为我们展示了良好的研究及应用前景，将为组织工程器官再造提供大量的种子细胞。

（四）生殖干细胞

生殖干细胞是存在于成年哺乳动物生殖腺中的干细胞群，多来源于新生或成年哺乳动物的睾丸或卵巢组织，终生具有再生功能。生殖干细胞主要包括精原干细胞（spermatogonial stem cells，SSCs），卵巢表皮细胞（ovarian surface cells，OSCs），极小胚胎样干细胞（very small embryonic-like stem cells，VSELs）和卵巢干细胞（ovarian germ stem cells，OGSCs）。生殖干细胞表达多种干细胞表面分子，具有干细胞的特性，具有一定的组织再生能力，又具有发育分化为后代配子的潜能，这种双重特性使其在基于干细胞的不孕不育治疗中具有良好的应用前景。

四、种子细胞研究与应用中存在的问题

种子细胞是组织工程研究与应用中最为关键的要素之一，是组织工程化组织再生的首要物质基础。如何拓展种子细胞来源及维持种子细胞的正常功能用以构建组织工程组织器官，已成为国际组织工程发展的焦点问题。干细胞具有自我更新、高度增殖和多向分化的潜能，是种子细胞的重要来源。干细胞可作为种子细胞进行组织再生及细胞替代疗法，为多种慢性疾病和退行性疾病的治疗带来新希望。但目前将干细胞作为种子细胞尚面临许多问题，极大地限制了干细胞的应用研究。

1. 如何获取干细胞并维持干细胞状态是首要问题。稳定的干细胞来源是保证组织工程研究的前提，不同发育阶段的干细胞均是组织再生医学研究中的重要种子细胞来源。但是，由于其增殖能力不同，应用目的不同，应用范围不同，对于种子干细胞的筛选和研究也就成为最关键的科学问题，也是今后从事干细胞治疗研究工作者共同努力的方向。

2. ESCs 是最优质的种子细胞资源，是最经典的一种多能干细胞。目前已经掌握 ESCs 的获得来源及行为特性相关情况，但仍遇到一些难解问题，如分化到哪个阶段的 ESCs 最适合移植？移植数是多少

更合适？ESCs移植产生畸胎瘤或神经瘤等的危险如何预防和避免？而ESCs应用存在的伦理争议问题也极大地阻碍了ESCs理论研究和临床应用。因此，进一步深入并细化ESCs研究是亟待探索的课题。

3. ASCs不存在难以获取及伦理争议等问题。ASCs在人体多种组织中分布，是再生医学目前最常用的种子细胞，为现代医疗带来巨大的应用前景。然而，ASCs也存在致瘤性，如何维持干细胞状态是一大难题，这一特点从根本上制约了其临床实际应用。

4. 如何诱导干细胞定向分化并形成所需的组织和器官仍是目前面临的重大问题。组织工程再生器官是能够完全重建原有的功能性组织和器官，干细胞具有多向分化潜能，这也存在干细胞分化成为其他功能性细胞的可能性。因此，如何明确干细胞分化以及形态发生的机制，使干细胞定向分化并在体内维持其稳定性，是一个需要攻克的难点。

5. 移植的种子细胞在分化生长过程中，细胞的迁移规律，以及其与宿主细胞融合的情况如何调控？比如由干细胞分化的神经元，进入体内神经系统时与供应营养的神经胶质细胞如何联结？与宿主神经元如何进行信息传递？新加入的神经元如何与原有的神经网络进行联网并发挥功能等问题仍需深入探索。

6. 移植细胞的安全性问题不可忽视。人体内的微环境复杂，受温度、pH值和营养成分等诸多因素调控，移植入体内的种子细胞是否存在免疫排斥、自我更新和分化能力降低等问题？如何克服免疫排斥反应对移植的种子细胞成活率的影响？组织工程器官移植术如何规避致炎、致毒、致畸和致肿瘤等风险？这些均需要有效研究与解决。

随着这些问题的解决，组织工程器官移植、3D打印器官手术和干细胞工程将会有突飞猛进的发展，从而推动新时代下的医学革命。

第二节　组织工程支架材料

一、组织工程支架材料概述

在组织工程与再生医学领域，支架材料是指适合细胞种植与培养的三维材料。体内细胞所生活的环境不同，对支架材料也会有不同的要求。较早使用的组织工程支架材料有胶原、生物陶瓷及一些金属材料等。胶原的机械强度较差，但是它能够很好地支持细胞的生长与营养成分的流动；而陶瓷及一些金属材料，则由于很难被降解，只能起到替代组织的功能，不能发挥促进组织再生与修复的功能。为了形成生物活性组织，需要使用能够被组织降解的生物材料。总之，组织工程支架材料需要具备生物相容性、生物降解性及与特定组织相匹配的机械强度等性能。随着材料科学与生命科学的融合发展，组织工程支架材料开始向多功能化方向发展，例如控释药物和生长因子、对体内环境作出有利于组织修复的反应，以及支架材料的结构特性对细胞行为的直接影响。

（一）组织工程支架材料的基本作用

组织工程支架材料的基本作用归纳起来主要有以下几个方面：①细胞黏附和生长的支持台；②再生空间的确保；③防止瘢痕组织的侵入；④决定再生组织的形状；⑤生长因子的控制释放；⑥组织的支撑骨架；⑦防止免疫排斥的隔离膜；⑧生物反应器的细胞容纳组件。

（二）组织工程支架材料的基本特征

理想的组织工程支架材料应具有如下特点：①良好的生物相容性；②生物可降解及可吸收性，在组织形成过程中逐渐分解，而不影响新生组织的结构和功能；③无毒性，无论材料本身还是降解的产物都不应该对人体有毒性、引起组织发生炎症或排异反应；④可制备三维立体结构的支架材料，具有多孔性和高孔隙率，内表面积大，既有利于细胞的贴壁和长入，又有利于营养成分的渗入和代谢产物的排出；⑤良好的表面活性，有利于细胞贴壁，并为细胞在其表面生长、增殖和分泌基质提供良好的微环境；⑥可塑性，便于加工成所需要的形状，并具有一定的机械强度，在植入体内后的一定时间仍可以保持其形状，从而使新形成的组织具有所需要的形状。

（三）组织工程支架材料构建的基本原则

组织工程支架材料在设计过程中，除了必须符合国家市场监督管理总局发布的医疗器械生物学评价标准以外（中华人民共和国国家标准 GB/T 16886.1～17/ISO 10993-1～17），用于制备支架的材料尽可能地接近自然生理状态，即从进化角度上寻找到修复人体缺损结构的生物学材料（如利用珊瑚修复人体骨缺损）或从人工设计角度上寻找到无排斥反应的人造材料（如人工合成羟基磷灰石修复骨缺损）。此外，无论是天然材料还是人工合成材料最后构建的支架均应符合以下几项原则：

1. 制备的支架材料要经过无污染处理 生物支架材料制备和包装过程要严格无菌和无毒操作，避免任何病原微生物和有毒物质的污染。当然，此过程不能对支架材料的生理活性、物理化学性质及结构形状产生不利影响。

2. 支架材料要具有适宜的多孔性 适宜的多孔性为细胞提供生存和分化良好微环境。材料在经过相容性实验以后，在后期的实验设计过程中，必须根据修复材料的大小，设计其材料内部的孔隙率，使其适合种子细胞存活、生长、发育并产生功能，或使其植入生物体后，体内的细胞能够沿着材料内部的孔隙进行迁移并行使功能从而逐渐替代所植入的支架材料。另外多孔的空间也为宿主细胞提供充分的营养和氧气。现代的组织工程学研究发现，三维空间结构的维持是所有组织或器官发挥其功能的重要条件，支架材料的孔径、方向、纤维结构及涂层成为支架材料设计的重要部分。

3. 支架材料能在植入人体后自身修复过程中适时降解 组织工程支架与修复材料最大的区别就在于支架材料在植入人体后须适时降解，给人体自身修复创造出更好的空间。生物降解（biological degradation）是指支架材料在经过酶或微生物等生物学作用后，发生软化、松解、碎裂、收缩和体积变小乃至消失的特性。组织工程采用的材料大多数都属于"临时性"或"一过性"支架，当所赋予使命完成后，就应该消失。所以，支架材料不仅需要自身无毒、无副作用，其降解产物也必须对机体无害，并能被机体所利用或通过各种途径排出体外。对支架材料在体内存留时间和时效的控制，已成为组织工程学研究的重要组成部分。

二、常用支架材料的种类

目前在组织工程中用作细胞支架的材料主要是一些天然高分子、天然无机物和合成高分子。天然高分子材料有壳聚糖、海藻酸盐、胶原蛋白、葡聚糖、透明质酸、明胶等；天然无机物有羟基磷灰石等；合成高分子有聚酯类、聚醚等。近年来，对温度、pH 及激素敏感的材料在生物材料领域得到广泛的认同与应用，这类材料被称为智能生物材料。

（一）天然材料

胶原是动物体含量最高的蛋白，具有很好的细胞亲和性及成胶性，所以胶原一直都是比较常用的生物材料之一。目前还有一种热门生物材料是脱细胞组织基质，即将天然的组织通过物理、化学及生物的方法处理，除去原存细胞，仅保留细胞外基质成分，作为细胞培养或引导体内细胞贴附增殖的支架材料。脱细胞的目的是为了去除原有细胞以去除免疫原性，同时产生空间并保留一部分信号分子，以接纳干细胞或者宿主体内相应的细胞，使细胞生长、分化并重建组织。如将小牛皮脱细胞之后，可以直接应用于烧伤皮肤的治疗中。以前，人们认为细胞外基质仅仅提供了细胞黏附的支架而已，研究结果证实，细胞外基质里包含了许多直接调控干细胞功能的成分。

除了脱细胞组织基质外，单一的细胞外基质成分，例如纯化的纤连蛋白与透明质酸等，由于成分单一，引起免疫反应或者携带病毒的几率更小，它们常常应用于合成材料的包被上，以改善合成材料的细胞亲和性。另外，从甲壳类动物的外骨骼（如虾壳）中提取的壳聚糖，以及从海带中提取的藻酸盐，均具有很好的细胞相容性和可修饰性，目前也很受关注。例如，用虾皮来源的壳聚糖所制备的人造"皮肤"被移植到创面后，可以控制水分丧失和阻止细菌侵入，加快伤口愈合的速度。这些水凝胶类材料的缺点在于机械强度差，不适合于需要高强度或高弹性的、需要直接承受较大压力或拉伸力的组织修复，例如肌腱与韧带。而蚕丝和蜘蛛丝，因具有极强的机械强度，正被研究用于骨骼和韧带的修复中。

（二）合成材料

合成的高分子材料生物相容性及细胞亲和性一般不如天然高分子，但合成高分子材料在生物降解速度、力学性能、加工性能的调控等方面都比天然高分子更优。目前应用较多的合成高分子是脂肪族聚酯类生物降解高分子，例如聚羟基脂肪酸酯（PHA）、聚乙交酯（PGA）、聚乳酸（PLA）、共聚乙交酯 - 丙交酯（PLGA）、聚 -D，L- 乳酸（PDLLA）、聚 -L- 乳酸（PLLA）、聚己内酯（PCL）等。此外，聚醚类高分子如聚乙二醇（PEG）、聚丙二醇（PPG）以及环氧乙烷 / 环氧丙烷的共聚物（pluronic）等，由于其具有优良的生物相容性及可注射成型性，已成为颇受关注的支架材料。目前，合成材料已经广泛地应用于生物材料支架的制备方面。合成材料具有良好的可重复性，易于大量制备并且可以较容易地控制理化性质，目前美国食品药品监督管理局（FDA）已经批准了左旋聚乳酸（PLLA）、聚乙醇酸（PGA）及聚乙二醇（PEG）的临床应用。合成材料的研究方向一方面在于发现更多的新材料及改造现有材料，包括环境刺激敏感的材料及纳米材料等；另一方面则在于构建越来越接近组织器官结构的三维支架。

人工合成材料容易控制理化特性，但缺乏天然生物材料中促进细胞黏附的信号。目前，合成材料的功能化主要是将能够促进细胞黏附、生长的短肽，如源自纤黏蛋白的精氨酸 - 甘氨酸 - 天门冬氨酸（Arg-Gly-Asp，RGD）三肽、源自层黏连蛋白（laminin）的酪氨酸 - 异亮氨酸 - 甘氨酸 - 丝氨酸 - 精氨酸（Tyr-lle-Gly-Ser-Arg，YIGSR）五肽等，通过交联或者简单吸附的方法偶联到支架材料上，从而形成功能化的复合材料。其中一个非常好的例子就是，将 PEG 与含有 RGD、基质金属蛋白酶（MMP）降解位点的肽偶联，这种材料能够很好地控制细胞黏附与材料降解，从而能够达到更好的促进组织修复功能。合成材料另一个很重要的特点就是，通过不同材料的配比或者基团改造来控制材料的降解速度，作为支架的材料必须随着组织的生长逐渐降解并被细胞分泌的细胞外基质所替代。如果材料的降解速度太快，将无法保持器官的形状及提供足够长时间的支持；如果降解太慢，则会限制细胞外基质的重建，影响组织的生长。

（三）智能生物材料

人体内细胞的生长、分化，以及组织的发育与再生过程都处于不断变化的内环境之中，需要对内环境中的理化信号做出应答。而传统的生物材料并不具备这种能力。近年来，对刺激敏感的聚合物，包括对温度、pH 及激素敏感的材料在生物材料研究领域得到广泛的认同与应用。这类材料被称为智能生物材料，并受到了特别关注。例如，热敏高分子聚 N- 异丙基丙烯酰胺[PNIPAAm 或 poly（N-isopropy-lacrylamide）]是目前使用最为广泛的热敏材料。它可与许多其他的高聚物偶联，形成独特的热敏生物材料。PNIPAAm 能够随着温度变化膨胀或缩小，甚至能够对 ATP 做出应答。由于只需改变温度，PNIPAAm 就可在固态和液态间转变（32℃以下是液体，32℃以上是固体），所以它们经常用于细胞生长的临时支架。北京大学席建忠等人将心肌细胞培养在 PNIPAAm 上，当细胞融合形成大量具有收缩功能的心肌细胞时，将它们放至 32℃以下，此时，PNIPAAm 支架会溶解，从而细胞自由收缩而形成一个三维的活体心肌组织。此外，对刺激敏感的材料还被应用于药物缓释系统，例如能够对高血糖做出应答的胰岛素缓释系统。当血糖浓度过高时，该系统就能够自动释放胰岛素。还有，具有记忆功能的材料可以改变形状，然后通过较小的手术创口，在到达目的部位后恢复所需要的形状。

三、组织工程支架材料的生物相容性

在应用中，生物材料不可避免地与体液、组织和细胞相接触，因此要求材料具有良好的生物相容性。生物材料的生物相容性研究一直是生物医学材料研究中的一个重要内容，过去认为生物相容性是指材料与组织之间的相容，即材料不引起组织排斥反应。1987 年 10 月国际标准化组织 150 技术委员会第四工作组 BANDOL 会议认为生物相容性是指生命体组织对非存活材料产生合乎要求的反应的一种性能。生物材料的相容性评价包括生理环境对材料的影响和材料对环境的影响，一般包括血液相容性和组织相容性。血液相容性是指生物材料与血液接触在材料表面不发生凝血及溶血现象，不引起血浆蛋白的变性，不破坏血液的有效成分。组织相容性是指生物材料与组织接触时不会对组织和细胞产生毒害作用，不影响细胞正常生理功能，不引起周围组织的免疫反应。细胞相容性是组织相容性的重要组成部分。对应用于组织工程的生物材料，要求材料表面有良好的细胞相容性，能够促进细胞的黏附、铺展、迁移、增殖和分化，并维持细胞正常的表型和生理功能。

当生物材料与血液、组织液或体液接触时，材料的表面会迅速地吸附一层蛋白质分子，然后才是细胞到达材料的表面。生物材料在植入体内后，首先在材料表面发生非特异性蛋白吸附。然后，大量不同种类的细胞，如单核细胞、白细胞、血小板等开始黏附到材料表面，并可能诱发先兆炎症反应。同时大量巨噬细胞黏附在材料表面，但是由于移植材料一般比黏附的巨噬细胞大得多，因此可以避免被吞噬。接着，缓慢的炎症反应在生物材料界面发生，巨噬细胞开始融合形成多核异体巨细胞，这个过程通常会贯穿移植材料在体内的整个存在时期。最后的材料由一层无血管的胶原纤维组织包裹，一般的厚度为 $50\sim200\mu m$。

理想的生物材料表面与细胞的作用是通过细胞膜表面的受体和细胞外与其相对应的信号物质分子配体的作用，即通过生物识别的过程实现细胞在生物材料表面的黏附。细胞膜受体与材料表面配体的结合方式主要有配位结合、疏水性结合、静电结合、氢键结合等。在生理环境中，贴壁细胞与植入材料的相互作用，实际上是细胞膜表面受体与生物材料表面配体相互间分子识别过程，产生生物特异性与非特异性相互作用。当材料植入体内，细胞膜表面的受体积极寻找与之接触的材料表面所能提供的信号，以辨析所接触材料为自体或异体，因此，深入理解生物材料表面与细胞相互作用并进行表面修饰是临床应用材料设计的关键。

细胞和细胞外基质间粘连不仅使其保持形态，还起着细胞间信息传递和功能调节的双重作用。细胞表面和基质表面分子间特异性相互作用，调节细胞黏附、增殖、迁移、分化和凋亡，维持细胞生长和凋亡的动态平衡。当植入材料的非特异性吸附作用被完全抑制，同时又具备特异性细胞识别的相应位点，细胞会认为该材料属于自体，主动实现材料和细胞间的融合作用，积极诱导组织再生。从仿生的角度出发，组织工程支架可视为人工细胞外基质，表面修饰旨在抑制非特异性相互作用，引入特异性相互作用位点，使人工 ECMs 在体内生理环境中发挥功能。设计具有特定理化特性与其生物可识别能力相结合的医用高分子材料，通过计算机辅助设计，将研制出新型的人工识别材料系统，使功能团在聚合物骨架、交联结构及大分子网络中精准定位，是分子生物学和材料学结合的一个发展趋势。

四、生物材料应用中存在的问题

生物材料和组织工程技术在组织修复和重建中具有越来越重要的地位，尽管目前用于组织工程的生物材料逐年增多，但仍有不少问题有待解决。比如植入前如何提高材料的生物相容性和再生潜能，如何确保临床应用材料的有效性和生物安全性，而材料植入人体后，如何避免或降低材料在生物体内的炎性反应以及对人体产生的各种不良影响，以及材料与细胞是如何作用的等等都有待进行深入研究和探索。此外，目前已进入临床使用的生物材料也都有各自的优缺点，难以兼具良好的理化性能和生物学特性。例如胶原蛋白是蛋白质，改变其结构的消毒措施是制约其在临床应用的一个重要因素；丝素蛋白在加工过程中受高温、强剪切力等影响所发生的 β- 折叠结构转变等也是需要迫切解决的问题。而对于合成类生物医用高分子而言，如何最大限度地提高其亲水性和细胞黏附力，更加灵活地调控其降解速率，并在机械强度、降解速率和组织的形成三者之间找到一个最佳平衡点，也是实现其在组织工程领域的广泛应用必须攻克的关键技术问题。同样，研究者需要格外关注应用于组织工程领域的生物降解材料的长期毒性研究，其长期降解过程中的生物毒性作用、细胞摄取机制、细胞内和体内代谢途径对于其临床的应用也是至关重要的。总之，生物材料要真正应用于组织工程，并最终走向临床达到组织修复与再生的目的，仍有大量的具体问题需要解决，相信随着新技术和新材料的不断发展，逐一解决相关技术问题之后，生物材料在组织工程领域的研究与应用必将更加成熟，更好地造福人类。

第三节　微环境与生长因子

一、细胞微环境的内涵

"细胞微环境"（cellular microenvironment）是指细胞周围存在的，对细胞的生存、代谢、生长及分化发挥作用的各种物质，包括邻近的细胞、细胞间质和其中的水分及溶解于其中的复杂化学成分，它们共同参与构成了细胞生存的微小空间。微环境的正常、平衡和稳定是维持细胞正常生存、代谢、增殖、分化和功能活动的重要条件，如果微环境成分发生异常变化，则可引起细胞发生病变。

在正常情况下，细胞的微环境对细胞提供维持生存的条件和营养，并对细胞的各种生命活动起着重要的调控作用。如对干细胞，可以起到调控再生与抑制分化的作用。当局部组织细胞受损或死亡时，抑制干细胞分化的因子减少，同时坏死细胞产生的特殊物质进入微环境，可以诱导干细胞向受损细胞的方向分化，以修复或补充损伤细胞的数量和功能。

（一）周围细胞及其联系

在多细胞生物体内，细胞通过多种方式与机体的其他细胞建立起结构、物质及信息等多种形式的联系。细胞之间相互依存，孤立的细胞将难以存活。在多细胞生物体内，细胞与细胞或细胞外基质之间所形成的相互作用、相互协调的依存关系，称为细胞的社会性。细胞之间通常形成各种关联，包括细胞识别、细胞连接和细胞黏附。

1. 细胞识别（cell recognition）　是指在多细胞生物体内，某种细胞对与其同种或异种、同源或异源的细胞、以及对自己和异己分子的认识和鉴别。多细胞生物体一般有三种识别系统，即：抗原-抗体、酶-底物和细胞-细胞识别系统。细胞间的识别是通过细胞表面受体与细胞外信号分子的选择性相互作用，从而导致一系列的生理生化反应和信号传递。生物体识别系统的基本特征是具有选择性或特异性。细胞识别在细胞的发育和分化过程中具有重要的作用。细胞识别是细胞黏着和细胞连接的基础。

2. 细胞黏着（cell adhesion）　是指多细胞生物体内，在细胞识别的基础上，通过特定的细胞黏附分子介导的细胞与细胞或细胞与细胞外基质的粘连，进而聚集形成细胞团与组织的过程。参与细胞黏着的分子，称为黏着分子。黏着方式可分为同亲性黏着、异亲性黏着和衔接分子依赖性结合三种。细胞黏着对于胚胎发育和成体的正常结构及功能的形成具有重要作用。在发育早期，由于细胞间黏着的强弱不同，决定了细胞的内、中、外三胚层的形成；在组织或器官形成过程中，具有相同表面特性的细胞通过黏着作用聚集在一起形成了组织或器官。

3. 细胞连接（cell junction）　相邻细胞经转化形成的，具有特定形态结构和生理功能的连接装置。具有细胞间信息传递、物质交换和机械性连接等作用。是由细胞质膜局部区域特化形成的。在多细胞生物体内，相邻的细胞之间可以通过细胞膜间不同方式的联系，形成一种密切相关、彼此协调一致的统一体。细胞连接是多细胞有机体中相邻细胞之间相互联系、协同作用的重要组织方式，对维持组织的完整性具有非常重要的意义。细胞连接的结构一般包括质膜下、质膜及质膜外细胞间三个部分，有些还具有细胞通信作用。细胞连接的特化区涉及细胞外基质、跨膜蛋白、胞质溶胶蛋白、细胞骨架蛋白等。从功能上看，细胞连接将同类细胞连接成组织，并同相邻组织的细胞保持相对稳定的关系。按结构，动物细胞间的连接可分为四种类型：紧密连接（tight junction）、黏着连接（adhesion junction）、间隙连接（gap junction）和桥粒连接（desmosome junction）。

（二）细胞间质及其成分

细胞间质：细胞与细胞之间存在的物质称为细胞间质（interstitial substance）。细胞间质中大部分成分是由细胞产生的，不具有细胞形态和结构的物质，包括纤维、基质及一些生长活性物质及少量液体（组织液），部分流体物质来自血浆和淋巴液。细胞间质既是细胞生长分化过程的产物，同时也是细胞生活的外环境。完成特定功能的细胞间质与细胞一起共同构成组织。

（1）细胞间质中的纤维包括三种：胶原纤维、弹性纤维和网状纤维。它们对细胞具有支持、联络、保护并使组织器官承受压力及损伤修复等重要功能。

（2）细胞间质中的基质即细胞外基质（extracellular matrix，ECM）：是由多细胞生物的细胞合成并分泌到胞外、分布在细胞表面或细胞之间的大分子，主要成分是一些多糖和蛋白，或蛋白聚糖。这些物质构成了复杂的网架结构，作用是支持并连接组织结构、调节组织的发生和细胞的生理活动。细胞外基质是组织的一部分，不属于任何细胞。它决定结缔组织的特性，对于一些动物组织的细胞具有重要作用。

细胞外基质的组成可分为三大类：①糖胺聚糖（glycosaminoglycans）及蛋白聚糖（proteoglycan），它们形成水性的胶状物，在这种胶状物中包埋有许多其他基质成分；②结构蛋白（structure protein），是构成细胞和生物体结构的重要物质，如胶原蛋白和弹性蛋白，赋予细胞外基质一定的强度和韧性；③黏着蛋白（adhesion protein），存在于细胞外基质中，与细胞黏附于基质有关。包括纤黏连蛋白和层黏连蛋白。在细胞的黏附、迁移、增殖、分化等活动中起作用，可促使细胞同基质结合。

（3）细胞间质及其中的溶解物：细胞间质中除纤维成分和蛋白多糖等胶体状成分外，还有组织液、淋巴液及血浆等液体成分，它们共同参与构成细胞生存的微环境。细胞间质含有细胞代谢所需的全部物质，如糖、氨基酸、脂肪酸等营养成分，还有氧、无机离子等维持细胞生存、功能和代谢必须的物质，以及生长因子、细胞因子等促进细胞生长分化的活性物质。同时，细胞间质液也会接受细胞的代谢产物，或未被利用的物质。细胞和细胞间液体之间不断地进行着物质交换，吸取氧和营养物质，排出二氧化碳等废物。细胞也不断地将细胞内生成的一些特殊物质分泌到细胞间质液中，如细胞因子和生长因子等，以调节细胞的发育、生长和分化。

二、常用细胞因子与生长因子的概述

（一）细胞因子与生长因子的定义

1. **细胞因子（cytokines）**　是指由免疫细胞（如单核、巨噬细胞、T 细胞、B 细胞、NK 细胞等）和某些非免疫细胞（内皮细胞、表皮细胞、纤维母细胞等）经刺激而合成、分泌的一类具有广泛生物学活性的小分子蛋白质或糖蛋白。通过结合相应的受体调节细胞生长、分化和免疫应答。细胞因子可被分为白细胞介素、干扰素、肿瘤坏死因子超家族、集落刺激因子、趋化因子和生长因子等。

2. **生长因子（growth factor）**　是具有刺激细胞生长活性的细胞因子。是指一类通过与特异的、高亲和性的细胞膜受体结合，调节细胞生长或其他细胞功能等具有多种效应的物质。存在于血小板和各种成体或胚胎组织及大多数培养细胞中，对不同种类细胞的作用具有一定专一性。

（二）细胞因子与生长因子的分类

1. **细胞因子分类**　传统的分类法，根据来源，分为淋巴因子（LK）和单核因子（MK）。目前公认根据功能可将细胞因子粗略分为以下 6 类：

（1）白细胞介素（IL）：由白细胞产生，在白细胞间发挥作用（并非局限于白细胞）的细胞因子。目前共有 18 种。

（2）干扰素（IFN）：具有干扰病毒感染和复制的能力。根据来源和理化性质，可将其分为 α、β、γ 三种类型。IFN-α/β 由白细胞、成纤维细胞和病毒感染的组织细胞产生，称为 I 型干扰素。IFN-γ 主要由活化 T 细胞和 NK 细胞产生，称为 II 型干扰素。

（3）肿瘤坏死因子（TNF）：是一类能引起肿瘤组织出血坏死的细胞因子。肿瘤坏死因子分为 TNF-α 和 TNF-β 两种，前者主要由脂多糖/卡介苗活化的单核巨噬细胞产生，亦称恶病质素；后者主要由抗原/有丝分裂原激活的 T 细胞产生，又称淋巴毒素。

（4）集落刺激因子（CSF）：是指一类能够刺激不同的造血干细胞在半固体培养基中形成细胞集落的细胞因子，这类因子被命名为集落刺激因子（CSF）。根据集落刺激因子的作用范围，可分别命名为粒细胞 CSF（G-CSF），巨噬细胞 CSF（M-CSF），粒细胞和巨噬细胞 CSF（GM-CSF）和多能集落刺激因子（multi-CSF，又称 IL-3）。它们对不同发育阶段的造血干细胞起促进增殖、分化的作用，是血细胞发生必不可少的刺激因子。广义上，凡是刺激造血的细胞因子都可统称为 CSF，例如红细胞生成素

（erythropoietin，Epo）、刺激造血干细胞的干细胞因子（stem cell factor，SCF）、可刺激胚胎干细胞的白血病抑制因子（leukemia inhibitory factor，LIF），以及刺激血小板的血小板生成素（thrombopoietin）等均有集落刺激活性。此外，CSF 也可作用于多种成熟的细胞，促进其功能具有多相性。

（5）生长因子（growth factor，GF）：是具有刺激细胞生长作用的细胞因子。如：转化生长因子 -β（TGF-β）、表皮生长因子（EGF）、血管内皮生长因子（VEGF）、成纤维细胞生长因子（FGF）、神经生长因子（NGF）、血小板衍生的生长因子（PDGF）和肝细胞生长因子（HGF）等。多种细胞因子都具有刺激细胞生长的作用，从这个意义上讲，它们也是生长因子，如 IL-2 是 T 细胞的生长因子，TNF 是成纤维细胞的生长因子。有些生长因子在一定条件下也可表现抑制活性。生长因子在免疫应答、肿瘤发生、损伤修复等方面也有重要作用。

（6）趋化因子（chemokines）：是指能够吸引白细胞移行到感染部位的一类低分子量（多为 8～10kD）的蛋白质（如 IL-8、MCP-1 等），在炎症反应中起重要作用。趋化因子的多肽链中有 4 个保守的丝氨酸残基，并对白细胞具有正向的趋化和激活作用。根据其氨基酸序列中丝氨酸的数量和位置关系，将其分为 4 个亚家族：①α 趋化因子；②β 趋化因子；③γ 趋化因子；④δ 趋化因子。

2. 生长因子分类 生长因子种类繁多，名称复杂。目前的分类方法有以下几类：

（1）根据生物学效应，生长因子可分为细胞生长促进因子和细胞生长的抑制因子。有时同一种生长因子对不同的组织细胞或同一种组织细胞的不同生长阶段又有不同的作用。如 TGF-β 对细胞的增殖既有促进作用，也有抑制效应。

（2）根据生长因子的分子结构特性，可分为四类：①以表皮生长因子（epidermal growth factor，EGF）为代表的单链多肽；②以胰岛素（insulins，Ins）为代表的多肽二聚体蛋白；③以血小板衍生生长因子（platelet-derived growth factor，PDGF）为代表的含糖链的多肽二聚体蛋白；④以克隆刺激因子（CSF）和白细胞介素（IL）为代表的糖蛋白。

（3）根据生长因子作用的细胞类型可分为一种因子只作用于一类细胞的单价因子和一种因子可以作用于不同类型的细胞的多价因子。

（4）按其作用还可分为增殖因子（IL-2、IL-3 和 GM-CSF）、分化因子（IL-2 和 IL-3）以及效应因子。

（5）按生长因子受体蛋白激酶活性分类：①大多数生长因子受体具有酪氨酸激酶（receptor protein tyrosine kinase，RPTKs，RTKs）活性，如表皮生长因子（EGF）受体、胰岛素（INS）受体、胰岛素样生长因子 -1（IGF-1）受体、血小板衍生生长因子（PDGF）受体、白细胞介素 -2（IL-2）（即 T 细胞生长因子）受体和巨噬细胞克隆刺激因子（M-CSF）受体等；②还有一部分生长因子受体具有丝氨酸 / 苏氨酸蛋白激酶（receptor serine/threonine kinases，RSTK，STK）活性，该类受体的配体主要是转化生长因子 -β（transforming growth factor-β，TGF-β）家族成员，包括 TGF-β1～TGF-β5，激活素（activin）、抑制素（inhibin）、骨形态发生蛋白（BMP）等。

（三）目前常用生长因子一览表（表 2-1）

表 2-1 一些生长因子的来源及主要作用与调控功能

生长因子中文名称	生长因子英文名称	生长因子缩写	来源	主要靶细胞和效应
表皮生长因子	epidermal growth factor	EGF	颌下腺、十二指肠	促进表皮组织生长，用于烧烫伤、溃疡、各类创伤以及角膜损伤等的治疗。基因表达升高：肿瘤中异常表达，与转移、预后密切相关；降低：胃肠黏膜的天然促生长因子，与消化性溃疡的发生有关，十二指肠溃疡患者的胃液和血清中的 EGF 含量均显著降低
转化生长因子 -α	transforming growth factor alpha	TGF-α	巨噬细胞、脑细胞、表皮细胞	属于表皮生长因子家族，诱导上皮发育
角质细胞生长因子	keratinocytes growth factor	KGF-2	人体皮下组织细胞	特异刺激上皮细胞再生、分化和迁移

续表

生长因子中文名称	生长因子英文名称	生长因子缩写	来源	主要靶细胞和效应
碱性成纤维细胞生长因子	basic fibroblast growth factor	bFGF	脑、垂体和神经组织	促进血管生长；促进创伤与组织修复；参与神经再生
血小板衍生生长因子	platelet derived growth factor	PDGF	血小板 α 颗粒；巨噬细胞；血管平滑肌细胞	促进巨噬细胞和成纤维细胞的趋化性；刺激血管收缩；刺激血管平滑肌细胞、成纤维细胞、胶质细胞的分裂增生；参与磷酸酯酶激活与前列腺素代谢
胰岛素样生长因子	insulin-like growth factors	IGF	人体肝、肾、肺、心、脑和肠等组织	介导生长激素刺激、调节组织生长发育，维持营养代谢的调节
血管内皮生长因子	vascular endothelial growth factor	VEGF	血管内皮细胞、淋巴管内皮细胞	促进血管通透性增加、细胞外基质变性、血管内皮细胞迁移、增殖和血管形成
转化生长因子 -β	transforming growth factor-β	TGF-β	血小板；巨噬细胞	促成纤维细胞、成骨细胞和施万细胞生长；抑制免疫活性细胞的增殖；促进细胞外基质合成和重建
结缔组织生长因子	connective tissue growth factor	CTGF	静脉内皮细胞	对成纤维细胞 - 趋化及促有丝分裂作用；对其他细胞 - 促细胞增殖、迁移及分化；与血管、皮肤、心脏、肾脏、胰腺、肺及肝脏组织器官纤维化发生发展有关
神经生长因子	nerve Growth Factor	NGF	小鼠颌下腺、人胎盘、蛇毒	神经元营养和促神经元突起生长；对于中枢及周围神经元的发育、分化、生长、再生和功能特性的表达均具有重要的调控作用
肝细胞生长因子	hepatocyte growth factor	HGF	肝细胞	刺激肝细胞分裂，促进细胞运动、启动肝再生等

（倪伟民　敖　强　杨立群　侯伟健）

第三章

组织工程中的种子细胞

作为组织工程研究三大要素之一的种子细胞是构建组织工程器官的关键和首要因素，也是从实验室研究迈向临床应用的重要步骤。用于组织工程研究的细胞包括干细胞及其他类型细胞，但干细胞是最重要的组织工程种子细胞。

按照分化潜能，干细胞可分为全能干细胞、多能干细胞和单能干细胞；按照发育阶段，干细胞分为胚胎干细胞和成体干细胞。与胚胎干细胞相比较，成体干细胞既不存在伦理争议又具有发育分化条件相对简单等优势，因此它是最具有临床应用价值的组织工程种子细胞（图3-1）。

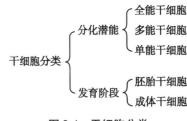

图3-1　干细胞分类

第一节　种子细胞的生长发育、鉴定与调控

一、种子细胞的分离培养方法

种子细胞在体外的分离、培养是指组织取材后选用适宜的细胞分离方法获得细胞进行原代培养，是组织工程技术第一个重要环节。细胞或组织从有机体内转到体外环境生长，生存环境发生了显著改变，为保证组织工程种子细胞功能接近正常，其体外的分离、培养要求更为严格，除了提供适当的温度、湿度、无菌、无毒的培养环境及其生存必需的营养条件外，还应尽可能提供一个模拟体内生理条件的体外环境，以利于维持细胞结构和功能的完整性。

种子细胞常用的分离方法包括：①机械分散法，适用于培养一些纤维成分很少的组织细胞，如脑组织、骨松质内的骨髓组织等。②剪切分离法，是组织块移植培养时最常用的分离方法。将组织剪碎或切割成 $1mm^3$ 的小块，再进行分散贴壁培养。③消化分离法，应用胰蛋白酶、胶原酶等消化试剂，将已剪成较小体积的组织碎片进一步消化，所获得的细胞悬液进行培养，就可以获得所需要的种子细胞。

常用的种子细胞培养方法如下：

（一）原代培养

原代培养是获得种子细胞的主要手段，是组织工程最基本的技术。常用的方法有：①组织块培养法：是最常用的方法，简便易行且成功率高；②消化培养法：应用胰蛋白酶、胶原酶等消化试剂将细胞间质包括基质、纤维等去除，使细胞分散成悬液，经离心重悬后接种于培养瓶；③其他原代培养方法：对于悬浮生长的细胞如白血病细胞、骨髓细胞、胸水及腹水中含有的某些细胞，可不经过消化直接离心分离或经淋巴细胞分离液分离后接种。有些组织细胞分散后很难生长，只能以器官或组织块的形式进行体外培养，如小肠上皮器官类单位等。总之，要根据组织细胞种类的不同而选择合适的原代培养方法。

（二）传代培养

传代培养是组织工程种子细胞扩增的主要方式，原代培养后的细胞数量很难达到组织构建的要求，因此，常需要进行传代培养。但如何保证传代扩增后的细胞能形成结构功能良好的组织，是种子细胞研究的重要内容。常用的传代培养方法有：①胰蛋白酶消化法：贴壁培养的细胞应用胰蛋白酶消化法传代，部分贴壁生长细胞用直接吹打法即可传代。②离心法或自然沉降法：悬浮生长的细胞则通过离心法或自然沉降法传代。③滋养层培养法：主要用于干细胞培养与扩增。建系的成纤维细胞或正常培养的成纤维细胞，一般可用作滋养层的细胞。其主要作用是分泌培养细胞生存所需的多种生长因子，为细胞提供一个类似于生理条件的生物微环境。④特殊条件培养法：是针对不同细胞特点给予不同的培养条件。常用的控制条件包括细胞接种密度、氧浓度、力学刺激、气 - 液界面培养及加入生长因子等，需根据特定组织细胞培养的要求进行选择。在体外培养环境中加入特定的生长因子，有助于维持和改善种子细胞的功能。

（三）干细胞的体外诱导培养

诱导培养指在体外采取不同的方法模拟体内相应组织细胞生长的真实环境和必要条件诱导干细胞分化。

1. 无需目标细胞参与的诱导方法　最常见的是配制诱导分化液。诱导液必须具备干细胞分化诱导所需的必要因子，以保持干细胞生长的典型环境。诱导液还要满足可以大批量对干细胞进行诱导分化的要求。

2. 需要目标细胞参与的诱导方法

（1）直接接触式共培养：利用干细胞与其他细胞共培养时可以自发的细胞融合，或在细胞自分泌与旁分泌必要的细胞因子的促进下分化成其他细胞。但该方法存在的缺点是两种细胞混合生长不易分离，为后续的鉴定和应用带来困难。

（2）非直接接触式共培养：干细胞与其他细胞不直接接触，在特定的设备或程序下依靠特定细胞生长的微环境影响干细胞的生长与分化。①利用特定细胞生长环境的上清培养基影响并诱导分化；②利用 Transwell 技术通过共培养对干细胞进行诱导分化。

（四）种子细胞与支架材料共培养

种子细胞与支架材料共培养可分为二维培养和三维培养两种模式。

1. 二维培养模式　贴壁培养的细胞或将细胞种植于支架材料表面，在体外静态环境下培养都处于二维模式生长，不具备细胞在体内的力学环境。因此很多细胞无法保持其在生物体内的形态，并且分化程度较差，无论功能和形态，均与正常体内细胞具有很大差别。

2. 三维培养模式　包括微载体悬浮法、生物反应器培养法和3D打印技术。

（1）微载体悬浮法：为细胞提供了三维的力学生长环境，更有利于细胞生长，通过扩大培养面积和改善营养条件来达到细胞扩增的目的。微载体培养系统已成为目前组织工程大规模扩增细胞的主流技术。

（2）生物反应器培养法：是在体外培养细胞的过程中，模拟细胞在体内生长的微环境（包括生理环境和力学环境）。这种培养方法能促进细胞的贴壁伸展、分裂增殖、分化和细胞外基质的分泌，有利于体外构建具有三维结构的组织和器官，同时有利于细胞支架复合物的构建。随着组织工程的发展，生物反应器也在不断发展，生物反应器的形式和功能也在日新月异。按模拟生物体内环境的特点可分为模拟生物结构的生物反应器和模拟生物力学作用的生物反应器；按生物反应器的运动形式可分为静止型、转动型、移动型生物反应器；按生物反应器的某种特定功能可将其分为血管生物反应器、肌腱生物反应器、皮肤生物反应器、软骨生物反应器、肝脏生物反应器等；按生物反应器的受力形式可分为静态型、流体应力型、拉应力型、压应力型及各种应力组合型生物反应器等。

（3）3D打印（three-dimensional printing, 3DP）技术：是随着科技发展而兴起的一种先进的制造手段，已逐步应用于人体器官的构建，是快速成形制造（rapid prototyping manufacturing）技术的一种形式。可以通过对组织或器官的三维结构分析，获得其自然生理状态下的应变分布规律及各向异性的生物力学特性，优化设计出个性化组织修复体或快速准确制造出个性化复杂器官。生物3D打印（3D bioprinting）是指利用3D打印技术将细胞固定在空间某一位置上并保持细胞的活性和功能，通过生物3D打印机打印形成组织结构及功能复杂的器官。器官3D打印的过程，一般包括：①三维结构建模，利用计算机辅助设计软件构建所要制造的目标器官蓝图；②生物材料准备，体外大量培养扩增种子细胞；③三维结构构建，利用多喷头 3D 打印等先进成型技术将细胞、细胞外基质材料、生长因子等与高分子支架材料组合形成复合结构体，利用物理和化学因素使三维结构稳定，维持细胞活性；④后续培养，利用生长因子将三维结构中干细胞诱导分化成不同类型细胞，经过后续培养使三维结构中多细胞定向排列形成特定功能的组织和器官。

二、细胞的生长发育规律与调控

组织工程的理论基础是细胞增殖和细胞分化的调节和控制，对干细胞增殖理论的深入研究可以促进组织工程的快速发展。

（一）细胞增殖和细胞周期

细胞增殖是细胞生命活动的重要特征之一。细胞通过增殖不断地在空间上增加群体的数量，在时间上延续后代，从而使细胞在自然界中得以不断进化和发展。由不同种类细胞组成的有机体，其发育和生长实际上是细胞的增殖、分化、衰老和死亡等基本生命过程精细调节控制、协调发展的结果。细胞分裂和细胞增殖具有完整、精密、准确的调控机制，使细胞在增殖过程中表现出严格的时间和空间有序性。

细胞分裂是细胞增殖的主要方式，即细胞进入增殖周期后，经过一定时间的准备，通过分裂的方式，将细胞遗传物质和其他物质分配到两个子细胞中的过程。生物界中细胞分裂可分为 3 种：①有丝分裂或称间接分裂，是体细胞增殖分裂的主要方式；②无丝分裂或称直接分裂，是最早发现的一种细胞分裂方式，具有分裂迅速、能量消耗少、分裂中细胞仍可继续执行其功能的特点，在低等生物中较常见；③减数分裂或称成熟分裂，是主要发生于生殖细胞成熟阶段的一种细胞分裂方式。

细胞周期（cell cycle）又称细胞生命周期或细胞增殖周期。是指细胞从上一次分裂结束开始生长到下次分裂结束为止所经历的过程。细胞周期可分为 G_1 期、S 期、G_2 期和 M 期。G_1 期、S 期和 G_2 期组成了间期，M 期为分裂期。S 期的 DNA 合成加倍和 M 期染色体等分到两个子细胞是细胞周期中的两个关键事件（图 3-2）。

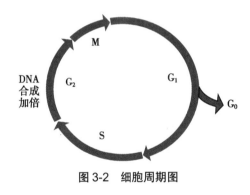

图 3-2　细胞周期图

（二）干细胞与细胞增殖

干细胞是高等多细胞生物体内具有自我更新及多向分化潜能的未分化或低分化细胞。干细胞发育通过细胞增殖完成自我更新，以维持干细胞数量，同时也产生分化。干细胞的分裂有两种方式：其一是对称分裂（symmetric division），这与体细胞分裂方式相同；其二是不对称分裂（asymmetric division），这是干细胞独特的分裂方式。不对称分裂时，产生两个不同命运的子细胞，其中一个子细胞与父代细胞完全相同，并一直保持干细胞稳定状态，同时还产生过渡放大细胞，再经过若干次分裂产生较多的分化细胞。另外一个子细胞则通过自我更新进入不同的路径并分化为特定的成熟细胞。干细胞增殖具有自稳性，即干细胞在自我更新中维持自身数量和特性的恒定。细胞生长按照恒定速率进行指数增长，它们的分裂遵循细胞体积控制量化原则。即不管新生细胞大小如何，每一代都会向群体中增加相同的体积，这种增长原则自动保证了不同体积细胞分布的稳定性。

（三）细胞周期调控

细胞周期的调控是一个极其复杂的过程，包括多因子的多层次作用，这些因子多为蛋白质或多肽，在细胞周期某一特定的时期即调控点起作用。一些重要调控因子的特点及参与的调控方式如下：

1. **细胞周期蛋白（cyclin）**　是一类随细胞周期的变化呈周期性出现与消失的蛋白质，在海胆受精卵中首次发现。真核生物中细胞周期蛋白分为 A、B、C、D 和 E 等几大类，它们在细胞周期不同阶段相继表达，与细胞中其他一些蛋白质结合后，参与细胞周期相关活动的调节。

2. 成熟促进因子（maturation promoting factor，MPF）　为一种蛋白激酶，在 G_2 期形成，是促进 M 期启动的调控因子。MPF 的作用还涉及某些 DNA 结合蛋白，通过对这些蛋白的磷酸化来降低其在 M 期与 DNA 结合的能力，促进染色体的凝集。

3. 生长因子　是对细胞生长分化具有显著调节作用的一类多肽或蛋白质。生长因子可以通过细胞信号转导系统促进细胞分裂增殖、迁移和基因表达。生长因子种类较多，组织工程研究中应用较多的有：①转化生长因子 -β（transforming growth factor beta，TGF-β）；②表皮生长因子（epidermal growth factor，EGF）；③胰岛素样生长因子（insulin-like growth factor，IGF）；④骨形态发生蛋白（bone mophogenetic protein，BMP）；⑤血小板衍化生长因子（platelet derived growth factor，PDGF）；⑥成纤维细胞生长因子（fibroblast growth factor，FGF）；⑦神经生长因子（nerve growth factor，NGF）等。这些生长因子对细胞周期调控的主要表现是刺激或抑制静止期的细胞进入 S 期，但对于不同种类的细胞会在细胞周期的不同阶段发挥作用。抑素是一种由细胞自身分泌的糖蛋白，对细胞周期有抑制作用，其参与调节的途径与生长因子类似，即先与膜上受体结合引起信号转化及胞内传递，由此影响细胞的两个调控点。

（四）干细胞与多向分化

干细胞既存在于早期胚胎也存在于成体组织，早期胚胎干细胞具有多向分化潜能，即干细胞具有分化生成少数几种不同表型成熟细胞的能力。如胚胎干细胞可以分化为个体的所有成熟细胞类型（包括来源于外胚层、中胚层和内胚层的各种细胞）；在成体各组织器官内几乎都存在干细胞，它们在生物体内终生都具有自我更新能力，但其多向分化能力较胚胎干细胞弱，只能分化为特定谱系的一种或数种成熟细胞。干细胞经过分化进程逐渐变为具有特殊功能的终末分化细胞，与此同时干细胞的多向分化潜能也逐渐丧失。在体内环境下，干细胞周围由分化细胞的细胞外基质及体液内环境构成了维持干细胞功能的微环境。微环境具有巨大的调节能力，既能保持成体干细胞分化潜能，又能刺激干细胞适时增殖、分化，形成机体所需要的细胞类型。但在体外条件下，这种能力必须在适当的诱导条件下才能显示出来。因此，有关微环境及细胞分化事件的进一步研究对于干细胞应用具有至关重要的作用。

（五）细胞分化调控

参与调控干细胞分化的因素有外源性和内源性两种，外源性信号包括其他细胞产生的化学信号以及干细胞微环境中存在的某些分子；内源性信号包括某些重要转录因子。这些调控因子通过干细胞 DNA 的表观遗传修饰，关闭或开启某些重要基因的表达，最终调控干细胞的分化进程。

1. 外源性调控　干细胞生存的微环境中存在指导转录因子及启动基因表达的信号，细胞局部的微环境包括细胞周围多种细胞因子、激素、基质细胞、细胞外基质等。①细胞因子影响并激活细胞分化程序引起细胞的横向分化。干细胞可在不同细胞因子的作用下分化为不同的细胞类型，体外培养的干细胞经 TGF-β 诱导分化为软骨细胞，用肝细胞生长因子（HGF）则诱导干细胞向肝细胞分化。②细胞之间的相互作用，干细胞与其他细胞共培养时有自发地细胞融合，且在没有诱导剂作用下也可分化为其他细胞，直接的细胞与细胞相互作用明显促进干细胞的分化。③干细胞归巢，干细胞具有多器官归巢能力，在机体组织受损伤时，干细胞可经相应途径自发到达损伤部位，并在局部微环境诱导下分化为特异的组织细胞参与自身修复。

2. 内源性调控　①信号转导通路调控，微环境中的特定信号通过信号转导通路传递，引起干细胞内部转录因子激活或抑制，进一步启动基因表达；②转录因子调控，干细胞分化过程中，多个转录因子受到抑制或激活，激活并不意味该细胞失去了向其他细胞分化的能力；③关键基因调控，特异基因的表达通常是从激活特异调节分子开始，如转录因子。细胞分化伴随着连续的细胞生长，新生的细胞质中含有大量的转录因子，转录因子通过正反馈作用调节包括自身基因在内的特定基因的表达，发挥维持细胞分化的作用。

三、干细胞的表面标志物与鉴定纯化

种子细胞是组织工程研究与应用中最为关键的要素之一，干细胞具有自我更新、高度增殖和多向分化潜能，是种子细胞的重要来源。目前研究应用较多的有胚胎干细胞（ESCs）和成体干细胞（ASCs）。干细胞在体外培养时细胞形态各不相同，但依然保持相对特异性的细胞表面抗原及核转录因子，为干细胞鉴定提供了重要线索。干细胞的表面抗原是定位于细胞膜表面的特定蛋白（受体），其具有选择性结合信号分子的功能，作为信号转导通路参与细胞的功能表达。不同的干细胞具有不同的表面分子群，因此可以通过干细胞表面标志物来进行鉴定。

（一）胚胎干细胞表面标志物

胚胎干细胞是来源于胚泡内细胞群的一类全能干细胞。人类及不同种属动物来源的 ES 细胞都表达一些未分化细胞特有的标志性基因，如转录因子 Oct-4、Nanog、Sox2、生长因子 FGF-4、锌指蛋白 Rex-1、碱性磷酸酶等。尽管所有 ES 细胞都表达上述核心的标志性分子，但是不同种属动物来源的 ES 细胞仍有不同的分子标记，如小鼠 ES 细胞表达阶段特异性胚胎抗原 1（stage-specific embryonic antigen 1，SSEA-1），而人和猴 ES 细胞的 SSEA-1 为阴性，却表达 SSEA-3 和 SSEA-4。

（二）成体干细胞表面标志物

成体干细胞是存在于胎儿和成体不同组织内的多潜能干细胞，包括骨髓间充质干细胞、脂肪间充质干细胞、脐带间充质干细胞、造血干细胞、神经干细胞等。①骨髓间充质干细胞是存在于骨髓中不同于造血干细胞的另一类组织干细胞，除可分化为脂肪细胞、成骨细胞和软骨细胞等中胚层细胞外，还可跨胚层分化为肝细胞、心肌细胞等。在标准培养条件下其细胞表面标志为 STROL-1、Thy-1、CD105、CD106、CD73、CD90 呈阳性；CD45、CD34、CD24 或 CD11b、CD79a 或 CD19 和 HLA-DR 呈阴性。②脂肪间充质干细胞来源于皮下脂肪组织，表型与骨髓间充质干细胞类似，几乎表达相同的表面分子标记，CD29、CD44、CD105、CD166、CD49d 呈阳性；CD31、CD106、CD3、CD4、CD8、CD14 呈阴性。但它们只在其中两个表面分子标记表达上不同，脂肪间充质干细胞表达 CD49d，不表达 CD106；骨髓间充质干细胞表达 CD106，不表达 CD49d。③脐带间充质干细胞与骨髓间充质干细胞以及其他来源的间充质干细胞相似，易于贴壁且表达干细胞标志物，如 CD10、CD13、CD29、CD44、CD51、CD90 和 CD105 呈阳性，而不表达与造血相关的标志物。④造血干细胞是存在于骨髓中能够终生提供原始祖细胞和分化的造血细胞的一类特殊细胞。较成熟的鉴定造血干/祖细胞的细胞表面标志物为 Sca-1、C-kit、CD34、CD45、KDR、CD133 等呈阳性。⑤神经干细胞来源于神经系统，具有自我更新能力，能通过不对称细胞分裂产生自我子代细胞（仍为干细胞）和分化子代细胞（如神经细胞、神经胶质细胞）的一类细胞。目前公认的神经干细胞表面标志物可检测到的包括 Nestin、NCAM、Integrin 6、Vimentin 等呈阳性。

（三）干细胞的鉴定纯化

1. 表面标志物鉴定法 不同的干细胞具有不同的表面分子群，但干细胞之间或干细胞与成熟细胞之间的表面标志物具有交叉性，因此需应用多种表面标志物的阴性及阳性表达组合来鉴定干细胞。目前对于干细胞表面标志物的检测主要应用流式细胞仪，对一种或多种荧光标记抗体与其表面抗原的结合来鉴定或分选干细胞，以获得与表面抗原相同的细胞群来进行研究。还可以应用免疫荧光组织化学染色法，通过荧光显微镜对免疫荧光染色的干细胞进行鉴定及组织定位。

2. 活体染料鉴定法 干细胞一般大多处于静止期，通过对活体染料拒染的特性可对其进行鉴定纯化。如通过造血干细胞侧群对 Hoechst 33342 染料拒染的特性对其进行分离。膜结合染料 PKH26 也可作为分离造血干细胞的一种方法，PKH26 标记造血干细胞后，随着细胞分裂染料平均分配到子细胞中去，因造血干细胞处于静止期而成为荧光强度最强的一群细胞，再应用流式细胞仪分选。

3. 分子生物学方法 ①应用分子生物学方法对干细胞的基因标志物进行鉴定，检测基因差异性表达情况，分析其特征性功能。如对诱导或激活干细胞分化的基因进行检测，有助于判定干细胞的分化发育情况。②基因工程学方法：通过向干细胞插入一段"报告基因"对其进行跟踪研究。一般常用绿色荧光蛋白，这种基因可在细胞处于未分化状态时被激活，产生明亮的荧光，细胞分化后即被关闭，可通过荧光显微镜或用流式细胞仪进行分选鉴定。此方法还适用于对干细胞的分化过程进行跟踪研究。

4. 免疫磁珠分离法 通过结合有微小磁珠的抗体，识别表达特定表面抗原的细胞并与之结合，从而使细胞带有一定的磁性，再让混合细胞流过磁场，未经磁珠标记的细胞就可通过磁场，而标记过的细胞被选择性地吸附下来,从而达到细胞纯化的目的。其基本原理是通过免疫标记技术来实现的,更适用于大量细胞的纯化。

对干细胞各项实验方法的应用极大地推动了干细胞及组织工程的研究进展,但目前的研究方法还有局限性,如尚不能用一种标志物来鉴定某种干细胞。应用表面标志物及基因标志物对干细胞进行深入研究,将在组织工程研究领域扮演重要的角色。

第二节 胚胎干细胞

一、概述

胚胎干细胞的概念最早可追溯到 20 世纪 50 年代的畸胎瘤(teratocarcinoma)细胞。在对小鼠畸胎瘤的研究中,科学家发现其中包含未分化的多能干细胞,这些多能干细胞在一定的条件下可被分化成多种类型的细胞。由于畸胎瘤是由原始生殖细胞(primordial germ cell,PGC)癌变形成,因此这种细胞被称为胚胎癌细胞(embryonic carcinoma cell,ECC)。ECC 具有良好的多能性(pluripotent),但同时也具有某些恶性肿瘤的特征,因此其应用受到限制。1981 年,Evans 等首次成功地从着床前的小鼠囊胚中分离出内细胞群(inner cellular mass,ICM),建立了多能干细胞系。这些细胞不但具有良好的多能性,而且具有正常的二倍体核型,由此胚胎干细胞(embryonic stem cells,ESCs)系宣告诞生。此后研究人员又尝试从胚胎发育 5~10 周的生殖嵴部位直接分离未分化的多能性细胞,并获得成功,它们同样可以在体外长期培养并保持分化潜能,这种源自原始生殖细胞的多能性细胞被称为胚胎生殖细胞(embryonic germ cell,EGC)。上述三种干细胞均直接或间接来源于胚胎,从广义上讲都应该属于ESCs。但是,由于囊胚内细胞团源性的胚胎干细胞(ESCs)来源丰富,核型正常,基因型与正常个体相同,最具应用前景,因此胚胎干细胞基本是指 ESCs。

1995 年,美国威斯康星大学的 Thomson 从恒河猴囊胚中分离并建立了第一个灵长类 ESCs 细胞系。1998 年 11 月,Thomson 和 Gearhart 两个研究小组几乎同时宣布,他们已经独立培养出来自人胚胎的干细胞,被当年的科学杂志称为十大重大科学发现之一。此后各国科学家进一步开展了大量的工作,到目前为止,国际上已有美国、英国、新加坡、澳大利亚、瑞典、日本、中国、韩国等 10 余个实验室报告建立了约 120 株人 ESCs 系,其中 78 株在美国 NIH 登记注册。由于 ESCs 强大的分化潜能(理论上几乎可以分化为人体三个胚层全部的组织细胞类型),因此可以用来建立各种细胞模型,例如由 ESCs诱导分化而建立的心肌细胞、肝细胞或神经细胞模型,这些细胞模型对人类发育生物学、药物筛选和细胞替代治疗具有重大的意义和应用价值。与常用的永生化或原代细胞相比,ESCs 具有很大的理论优势,但它们在应用方面也存在着巨大的障碍和争议。

二、胚胎干细胞的定位和生物学特性

人类胚胎发育 4~5 日时,即受精卵处于囊胚阶段时,胚泡开始分化为滋养层上皮和内细胞团,前者由一层扁平细胞构成,可发育成胚胎的支持组织如胎盘等;后者位于囊胚腔的一侧,具有发育的全能特性,被称为 ESCs。ESCs 具有与早期胚胎细胞相似的形态结构:细胞体积小,核大,核质比高,有一个或多个明显的核仁。在体外分化抑制性生长时,ESCs 呈克隆状生长,细胞紧密聚集在一起,界限不清,形似鸟巢,边缘清晰(图 3-3)未分化的人 ESCs 表面 SSEA-3、SSEA-4、TRA-1-60、TRA-1-81 等呈阳性,而未分化的小鼠 ESCs 表面仅 SSEA-1 抗原阳性。未分化 ESCs 表达高水平的端粒酶、碱性磷酸酶、转录因子 Oct-4;当 ESCs 分化时,碱性磷酸酶表达呈弱阳性或阴性,表面抗原及 Oct-4 表达也发生改变。

ESCs 主要有以下几个特点:①具有发育全能性,在一定条件下有向 3 个胚层细胞分化的能力,在理论上可以诱导分化为机体中所有种类的细胞;②具有种系传递能力,能够形成嵌合体动物;③容易进行基因改造操作。内细胞团在形成内、中、外三个胚层时开始分化。每个胚层将分别分化形成人体的各种组织和器官,如内胚层将分化为肝、肺和肠等;中胚层将形成骨骼、血液和肌肉等组织;外胚层将分化为皮肤、眼睛和神经系统等。由于内细胞团中的 ESCs 可以发育成完整的个体,因而这些细胞被认为具有全能性(图 3-4)。

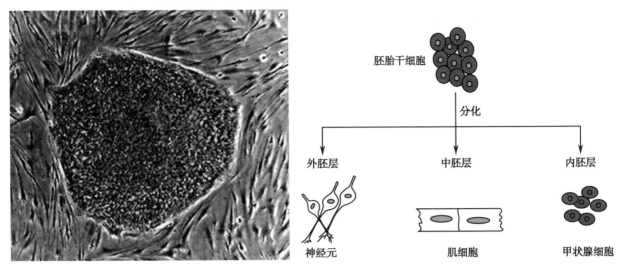

图 3-3　小鼠 ESCs 克隆生长在饲养层细胞上

图 3-4　胚胎干细胞多向分化的模式图

(引自 Xu Y, et al. Cell Death Dis. 2018, 9(9): 924)

通过不同的分离手段,可以获得 ESCs 系,在体外培养条件下,ESCs 呈"巢状"生长。当 ESCs 被注射到裸鼠皮下后,会发育生长为包含各胚层细胞成分的畸胎瘤,充分显示了其分化的全能性。当 ESCs 被注入到宿主囊胚的内细胞群后,ESCs 会整合到宿主的胚胎中,并发展出包括生殖系统在内的所有细胞系,在实验动物后来分化的组织中有宿主和 ESCs 衍化出的细胞。比如,将 C57 黑小鼠的 ESCs 注入 SV129 白小鼠的囊胚,生下的小鼠为黑白相间的花鼠。由此,ESCs 无限增殖的特性得到有力的证明。

三、胚胎干细胞的分化发育特点

人 ESCs 的分离纯化和体外培养的成功具有极其重要的研究和临床应用价值,例如可用于体外研究人类胚胎发生发育的过程,有助于理解分化发育的机制、认识生命和疾病的现象;通过对人 ESCs 体外分化和定向分化的研究,将其用来修复或替换丧失功能的组织;也可识别某些靶基因,为人类新基因的发现及其功能的研究提供新方法。其中,最有深远意义的用途是通过定向分化诱导产生各种特化的细胞和组织,用来修复或替换丧失功能的组织和器官,从而治疗许多疾病,如帕金森病、老年痴呆症、脑卒中、脊髓损伤、心脏病、糖尿病、白血病、烧伤、骨关节炎等。经过遗传工程改造的人 ESCs,还可为人类疾病的基因治疗开辟更广泛的应用前景。在生物学特征上,人胚胎干细胞具有哺乳动物 ESCs 的共性,也有一定的特性。

建立 ESCs 细胞系的条件十分苛刻,既要维持细胞的未分化状态和潜能性,又要使其无限增殖。最初的培养条件需要将小鼠或人 ESCs 置于饲养层(feeder layer)上培养,常用的饲养层细胞包括小鼠胚胎成纤维细胞系 STO 细胞、3T3 细胞、OP9 细胞、导入了干细胞生长因子基因的 STO8 细胞及原代培养的胚胎成纤维细胞等。饲养层细胞的作用是提供 ESCs 生长的环境和信号,模拟其在体内的生存环境和条件,分泌多种细胞因子抑制 ESCs 的分化并促进其增殖。在维持 ESCs 增殖的同时抑制其分化倾向是建立 ESCs 系的关键。因此,小鼠 ESCs 培养液中除了必需的营养物质和细胞生长促进因子外,需要加入细胞分化抑制因子,例如重组白血病抑制因子(leukemia inhibitory factor, LIF)、白介素 6(interleukin 6, IL-6)等。

LIF 是理想的小鼠 ESCs 分化抑制剂,主要通过激活 STAT3 信号通路来调控小鼠 ESCs 的生长。研究表明,骨形态发生蛋白(bone morphogenetic protein, BMP)和 LIF 可共同维持干细胞的生长和自我更新。BMP 主要通过激活 Id 蛋白及抑制细胞外信号调节激酶(extracellular signal regulated kinase, ERK)

通路和 p38 相关的丝裂原活化蛋白激酶（mitogen-activated protein kinase, MAPK）通路，调控 ESCs 的生长。但是，人 ESCs 的培养情况与此有很大差别。例如，含 LIF 和血清的培养液不能使人 ESCs 自我更新，可能与 LIF/STAT3 通路不能在人 ESCs 中激活有关。而且，BMP 信号也会使人 ESCs 迅速分化。ESCs 诱导分化的方法主要有生长因子诱导分化、转基因诱导分化和细胞共培养诱导分化。ESCs 的分化受各种内、外因素的共同影响。其中细胞内基因表达调控是决定分化的最主要因素。

在人 ESCs 的培养中，另一个阻碍是动物来源的饲养层细胞，可能会带来潜在的动物性疾病。因此，人们一直在寻找能代替饲养层细胞的因子。碱性成纤维细胞生长因子（basic fibroblast growth factor, bFGF）是非常重要的因子之一。应用 bFGF 后，人 ESCs 可以在无血清的替代品中持续生长和保持未分化状态，呈克隆样生长。另外，在被细胞外基质（extracellular matrix, ECM）包被的培养器皿内，人 ESCs 可以在含 bFGF 和成纤维细胞的条件培养液中生长，这样就建立了无饲养层的培养条件。这一改进避免了人类细胞与动物细胞的直接接触，消除了动物源性疾病的传播，但并未去除动物细胞通过条件培养液带来的潜在病原。最好的方法就是在人 ESCs 培养体系中去除饲养层细胞。目前有一些含 bFGF、Matrigel 和血清替代品的商品，通过激活 Wnt 通路，实现促进人 ESCs 自我更新的目的。这种成分明确又没有病原传递风险的商品化的培养液正在逐渐被接受。

人 ESCs 的分化为研究人类发育早期特征提供了良好的模型，例如胚胎早期着床后的组成、结构、胚胎膜及胎盘功能等，可以为研究不孕、流产及某些先天性缺陷提供重要依据。但是由于伦理学限制，对着床后的胚胎进行实验操作是不被允许的，因此只能通过少量流产后的胚胎组织切片来进行观察，以及借助小鼠胚胎进行研究。但是，人和小鼠的胚胎发育有很大差异，所以目前仍需要解决这一难题。

由于人 ESCs 分化发育的全能性，可以在体内外适当的条件下诱导分化为很多类型的细胞，例如神经元、心肌细胞、干细胞、血管内皮细胞等，用于研究组织的发生与功能，而且在动物实验中也得到了良好的结果。但是目前的技术还不能在体外将人 ESCs 诱导发育为功能性的器官，因为器官的形成是一个非常复杂的过程。

四、胚胎干细胞的研究与应用现状

由于人 ESCs 高度的分化潜能，在核移植、嵌合体、转基因动物等方面研究进行了广泛的尝试，在加快良种家畜繁育、生产转基因动物、加快组织工程器官再造的发展、临床医学克隆治疗和建立人类疾病模型等方面展现出广阔的应用前景，对研究细胞分化和胚胎发育基因调控机制等基础理论研究也有重要意义。

从理论上讲，ESCs 可以无限传代和增殖而不失去其基因型和表现型，以其作为核供体进行核移植后在短期内可获得大量基因型和表现型完全相同的个体。ESCs 与胚胎进行嵌合克隆动物，可解决哺乳动物远缘杂交的困难的问题，有利于生产珍贵的动物新种，也可使用该项技术进行异种动物克隆，对于保护珍稀野生动物具有重要意义。例如，1997 年，Wilmut 等利用体细胞克隆技术克隆出世界上首例绵羊"多莉"，即从一只成年绵羊身上提取体细胞，然后把这个体细胞的细胞核注入另一只绵羊的一个卵细胞内，而这个卵细胞已经被去除了细胞核，最终新合成的卵细胞在第三只绵羊的子宫内发育形成了多莉羊（图 3-5）。从理论上说，多莉继承了提供体细胞的那只绵羊的遗传特征。多莉的诞生标志着生物技术新时代的到来。随后，克隆牛（1998 年）、克隆马（2003 年）、克隆狗（2005 年）等的问世掀起了克隆动物的热潮，同时也引起了激烈的争议。到目前为止，世界上各个国家对克隆人都是严令禁止的。

体细胞克隆的成功使人们可以从克隆胚胎获得大量的 ESCs，为生产患者自身的 ESCs 进行细胞替代疗法提供了可能。而生殖性克隆由于伦理等问题被禁止，因此出于治病救人的目的，科学家们提出了治疗性克隆的概念。利用体细胞克隆技术获取患者自身的 ESCs，并将其培育成移植用的细胞、组织或器官，这就是治疗性克隆，生殖性克隆与治疗性克隆的异同见表 3-1。由于移植的供体与患者的基因几乎完全一致，因此避免了现在异种或异体移植中存在的免疫排斥问题。治疗性克隆实现了动物克隆技术和 ESCs 技术这两大细胞工程技术的完美结合。

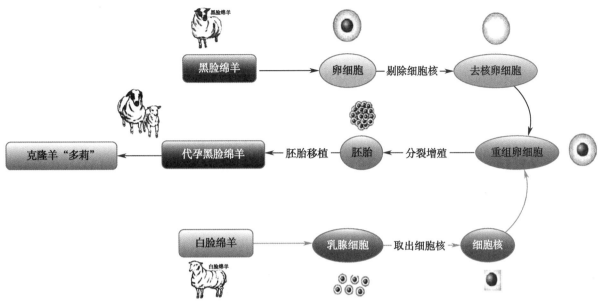

图 3-5　克隆羊"多莉"的产生过程示意图

表 3-1　生殖性克隆与治疗性克隆的比较

		生殖性克隆	治疗性克隆
区别	最终产品	人	可用于治疗的细胞、组织或器官
	目的	复制人	修复受损的组织或器官
	需要时间	10 个月	几周
	移植子宫	需要	不需要
	法律限制	禁止	中国、日本、英国、美国等多数国家赞同
联系	都属于无性繁殖，产生新个体或新组织，遗传信息相同		

　　组织工程是生命科学与工程学相结合的一门人体器官再造科学，是一个交叉的边缘学科。经典的研究路线就是将种子细胞人工培养在可降解的生物支架上，培育成可供移植用的组织或器官，然后把这些组织或器官移植给患者，达到临床治疗的目的。ESCs 可定向分化作为种子细胞，包括神经细胞、心肌细胞和胰岛细胞等，可移植到人体用于治疗很多难治性疾病，例如将多巴胺能神经元移植入帕金森氏患者体内、用心肌细胞置换受损的心脏、或用产生胰岛素的细胞治疗糖尿患者等。与以前用人或动物的组织细胞作种子细胞相比，具有数量大、生长快、取材容易等优点。此外，研究人员还试图用 ESCs 培养器官。如果有合适的细胞信号分子和 3D 环境，ESCs 甚至可以在培养皿中发育成类器官，作为药物测试的模型或移植到人体缺损部位。可以预言，ESCs 定向诱导分化作为种子细胞，会大大加快组织工程的发展，用于临床医学克隆治疗，为人类造福。

　　个体发育过程是基因表达与调控的过程，但是目前对于发育过程中形态变化发生的基因调控还有很多未解之谜。由于 ESCs 的体外定向分化体系能够基本模拟乃至重现体内复杂的发育及组织器官生成过程，且具备能人工控制、干预和潜在的规模化、规范化等特点，为人们一直难以下手而又梦寐以求的发育图示的研究，及因伦理、法律所限的人类早期胚胎发育机制的研究提供了简单而有效的体外模型。ESCs 可以在体外培养条件下引起基因突变并进行筛选，然后通过嵌合体方法传递到生殖系。ESCs 技术与诱捕载体的适宜结合可以进行个体发育的遗传分析。因此，ESCs 可作为哺乳动物发育的基因调控分析的理想工具。

五、胚胎干细胞使用中存在的问题

人们对 ESCs 的认识和利用已有了长足的进步，但仍存在一系列悬而未决的问题或发展中的"路障"。主要表现在以下几个方面：第一，伦理学争议；第二，免疫原性；第三，致瘤性。

伦理学争议由来已久，批评者主要来自宗教界。他们认为胚胎等同于人类，并强力主张阻止任何有关毁灭胚胎的研究。2001 年，时任美国总统的乔治•布什限制政府资助 ESCs 领域的研究。该决定迫使那些有意在美国进行 ESCs 研究的人去寻求私人或州的资助。而在包括德国和意大利在内的其他国家，生产 ESCs 的行为则被彻底禁止。尽管如此，ESCs 研究仍在未被禁止的国家继续进行着。澳大利亚、新加坡、以色列、加拿大和美国等国的研究人员很快就发表了他们将 ESCs 转化成神经元、免疫细胞和心脏细胞的报道。2009 年，时任美国总统的奥巴马为实现竞选时的承诺——将科学与政治分离，于当地时间 3 月 9 日在白宫签署行政命令，以推翻布什政府限制联邦经费资助人类 ESCs 研究的条例，而且美国食品药品管理局（FDA）批准了全球首例人类 ESCs 治疗临床实验，使 ESCs 应用于组织工程有了较为光明的发展前景。2017 年，新任总统特朗普对 ESCs 的研究没有表明任何立场，但他在之前发布的一个计划中宣称，他执政的第一个 100d，要"取消由奥巴马总统发表的每一项违宪行政措施、备忘录和命令"。如果这个禁令通过，ESCs 的研究资金会大幅缩减。

从发育学角度来说，ESCs 是一种安全的"万能种子细胞"，可在适宜的条件下诱导分化为机体各种组织细胞用于病损组织、器官的修复或再生治疗。但 ESCs 只能来源于异体，免疫排斥就成为难以跨越的鸿沟。移植排斥反应是非常复杂的免疫学现象，涉及细胞免疫和抗体介导的多种免疫损伤机制，发生原因主要是受体和移植物的人类白细胞抗原 HLA（human leucocyte antigen）的不同。因此，供者与受者 HLA 的差异程度决定了排异反应的轻重程度。除同卵双生外，两个个体具有完全相同的 HLA 系统的组织配型几乎是不存在的。ESCs 在体外被诱导分化成某种特定类型的成熟细胞后，其表面 MHC 分子类型和丰度都会增加，使得异体干细胞移植免疫排斥难以避免。为了减缓移植物被排斥掉，受体患者需要长期服用免疫抑制剂，一些类型的免疫抑制剂对患者具有慢性致残性毒性。为了解决这一问题，研究者们做了很多的努力和尝试，其中，诱导多能干细胞（induced pluripotent stem cells, iPSCs）的出现解决了免疫排斥的问题，但同时伴随着其他问题，见后面章节的详述。也有研究者通过基因修饰的方法降低 ESCs 的免疫原性。

ESCs 可在体外无限增殖并分化为多种细胞类型，被认为是细胞治疗的理想种子来源；但是，有不少研究表明，其在治疗过程中具有潜在的致瘤性风险。如果将 ESCs 体外自发分化后获得的细胞不经过任何筛选，直接移植入动物体内，结果将不可避免地产生畸胎瘤。研究认为，畸胎瘤的形成是在体外分化过程中由残留的未分化细胞引起的。ESCs 在体外分化残留的原因主要是由于培养过程中部分 ESCs 突变造成，或者诱导分化不充分造成。解决的方法主要有三个：第一，利用自杀基因剔除残留的未分化细胞，预先将需要移植的细胞用自杀基因修饰，当失去控制生长的移植物出现时即可被去除，这种方法目前已被应用于临床，且在移植物抗宿主病中发挥了重要作用；第二，利用细胞毒性因子作用去除残留未分化细胞；第三，利用流式技术和表面标志法去除残留未分化细胞。通过定位未分化细胞或通过诱导报告基因的表达，或可逆性地标记细胞表面抗原，然后通过流式分选或者磁珠分选技术将标记细胞分选出来，对细胞无毒性。另外，为了避免治疗过程中畸胎瘤的产生，必须获得高纯度的靶细胞，但是，目前将 ESCs 诱导为靶细胞的方案多不完善，要得到较高纯度的靶细胞困难重重；而且即使这样，也无法完全避免畸胎瘤的产生。

即使克服了上述障碍，将 ESCs 应用于临床治疗仍然有很长的路要走。例如，难以生产很多种类的细胞，目前仅有约 10 种经 ESCs 产生的细胞，其功能真正等同于人类正常细胞的功能。另外，细胞植入受损机体后，在微环境的作用下，有可能发生基因突变，这也是难以控制的。因此，ESCs 移植的治疗应用可能还需要长时间的努力。

第三节　成体干细胞

一、概述

成体干细胞（adult stem cells，ASCs）是存在于发育或成熟机体器官组织中具有高度自我更新和增殖潜能的未分化细胞。ASCs 存在于机体的多种组织器官中，目前已经从骨髓、脂肪、血液、牙龈、肌肉、皮肤、胰腺、神经及肝脏等组织中发现并提取了干细胞。甚至在羊水和尿液中也发现了干细胞。但ASCs 大多处于休眠状态，分裂很慢或很少分裂。在病理状态或外因诱导下表现出不同程度的再生和更新能力。大多数情况下，ASCs 会分化成与其组织来源一致的细胞，但有时也会跨系或跨胚层分化成其他种类的细胞，这被称为 ASCs 的可塑性。活体内 ASCs 的主要功能是维持其所在组织的完整性及修复受损组织和器官。局部微环境对 NSC 的分化也有很大影响。所有调控干细胞增殖与分化的外部信号构成了干细胞生存的微环境，包括 3 个方面：①分泌因子；②受体介导的细胞间相互作用；③整合素和细胞基质。ASCs 在一定诱导条件下，可以分化成多种类型的组织细胞。由于 ASCs 获取相对容易，伦理学争议少，致瘤风险低，因此已经成为研究的热点，具有广阔的应用前景。

二、成体干细胞的生物学特性

ASCs 的研究始于 20 世纪 60 年代人们对造血干细胞（hematopoietic stem cells，HSCs）的研究。HSCs 是目前研究得最清楚、应用最成熟的 ASCs。HSCs 移植在治疗血液系统及其他系统恶性肿瘤、自身免疫病和遗传性疾病等都取得快速进展，极大促进了这些疾病的治疗，同时也为其他类型 ASCs 的研究和应用奠定了坚实的基础。

ASCs 的数量很少，在骨髓中仅占细胞总数的万分之一左右。ASCs 通常处于静息状态，分裂缓慢，在形态上表现为细胞体积小，细胞内的细胞器较少，RNA 含量低。ASCs 通过对称分裂和非对称分裂，一方面产生新的干细胞，维持自身数目的稳定；另一方面也会按照一定的程序分化，形成新的功能细胞，从而使组织和器官保持生长和衰退的动态平衡。

ASCs 的生物学行为与其所处的微环境有很大关系，微环境不同，其生物学行为也不同。例如，在骨髓、脂肪、外周血或脐带中分离获得的间充质干细胞（mesenchymal stem cells，MSCs），在标准二维培养条件下呈贴壁型生长，表面没有特异性标志物，通过表达 CD73、CD90 和 CD105，而不表达 CD34、CD45 和 CD14 来鉴定。此外，这些细胞表面主要组织相容性复合物（major histocompatibility complex，MHC）Ⅰ类分子的表达较低，不表达 MHC Ⅱ类分子，所以免疫原性较低，因此在组织工程和再生医学的研究中备受青睐。在骨髓、外周血和脐带血中，除了间充质干细胞，还有一类重要的干细胞——HSCs。人类 HSCs 最早出现在胚胎发育第 2～3 周的卵黄囊，随后又迁移至肝、脾和骨髓。出生后，骨髓成为造血的主要场所。在胚胎时期，HSCs 多处于增殖周期中，而在正常骨髓中，则多处于静止期。当机体因疾病或外伤时，HSCs 会一部分分化成熟，成为各种血细胞和淋巴细胞；另一部分进行自我复制，以维持自身数目的恒定。HSCs 的表面标志物主要有：$CD34^+$、$CD38^-$、$CD45^-$、$CD71^-$、$c\text{-}kit^+$、$Thy1^+$ 等。HSCs 在标准条件下呈悬浮生长表型。

三、成体干细胞的鉴定

鉴定 ASCs 通常需要多种方法。例如，可以利用已知的分子在活体组织标记细胞，确定其存在的位置，然后再用谱系追踪的方法验证由其产生的特定的细胞类型；也可以利用克隆形成的方法，即单个干细胞可以产生细胞克隆，把这些单细胞克隆移植入动物体内，可以生成相应的组织；或者利用 PCR 检测干细胞相关基因的表达。

对于从活体分离出来的 ASCs，其鉴定识别主要有三种方法：①分离培养和形态学观察；②免疫表型鉴定；③分化功能检测。分离培养和形态学观察是最直接简单的鉴别方法。例如，从骨髓中可同时获得MSCs和HSCs,利用MSCs在培养瓶中可贴壁生长而HSCs悬浮生长的特点,弃去未贴壁细胞,可得到MSCs。用显微镜观察,可看到MSCs呈长梭形,黏附在培养器皿底部;而HSCs为圆形,悬浮在培养液中,从而可以辨别两种细胞。目前研究最多的是免疫表型鉴定,其特异性较高,需要流式细胞仪或免疫磁珠分选来鉴定,对仪器有一定要求,且表面抗体试剂价格也较贵。由于大多数成体细胞没有独特的免疫标记物,只能通过排除其他细胞以确定是否为目的细胞,进行识别鉴定。例如,只有HSCs具有特异性的表面抗原CD34,而MSCs就没有特异性表面抗原。或者通过表达多个抗原来共同鉴定。例如,MSCs一般均表达CD73、CD90和CD105。分化功能检测法主要是通过观察ASCs是否能通过诱导分化生成多种细胞类型来判断其是否具有多向分化潜能。例如,MSCs可在不同的条件下被诱导生成成骨细胞及脂肪细胞,通过特异性茜素红染色和油红O染色来证实诱导生成的细胞是成骨细胞或脂肪细胞即可证明是MSCs,此法在目前的研究中用到比较多。一般采用两种方法综合鉴定,常用的是免疫表型结合诱导分化的方法。

四、成体干细胞的可塑性

传统观念认为,ASCs的分化具有定向性,即只能生成它们自身来源组织的细胞类型。1999年,Jackson等却发现,肌干细胞不仅能分化为肌细胞,还能分化为各种血细胞系,这一发现引起了生命科学界的极大震动,并迅速成为科学家们的研究热点,在 Nature、Science 及 Cell 等权威杂志上相继报道了大量有关各种ASCs"可塑性"的研究成果,证实ASCs可分化成来源组织以外的其他组织的细胞类型,实现跨系统甚至跨胚层分化发育,即ASCs具有"可塑性(plasticity)""横向分化(trans-differentiation)"或"跨系分化"的潜能。目前,ASCs可塑性因其诱人的应用前景而成为生命科学领域的研究热点之一。

值得注意的是,ASCs在体内发生跨系分化的现象只有在组织遭受严重损伤时才会大量发生。Yeh等发现,在严重心肌梗死的SCID鼠内,移植的人外周血CD34$^+$细胞跨系分化成了心肌细胞、内皮细胞及平滑肌细胞,而对照组则很少发生跨系分化。众所周知,干细胞所处的微环境对于细胞分化调控的影响极为重要。当干细胞进入新的微环境后,受到周围正在进行分化的细胞的影响,从而对新的微环境中的调节信号作出反应。同时,ASCs横向分化出的细胞类型也受所使用的化学物质、细胞因子等环境因素的影响。ASCs的这种特性为多种难治性、终末期疾病的治疗带来了希望。

ASCs可塑性的可能机制目前较为公认的有以下三种假说:①胚胎发育早期残留干细胞:成体组织中存在有胚胎发育早期残留下来的多潜能干细胞,它可以定向分化为两种以上的组织特异性干细胞。Jackson等人发现,在特定环境下,小鼠肌肉中的干细胞不仅可分化成肌细胞,还能产生血液细胞成分。后来发现,这群"肌肉干细胞"其实含有两个分化方向完全不同的干细胞。因此,ASCs的可塑性实际上可能是一群混杂在一起的不同类型的干细胞分化的结果。例如,HSCs随血液循环迁移至肌肉中,然后被移植到经过预处理的动物体内,在某些细胞因子的刺激下,重新被激活而向造血细胞分化。②细胞融合:这种融合细胞含有两种细胞的遗传物质,染色体数量也是正常的两倍。从而使ASCs获得新的细胞表型及功能。有研究者在小鼠实验中发现,成熟干细胞通过自动与现有细胞融合,形成其他组织,例如,神经干细胞与造血细胞融合,成为"变性"的HSCs,而不是新创造的细胞。如果人体干细胞实验也存在该现象,那么从成人骨髓、大脑等纯化出的干细胞分化形成的新细胞或转化的组织将存在未知疾病的危险,不适于治疗疾病。③直接或间接跨系分化:ASCs可以在不发生细胞融合的情况下直接改变其基因表达模式而跨系分化形成另一类型的细胞,或者先去分化(dedifferentiation)进入一种更为原始的状态,然后再分化形成另一类型的细胞。去分化又称脱分化,是指分化细胞失去特有的结构和功能变为具有未分化细胞特性的过程。在动物中,去分化细胞具有胚胎间质细胞的功能。去分化往往随之又发生再分化,再分化是将已经分化的细胞脱分化后再进行分化。可以看出,上述假说并非相互对立的,其中任何一种假说都没有充足的证据完全排除其他假说,都各有其相对合理的一面。ASCs的可塑性,使得其有望用于各种疾病的治疗,这为ASCs治疗研究进一步加温,并掀起了又一轮的热潮。

目前最常用的证明ASCs横向分化的研究方法是移植试验,即将有特定标记物的待研究干细胞移植到受体上,一段时间后,检测受体的多种组织中有无供体干细胞来源的分化细胞。若符合以下三个标准,则证明该 ASCs 具有横向分化的能力:①分化细胞来源于供体干细胞;②分化细胞表型与受体靶器官中的细胞相似;③分化细胞具有与靶器官细胞类似的功能。例如,将雄性动物的细胞移植入雌性受体,或将转染了特定基因的细胞移植入受体,然后分别检测 Y 染色体和该特定基因,以鉴定分化细胞的来源。

ASCs 的应用研究是组织工程学的一个重要组成部分,是很多疾病可供选择的治疗手段,同时也是一个多学科交叉的领域,需要分子和细胞生物学家、临床医生、生物工程师和伦理学家等的共同参与。随着对 ASCs 可塑性研究的不断深入和临床应用研究的不断扩展,ASCs 将越来越接近临床应用。

五、成体干细胞与胚胎干细胞的比较

根据个体发育过程中出现的先后顺序,干细胞可分为 ESCs 和 ASCs。ASCs 根据组织来源不同又可分为骨髓间充质干细胞、脂肪干细胞、神经干细胞等。ESCs 和 ASCs 各有利弊,不能互相替代。主要的不同体现在以下几个方面(表 3-2):

1. 来源及获取方法不同 ESCs 主要来源于自然或自愿流产的胎儿细胞、体外受精时多余的囊胚、体细胞核移植技术产生的囊胚或捐献的生殖细胞。ASCs 主要来源于胚胎组织或成体组织。也有人认为,ASCs 是 ESCs 在发育过程中遗留下来的未分化细胞。

2. 分化潜能不同 理论上,ESCs 可以分化为人体三个胚层几乎所有类型的细胞,属于全能干细胞,而 ASCs 只能分化为特定的几个谱系的细胞类型,属于多能干细胞。

3. 免疫排斥反应不同 由于每个人的主要组织相容性复合体(MHC)有差异,同种异体的 ESCs 诱导分化的细胞如果移植到患者体内,相当于异体移植,存在免疫排斥反应。而 ASCs 取自患者的自身组织,定向诱导分化后移植给患者自身,不存在免疫排斥反应。

4. 临床应用的安全性不同 如果直接移植 ESCs 到体内,目前的技术尚不能控制其在体内的定向分化,很容易导致畸胎瘤。利用核移植技术产生的 ESCs 虽然可以避免排斥反应,但是存在极高的非整倍体发生率,产生的克隆动物也存在无法正常发育的风险。而 ASCs 处于对干细胞的生长发育起调控作用的各种信号分子的特定微环境中,正常情况下处于相对静止状态,癌变的可能性小。

5. 面临的伦理学问题不同 应用 ESCs 需要破坏囊胚,而这被认为是扼杀新生命,因此 ESCs 在研究和应用中受到了很大的伦理学障碍,而 ASCs 来源于自身组织,不存在伦理学问题。但是 ASCs 在研究和应用中也存在一些问题,例如,供体即患者自身,可能存在一些遗传性疾病,这种遗传错误可能存在于干细胞中;老年供者的干细胞增殖能力较差;分离培养扩增患者的 ASCs 需要一定的时间,对于某些急症患者是不适用的;有些组织干细胞的含量很低或者没有。

表 3-2 ESCs 与 ASCs 差异的比较

差异项目	ESCs	ASCs
来源及获取方法	自然或自愿流产的胎儿细胞、体外受精时多余的囊胚、体细胞核移植技术产生的囊胚或捐献的生殖细胞	胚胎组织或成体组织
分化潜能	可以分化成人体三个胚层几乎所有类型的细胞,属于全能干细胞	只能分化为特定的几个谱系的细胞类型,属于多能干细胞
免疫排斥反应	存在	自体移植不存在
临床应用的安全性	容易导致畸胎瘤,产生的克隆动物也存在无法正常发育的风险	癌变的可能性小
面临的伦理学问题	存在很大的伦理学障碍	不存在伦理学问题

六、主要的成体干细胞

(一)造血干细胞(HSCs)

HSCs 是最早被认识和应用的 ASCs,是体内各种血细胞的来源,主要存在于骨髓、外周血和脐带血中。HSCs 数量少，约占骨髓有核细胞的 0.1%～0.5%。HSCs 最基本的生物学特征是其具有高度的自我更新能力（selfrenewal），即通过对称分裂和不对称分裂，维持一定的干细胞的数量，并不断产生新的造血祖细胞，进一步分化为红系、髓系、巨核系成熟血液细胞、淋巴系及非造血细胞，如破骨细胞、表皮生发层细胞等。HSCs 还可以跨胚层横向分化为肝脏、肌肉及神经等组织的细胞类型。HSCs 向成熟细胞分化过程中受到多种造血因子的作用，形成一种复杂的调控网络。

HSCs 的表面抗原是其分离纯化的主要标志和靶分子。小鼠的 HSCs 主要表达 Thy 和 SCA-1，人 HSCs 和造血祖细胞通常表达 c-kit、CD34 和 H-2K，低表达或不表达 Lin。通常使用免疫磁珠分选或流式细胞仪分选 HSCs，获得的靶细胞的纯度可达到 95% 以上。HSCs 在临床上的主要应用是放化疗后造血功能和免疫功能的重建。白血病患者在应用超大剂量化疗和放疗后，不仅杀死了白血病细胞，其造血和免疫系统也遭到了摧毁，因此 HSCs 移植可以达到治疗目的。但移植前需要进行 HLA 的配型，以避免免疫排斥反应。脐血干细胞移植的优势在于无来源的限制，对 HLA 配型要求不高，不易受病毒或肿瘤的污染，因而应用前景非常广阔。除了用于肿瘤患者的化疗保护，HSCs 经过基因改造后还被用于治疗某些遗传性疾病，如重症联合免疫综合征、地中海贫血等；还可用于艾滋病的治疗。

HSCs 目前面临的问题是有效性和安全性的问题，例如治疗载体转染的低效率、外源基因非正常整合于成熟细胞导致肿瘤发生等。随着研究的进展，HSCs 的基因治疗在临床具有广阔的应用前景。

（二）间充质干细胞

间充质干细胞是属于中胚层的一类多能干细胞，主要存在于结缔组织和器官间质中，例如，骨髓、脂肪、齿龈、骨骼肌、骨小梁、扁桃体等，以骨髓中含量最为丰富。由于目前尚无 MSCs 特异性表面标志物，因此经常被当作一个群体进行研究。由于 MSCs 具有来源广泛、易于分离培养，增殖和分化能力较强、具有免疫调节功能等主要特性，因此具有广阔的临床应用前景。

1. 骨髓间充质干细胞（bone mesenchymal stem cells，BMSCs）　BMSCs 是骨髓内的一种非造血干细胞，数量不到髓内细胞总数的 0.05%，是具有高度自我更新能力和多向分化潜能的一种干细胞，在特定的条件下不仅可分化为中胚层的骨、软骨、肌肉、脂肪细胞等，还可以在体内、外各种诱导条件下跨胚层分化为具有神经元或神经胶质细胞表型的细胞。BMSCs 作为种子细胞具有以下优势：来源广泛、取材方便、对人创伤性较小；易在体外培养、扩增和诱导；取自自体，克服了使用胎儿组织所带来的伦理和免疫学方面的问题。

从骨髓中分离 BMSCs 的方法主要有：①差速贴壁筛选法；②密度梯度离心法；③流式细胞仪分选法；④免疫磁珠分离法。目前应用比较广泛的是差速贴壁筛选法结合密度梯度离心法。此法培养的 BMSCs 纯度可达到 95%。成人骨髓中 MSCs 含量非常少，10 万个有核细胞中才有 1 个，并且随着年龄的增加而逐渐减少，因此必须进行体外扩增。BMSCs 增殖能力极强，细胞周期研究显示，大约 90% 的 BMSCs 处于 G_0/G_1 期，说明其具有高度分化潜能。

目前认为，BMSCs 并非为均一功能的干细胞群，其中存在定向的前体干细胞（committed stem cells），如骨、软骨或脂肪等前体干细胞，只能被诱导定向分化为相应的组织细胞。其他的则可能成为具有多向分化潜能的干细胞（non-committed stem cells），其分化方向因特定的体外诱导条件和体内的特殊微环境而定。例如，通过在 BMSCs 中加入特异成骨细胞诱导因子如 β- 磷酸甘油、维生素 C 和维生素 D 等，就可以将 BMSCs 中的大多数细胞，包括定向成骨前体干细胞和非定向的具有多向分化潜能的干细胞，均诱导成为具有成骨功能的细胞，而非成骨方向的定向 BMSCs 可因不能在成骨环境下生存而自然淘汰，从而达到纯化成骨分化细胞和构建骨组织的目的。

BMSCs 培养时形态为成纤维样，排列规则，呈栅栏状或漩涡状生长（图 3-6）。表达 CD90、CD44、CD105、CD106、CD120、CD124 等蛋白，不表达 HSCs 的表面抗原 CD34、CD14 及白细胞表面抗原 CD45。有学者采用 SSEA-4 作为筛选标志，纯化培养 BMSCs，可得到性状均一的具有全能性的细胞。

虽然 BMSCs 的基础研究仍在不断地深入和发展，但作为组织工程化组织构建的种子细胞已经体现出它的巨大优势：① BMSCs 易于获取并能在体外扩增获得足够量的细胞用于组织构建，且不易造成供区部位的损伤；② BMSCs 被移植到体内后，具有明显的趋化性，可迅速集中到受损伤部位，在局部微环境下诱导分化成相应的组织细胞类型,促进损伤组织的修复;③BMSCs具有免疫调节特性,抗原性低,有利于移植成功;④BMSCs为骨髓中的HSCs提供了适宜的微环境,促进其增殖和分化。

2. 脂肪源性干细胞(adipose-derived stem cells,ADSCs) 虽然BMSCs具有多向分化潜能,是目前组织工程应用最广泛的ASCs,但由于其纯化率较低、干细胞数量有限而不能满足实验及临床应用的需求;取材对机体的创伤较大,给患者造成一定痛苦;而且干细胞的比例、增殖能力都会随年龄的增长而逐渐下降,因此探索组织工程新的种子细胞来源十分必要。近年来,研究者在多个物种的脂肪组织中发现了一种成纤维细胞样细胞,它们具有多向分化潜能,在体外特定的诱导条件下可分化为脂肪细胞、成骨细胞、成软骨细胞、成肌细胞和神经细胞等,他们将其命名为脂肪源性干细胞(ADSCs)(图3-7)。ADSCs有诸多优点:①细胞容易贴壁生长,体外培养方法简便;②对营养的要求低,在培养基中生长旺盛;③体外倍增时间短,48h后即可传代,优于同步培养的BMSCs;④脂肪组织中干细胞含量丰富,平均为2×10^8/L,可获得足够的细胞量以满足实验及临床应用的需要;⑤BMSCs在体外长期培养时对血清的质量要求较高,需要地塞米松等添加物,而ADSCs在体外培养对血清无特殊的选择性,无需添加物就可良好生长。这些优点决定了其作为组织工程种子细胞的优势,近年来正迅速成为研究热点。

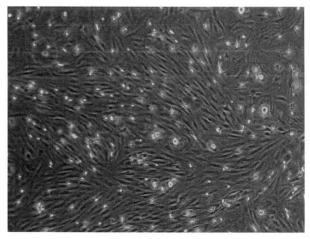

图3-6 光镜下原代培养的大鼠骨髓间充质干细胞(×100)

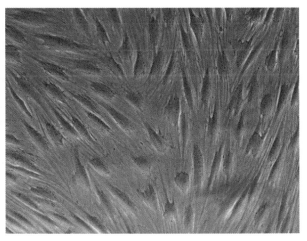

图3-7 光镜下大鼠脂肪干细胞(×200)

FCM检测结果表明,人类脂肪干细胞(human adipose-derived stem cells,hADSCs)在未分化状态下的表现型和基因表达与BMSCs相似,都有CD29、CD44、CD90、CD105等,但没有人白细胞位点DR抗原的表达。另有研究表明,脂肪组织因来源不同、培养条件的不同,ADSCs的增殖分化能力也有差别。有学者从人体髂骨、股骨提取BMSCs以及脂肪组织中分离ADSCs,通过检测发现两种细胞的组织学特征、细胞表型和多向分化能力等方面都没有明显的差别,仅表面抗原略有不同:ADSCs表达CD49,而BMSCs表达CD106。众多研究表明,ADSCs与BMSCs的诱导分化能力及诱导后细胞的功能都很相似,而ADSCs在体外多次传代后仍具有完好的细胞特异性标志,并继续保持分化能力,因此它可作为良好的干细胞源。自体脂肪组织移植在整形外科领域已经应用多年,但由于成熟的脂肪细胞不能自我更新,所以容易造成液化和吸收。ADSCs结合自体脂肪组织移植可以有效地解决这一问题,具有良好的应用前景。

3. 牙龈干细胞 近年来研究发现牙髓、牙周膜、脱落乳牙、根尖乳头和牙囊组织中也存在MSCs,统一称为牙源性干细胞。牙龈干细胞(gingiva-derived mesenchymal stem cells,GMSCs)是一种性能较特殊的牙源性干细胞。从原代组织中分离GMSCs的一般方法是酶学解离细胞法,常用的酶为中性蛋白酶和胶原蛋白酶。鉴定GMSCs的方法包括:测定体外集落形成能力;检测其多向分化潜能(成骨、成软骨、脂等)(图3-8/文末彩图3-8);流式细胞术测定其表面标志物(表达CD73、CD90和CD105,不表达CD14或CD11b、CD34、CD45、CD79a或CD19、HLA-DR)。

GMSCs 的生物学特性：①具有多向分化和自我更新能力：不仅能分化为中胚层的细胞，还能向内胚层和外胚层方向分化，包括多种类型的神经细胞。已有研究结果表明，与 BMSCs 和牙周膜干细胞比较，GMSCs 具有更高的克隆效率和体外扩增能力；②具有免疫调节和抗炎作用：例如，GMSCs 在体外与外周血单核细胞共培养，可增加 $CD4^+CD25^+$ 调节性 T 细胞（treg）的数量，发挥免疫负调节作用；移植到体内后，可减轻关节炎、实验性结肠炎、接触性超敏反应等症状；③诱导组织再生：例如，将GMSCs 封装在藻酸盐水凝胶微球之后移植到免疫缺陷小鼠的皮下，发现异位新生肌腱。

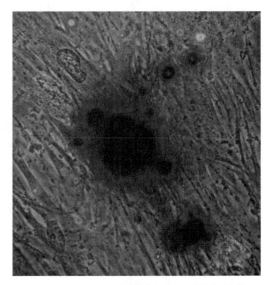

图 3-8　GMSC 诱导成骨过程中形成的钙结节，经茜素红染色后呈橘红色（×200）

与以往的种子细胞相比，GMSCs 具有更强的抗炎和免疫调节作用，更易获得且损伤较小，具有较强增殖能力和多向分化潜能，可作为多种慢性炎症性疾病、免疫疾病及组织再生工程的种子细胞。GMSCs 作为一种易获得的新型干细胞源，有限的细胞量仍是其应用于临床的障碍，且随着体外扩增次数的增加会逐渐丧失分化能力。目前的研究仍处于体外细胞培养及动物实验阶段，尚未进入临床研究。

（三）神经干细胞（neural stem cells，NSCs）

1992 年，Reynolds 等和 Richards 等先后从成鼠的纹状体和海马中分离出 NSCs，首先打破了成体哺乳动物中枢神经系统不能再生这一传统观念。1998 年 Eriksson 等指出成人海马和侧脑室同样能够进行神经发生。Johansson 等从成人的侧脑室管膜和海马分离出 NSCs，在体外培养条件下增殖和分化，形成神经元、星形胶质细胞和少突胶质细胞等。一系列证据表明成体哺乳动物脑内也存在 NSCs。

NSCs 主要分布于脑室管膜、室下区、纹状体、海马齿状回等区域，它具有多分化潜能，在一定条件下能分化为神经元、星形胶质细胞、少突胶质细胞等，局部微环境和神经营养因子能够影响 NSCs 的增殖或分化。NSCs 移植后能增加细胞再生，增强移植物和周围组织的相容性，且免疫原性较低。NSCs 在哺乳动物神经系统中的分布具有普遍性，可以从胚胎期神经系统中的多个部位分离获得（图 3-9/ 文末彩图 3-9）。

1. NSCs 具有干细胞的一些共同特征

（1）缓慢的自我增殖能力：当干细胞进入分化程序前，首先要经过一个短暂的增殖期，产生过渡放大细胞，过渡放大细胞再经过若干次分裂后产生分化细胞。细胞动力学研究表明，干细胞通常分裂较慢，过渡放大细胞可快速分裂。目前认为缓慢增殖有利于干细胞对特定的外界信号作出反应，以决定进行增殖还是进入特定的分化程序；缓慢增殖还可减少基因发生突变的危险，使干细胞有更多的时间发现并纠正错误。

（2）处于高度未分化状态：NSCs 呈中间纤维抗原巢素蛋白（nestin）阳性，而缺乏已分化细胞的抗原标志。

（3）自稳定性：通过对称分裂和非对称分裂，NSCs 在生物个体生命区间内自我更新并维持其自身数目的恒定。

（4）具有多向分化潜能：NSCs 可诱导分化成神经元、星形胶质细胞和少突胶质细胞三种主要神经组织成分。

（5）可发生转分化和去分化：转分化是指一种类型的分化细胞转变成另一种类型的分化细胞的现象；去分化是指高度分化的细胞又恢复了分裂能力。

2. NSCs 增殖分化过程中需要多种活性因子的协同作用　例如，单独使用 EGF 可使 NSCs 表达 Nestin 的时间延长，并促进 NSCs 向星形胶质细胞分化；单独使用 FGF-2 可增加微管相关蛋白（MAP-2）

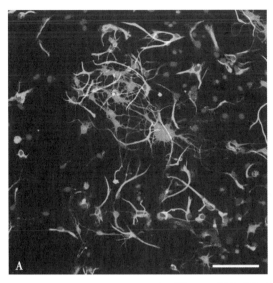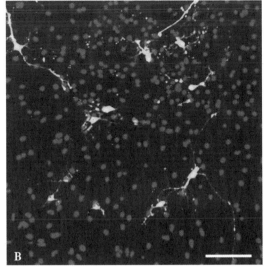

图 3-9　神经干细胞多向分化能力检测

A. 神经干细胞分化 5d 后的神经元（红色为 MAP2 阳性）和星型胶质细胞（绿色为 GFAP 阳性）免疫荧光染色；B. 神经干细胞分化 5d 后的少突胶质细胞（绿色荧光为 RIP 阳性）染色，蓝色荧光为细胞核 DAPI 染色；标尺 = 100μm。分化培养基为 DF12 + 10% FBS，分化 5d。

阳性细胞的数量，即促进 NSCs 向神经元方向分化。另外，还可以利用基因工程技术导入外源性癌基因，诱导干细胞的细胞周期不断循环，阻止细胞分化过程，从而使 NSCs 获得永生化。这种永生化 NSCs 具有诸多优点：①稳定表达报告基因和治疗基因，有利于体内跟踪研究；②可以分离出单个细胞克隆；③在体外可自我更新，并能大量扩增；④仍具有多向分化潜能。NSCs 已经成为体外基因操作的重要载体细胞之一，为神经系统疾病的基因治疗奠定了基础。

3. NSCs 的应用包括原位诱导、细胞移植和基因治疗等方式

（1）原位诱导：大量体内外实验已经证实成年脑中确实存在 NSCs，只是发育成熟后失去了活性因子的刺激作用。这些细胞在一定的条件下，如脑组织缺血、损伤或生长因子存在时，可以进行增殖、迁移和分化，新生的神经元可替代丢失的神经细胞发挥功能。但 NSCs 在临床治疗中枢神经系统疾病中，却并未发挥预期的作用。可能是由于：①原位诱导出功能特异的神经元可能需要多种刺激和特定细胞因子的存在；②患者中枢神经系统的干细胞有缺陷或无法被激活。因此，还需要进一步研究来了解 NSCs 原位诱导的确切机制。

（2）细胞移植：国外的临床实验表明，移植胎儿脑组织治疗帕金森病等神经系统退行性疾病可以明显改善症状。但由于胎脑的来源及伦理和法律上的束缚，使其应用受到限制。NSCs 的发现和体外培养成功，为中枢神经系统疾病的细胞替代疗法提供了新思路。小鼠 NSCs 移植实验发现，移植的细胞生长状况良好，并能分化为移植部位所对应的神经元，而且与宿主的神经纤维建立突触联系。此外，NSCs 除了能修复缺失的神经元，还可以修复损伤的神经胶质。将干细胞注入发生脱髓鞘病变的成鼠脊髓损伤部位内后，可以使受损伤的髓鞘得到修复。

（3）基因治疗：即通过特定载体将相关外源基因导入体内，使其获得表达，从而达到治疗由于某种基因缺陷或突变而引起的疾病。目前神经系统基因治疗常用的靶细胞有：①成纤维细胞，能在体外分裂增殖，病毒感染率高但植入脑后不能与宿主整合；②永生化神经祖细胞，体外容易进行基因转导，能与宿主整合，但存在致癌的风险；③ NSCs，来源于神经组织，比永生化 NSCs 更能保持原有的生物学特性，具有更好的组织相容性，可以整合到宿主脑组织并向周围迁移，不会形成肿瘤等。NSCs 作为外源治疗基因的载体，也可用于中枢神经系统肿瘤的治疗。该疾病的治疗不仅要求肿瘤本身的去除，更要修复因肿瘤生长而造成的组织损伤，促进功能恢复。体外实验表明，NSCs 还可分泌胞嘧啶脱氨基酶（cytosine deaminase），后者对肿瘤细胞有杀伤作用，在体研究也发现该物质能使肿瘤体积明显减小。

此外,由于 NSCs 的生物学性状稳定,建系后可获得均一的遗传背景,因此还可以将其作为神经系统疾病的药物筛选平台。利用 NSCs 的多向分化潜能,可以进一步筛选出控制和促进 NSCs 向终末细胞分化的药物。还可以利用携带报告基因的反转录病毒转染脑内的增殖细胞来追踪神经前体细胞的分布、增殖分化和迁移情况,以便研究中枢神经系统的发育过程。总之,NSCs 无论在基础研究还是在临床应用方面都具有十分诱人的前景。

七、其他成体干细胞

在许多人体器官如肝脏、胰腺、毛囊和扁桃体中也存在具有多项分化潜能的干细胞,分别称之为肝干细胞、胰腺干细胞、毛囊干细胞和扁桃体干细胞等。

(一)肝干细胞

肝干细胞是一类具有同时向肝细胞及胆管细胞分化和增殖以及自我更新潜能的原始细胞,研究表明其与肝脏损伤后的组织结构的重建及功能恢复有密切的关系。根据其来源不同可分为肝源性肝干细胞和非肝源性肝干细胞。当肝实质损伤尤其是肝脏大部分切除后,肝干细胞会发生分化和增殖,参与到肝脏的再生和修复过程中,为机体细胞的更新提供潜在的大量细胞来源。肝干细胞移植可以使肝衰竭患者度过危险期、成为等待肝源进行肝移植的一个过渡方法,又能直接修复损伤肝脏,作为细胞疗法应用于临床治疗肝衰竭及各种终末期肝病。

肝源性肝干细胞来源于前肠内胚层,在胚胎发育过程中以 ESCs 形式存在,在成年哺乳动物中以胆管源性肝卵圆细胞形式存在,包括肝卵圆细胞(hepatic oval cell,HOC)、小肝细胞(small hepatocyte)和成熟肝细胞(maturity hepatocyte,MH)。非肝源性肝干细胞主要来源于 ESCs、BMSCs 和胰腺干细胞等。目前已筛选出的肝干细胞高度表达的标志物有 OV6、CK7、CK8、CK18、CK19 和 AFP 等。在正常情况下,肝干细胞处于静止状态。而在体外有适当诱导剂存在的情况下可发生定向分化。肝干细胞具有多向分化潜能,不仅能分化为肝细胞和胆管细胞,也可横向分化为其他组织细胞,如肠上皮细胞等,这种横向分化潜能跟微环境密切相关。肝干细胞是目前肝病研究的重点之一,但应用于临床仍面临许多问题,如人类的肝干细胞建系较困难、体外生长缓慢、容易老化和失去分裂能力等。如果能解决这些问题,肝干细胞就会为生物人工肝的再造提供良好的种子细胞,这样肝干细胞将有很好的应用前景。

(二)胰腺干细胞

胰腺干细胞(pancreatic stem cells,PSCs)是一类存在于胎儿和成年胰腺组织中的 ASCs,可自我更新,具有多向分化潜能。采用干细胞组织工程技术,体外分离克隆 PSCs 作为种子细胞,并定向诱导分化为功能性胰岛,移植治疗糖尿病,意义重大。将 PSCs 体外诱导为胰岛细胞的方法,包括化学试剂体外诱导分化、基因诱导方法和用 MSCs 促进 PSCs 向胰岛细胞分化等方法。还有 PSCs 自体移植及在体激活 PSCs,促进其分化为胰岛细胞等技术。

目前 PSCs 的表面标记物还未完全确定,有学者认为,在胰腺发育过程中,一些决定胰腺细胞发育命运的因子如胰肠同源域因子 1(pancreatic duodenal homeobox factor 1,Pdx1)、肝细胞核因子 3β(hepatic nuclear factor 3beta,HNF3β)、神经源因子 3(neurogenin 3,Ngn3)、酪氨酸羟化酶(tyrosine hydroxylase,TH)、葡萄糖转录因子 2(glucose transporter,Glut2)和胰岛因子 1(islet-1,Isl1)等均可作为 PSCs 的候选标记物。PSCs 的特点是在自然分化过程中首先分化为胰腺组织的各种细胞,或分化为其他组织细胞。虽然有关 PSCs 的研究已有近十年,在 PSCs 的形态、扩增性、表达特性及分化特性方面也有一些进展,但 PSCs 的表达特性还未完全确定,分化特性较多地局限于胰岛细胞方面。目前世界上还没有建立公认的 PSCs 系,对 PSCs 的标记物和分化特性的研究是今后研究的重要内容。

(三)扁桃体干细胞(tonsil-derived mesenchymal stem cells,TMSC)

近日,韩国科学家发现了另外一种 ASCs 来源——成人扁桃体,可用于治疗肝损伤。每年全世界都有大量的摘除扁桃体的手术,术后扁桃体组织就会被丢弃。然而研究发现,从扁桃体衍生的扁桃体干细胞,可在一些生长因子诱导下转化为肝细胞。用热敏感液体封装起来使它们变成与人体体温相当的立体的可生物降解的胶状物,用于治疗肝脏疾病,但是科学家需要让它们在三维支架上模拟真正的肝脏组织生长。目前,研究人员正在进行这方面的研究,一旦成功将不用进行手术就可以治疗肝脏疾病,从而实现可注射组织工程技术的愿望。

第四节　诱导多能干细胞

2006 年,日本京都大学 Shinya Yamanaka 在世界著名学术杂志 *Cell* 上率先报道了诱导多能干细胞(induced pluripotent stem cells,iPSC)的研究,即通过将 *Oct3/4*、*Sox2*、*c-Myc* 和 *Klf4* 这四种转录因子基因克隆入病毒载体,然后导入小鼠成纤维细胞,发现可将成体细胞重编程为具有多向分化潜能的干细胞(图 3-10)。2007 年,美国 Thomson 实验室报道了将 *Oct-4*、*Sox2*、*Nanog* 及 *Lin28* 四个基因转染入人成纤维细胞,可将其重编程为 iPSC。iPSC 在形态、基因和蛋白表达、表观遗传修饰状态、细胞倍增能力、类胚体和畸形瘤生成能力、分化能力等方面都与 ESCs 相似。这意味着可以不依赖卵子或胚胎,即可获得与 ESCs 相似的分化潜能,同时又与供体细胞具有相同配型的多能干细胞系。这种方法与体细胞核移植技术相比,更具可操作性,避免了伦理学限制,是生物技术发展史上的里程碑,Shinya Yamanaka 和 John B. Gurdon 因此获得诺贝尔生理学或医学奖。

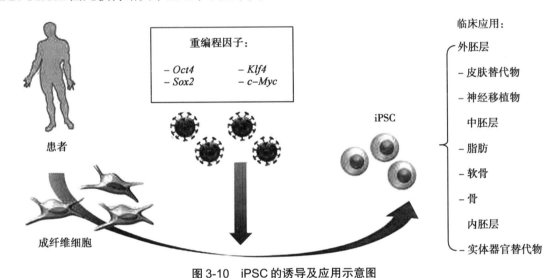

图 3-10　iPSC 的诱导及应用示意图

一、诱导多能干细胞系的建立及鉴定

(一)诱导多能干细胞的建系

以建立人的 iPSC 系为例,将含有编码四个重编程因子序列的病毒感染人成纤维细胞(10^5 个),培养过夜,然后将细胞消化下来重新接种到明胶包被并铺有小鼠成纤维细胞(MEF)的培养皿中。24h 后,将培养液改为 ESCs 培养液。一般在第 10 天左右,开始出现细胞形态的变化。被感染的成纤维细胞逐渐由长梭形变为多边形,进而变为椭圆形和圆形。这些变形的细胞互相靠近,聚集成簇。这时候需要挑选出 iPSC,其标准与挑选 ESCs 类似,即细胞体积小、核大且密切靠近的细胞团。挑选出这些细胞团后继续扩增培养,即可建立 iPSC 系。目前常用 *Oct4* 或 *Nanog* 表达阳性的 iPSC 克隆数与起始供体细胞数目之间的比例来估计 iPSC 的建系效率。

(二)诱导多能干细胞的鉴定

由于 iPSC 与 ESCs 有很多相似的特点,因此诱导得到的 iPSC 一般需要以相应物种的 ESCs 为参照标准,从分子、细胞和动物个体水平对其进行鉴定,例如 iPSC 的表面标志分子、表观遗传状态及基因表达模式和发育潜能等。

在分子水平上,iPSC 中导入的外源基因表达水平随着重编程的完成逐渐沉默或降低,内源的多能性基因(如 *Oct4*、*Sox2*、*Nanog*、*Rex1*、*SSEA1*、*SSEA3*、*SSEA4*、*Tra-1-60*、*Tra-1-81*)等的表达被激活,且此类基因在不同物种间的表达有一定差异，如小鼠的 iPSC 一般表达 SSEA1，不表达 SSEA3 和 SSEA4，而人的 iPSC 则正好与之相反。此外，为了确定 iPSC 的永生化能力，通常还需检测其端粒酶的活性。在遗传背景方面，通常需要检测 iPSC 中内源的多能性基因启动子的甲基化水平，如 *Oct4* 和 *Nanog*。这些基因的启动子在成体细胞中是高度甲基化的，而在诱导为 iPS 细胞后则去甲基化，与相应的 ESCs 一致，这也是内源多能性基因表达开启的检测指标之一。

在细胞水平上，需检测的是 iPSC 的多向分化潜能及体外自我更新的能力。首先形态上，获得的 iPSC 应与 ESCs 相似，表现为细胞呈集落样生长、集落致密且边缘整齐、核质比高、增殖迅速、倍增时间短、能长期传代等。其次，iPSC 经碱性磷酸酶染色鉴定呈阳性，而且通过免疫荧光染色及流式细胞术的分选，多种转录因子及细胞表面标志物（如 Oct4、Nanog、SSEA1、SSEA3）的表达也呈阳性。再次，完全重编程的 iPSC 应具有体外分化为三个胚层所有细胞类型的潜能。最后，还需检测 iPSC 的核型，应剔除核型异常的 iPSC。

在动物水平，首先需要进行 iPSC 在免疫缺陷鼠体内的成瘤实验。将一定数量的 iPSC 注射到裸鼠皮下，生长一段时间后，观察皮下畸胎瘤的形成情况。不同动物来源的 iPSC 的成瘤时间也不完全相同，例如小鼠的 iPSC 需要 1 个月左右，而猪的 iPSC 需要 1～3 个月不等。通过切片检测取出的瘤组织，才能确定是否发育成 3 个胚层的各种组织。其次，在客观条件及伦理道德允许的情况下，还应进行 iPSC 在相应物种上的嵌合体实验，以判断后代是否真正实现了生殖系嵌合。由于伦理学等的限制，这一指标尚未进行人体实验。但是有研究报道，小鼠 iPSC 通过与四倍体囊胚嵌合，成功生下了具有正常生殖能力的完全由 iPSC 发育而来的小鼠，这充分说明了 iPSC 具有发育为完整个体的能力。

二、诱导多能干细胞的研究方法与应用

1. iPSC 的诱导方法　Yamanaka 等应用的是典型的四因子诱导法（OSKM）产生 iPSC，实验证明其功能几乎和 ESCs 一样，表达 ESCs 的各种表面标记，也可以分化为各种组织细胞。但仍然还有很多问题待解决，例如：iPSC 注入囊胚后可产生非正常嵌合体胚胎，植入子宫后无法继续正常发育；基因表达模式与 ESCs 还有一些差异；反转录病毒载体有产生肿瘤的风险；效率低。鉴于 Oct4、Sox2、c-Myc 和 Klf4 这 4 个转录因子表达过程中存在的许多风险和繁琐步骤，德国马普分子生物医学研究所的 Hans Schöler 仅利用 2 个转录因子——Oct4 和 Klf4，就将成年小鼠 NSCs 诱导生成 iPSC，因为这些 NSCs 比 ESCs 表达更高水平的内源性 Sox2 和 c-Myc，这提示具有适当匹配转录因子的体细胞是生成 iPSC 的一个潜在实用的起始点。后来 Scholer 等又将需要的转录因子数目减少为 1 个——Oct4，也可以将小鼠 NSCs 诱导生成 iPSC，但重编程的成功率比用两种因子的时候要低 10 倍。

2. 致癌性问题　由于基因诱导多能干细胞使用外源性遗传物质，不可避免地对靶细胞自身基因组产生一定的影响，且可能致癌。因此为了避免这种潜在危险，研究者尝试了各种基因修饰的方法，但仍会对细胞的遗传信息产生一些影响。Zhou 等成功地利用蛋白转导域（protein transduction domain，PTD）把在大肠埃希菌包涵体内表达、提纯的 4 个重组蛋白（Oct4，Sox2，Klf4，和 c-Myc）导入靶细胞内，成功诱导出 iPSC。利用蛋白诱导多潜能干细胞的方法是直接向细胞中导入蛋白质，而不是转录因子，因此不会影响细胞的遗传物质。蛋白诱导多能干细胞的重要意义包括：①安全性：这种方式衍生的 iPSC 的癌变风险比基因诱导的 iPSC 显著降低；②普及性：蛋白诱导方法远比基因诱导方法简单易行；③可行性：由于该方法简单易行，重复性强，有望被扩大化、产业化和商业化。然而，目前这一技术的效率非常低，有待于进一步完善改进。

3. 基因替代问题　有研究者发现，某些小分子化合物可以取代部分基因，但是暂时还做不到完全取代基因操作。例如，lchida 等发现 E-616452 和 E616451 以及 EI-275 可通过诱导转录因子 Nanog 表达，抑制 Tgf-β 信号来替代 Sox2 和 c-Myc，但还未找到可替代 Oct4、Klf4 的小分子。因此，还需要进一步深入研究。

4. iPSC 的应用主要体现在以下几个方面　①构建特定的体外疾病模型：疾病模型可用来研究疾病的发生机制及病理过程，但人类的一些疾病无法找到合适的细胞或实验动物模型，而 iPSC 技术可解

决这一难题。目前建立的患者特异性疾病模型有范可尼贫血症、肝病、1型糖尿病、骨髓增生病、家族性自主神经功能障碍症等。②组织细胞工程与细胞治疗：iPSC可在适当刺激下分化成含各个胚层来源的拟胚体，并可诱导为疾病相关的功能细胞，如胰岛素分泌细胞、造血细胞、神经细胞等，进行个体化治疗。此外，iPSC结合3D打印技术构建人体组织或器官，将使再生医学及组织工程学迈上一个新的台阶。③药物筛选平台：新药物的药代动力学、毒理学及药效学等各方面研究几乎都在动物细胞系上进行，存在种属差异导致的药效不一致的问题。iPSC系的建立为药物筛选平台的建立创造条件，实现了以人类来源细胞作为药物筛选试验的对象。而疾病相关的iPSC模型的建立，可评价药物对该疾病的安全性和疗效，实现了药物的体外快速筛选。

三、诱导多能干细胞存在的问题

虽然iPSC能使成熟体细胞"返老还童"，重新获得发育分化的多能性，可以像ESCs一样定向分化为各种组织细胞用于临床。但是仍然面临很多问题，比如，iPSC可来自自体，似乎可以克服移植排斥这个器官移植最大的难题，但由于iPSC的重编程过程伴随有外源基因的插入以及表观遗传学改变，这些改变本身隐含着潜在的不安全性，在进入临床运用之前必须搞清楚。iPSC主要面临如下问题：

1. **分化效率低** 虽然iPSC的重编程技术已经得到突破，但重编程效率和培育周期并不理想，由成纤维细胞诱导为iPSC的比例不足1%。研究者正在尝试多种非基因水平的诱导方式来提高重编程效率，例如更换载体、添加培养基质、改变生长环境等。由于动物实验与人体的差异性，提高分化效率的重编程方案的有效性与安全性仍需进一步研究证实。

2. **致瘤性问题** 研究发现，iPSC技术中用到的6个诱导因子（Oct3/4、Sox2、c-Myc、Klf4、Lin28、Nanog），除Lin28还未发现与肿瘤发生有关外，其余5个都是癌基因，其过表达常与肿瘤有关。如果在重编程过程中，每个重编程因子都可以被替代或完全移除，而不影响重编程多能细胞形成能力，可能在改变成瘤性方面有一定意义。应用质粒或腺病毒以及非病毒微环或小分子物质作为编码载体，尚未发现肿瘤形成，而且由于技术简单、重复性好而在再生医学中广泛普及。蛋白质和小分子物质介导的重编程是另一种避免目标细胞基因改变的方式，但这种方法的研究由于进程较缓慢、效率低下且消耗昂贵而受到限制。

3. **免疫原性** 相关研究表明iPSC具有潜在的免疫原性，即使来源于同源供体，动物实验仍可检测到存在免疫反应，但并非所有iPSC及其衍生物都能激发免疫反应。iPSC激发的免疫反应与ESCs仍有所区别，其差异性体现在细胞来源的不同及MHC分子的不同。有报道称iPSC的免疫原性并不强烈甚至微不足道。虽然目前报道相关研究并不多，但免疫反应仍是不可忽视的问题，这种并不强烈的效应是否对疾病研究造成干扰仍需进一步验证，而在移植治疗等方面应用时也需要对此有更多的关注。

4. **基因不稳定性** 研究发现成体细胞在诱导为iPSC的过程中会出现一些变异，有些体细胞会在诱导过程中受损，诱导本身也会导致拷贝变异增加，培养的时间越长变异的积累也会越多。而染色体非整倍体改变可引起成瘤性的增加，改变细胞的分化能力。

虽然iPSC技术增加了干细胞的来源，但也增加了细胞变异的风险，从而影响iPSC的安全性。由于iPSC技术主要是从人体遗传学方面进行模拟，因此难以对以环境因素刺激作为主导作用的疾病构建理想的体外细胞模型。目前利用技术可在体外将细胞诱导分化为所需的靶细胞，但将靶细胞移植入体内后的分化机制研究尚不清楚，故仍需进一步研究iPSC的定向分化机制。此外，目前无具体的检测系统来评价移植后功能细胞的效率及安全性。今后的研究目标主要包括：开发安全、高效的iPSC诱导方法；实现以再生医疗为目的，开发向主要脏器细胞分化的诱导或移植法；针对疑难病症制造出与人类相近的动物模型；应用疾病特异性的iPSC的体外模型，进行疾病分析和药物的开发等。

（田晓红　倪伟民）

第四章

组织工程中的支架材料

根据组织工程学的定义，组织工程中的支架材料是指能与组织活体细胞结合并能植入生物体的材料，并根据具体替代组织而具备相应功能的材料。作为细胞、组织或器官再生的支架材料在组织工程组织的构建与再生研究中占有举足轻重的地位。随着组织工程与再生医学研究的不断深入，部分组织工程与再生医学产品也由生物形态行为学的研究走向功能研究，对支架材料的要求也是越来越高，对材料支架的研究和应用也在不断升温，不同组织器官所需的结构与性能优异的组织工程复合材料也得到极大的关注，组织工程支架材料的研究与应用是组织工程蓬勃发展重要的基础。

第一节　组织工程支架材料概述

一、支架材料在器官构建中的作用

众所周知，组织工程的基本原理是从机体内获得少量的活体组织，并从中分离出种子细胞再进行体外培养和增殖，然后将扩增的细胞与具有良好生物相容性的可降解吸收的支架材料按照一定比例复合，使细胞在生长因子的作用下在支架材料上新陈代谢，从而形成细胞和支架材料的复合体，最后将该复合体植入机体的病损部位，随着支架材料在机体内逐渐降解和吸收，植入的细胞在机体内不断增殖分化，最终形成相应的组织或器官，达到修复创伤和重建功能的目的。支架材料在组织修复和器官构建中是不可缺少的，缺乏支架材料的种子细胞无法独立体外培养形成具有一定形状和功能的器官和组织，但支架材料能够为种子细胞提供形成器官或组织再生的外形结构和附着的物质基础。组织工程支架材料在器官构建中发挥着如下几方面的基础作用：

1. **细胞的发育场所**　组织工程支架材料相当于人工细胞外基质，支架材料在组织损伤修复过程中，为细胞提供繁殖分化和新陈代谢的场所，有利于细胞获取营养、气体交换、排泄废物和生长发育。

2. **机械支撑作用**　支架材料可以在结构上加强病损部位的强度，可以抵抗外来的压力，并维持组织原有的形状和组织的完整性。

3. **控制再生组织的结构、尺寸和形貌**　支架材料作为连接细胞和组织的框架，能够阻碍周围组织长入，可以引导组织生长成特定形态，是形成新的组织和器官的物质基础。

4. **作为药物的载体**　支架材料还可以用来承载药物和一些生物活性物质，如生长因子（如骨形态发生蛋白（bone morphogenetic protein，BMP），血管内皮生长因子（vascular endothelial growth factor，VEGF），用于调节细胞的生长和分化。

5. **促进细胞与组织的生长与分化**　可以对支架材料进行表面修饰，从而促进细胞与组织的生长、调控和诱导细胞与组织的分化。

二、支架材料的标准

组织工程支架材料是组织工程研究的关键，组织和器官构建过程中，其中的细胞行为不仅取决于细胞内在的基因序列，还很大程度上受到外界环境因素的影响，包括支架材料对其影响以及细胞与支架材料的相互作用的影响。支架材料不仅为细胞生长提供支持和保护，更重要的是细胞与支架材料之间的相互作用可以调节细胞的形态发生过程，从而影响细胞生存、迁移、增殖和功能代谢。因此，在组织工程研究过程中，利于种子细胞黏附、增殖和分化的支架材料的选择和制备是十分重要和迫切的工作。

理想的组织工程支架材料的要求有：

1. **良好的生物相容性** 除满足外科植入物材料的一般要求，如无毒、无致畸性等外，还应利于种子细胞的黏附和增殖。并且降解产物对细胞无毒害作用，不引起炎症反应，甚至利于细胞生长和分化。支架材料应用于组织构建过程中直接与人体组织相接触，因此生物安全性是支架材料安全性的主要评价指标。生物相容性是支架材料在宿主的特定环境和部位，与宿主直接或间接接触时所产生相互反应的能力；也可定义为材料在生物体内处于静动态变化过程中，能够耐受宿主各系统作用而保持相对稳定，不被排斥和破坏的生物学特性。我国生物材料相容性评价标准按照 GB/T16886.1《生物材料和医疗器材生物学评价标准》，常用的安全性试验评价方法包括：急性全身毒性、刺激试验、细胞毒性、过敏试验、植入试验、溶血、热源实验、血液相容性实验、遗传毒性试验、亚慢性毒性、慢性毒性、致癌基因的生物评价、药物动力学试验、生殖和发育毒性检测等实验评价方法。

2. **良好的生物降解性或可吸收性** 生物降解性或可吸收性指材料在生物体内通过溶解、腐蚀、酶解、细胞吞噬等作用逐渐被分解或被组织吸收，修复后的组织完全替代植入材料的空间位置，材料在体内不存在残留。组织工程支架材料在完成支架作用后应能完全降解或被吸收，降解速率应与组织细胞生长速率相适应，降解时间应能根据组织生长特性进行可控调节。组织工程支架材料的生物降解性可参照国际标准 ISO10993-13、ISO10993-14、ISO10993-15（聚合物、陶瓷、金属与合金降解产物的定性与定量）进行鉴定、分析和计量材料在生物体内降解规律。

3. **具有三维立体多孔结构** 支架材料可加工成三维立体结构，孔隙率最好达到 90% 以上，具有较高的面积体积比。这种结构可为种子细胞提供宽大的表面积和空间，利于细胞黏附生长、细胞外基质沉积、营养和氧气进入、代谢产物排出，也有利于血管和神经长入。

研究证实，在组织工程器官的构建过程中，支架材料的孔隙率和孔隙的大小，对于引导组织的再生极其重要。孔隙率越高则支架材料的比表面积越大，更加有利于细胞的贴附和生长，而且有利于营养物质和代谢产物的交换运输；同时更多的孔隙存在对于新生血管的长入也是十分重要的。另外不同组织的种子细胞对支架材料的孔隙大小也有不同要求。研究结果表明，血管内皮细胞长入的最佳孔大小是 5μm，成纤维细胞是 5～15μm，肝细胞是 20μm 左右，20～125μm 的孔隙利于皮肤的再生，40～100μm 的孔隙利于类骨质的长入，100～350μm 利于骨的形成。Kuboki 等研究表明，多孔羟基磷灰石（hydroxyapatite，HA）材料促进血管化和成骨细胞的黏附和增殖的最佳孔径是 300～400μm。在孔径 90～120μm 的 HA 中，先诱导软骨形成然后再骨化，而孔大于 350μm 的 HA 中可以直接诱导骨组织形成。支架材料的多孔结构另一个重要因素是孔的连续性和连通性。支架材料有足够的孔隙，有利于细胞的爬行、营养的运输和代谢。除了孔隙之外，支架材料表面的凹凸图形及形状、大小等因素对再生微环境及种子细胞的分化有着重要影响。

4. **可塑性和一定的机械强度** 支架材料应具有良好的可塑性，可预先制作成一定形状，并具有一定的机械强度，为新生组织提供支撑，并保持一定时间直至新生组织具有自身生物力学特性。支架材料必须具有一定的机械强度，对于构建骨和软骨等受力的硬组织尤其重要。应用于骨组织工程的材料支架，应根据骨的致密程度、使用的位置、受力大小等因素选择不同类型的材料支架；应用于软骨组织工程的支架材料其应力学要求是选择支架的重要依据；在选择皮肤支架材料时，模拟真皮层的拉伸与收缩的力学作用是选择材料支架的重要指标；肌腱修复过程中的支架材料选择要有较高的强度或者种子细胞分泌的基质能够快速替代降解的支架材料，满足正常的肌腱活动的张力需求；血管组织、神经组织、角膜组织、小肠组织等其他组织同样存在力学适应性的问题，在支架材料的选择上其机械性能的影响因素是必须考虑的指标。

5. **良好的材料 - 细胞界面** 材料应能提供良好的细胞界面，利于细胞黏附、增殖，更重要的是能激活细胞特异性基因表达,维持细胞正常表型。支架材料可以通过表面修饰或改性获得满足不同组织和器官的表面特性。

6. 良好的加工成型性 用于构建组织器官的支架要有一定的结构和形状,所以要求材料有一定的可加工性,以满足构建各种不同组织的技术指标要求。此外,支架的加工重复性也是保持其三维结构稳定的重要因素。

7. 对活性因子有较好的携带能力 支架材料中可以加入促进组织生长和成熟的成分或生长因子,比如在构建骨移植物时,可以复合磷酸钙材料或者是加入骨形态发生蛋白之类的生长因子。

因此,对组织工程支架材料的选择必须要考虑材料自身的生物相容性、物理机械性能、加工成形性、化学稳定性、功能性等众多性能。可供组织工程选用的支架材料种类很多,除了部分天然支架材料外,目前还使用较多的是人工合成支架材料。按照材料的种类又可以分为有机高分子组织工程支架材料、无机非金属组织工程支架材料、金属组织工程支架材料以及由它们相互组合形成的复合组织工程支架材料四大类。但是组织工程支架材料的临床应用往往按照组织或器官的不同而分为骨组织工程支架材料、神经组织工程支架材料、血管组织工程支架材料等,而这些具体的支架材料除了以上提到的性能要求外,还有一些特殊的功能性能要求。

例如理想骨组织支架材料要求的特征除了包括生物相容性、表面活性、有效的机械强度外,还要求良好的骨传导性和成骨诱导性,可以更好地控制材料的降解速度,促进诱导骨髓间充质干细胞向成骨细胞分化并促进其增殖的潜能。同时支架孔径最好与正常骨单位的大小相近(人骨单位的平均大小约为 223μm),在维持一定的外形和机械强度的前提下,通常要求骨组织工程支架材料的孔隙率应尽可能高,同时孔间相互连通,这样有利于细胞的黏附和生长,促进新骨向材料内部的长入。

而理想的神经支架材料除了支架材料的常规性能还包括支架材料必须为神经的恢复提供所需的三维空间,即要保证神经导管具有合适的强度、硬度和弹性,使神经具有再生的通道。同时要保证支架材料有理想的双层结构:外层提供必要的强度,为毛细血管和纤维组织长入提供营养的大孔结构;内层则可起到防止结缔组织长入而起屏障作用的紧密结构。因此,神经修复所用支架材料一般要求外层是强度大、降解速率慢的可降解材料,内层为具有细胞生长活性的降解材料。血管支架材料类似于神经支架材料,其结构上也分为双层,但内层不同于神经支架材料的是其为与血液相容性好的生物活性材料,该类材料要求不仅具有生物活性,同时还要具有抗凝血和抗溶血作用。这类材料一般为经过表面修饰的降解材料,外层材料必须为保证内层材料细胞生长提供一定的支撑强度、抗拉强度和韧性。

而理想的角膜组织工程支架材料则需要除了有组织工程支架材料的基本特征外,还应同时有一定的透明性、屈光力。对光线散射作用小,可以使光线透过并屈折成像等特性。目前没有一种材料能完全具备这些特性。

目前用于组织工程支架材料的可降解高分子、可降解陶瓷和可降解金属在应用中还存在的一些不足,也可以应用复合材料的原理加以解决。复合材料的最大优越性在于充分利用组分材料的性能,以两种或两种以上具有互补特性的生物可降解材料为组分材料,通过优化及仿生设计、模拟和实验验证,研制出适用于不同组织器官所需的结构与性能优异的组织工程复合材料。因此,组织工程支架复合材料是今后组织工程材料研究发展的主要方向之一。

三、影响支架材料生物相容性的因素

根据国际标准化组织的解释,生物相容性是指生命体组织对非活性材料产生反应的一种性能,一般是指材料与宿主之间的相容性。生物材料植入人体后,对周围的组织细胞产生影响和作用,组织细胞对生物材料也会产生影响和作用,两者的循环作用一直持续,直至达到平衡或者植入物被去除。影响生物材料生物相容性的因素主要有材料表面的特性,材料和机体接触首先通过材料的界面发生作用,因此材料表面的拓扑结构、化学成分、亲疏水性、电荷特性等都会影响材料的生物相容性。

1. 材料表面物理形貌对细胞的影响 生物材料表面的形貌包括非人为的无规则形貌和人为的具有规则几何图形或空间结构的表面形貌。一般认为无规则的粗糙表面更有益于细胞的黏附,能够增强细胞的黏附、增殖和迁移,如上皮细胞和成纤维细胞更加容易附着于粗糙表面(10nm~50μm),血管内皮细胞更容易迁移、骨髓细胞在粗糙的羟基磷灰石表面更容易黏附和增殖。微孔表面结构也对细胞的黏附、增殖和迁移有类似的作用。

2. **材料表面亲疏水性对细胞的影响**　生物材料表面的亲疏水性对材料表面蛋白质的构象有重要影响,因此与细胞相容性有着密切的关系。具有适度亲水性的表面最有利于细胞的黏附、增殖及铺展。亲疏水性对细胞的影响涉及了材料表面所吸附的黏附蛋白的数量及构象(或活性)。亲水性很强的表面不利于蛋白质的吸附,从而不利于细胞的黏附。对于疏水性很强的表面,一方面非黏附蛋白如白蛋白在材料表面的吸附阻碍了黏附蛋白的吸附;另一方面吸附在高度疏水材料表面的黏附蛋白,其分子链的天然构象遭到破坏,导致材料与细胞膜表面整合素结合的活性位点无法完全暴露,不利于细胞的黏附。只有在亲水性适度的表面,黏附蛋白既可以吸附于材料表面,又保持了分子链的天然构象,使得活性位点较多的暴露在外面。

3. **材料表面能对细胞的影响**　材料表面能对细胞的相容性有着重要的影响,较高的表面能有利于细胞的黏附、增殖和铺展。低表面能材料与活体组织之间大部分处于分离状态,表面黏附的细胞呈现球形或近球形,黏附作用极弱。而高表面能的材料则可被活体细胞完全覆盖,表面黏附的细胞呈现扁平、拉长的形态,黏附作用很强。因此,高表面能的表面更加有利于细胞的黏附与铺展。成纤维细胞在具有不同表面能的金属和聚合物表面的黏附、增殖和细胞外基质的分泌均有差异。细胞的黏附率和黏附力都随着材料表面能的增加而增大。在表面能比较高的金属材料表面,细胞的黏附力大约为在聚合材料表面的 5 倍,细胞在聚合材料表面的增殖率也比金属表面少一半。同时也发现,聚合材料表面平均每个细胞所分泌的胞外基质却是在金属材料表面时的 2 倍以上。

4. **材料表面电荷对细胞的影响**　在生理 pH 下,细胞表面带有分布不均的负电荷。因而,有理由认为,带有正电荷的材料表面与负电荷的细胞之间的静电吸引将有利于细胞的黏附。在细胞培养中采用带有正电荷的多聚赖氨酸涂层材料表面以促进细胞黏附已经是一种常用的方法,带有氨基正电荷的表面更有利于细胞的黏附和铺展。对于负电荷的表面也能很好支持细胞生长,可能是因为培养基中含有阳离子,通过阳离子的媒介作用,使得带负电荷的细胞在带负电荷的材料表面也能较好的生长。表面电荷和离子化基团影响细胞的黏附和生长的本质在于黏附蛋白被选择性地吸附到带电或离子区域,从而影响细胞与表面间的黏附。

5. **材料表面化学官能团和生物活性因子对细胞的影响**　聚合物材料表面的化学官能团对细胞的相容性有重要影响,某些官能团如羟基、氨基、羧基、羰基、酰胺基、磺酸基等可通过调节表面的亲水性和表面的电荷而促进细胞的黏附和生长,而砜基、硫醚、醚键等对细胞的生长影响不大,芳香聚醚类则不利于细胞的黏附。利用含氮化合物的等离子体处理聚合物表面,可在材料表面引入各种含氮基团,不但能调节表面的亲疏水性,还能使得材料表面带上一定的正电荷,也是提高生物材料相容性的一种重要手段。同时将生物活性因子固定于材料表面也是提高材料相容性的有效手段之一,但也存在成本高、活性因子易失活的缺点。常见的活性因子包括促贴壁因子、生长因子、生物诱导因子等。通过材料表面复合生长因子,促进细胞的黏附、生长、定向分化等。

6. **材料表面微图案化对细胞的影响**　在材料表面利用表面微构建技术制备的具有微米、亚微米、纳米级的图案或微孔结构,能够实现细胞选择性的黏附、增殖、定向迁移和分化,特殊的空间结构处理还可以控制细胞的形态及功能。

四、支架材料的表面修饰

组织工程支架材料植入人体后,材料表面最先直接与细胞和组织接触,因此支架材料表面性质相当重要,它将影响细胞吸附、增殖、分化等一系列生物学行为。表面改性或修饰以大幅度改善生物医用材料与生物体的相容性为目标,是一种只改变材料表面特性而不影响材料整体的方法,它分为两种形式:一是改变材料表面的化学成分或结构;二是在原材料表面形成另外一层物质来达到改变其特性的目的。可通过表面改性调控表面化学、微米和纳米水平的形貌、物理化学的影响以及生物因素,例如从生物化学方面调节的细胞黏附与分化、抑制细菌入侵等。材料表面改性或修饰的新方法和新技术是生物医用材料研究的永久性课题，对组织工程支架材料进行表面修饰（如抗凝血表面修饰、抗污表面修饰、表面润滑以及促进细胞黏附），可以显著提高支架材料表面和种子细胞的相容性。目前常用的一些方法包括调控表面形貌、阳极氧化、微弧氧化、等离子体喷涂、溶胶 - 凝胶法、物理气相沉积、离子注入改性、等离子体表面改性、分子自组装等。这个领域已成为生物医用材料学科最活跃、最引人注目和发展迅速的领域之一。下面介绍几种代表性表面改性方法。

1. 表面涂覆改性　表面涂覆技术是一种最简单的表面改性技术，即将带有所需性质的物质直接涂覆于高分子材料表面，从而替代原有材料表面性质。这种方法可以在材料表面引入新的功能基团，如在表面涂覆生物活性物质、抗凝活性因子、抗菌剂、化学溶剂等。但由于是通过物理吸附作用进行修饰，所以会存在表层脱落的问题且耐用性差。

选择性地把一些活性因子涂覆在材料表面，可为细胞提供理想的黏附生长条件。常用的促进细胞黏附、生长的因子有纤连蛋白、层连蛋白、胶原、聚赖氨酸、玻连蛋白等。大量研究表明，细胞黏附和伸展同吸附在各种高分子材料表面的纤连蛋白有关。纤连蛋白是一种高分子糖蛋白，能够促进细胞的粘连生长，而细胞的粘连是机体结构得以维持、细胞生长完成的必要条件。

2. 物理气相沉积法　物理气相沉积（physical vapor deposition，PVD）是把固态或液态成膜材料通过某种物理方式（高温蒸发、溅射、离子束、激光束、电弧等）产生气相原子、分子、离子（等离子态），再输运到基体表面沉积，或与其他活性气体反应形成反应产物，得以在基体上沉积为固相薄膜的过程。PVD 方法主要有真空蒸镀、溅射沉积、离子镀等。离子镀也有多种方法，如空心阴极离子镀、电弧离子镀以及磁过滤阴极真空弧沉积方法（filtered cathodic vacuum arc，FCVA）。FCVA 是在真空阴极电弧蒸发源的后面装有一个曲线形的磁过滤通道，点弧装置引燃电弧，电弧等离子体中的离子在磁场的作用下被引导通过过滤通道，而由喷射产生的颗粒则被过滤器阻挡掉，因此在磁过滤的出口处可以获得纯度极高的高纯离子束。因此相比于其他沉积方法，FCVA 制备的薄膜致密、均匀、质量好，且沉积速率高，可大面积沉积。目前，该工艺已经在工业规模上得到应用。

3. 阳极氧化　阳极氧化是指在施加电场的情况下，在阳极表面发生反应形成氧化层。阳极氧化工艺已经相当成熟，在金属表面生成各种保护氧化层方面获得了很好的应用。阳极氧化方法处理钛合金的优点是表面氧化层与机体结合强度高，同时会增加金属表面氧化层厚度，起到保护金属和减少金属离子释放的功能。通过调整工艺参数，如电压、电解液成分、温度和电流等，可在较大范围内改变氧化层的结构和化学组成。

阳极化形成的多孔氧化铝涂层是骨组织工程研究的一部分，由溅射沉积氧化铝转化形成的多孔氧化铝被报道会增强骨水泥和植入体表面的结合力。在间充质干细胞的培养中发现纳米多孔氧化铝表面与无定形的氧化铝表面相比会促进细胞黏附、增殖和活性，不同孔隙率的多孔氧化铝对上皮细胞的黏附和增殖也有影响，结果显示表面微结构会影响细胞的黏附和细胞外基质小分子之间的相互作用。

4. 等离子体改性　等离子体是由中性的原子或分子、激发态的原子或分子、自由基、电子或负离子、正离子以及辐射光子组成。实验室常采用 $0.1\sim100Pa$ 气压下的气体射频放电获得等离子体，由于其中的离子、自由基、中性原子或分子等粒子的温度接近或略高于室温，故称低温等离子体。用低温等离子体改性高分子材料有其独特的优点，既能使材料表面分子激发、电离或断键，又不会使材料热解或烧蚀，其改性的深度只是材料表面几十至几千埃的范围。与其他表面改性方法相比，等离子体法既能较容易地在材料表面引入特定的官能团或其他高分子链，还可避免因加工而使材料表面改性效果降低或丧失。等离子体技术常被用来进行生物材料的表面改性研究，该方法使得生物医用材料在许多应用领域取得成功，如可以得到官能团化的聚合物表面、亲水性和抗污性的生物材料、生物相容性好或生物活性优良的表面等。

5. 分子自组装修饰　高分子材料同样可以通过分子自组装技术进行表面修饰。材料表面自组装修饰的设想起源于细胞膜的两亲性双分子层结构及细胞膜的"流动镶嵌"模型，也可看作仿细胞膜结构。同时，材料表面分子自组装具有较大的流动性和可变形性，能够赋予适宜细胞生长的表面拓扑结构。另外，材料表面的自组装具有改善材料的生物相容性和降低非特异性的作用。

静电作用力是构筑多层复合薄膜最常用的驱动力，它利用带有相反电荷的不同电解质间相互交替吸附沉积，从而在基质材料表面上形成具有特定厚度的多层复合薄膜。自组装技术的优点在于：

（1）组装分子的选择范围广：可以为合成的聚电解质，也可以是蛋白质、多糖、DNA等带电的生物活性大分子。

（2）制备工艺简单：通过简单的交替浸涂技术可实现材料表面组装分子在纳米、亚微米尺度的有规则结构设计。

（3）制备条件温和：可在常温水溶液中进行，可以保证生物分子具有维持生物活性的天然构象。

（4）此方法使用的基质材料种类多，对基质材料的结构适应性强，并可在具有复杂结构的装置和材料上实现。

6. 表面拓扑结构修饰　材料表面的拓扑结构既包括非人为的无序结构或是在材料加工制备过程中无意间引入的结构（如材料表面广泛存在的粗糙度），也包括一些为了满足特定需要而有目的地引入的、具有规则几何形状的表面拓扑结构（如组织工程所用的多孔支架材料）。从材料学的角度讲，材料的结构决定材料的性能，所以材料表面的拓扑结构对表面性能有重大影响。生物材料表面拓扑结构（如材料表面的粗糙度、孔洞大小及其分布、沟槽的深度和宽度、纤维的粗细等）会对细胞增殖、分化和功能表达有重大影响。

为构建精细的化学、生物表面微/纳米图案结构，近几年来主要的表面拓扑结构修饰方法有软刻蚀技术（soft lithography）、紫外光刻（ultraviolet lithography）、"墨水笔"纳米刻蚀技术（dip pen nanolithography）、纳米压印光刻（nanoimprint lithography）、原子力显微镜探针技术（atomic force microscopy probe shock）及仿生表面拓扑结构等。

7. 表面接枝改性　表面接枝共聚改性即通过选择具有特定分子功能和空间构象的分子链，在聚合物材料表面形成一层新的有特殊性能的接枝聚合物材料层。这种方法一方面可赋予材料不同于本体聚合物的表面特性，另一方面又能保证基质聚合物材料的本体性能不受影响，是聚合物材料表面改性的重要方法之一，这种方法构建的表层与基材结合牢固，不易脱落，从而保证了生物材料良好的稳定性。

8. 光化学偶联表面改性　光化学固定法是在紫外光或可见光（200～800nm）照射下，带有双官能团（热活性基团和光活性基团）的光偶联剂将含生物活性成分的化合物分子偶联到材料表面。偶联途径有两种，一是先将目标分子与光偶联剂进行化学反应，生成有光活性基团的衍生物，然后进行光化学反应使目标分子共价偶联到高分子材料表面。另外，也可先用光偶联剂对材料表面进行光化处理，再通过光偶联剂与目标分子发生反应。特异性的细胞外基质如纤黏蛋白、层黏连蛋白、胶原Ⅰ、胶原Ⅴ等都可通过光化学接枝在材料的表面以提高材料的细胞亲和性。

在生物医用高分子材料改性领域，光化学固定法有其他方法不具备的特点和优势，该法不影响材料的本体性质，不需要复杂的仪器和苛刻的工艺条件，操作简便，反应迅速，成本较低，材料表面不需要反应性官能基团。

第二节　组织工程支架材料类型

一、天然生物材料

（一）胶原蛋白

胶原是一组由多组糖蛋白分子组成的大家族，它是脊椎动物和人体的最主要结构蛋白，约占机体蛋白的25%。目前已鉴定的胶原有19种，其中Ⅰ、Ⅱ、Ⅲ型最为常见，被称为经典的纤维形成胶原蛋白，约占体内总胶原蛋白的80%～90%。胶原属于细胞外基质的结构蛋白质，它在为细胞提供支持和保护作用的同时，与细胞的黏附、生长及表型表达均有密切关系。由于其纤维结构有利于组织培养中的细胞黏附、生长及增殖,同时具有优良的生物相容性、适宜的可降解性及弱抗原性等特征,因此胶原蛋白是一种理想的组织工程材料,适合制成各种生物支架,并作为可降解缝合线及止血海绵等医用胶原材料已在临床取得了良好的应用效果(表4-1)。

表4-1　胶原制品的临床应用

临床科别	应用范围
皮肤科	软组织附加物
骨科	骨折或骨损伤
整形外科	乳房修复
眼科	视觉矫正
心脏、血管外科	心血管修复和再生
神经外科	神经修复
肿瘤科	药物递送
一般外科	耳外科修复
泌尿科	尿失禁

　　胶原蛋白是体内最常见的蛋白质,广泛存在于脊椎动物和人的皮肤、肌腱、韧带、软骨和骨等组织和器官中(图4-1),可以为上述身体组织与器官提供强度和结构稳定性。骨组织中的胶原蛋白以Ⅰ型居多,约占骨总量的34%。因此,Ⅰ型胶原蛋白具有诱导细胞生成骨骼的巨大潜力,组织工程支架材料也通常主要由Ⅰ型胶原制备所得。都柏林圣三一学院的 Fergal 教授等人将Ⅰ型胶原蛋白与糖胺聚糖(一种在体内许多组织中发现的多糖)结合,通过可控的冷冻干燥工艺制备了高度多孔的胶原 - 糖胺聚糖支架。该支架是应用于组织工程领域第一个支架的雏形。麻省理工学院的 Yannas 教授在此基础上进一步开发了应用于烧伤患者皮肤再生的支架,并获得 FDA 批准。Yannas 所开发的支架以及随后的 FDA 临床批准,对组织工程领域起步的与发展起到至关重要的作用,并促使了 Integra Life Science 公司的成

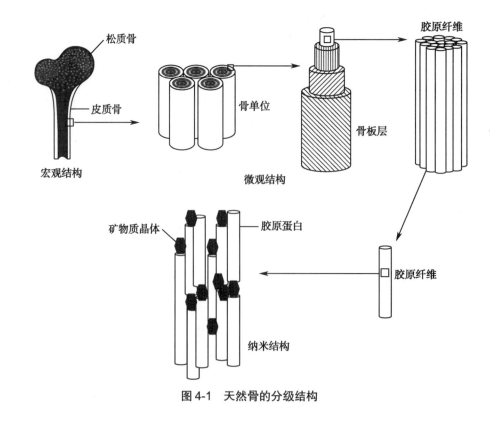

图 4-1　天然骨的分级结构

立。Integra Life Science 公司现在已经是领先的全球再生医学公司,至今仍在出售胶原 - 糖胺聚糖真皮移植物。

在过去的几十年中,基于胶原的生物材料领域出现了许多创新技术,其生产技术和交联方法均已经历改进并发展完善,其在组织工程中的应用也在逐步增加,从可注射的胶原基质到骨再生支架均有胶原蛋白的身影。近年来,胶原蛋白支架材料在组织工程领域的应用主要体现在以下方面:

1. 骨和软骨缺损　骨和软骨重建是现代医学的重要主题。无论是从功能恢复还是从美观角度出发,骨重建都具有巨大的市场需求。当骨软骨缺损达到一定体积或出于实际或病理原因必须避免自体移植时,就需要植入胶原蛋白生物材料以实现骨软骨的重建。胶原蛋白应用于骨组织工程支架时,需要通过磷酸钙的矿化作用或与羟基磷灰石、磷酸氢钙等的交联作用硬化支架材料,以提高支架材料的力学性能,进而实现骨重建。通常,软骨再生支架材料由Ⅱ型胶原蛋白构建组成,以确保支架材料的柔韧性。接种或非接种自体细胞的片状胶原蛋白支架也可用于填充骨软骨缺。目前,国内外正积极开展直接在胶原蛋白生物材料中分化间充质干细胞的研究,利用干细胞的诱导分化为骨组织以永久性解决骨软骨缺损问题。此外,胶原蛋白质支架材料的孔径和分布也显著影响细胞的黏附、增殖和迁移等行为。复杂结构如半月板的脱细胞化也显示出巨大的应用潜力并有望制备最佳替代支架以实现特定骨软骨缺损的重建。

2. 血管疾病　目前,血管疾病领域急需解决的主要问题有心血管功能障碍、静脉或动脉病变,如动脉粥样硬化等。由于心脏的复杂结构,组织工程解决心脏疾病主要依赖于无细胞基质定植和植入。然而,因为异种无细胞心脏瓣膜存在免疫原性潜力和钙化倾向,其有用性仍然是一个问题。Auger 等人开发了一种创新性的个性化医疗方法,利用患者自身细胞重建活体组织工程血管。这个设计是将人类成纤维细胞在长期培养过程中产生胶原蛋白细胞外基质,并将这种自组装的成纤维细胞片卷绕在管状支架上,在体外培养获得具有令人满意机械强度和生物学特性的活体血管。目前,这种组织工程血管已成功应用到临床。

3. 皮肤和角膜　皮肤和角膜具有相似的组织结构:真皮和基质都是结缔组织;表皮和角膜是分层的上皮细胞。几十年来,基于胶原蛋白的伤口敷料已应用于烧伤和溃疡治疗。目前,研究人员已开发出高度复杂和创新的组织工程化皮肤,如由胶原凝胶成纤维细胞制成的同种异体重建皮肤(Apligraf®)可作为临时敷料用于溃疡治疗,现已取得商业化应用。其他产品,如 Integra®(无细胞胶原 -GAG 支架)也成功在临床应用上取得良好的治疗效果。利用胶原蛋白生物材料递送间充质干细胞是促进伤口愈合重要手段。胶原生物材料和干细胞的结合也是治疗角膜缺陷的重要策略。在过去的十年中,胶原支架已被广泛应用于角膜缘上皮干细胞的递送以修复受损的角膜。基于胶原蛋白的角膜支架研究进展还包括利用重组人胶原蛋白,成纤维细胞自身分泌胶原蛋白(自组装成纤维细胞片)和表面修饰以减少内皮化现象的发生。

4. 泌尿生殖系统　应用于泌尿生殖系统领域的胶原蛋白生物材料主要是源自猪小肠黏膜下层的脱细胞基质。这些支架已被用于替代肠囊成形术和胃囊成形术,以降低并发症的发生。近几年,在膀胱增大和尿道狭窄等外科手术中经常使用无细胞胶原蛋白支架,以治疗或解决泌尿生殖系统疾病所引起的问题。目前,虽然无细胞基质目前正在发展并逐渐成为这些外科手术的新金标准,但在胶原复合支架中负载患者自身的尿路上皮细胞、肌肉细胞或自组装成纤维细胞片是更有潜力的膀胱增大治疗策略,并表现出更优的临床治疗效果。此外,膀胱尿道反流和尿失禁等泌尿生殖系统疾病,也可以通过注射胶原生物材料来治疗。

5. 神经再生　周围神经再生是再生医学中非常重要的课题。基于胶原蛋白的生物材料作为一种有前景的神经再生材料已被广泛研究。研究结果表明,与临床使用的自体移植物相比而言,多种基于胶原蛋白的神经导管具有更加良好的治疗效果。大多数胶原神经导管都是由交联的胶原蛋白溶液模塑成管状,如 Integra ™的市售 NeuraGen®。目前,研究人员正在研究胶原神经导管支架中的孔隙取向,神经营养因子的添加和细胞递送对神经再生的影响作用,以促进胶原神经导管支架在实际临床需要中的应用。此外,基于胶原蛋白的生物材料也可用于开发新型三维组织工程化神经系统模型,以通过结缔组织促进施万细胞的 3D 轴突迁移和感觉或运动神经元的髓鞘形成。

基于胶原蛋白的生物材料对组织工程和再生医学至关重要，由于其优异的生物相容性和低免疫原性，胶原蛋白是制备组织工程支架材料的首选蛋白质。它可以从各种组织来源中提取，并与其他分子组合。然而，胶原在骨组织损伤修复中的应用单独作为骨移植物时被机体快速吸收，机械性能差，不能达到骨修复材料的要求。目前，主要集中在对胶原复合材料的研究，旨在通过增强机械强度、生物降解性或递送特性来改善基于胶原蛋白生物材料的性能以促进其临床上的广泛应用。

（二）壳聚糖

壳聚糖是一种天然可吸附阳离子生物多糖的生物材料，因此具有生物相容性较好、亲水性、可塑性、易降解性和无毒副作用等特性，其结构式如图 4-2 所示。壳聚糖及其衍生物可以多种形态（图 4-3）应用于组织工程学材料制作中，为各功能损伤的器官组织再生提供支架空间，弥补其功能缺陷。近几年来，研究者们将壳聚糖制作为凝胶以及三维支架等结构用于对组织工程的研究。

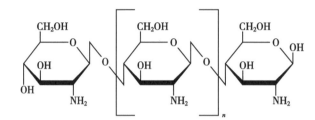

图 4-2　壳聚糖的结构式

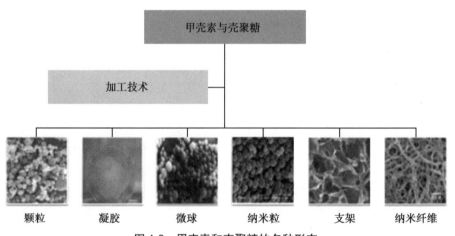

图 4-3　甲壳素和壳聚糖的多种形态

壳聚糖水凝胶降解后的产物具有较好的生物相容性，且壳聚糖的杀菌、防粘连等特点可以帮助组织功能进行修复，因此，壳聚糖水凝胶是较好的制备组织工程支架的材料。壳聚糖 / 甘油磷酸二钠盐水凝胶，可在室温下表现为液态，在接近体温下可凝固为胶状，并且制备过程中无需添加任何有机溶剂和交联剂，因此具有较高的生物相容性，可用于药物缓释材料、骨或软骨填充材料等组织工程领域。中国人民解放军军事医学科学院基础医学研究所王勇等将携带促血管生长因子的可注射温敏性壳聚糖水凝胶注射至动物心肌梗死模型特定区中，发现实验组血管密度增高，纤维化程度降低，心肌存活数也有所增加，证实了壳聚糖水凝胶在临床组织工程中具有巨大的应用前景。

壳聚糖多孔支架可为种子细胞、细胞提供三维立体的培养环境，使细胞在支架材料中能够正常生长、增殖，并分泌细胞外基质取代植入的支架材料，再逐渐降解材料，最终形成具有生物活性的组织，进而达到修补组织缺损的目的。壳聚糖复合其他生物材料制备的三维多孔立体支架（图 4-4），有利于细胞的黏附和生长，且具有良好的机械性能，相容性好，可降解，无酸性降解物等特点，符合组织工程理想支架材料的要求，具有潜在的临床应用前景。壳聚糖可以作为在再生医学中的组织修复和再生的生物材料,包括作为骨科植入物,如骨填充物,用于组织修复和使用的组织工程支架,或者用于修复和再生的皮肤、骨、软骨和神经组织,因为这些组织的再生和修复是再生医学研究的重点。

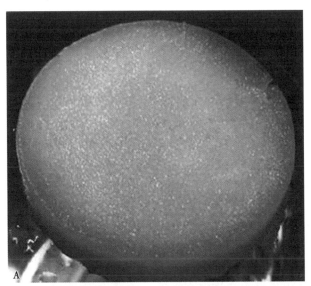

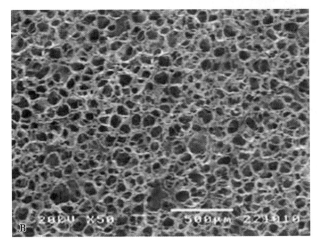

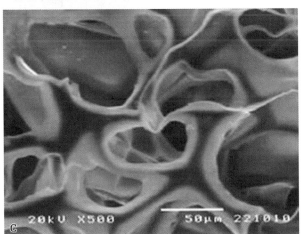

图4-4　壳聚糖多孔支架的宏观结构(A)及微观结构(B与C)

　　1. **骨组织工程**　骨缺损是临床上常见的外科疾病,但其修复过程较慢,主要原因在于该组织中血管较少,血运较差,血液中的营养成分及对修复骨损伤具有较强的促进作用的生长因子难以到达损伤处。壳聚糖能引导或促进骨的形成,利用其吸附性,可将壳聚糖材料作为生长因子的载体,通过控制生长因子的释放速率,从而在骨损伤处长时间维持较高浓度的生长因子,达到促进骨损伤愈合的目的。研究表明,壳聚糖不仅具有提高成骨细胞成活率及活性的作用,而且能够促进成骨细胞的表型表达。进一步研究证明以壳聚糖作为支架材料可支持人成骨细胞生长和功能表达。

　　壳聚糖与京尼平交联制成凝胶具有一定的抗菌性,可应用于治疗胃部的幽门螺杆菌感染,并且京尼平/壳聚糖凝胶支架材料满足了人类间充质干细胞的成骨分化所需的条件如孔隙度、孔隙大小、溶胀、润湿性、抗压强度,因此能够促进骨和软骨的再生。壳聚糖经过修饰,如硫酸化、磷酸化、羟基化等,可改善其溶水性差等特点,并且提高其抗菌性,可应用于骨组织工程。

　　2. **神经组织工程**　壳聚糖支架材料可支持神经元增长,也可支持施万细胞的附着,增殖和扩散,使得周围神经轴突再生。对于周围神经病变,目前的标准治疗是使用自体神经移植物桥接神经断端,促进神经再生和重联,然而,这样会出现频繁和严重的并发症。近几十年为克服并发症而尝试使用不同的生物材料,但功能恢复的结果并不理想。壳聚糖/醋酸交联支架材料具有良好细胞相容性,并且体内研究表明，由于具有多孔结构、良好的细胞亲和力，这些壳聚糖支架材料在周围神经组织工程学中具有很好的应用前景。

壳聚糖可作为支架材料用于脊髓损伤的治疗。将负载神经元干细胞的丝素蛋白/壳聚糖支架到脊髓损伤模型中，研究发现它可以稳定表达脑源性神经营养因子和神经营养因子，这两种物质可以产生协同效应，这对脊髓的恢复有积极的影响。壳聚糖支架材料可以连接脊髓受损的一端并隔离周围环境，从而避免形成瘢痕，并为种子细胞生长提供三维空间，这有可能成为脊髓损伤的新治疗方法。

3. **其他应用** 壳聚糖支架除应用于骨组织、神经组织外，还可应用于软组织、角膜组织、牙周组织的修复与再生，例如，载有内皮生长因子的壳聚糖支架植入大鼠体内后，可以延长肝细胞的存活时间，形成新的肝脏组织。此外，壳聚糖和其他生物材料的网格结构可以应用于预防和减少术后腹腔粘连，因此也广泛应用于腹侧腹壁疝及腹壁的修复和再生。它还具有应用在腹股沟疝和其他类型疝的潜力，甚至可应用于脐膨出等某些先天性缺陷的修复。研究表明，壳聚糖与胶原蛋白按1∶1比例混合制成管状支架材料适合应用于肠道组织工程。

（三）丝素蛋白

丝素蛋白是天然蛋白质，其来源丰富，主要由氨基酸、甘氨酸、丙氨酸和丝氨酸组成，具有良好的生物相容性。丝纤维用于临床上，如用作手术缝合线等，已经有几十年的历史。在多年的应用中，逐渐发现丝纤维和丝素蛋白有更多的潜力应用于临床修复和组织工程支架及作为改性材料，因为丝素蛋白具有如下优点：①与其他天然纤维和许多高性能合成纤维相比，有独特的力学性能；②在外科领域的应用已有很长历史；③可以通过不同处理方法获得膜或其他形态，而且工艺相对简单；④可以通过某些氨基酸的氨基和侧链的化学修饰较容易地改变表面性能；⑤在体内外可以缓慢降解；⑥对生物体无危险性。

丝素蛋白在应用于组织工程领域时，可以被加工成多种形态，如膜状、水凝胶、2D/3D 支架等以满足多种组织修复重建的需要（图 4-5）。Song 等人通过乙醇诱导结晶化丝素蛋白膜，并用于兔颅骨损伤模型的骨再生实验。丝素膜实验组颅骨缺损处新生骨形成明显优于对照组，说明丝素蛋白膜可作为骨再生支架材料。表面修饰可以使细胞在丝素蛋白膜上表现出更好的功能。例如，Sofia 等使用精氨酸 - 甘

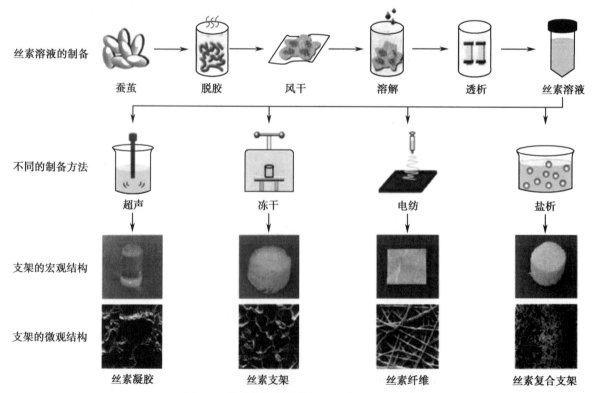

图 4-5 丝素蛋白材料的多种形态及制备工艺

氨酸 - 天冬氨酸多肽对丝素蛋白膜表面进行修饰可以明显提高人骨肉瘤细胞在膜表面的黏附率，而人骨髓间充质干细胞则在骨形成蛋白修饰的丝素蛋白膜上表现出较高的分化能力。丝素蛋白膜具有较好的生物相容性和一定韧性，但较差的力学性能限制了其在大段骨缺损修复中的应用。

丝素蛋白水凝胶是通过改变溶液 pH 值、混入脱水剂或在超声波等条件下使丝素蛋白发生自发的构象改变而制备的，由于此过程中丝素蛋白的 β- 折叠结构含量增加，后处理中不再需要其他处理方式以诱导构象变化。Wang 等研究了一种可注射的、由低分子量聚乙二醇诱导的丝素蛋白水凝胶，体外实验观察到人类间充质干细胞在这种凝胶上的生长发生推迟，5d 之后可能由于 PEG 的溶解，细胞的生长才被观察到。体内实验中，含 5% PEG 的凝胶被注射到大鼠皮下，超声扫描和组织学分析证实，凝胶的显著降解和周围组织的生长开始于注射后的第 20 天，而并没有明显的炎症反应发生。使用超声法制备的丝素蛋白和丝素蛋白 - 多聚 -L- 赖氨酸水凝胶可以将人间充质干细胞包埋在其内部，在不加入成骨诱导试剂时，人间充质干细胞仍然可以进行成骨分化。此外，家兔的体内实验表明注射型丝素蛋白水凝胶可以促进其股骨远端缺损的修复。丝素蛋白水凝胶具有良好的可注射性、缓慢的可降解性和初期的低细胞黏附能力，使其在众多生物医学领域中，比如防组织粘连等具有巨大发展空间。

丝素蛋白多孔支架在骨组织工程中也已有很好的应用。Wang 等将软骨细胞种植在丝素多孔支架上，并在软骨培养基中孵育成软骨，细胞产生的 II 型胶原和糖胺多糖多于胶原多孔支架。另有研究对比了丝素多孔支架与三维聚乳酸支架在体外实验中的表现，实验结果表明，丝素多孔支架能明显促进小鼠胚胎成骨细胞（MC3T3-E1）碱性磷酸酶的活性和成骨分化的能力。以上研究结果提示，丝素蛋白支架是一种良好的细胞生长介质，能促进细胞的黏附和增殖，且具有良好的生物相容性，适合应用于骨组织工程，成为生物医药领域里的研究热点。

（四）羟基磷灰石

羟基磷灰石（hydroxyapatite，HAP）是骨组织的主要无机成分，具有良好的生物活性，是目前组织工程骨支架材料研究的热点。羟基磷灰石具有骨引导作用，在较短的时间内能与骨坚固结合，临床已经广泛应用。生物体内天然 HAP 以纳米晶体的形式存在，为 65～80nm 的针状结晶体。HAP 的生物特性和颗粒大小密切相关，纳米级 HAP 不仅是一种性能优良的无机陶瓷材料，而且具有独特的生物学活性。从 20 世纪 80 年代起，纳米级 HAP 材料得到了广泛的关注，它由纳米级水平显微结构组成，目前人工合成的纳米级 HAP 直径在 1～100nm 之间，钙磷比值约为 1.67，从而与人骨的结构和成分很相似。

单纯的 HA 材料无法满足人体承重部分骨代替的要求。因此，在纳米级 HAP 应用于组织工程领域时通常会加入第二相或多相材料，从而获得有利的组织学反应、满意的强度和刚性，并为组织再生合成支架材料。Kikuchi 等将纳米级 HAP 材料和胶原按照 93：7、83：17 和 81：19 等比例混合，形成复合物。电镜观察其为直径 50～100m，长度 20btm 的条索状结构，并且与胶原结构平行。弹性模量为 2.5，与自体移植的松质骨相当，可以满足骨缺损移植的需要。该复合材料 pH 值为 9.0，偏碱性，但是在成骨细胞合成细胞外基质时调节周围的 pH 值为 8.0～9.0。该材料在体内通过细胞途径和体液途径进行降解，动物实验证实可以修复狗胫骨上 15mm×20mm 的骨缺损，在 8 周后被新生骨组织覆盖，材料降解出现陷窝样结构，成骨细胞成骨和破骨细胞吞噬同时存在，具有很好的生物活性。

Du 等将一定比例的胶原与纳米级 HAP 混合成具有三维空间结构的复合材料，体外试验发现成骨细胞可以贴附生长。动物试验证实，植入髓腔的材料能够与骨质形成直接紧密结合。胶原成分首先形成降解，材料表面和内部出现降解孔隙，被新生骨质填充，其后出现体液和巨细胞介导的 HAP 降解反应，钙磷含量自材料与新生骨之间逐渐降低，并且有成骨细胞呈立体状分布于新生骨陷窝中。材料强度与自然骨强度相当，降解速度与新生骨生成保持一致，能够在植入早期和后期起到有效的支撑作用，是一种理想的组织工程植入物。

随着 3D 打印技术的不断发展，该技术逐步被应用到组织工程骨支架的制作中。通过 3D 打印技术可控制材料的孔隙率，有利于细胞黏附、伸展及营养物质和代谢废物的运输。研究表明，应用 3D 打印技术可以将 HAP 制作更加微小，且具有高强度的组织工程骨支架（图 4-6）。与传统工艺制作的 HAP 组织工程骨支架相比，应用 3D 打印技术制作的支架具有更好的骨传导性和骨形成性。

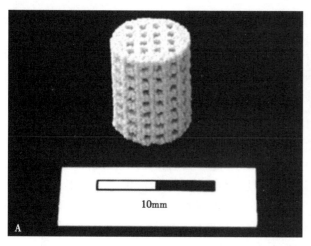
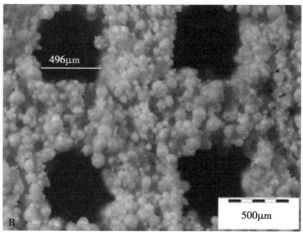

图 4-6 3D 打印多孔羟基磷灰石制备的宏观结构（A）及微观结构（B）

（五）透明质酸

透明质酸（HA），又名玻璃酸，结构式如图 4-7 所示。广泛分布于脊椎动物的各种组织细胞间质中。目前，HA 已广泛应用于医药领域，如用于制备药物传递系统以及用于骨科疾病和眼科疾病的治疗、手术后粘连的预防等。HA 具有优良的生物相容性和生物可降解性，并且易降解的天然 HA 可通过化学改性获得较好的物理稳定性和机械强度；同时，HA 也可以与其他生物功能材料配伍使用，相互取长补短，从而获得具有优良性质的三维结构支架。因此，HA 作为一种优良的组织工程材料，具有良好的应用前景，已成为组织工程领域的研究热点（图 4-8/ 文末彩图 4-8）。

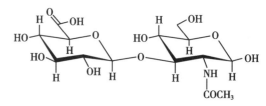

图 4-7 透明质酸二糖单元的分子式

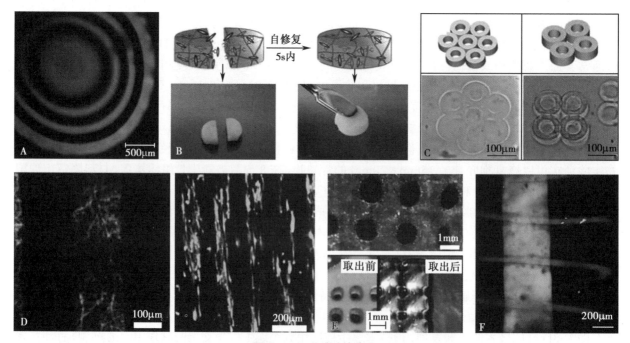

图 4-8 透明质酸的应用

A. 多层微球水凝；B. 通过双膦酸盐 -HA 和磷酸钙纳米颗粒之间的非共价键交联的复合水凝胶，具有自我修复行为；C. 具有高分辨率 3D 结构的甲基丙烯酸化 HA；D. 静电纺丝 HA 纳米纤维；E. 3D 打印聚（N- 异丙基丙烯酰胺）接枝的 HA 和甲基丙烯酸化的 HA；F. 通过非共价超分子键交联的水凝胶。

作为骨组织工程载体材料，HA 具有近似于自然组织的物理性能，并可配合生长因子，诱导新骨形成。研究表明，将 β- 磷酸三钙（β-TCP）、甲基纤维素和 HA 组成的可注射型骨替代材料，植入 Wistar 大鼠体内 30d 后，整体支架保持完整。β-TCP 和 HA、甲基纤维素三者形成的稳定结构有利于诱导多核巨细胞的形成，因此，此复合材料植入床的血管生成程度显著提高；而且，HA 还可促进成骨细胞的迁移和分化，并进入骨缺损部位，进行骨组织再生。

HA 作为软骨组织工程的载体材料具有天然的优势。通过氧化偶联聚合反应制备的生物降解型可注射 HA 凝胶应用于软骨组织培养时，研究发现，调节凝胶的三维微环境，可影响细胞的空间结构和细胞行为，从而影响软骨组织的形成效果。在高交联度基质中，细胞多为细长形，细胞凝聚的程度较小，而接种于此的细胞多形成纤维软骨和纤维组织等。此外，在软骨组织工程中，HA 可以直接注射入关节腔，治疗骨关节炎、类风湿关节炎和创伤性关节炎等疾病，但由于直接注射的 HA 易降解，因此需要多次注射给药；而将 HA 进行交联或与其他材料配伍形成柔软的凝胶后再注射，则可减少给药次数，患者顺应性提高，但限于成本、安全性等原因，这种 HA 凝胶大多尚处研究阶段，其商品化则还较难实现。

HA 也可以用于皮肤组织工程，可以发挥抑制胶原过度增生、减少瘢痕形成和促进创伤愈合等作用。HA 还可根据心血管系统不同组织的特性，并经化学改性或配合其他功能材料的使用，制得不同的心血管组织工程产物。此外，HA 本身作为细胞外基质的组成成分，容易被细胞识别而提高细胞黏附率，如肝非实质细胞表面具有识别位点，而内皮细胞可通过 CD44 受体与 HA 特异性结合，激活一系列信号通路，调控细胞生长、增殖和分化，因此 HA 具有用作肝组织工程支架材料的潜力。

目前，大部分有关 HA 在组织工程中的应用研究仍处于临床前实验阶段，进入临床实验或批准应用的 HA 支架产品还是少数，而且细胞与 HA 支架材料以及与组织形成有关的环境因素的相互作用等问题尚有待深入研究。

二、人工合成材料

（一）聚乳酸

聚乳酸（PLA）是近年来研究报道的可吸收材料之一，分子式如图4-9所示。它在体内无毒，有良好的生物相容性，并且可被生物降解，其降解产物乳酸，可以参与人体内糖类代谢循环，无残留。此外，聚乳酸具有较好的机械强度、弹性模量和热成型性，通过调节其分子量，选择不同的聚合方式及成型手段，可以调节并控制聚乳酸的力学性能，降解速度，以满足不同的临床要求。

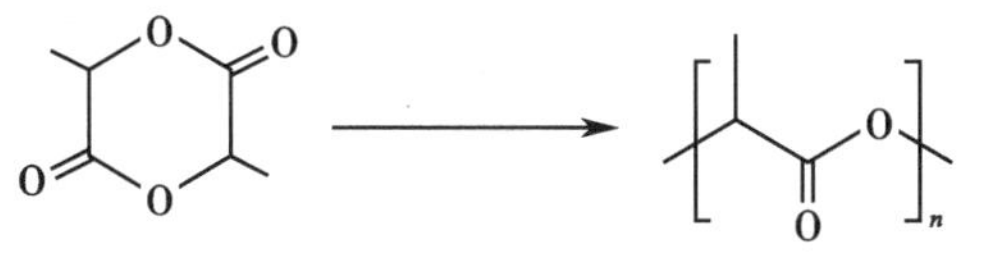

图 4-9　聚乳酸的分子结构式

聚乳酸在组织工程中的应用极为广泛，在骨组织再生、软骨组织再生、人造皮肤、周围神经修复等方面均可作为细胞生长载体使用，并取得令人满意的结果。王身国等人用聚乳酸管进行了大鼠 5mm 缺损坐骨神经的桥接修复，结果表明：聚乳酸管能够有效地桥接神经缺损，适时地降解和吸收，且对神经周围组织无排异反应。同时它既有利于神经轴突的再生，又能减轻周围组织对神经修复的影响，从而为神经缺损的修复提供较好的"微环境"，达到与用神经移植修复相近的修复效果。有报道将聚乳酸制成厚 10～500μm，孔径 10～100μm 的多孔膜，被覆在伤皮表面以帮助上皮细胞再生和用于人造皮肤。Otani 等人则利用磷酸三钙和不溶于水的聚乳酸制成包覆膜，包覆医治牙齿或骨骼的填料，对伤口愈口、骨质再生十分有益。

近年来，生物可吸收支架成为研究热点，PLA 在心血管组织工程支架的应用也得到广泛关注（表4-2）。2013 年 9 月 5 日，上海复旦大学附属中山医院的葛均波院士带领心内科团队，在动物实验基础上，率先完成了首例完全可降解聚乳酸支架（xinsorb）的人体置入手术，从而标志着我国新一代完全可降解支架临床试验正式启动。该支架由高分子聚乳酸类材料构建与雷帕霉素药物释放组合而成，可使狭窄血管结构以及舒缩功能完全恢复至自然状态，置入体内 2～3 年可完全降解吸收，有别于传统金属药物支架且费用更低。2016 年 5 月 26 日上午，葛均波院士在首届国际心血管技术和产业创新峰会上正式宣布，在全国 38 个临床中心参与协作下，先后完成首次人体试验、随机对照和单组注册 3 个部分的临床研究工作后，我国自主研发的 Xinsorb，目前已完成大规模临床试验，进入创新医疗器械特别审批程序，迈出了上市前审批的关键一步。

表 4-2　PLA 心血管组织工程支架

支架类型	应用范围
旋转喷射纺丝纳米纤维 PLA 贴片	心脏贴片前体
静电纺丝 PLA/ 丝素蛋白 / 明胶微纳米纤维支架	成纤维细胞和内皮细胞的体外培养；在大鼠皮下模型中的体内测试
PLA 纳米纤维管状支架	体外培养人主动脉平滑肌细胞；随后在裸鼠体内皮下植入
PLLA / 明胶纳米纤维管状支架	体外培养人脐带来源的内皮细胞和平滑肌细胞
纳米纤维 PLA 导管肾下主动脉移植物	植入裸鼠

新型生物可吸收支架 NeoVas 是我国生产的一种采用完全可降解聚合物材料聚乳酸（PLLA）作为基体材料的西罗莫司洗脱（15.3μg/mm）支架。2 年的随访结果显示，NeoVas 组和 CoCr-EES 组患者的靶病变治疗失败率分别为 5.4% 和 4.3%，两组无明显差异。同时，在心源性死亡、靶血管心梗以及支架内靶病变血运重建方面，两组的发生风险同样无明显差异。NeoVas 组和 CoCr-EES 组患者水平的复合终点分别为 7.9% 和 7.5%，差异无统计学意义。2 年内 NeoVas 组支架内血栓的发生率为 0.7%，CoCr-EES 组为 0.4%，无明显差异。就结果看来，生物可降解支架 NeoVas 术后 1 年的造影结果是不劣于 CoCr-EES 的，术后两年的随访结果也与 CoCr-EES 相当，包括靶病变治疗失败、心源性死亡和支架内血栓等不良事件的风险均无明显差异。

综上所述，聚乳酸由于其具有无毒、生物相容性好，具有一定机械强度，可在人体内降解和被机体吸收等优良性能，与人体许多组织都具有良好的亲和性，其在组织工程中作为细胞生长载体具有广阔的应用前景。

（二）聚乙交酯丙交酯

聚乙交酯丙交酯（PLGA），由乳酸（LA）和羟基乙酸（GA）直接熔融共聚而成（图 4-10），具有良好的生物可降解性、生物相容性，已被广泛应用于手术缝合线、药物缓释载体、医疗缝合补强材料和骨折内固定材料等。20 世纪 80 年代末，组织工程研究取得了突飞猛进的发展，而 PLGA 共聚物由于力学强度好、性质稳定、生物相容性及组织相容性好、易加工成形等特点，被广泛应用于体内各种组织的修复研究，成为组织工程生物支架材料的最佳选择之一。

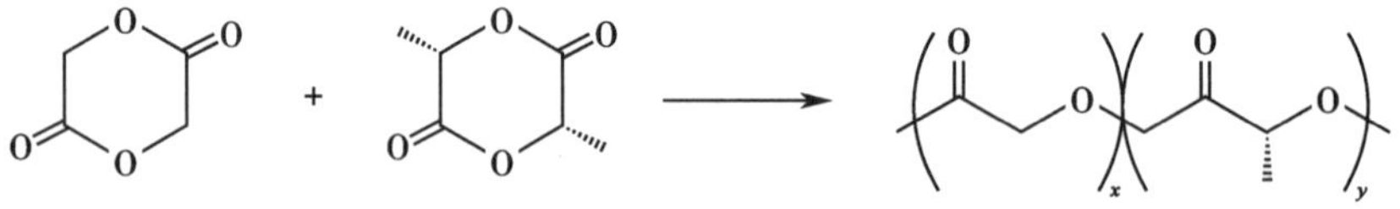

图 4-10　聚乙交酯丙交酯的分子结构式

PLGA 具有良好的组织相容性，能保护生物蛋白免遭各种酶的破坏，同时具有药物缓释作用，可长期维持病变局部的有效药物浓度，故近年来已成为药剂学药物缓释系统研究的重点方向。PLGA 共聚物也可为组织细胞提供支架作用，诱导组织因子的产生或释放作用，故被广泛地应用到肿瘤科、创伤修复美容科、神经科、皮肤科以及其他各个临床学科。Stoll 等借助 PLGA 的三维支架结构，研究其在治疗肌腱断裂愈合中的作用，结果发现 PLGA 的三维支架能够为肌腱细胞及细胞基质提供良好的生长空间，促进肌腱细胞的生长或再生，减少肌腱粘连，促进肌腱愈合。

PLGA 可以以薄膜、多孔支架（图 4-11）、水凝胶或微球等多种形式应用于组织工程领域。Kang 等将含有家兔软骨细胞的少孔 PLGA 微球和多孔 PLGA 微球分别注射入裸鼠皮下，植入 6 周后，两组均形成白色坚固的软骨组织,取材后发现,多孔 PLGA 微球横断面积显著高于少孔 PLGA 微球的横断面积,并且多孔 PLGA 微球组中的黏多糖与胶原蛋白含量明显高于少孔 PLGA 组。研究显示,多孔的 PLGA 微球有利于软骨的再生,可应用于组织工程的软骨组织构建。此外,研究表明,直径为 500~800nm 的 PLGA 超微纤维高度多孔支架,除了能显著提高细胞的黏附性能和增殖能力外,还能很好地保持细胞的形态并引导细胞按纤维方向定向生长。该细胞支架与细胞外基质结构类似,有良好的生物相容性,达到了细胞支架的设计要求,是组织工程中的生物材料的良好选择。

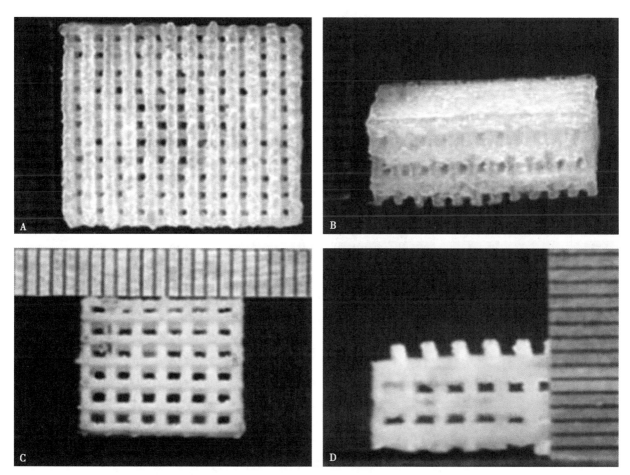

图 4-11　多孔 PLGA 支架(A,B)与 PLGA/纳米羟基磷灰石支架(C,D)

　　PLGA 复合种子细胞的组织工程在骨、软骨、血管、神经、皮肤的再生等方面显示出良好的临床应用前景。Oberpenning 等以膀胱移行上皮细胞、平滑肌细胞复合 PGA/PLGA 支架修复经过次全切除术后的膀胱,再造了具有生理功能的膀胱。

（三）聚己内酯

　　聚己内酯（PCL）,结构式见图 4-12。PCL 具有较高的药物渗透性、良好的生物相容性以及优异的力学性能,能在体内降解并被机体吸收。由于 PCL 是疏水性聚合物且具有较高的结晶度（约为 60%）,且具有良好的生物相容性及可降解性,可作为载体进入人体,并容易被吸收,是生物医药领域的研究热点（图 4-13）。Goh 等制备的类似蜂巢状的 PCL 多孔材料,负载不同剂量药物后植入兔子下皮细胞,2~4 周后大量的软骨细胞长出,6 周后初步形成了软骨组织。Hutmacher 等利用 PCL 制备了 3D-PCL 支架,体外在支架表面培养骨膜细胞和人成纤维细胞,几周后即发现有细胞状组织充满了支架的表面和全部互通的孔道,表明这种 PCL 支架材料能提供成骨细胞和人成纤维细胞增殖、分化、并生成细胞样组织的条件。

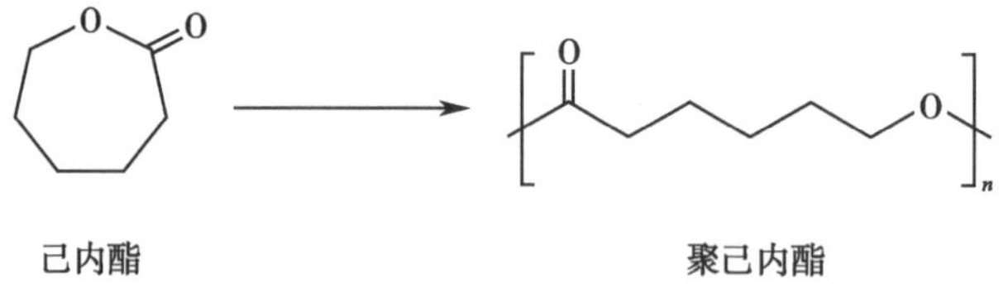

己内酯　　　　　　　　　　　　　　　　聚己内酯

图 4-12　聚己内酯的分子结构式

由于 PCL 具有较高的初始强度且降解速度缓慢，因此作为生物可降解支架材料能维持较长时间而不被破坏，适合用作血管组织工程支架材料。经实验证实，用 PCL 和腐胺制备的聚胺酯支架具有良好的弹性、韧性、细胞黏附性及可控的生物降解性，适合用作为心血管工程及其他软组织工程的支架材料。而采用高压静电纺丝可得到直径在微米级别的超细纤维，所合成的抗凝可交联四臂 PCL 材料在血管组织工程支架材料方面具有潜在应用价值。PCL/PLGA 电纺纤维可成功修复小鼠体内长达 10mm 的坐骨神经缺口，为神经缺损的治疗提供了一个新方案。除此之外，经过改性的 PCL 电纺纤维也可以直接用于人工血管的构造。PCL 电纺纤维作为加固材料，结合激光辅助血管吻合术，还可以克服血管组织的低焊接强度，提高中型血管的修复效果。

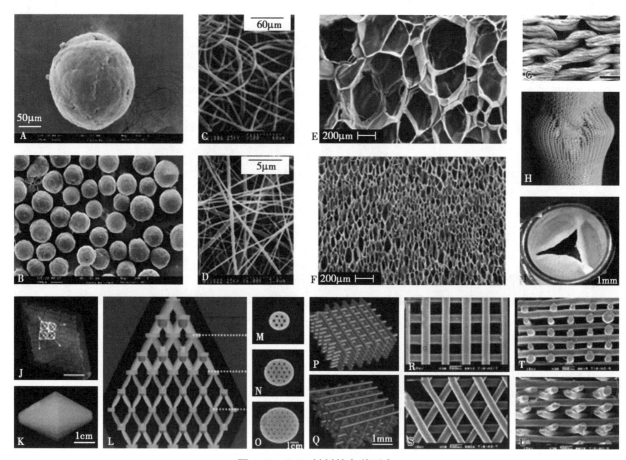

图 4-13　PCL 材料的多种形态

A、B. 纳米球；C、D. 纳米纤维；E、F. 泡沫；G～I. 针织纺织品；J～O. 选择性激光烧结支架；P～U. 熔融沉积模拟支架。

PCL 电纺纤维支架具有良好生物相容性，其相互交错的多孔结构与天然细胞外基质的胶原纤维结构近似，有利于细胞的黏附、铺展和增殖。将人牙周膜细胞传代扩增后接种于 PCL 电纺纤维支架上，牙周膜细胞在支架上贴附牢固，伸展充分，增殖旺盛并分泌大量的细胞外基质，因此 PCL 有望作为一种新型的支架材料用于牙周组织工程材料。

PCL 柔韧性良好，且成膜性良好，可制成 PCL 多孔膜，用于术后防粘连膜、组织工程支架材料等。

与平滑的材料表面相比,以氯仿为溶剂,水滴为模板制备的具有蜂窝状表面的 PCL 多孔膜蜂窝状的多孔膜材料表面能促进骨髓间充质干细胞的黏附和增殖,可提高材料的细胞亲和性。多孔 PCL 膜材料有望用于构建多层组织工程支架材料,构建组织工程皮肤。将小鼠视网膜祖细胞接种于 PCL 支架材料上,复合培养后移植成年小鼠黄斑区,研究结果证明可以小鼠视网膜祖细胞正常分裂并表达成熟的视网膜蛋白,从而为治疗视网膜损失提供了新的途径。

除了在神经纤维、血管、视网膜等组织修复上的应用外,PCL 支架材料还可被用于修复其他组织,比如 Chong 等以人成纤维细胞为种子细胞,将其接种于 PCL 支架材料上,并在体外复合培养,验证了电纺技术制成了 PCL 纳米纤维支架应用于真皮创伤修复的可行性;Bunaprasert 等人以人肋软骨细胞为种子细胞,混合了藻酸盐后,将其种植在 PCL 多孔支架上,在体外复合培养一周,移入成年裸鼠背部皮下创面区 2~3 个月,并在之后的检测中,发现有新生成软骨组织及血管出现在 PCL 多孔支架孔隙中,移植 6 个月后就可检测出成熟的软骨组织。

需要注意的是,由于较高的疏水性以及较高的结晶度,PCL 比其他已知的可生物降解聚合物的降解速率要慢得多。PCL 的降解周期由其分子量决定,通常为 2~4 年。因此,为满足临床应用对可生物降解医药装置的多种需求,如何实现 PCL 降解速率的可控可调已经成为迫切需要解决的问题。研究表明,PCL 的降解速率可以通过与其他内酯,如丙交酯(LA),D, L- 丙交酯(DLLA)等单体的无规共聚进行调控。例如,Pitt 等人的研究结果表明,PCL、PLA 与二者无规共聚物的体内降解模式相同。但是相同条件下,无规共聚的降解速率却比任意均聚物的降解速率都要高。Yang 等对 CL-DLLA 无规共聚物的体内降解行为及其尺寸稳定性进行了考察。结果表明,DLLA 含量超过 30% 的 CL-DLLA 共聚物为无定型聚合物,其降解速率远大于 PCL,且尺寸稳定性严重下降。上述实验结果表明,PCL 的降解速率可以通过降低其结晶度进行提高,但是此过程要以牺牲样品的尺寸稳定性为代价。为了使 PCL 同时兼备良好的尺寸稳定性以及较低结晶度,Yang 等通过化学交联的方式制备了交联 PCL 聚合物。结果表明,交联不仅能限制分子链段的运动,同时还有抑制 PCL 结晶的作用。交联 PCL 聚合物的结晶度随着交联度的增加而逐渐减小,当交联剂使用量足够大时,交联抑制结晶的作用会使交联 PCL 聚合物从半结晶态转为无定形态。除此以外,交联对 PCL 的酶解行为同样有显著影响。一方面,因交联所导致的结晶度降低可以允许脂肪酶分子更轻易地进入到 PCL 分子内部,进而加速交联 PCL 聚合物的降解。另一方面,交联可以形成更加紧密的三维网络结构,特别是在高交联密度状态下,可以提高交联 PCL 聚合物的抗腐蚀性。上述两种原因的综合作用决定着交联 PCL 聚合物的酶解行为。

(四)聚三亚甲基碳酸酯

聚三亚甲基碳酸酯(PTMC),结构式见图 4-14。PTMC 是一种无定形态或具有少许结晶的聚碳酸酯,其玻璃化转变温度大约为 −17℃,在室温和体内条件下具有良好的弹性。Yang 等对 PTMC 的性能进行了系统的研究,并首次从 PTMC 的降解速率常数入手,全面揭示了影响其降解性能的各种因素和规律,详细阐明了脂肪酶对 PTMC 的作用机制,揭示了脂肪酶的表面活性剂作用。此外,该课题组还通过监测 PTMC 的降解产物对降解介质 pH 值的影响,证实了 PTMC 在降解不会释放出酸类物质造成局部酸性上升,能够有效避免无菌炎症的发生,可作为体内植入材料以及药物缓控释材料而应用于临床。由于 PTMC 具有生物相容性好、生物可降解等优点,在生物体内无需二次外科手术取出,因此特别适合用作暂时性存在的植入材料,如可吸收缝合线、控制释放载体、3D 组织工程支架以及神经修复导管等。

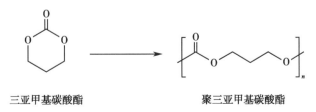

三亚甲基碳酸酯   聚三亚甲基碳酸酯

图 4-14 聚三亚甲基碳酸酯的分子结构式

深入研究发现，PTMC 在实际应用过程中也暴露出了一些问题，主要集中体现在尺寸稳定性与降解速率的不兼容性：①具有良好尺寸稳定性时，PTMC 的体内降解速率较快，数周即可降解完全；②具有较慢的降解速率时，PTMC 的尺寸稳定性较差，容易在体内发生蠕变流动并发生严重的变形，大大限制了它在组织工程方面的应用范围。因此，人们将它们与其他物质进行共聚改性，以满足不同需要。Yang 等通过 TMC 与 CL 的开环反应制备不同共聚比例的 TMC-CL 共聚物，并研发了共聚物组成比与投料比近乎一致的共聚物制备技术，为获得基于碳酸酯的新型生物降解高分子材料奠定了基础。通过控制生物降解高分子材料的化学组成/结构单元、序列结构、凝聚态结构等不同层次结构，实现了对 TMC-CL 共聚物的性能调控。此外，该课题组还通过化学交联的方式在 PTMC 链段之间形成化学键进而制备了 PTMC 三维网络聚合物，并获得柔韧性强、尺寸稳定性高、降解速率可控且无酸性降解产物生成的无定形态聚合物材料。研究证实，交联可以显著提高 PTMC 尺寸的稳定性，并降低其降解速率。国外课题组也开展了 PTMC 的改性研究，相关研究主要集中在荷兰屯特大学 Feijen 教授课题组。Feijen 等将 TMC∶CL＝17∶83 的 TMC-CL 共聚物制备成孔隙率为 98% 的管状支架，为提高共聚物多孔支架稳定性，他们又将胶原微海绵填充于孔隙之间，得到孔隙率为 97%、尺寸为 102μm 的多孔复合支架。Feijen 等将平滑肌细胞种植于支架内部，并在模拟血流搏动的条件下进行培养。7d 后，平滑肌细胞长势良好，并均匀分布于整个支架。细胞的良好生长提高了支架的力学性能，使其与人体肠系膜动脉的力学性能相当。动态培养的多孔复合支架可作为小口径血管支架而应用到组织工程领域。同样，TMC-DLLA 共聚物（19/81mol%）的多孔管状物也具有适宜的力学性能和良好的生物相容性，可作为适于心肌细胞生长的心脏支架。

近年来，神经导管材料成为周围神经修复研究的重点（图 4-15）。各种各样的神经导管层出不穷，促进神经再生的效果也越来越好，有望在不久的将来进入临床应用。朱康杰等将 DTC 与 CL、GA 等共聚，发现所得共聚物具有良好的生物相容性、低毒性和渗透性，通过合理调整单体比例，可得到降解速率合适、既柔软又有一定强度的聚合产物，从而用于可降解性神经导管的制备，以取代临床常用的导管材料 - 硅胶管，避免二次手术取管，减轻患者的负担和痛苦。同样，TMC-CL 共聚物（50/50mol%）具有良好的力学性能及良好的生物相容性，没有细胞毒性反应，在神经修复领域表现出极高的应用空间。Schlosshauer 研究同样表明 TMC-CL 共聚物有望应用于多孔性神经导管修复材料。陈继革等则介绍了 TMC-LA 共聚物可吸收性导管用于治疗神经缺损的实验研究。他们以 TMC-LA 共聚物导管桥接鼠坐骨神经 7mm 缺损，术后定期分别取导管及周围组织和鼠心、肝、肾标本送检。结果表明：TMC-LA 共聚物导管的长度、内径和外径等在体内随时间逐渐降解吸收，降解后可导致局部炎症反应，但对局部组织及全身重要器官无严重损害，初步证明了 TMC-LA 共聚物可吸收性导管应用于临床周围神经缺损治疗的可能性。

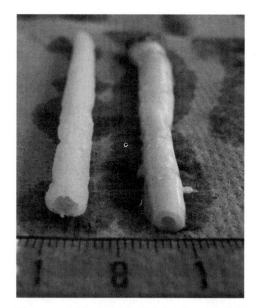

图 4-15　交联 PTMC 多孔支架（左）以及猪颈动脉（右）

外伤或退化所造成的椎间盘损伤通常会导致椎间盘纤维环撕裂及髓核突出，并压迫神经导致背痛。Grijpma 等从紫外交联的 TMC-LA 共聚物出发制备了具有形状记忆功能的生物降解型纤维环闭合装置以促进纤维的环闭合（图 4-16/ 文末彩图 4-16）。40℃下，交联 TMC-LA 共聚物表现出弹性行为，弹性模量介于 1.7～2.5MPa，与人体纤维环组织的模量相当。同时，交联 TMC-LA 共聚物具有优异的形状记忆功能，其形状固定比和形状回复比分别为 98% 与 95%。体外细胞培养及免疫组织化学结果表明，当 TMC∶DLLA＝40∶60 时，交联 TMC-LA 共聚物能够很好地支持人体纤维环细胞的附着和生长。将埋植于尸犬的脊盘时，上述具有形状记忆功能的闭合装置能够很容易通过椎缝进入撕裂位置。上述结果表明，具有形状记忆功能的交联 poly（TMC-co-DLLA）网络聚合物原则上可以用来进行闭合或修复椎盘的撕裂缺陷，但是关于最终样品形状和尺寸的优化尚需进一步研究。

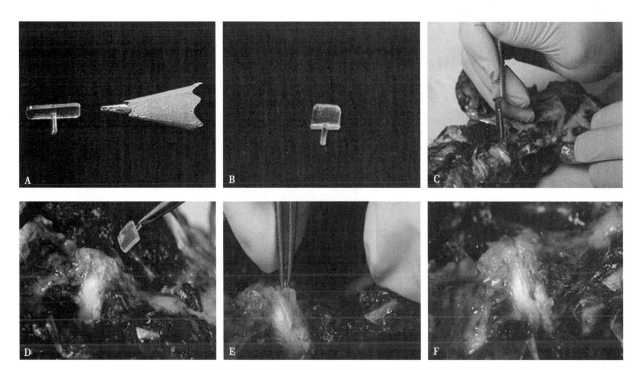

图 4-16 具有形状记忆功能的交联 TMC-LA 共聚物纤维环闭合装置在体内的埋植

A. 纤维环闭合装置的固定形状；B. 0℃时，装置的临时形状以便更容易地埋植；C. 椎间盘 $L_3 \sim L_4$ 部位的穿刺切口；D 与 E. 0℃下，闭合装置以临时形状被植入椎间盘孔腔；F. 闭合装置在椎间盘的埋植位置。

总之，PTMC 表现出良好的生物相容性、生物降解性和机械加工性能，而且可以通过功能化、共聚和共混等手段可调节和改变 PTMC 的性能，以满足不同的需求。因此，PTMC 在生物医学领域必定会有更广阔的应用前景。

三、纳米级生物材料

（一）石墨烯

石墨烯是一种由碳原子以 sp^2 杂化轨道组成的六角型平面多环芳烃原子晶体，是目前已知的最薄、最坚硬且导热导电性能最强的一种新型有潜力的纳米材料（图 4-17）。近年来，石墨烯及其衍生物在医学领域的发展备受关注，可用于药物载体、基因传递、生物检测、肿瘤治疗、抗菌和组织工程等方面（图 4-18/ 文末彩图 4-18）。在组织工程的应用当中，与其他材料相比，仅加入少量的石墨烯就会有显著的性能提高，因此石墨烯可用作加强材料以提高复合材料的机械性能。

石墨烯材料具有促进诱导多能干细胞增殖和分化材料的潜力。研究表明，石墨烯具有良好生物相容性，其不妨碍人间充质干细胞的增殖，且能加速其特异性分化成骨细胞，表明了石墨烯作为支架诱导干细胞的潜力。此外，石墨烯与磷酸钙纳米复合材料也被证实具有加速干细胞分化为成骨细胞的显著协同效应。与玻璃表面相比，在石墨烯表面上培养的诱导多能干细胞显示类似的细胞黏附和增殖程度，而氧化石墨烯表面上的诱导多能干细胞能以更快的速率黏附和增殖。此外，石墨烯有利地保持诱导多能干细胞在未分化状态，而氧化石墨烯能加速诱导多能干细胞分化。目前，已很多研究聚焦于石墨烯在干细胞工程的应用上。Li 等采用三维石墨烯泡沫作为一种新的促神经干细胞分化的支架材料，发现该支架能够促进干细胞的黏附、生长、分化；表型分析表明，三维石墨烯泡沫能促使神经干细胞分化为星型胶质细胞和特殊的神经元；另外，由于有效的电刺激，三维石墨烯泡沫与分化的神经干细胞间存在良好的电交联。三维石墨烯泡沫支架的研究对于神经干细胞的治疗提供了一种有前途的神经再生方法。研究还发现，氟化的石墨烯能够用于增强 MSCs 的细胞黏附性和增殖能力，并且通过自发的细胞极化展现了神经诱导的能力。氟化的石墨烯晶片还可以很大程度上促进 MSCs 的生长，这为以后该材料应用于组织工程领域提供了可能。

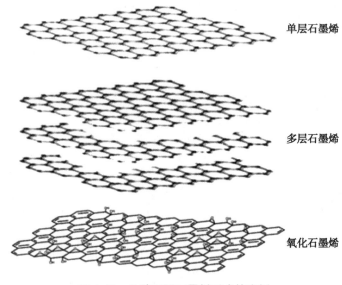

图 4-17　几种不同石墨烯形式的实例

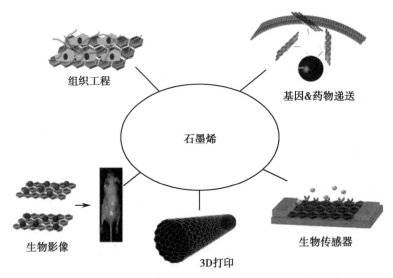

图 4-18　石墨烯基材料在再生医学和组织工程中的应用

　　石墨烯具有优良的机械性能和电性能，是良好的组织工程支架力学增强相。其衍生物种类众多，可通过改变空间构型、调控电子结构和构成复合材料等手段调节石墨烯类材料的性质，实现不同应用目的。目前，对石墨烯类材料根据靶器官 / 组织的特性在微纳结构上进行精确、精细的调整将成为未来的研究重点。

（二）碳纳米管

　　进入 21 世纪，纳米技术、纳米材料在科技领域发挥着日益重要的作用。碳纳米管作为纳米材料的典型代表之一，在诸多领域都显示出良好的发展前景。碳纳米管是一种由碳原子 sp^2 杂化形成的石墨烯片层卷成的无缝、中空的管体新型纳米材料（图 4-19）。随着人们对碳纳米管结构与性能的深入研究，碳纳米管可在组织工程（图 4-20）、药物载体、癌症治疗、生物传感等诸多方面发挥重要的作用。

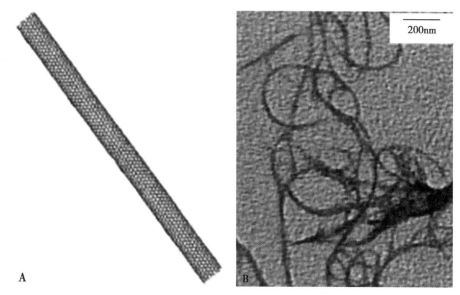

图 4-19　单层碳纳米管段的模型结构（A）和 TEM 图像（B）

碳纳米管用作骨组织工程支架，主要缺点在于其某些性能与人体组织匹配性不良，其轴向强度、韧性和弹性模量均远高于人体骨组织。同时，由于不能进行生物降解，碳纳米管难以排出体外，长期存留可能诱发炎症反应。但是，通过与其他材料的复合应用，碳纳米管的上述缺点得以改良，而其独特的性能优势能够得到充分的利用和体现，因此，碳纳米管与其他高分子化合物进行复合形成复合支架材料在目前骨组织工程的研究中应用较多。碳纳米管可以和天然可降解高分子化合物形成复合支架并用于组织工程中。多项研究表明，三维藻酸盐 / 碳纳米管支架可以改善老鼠心脏内皮细胞的黏附和增殖，是可用于组织工程的有前途的生物材料。羟基磷灰石是天然骨无机盐的主要成分，许多试验已经证实它的安全性。羟基磷灰石植入骨后可与骨组织结合，从而生成新的骨组织，被认为是一种具有较弱的生物活性的骨修复材料。与兔骨生物相容性

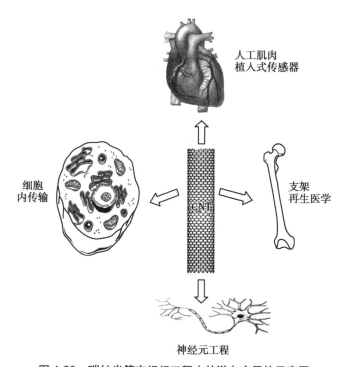

图 4-20　碳纳米管在组织工程中的潜在应用的示意图

研究结果表明，碳纳米管 / 羟基磷灰石支架能促进骨愈合，生物相容性好。此外，在生物玻璃中加入碳纳米管可作为羟基磷灰石层沉积的纳米结构模板，形成有利于成骨细胞附着和增殖的多孔纳米结构，增强支架的活性。用碳纳米管包覆高度多孔生物玻璃 45S5 形成新的复合支架，具有高活性、三维的纳米粗糙度和高电导率，适用于组织工程化骨组织的构建。碳纳米管也可和人工合成的可降解高分子化合物形成复合支架用于组织工程中。研究表明，碳纳米管和聚氨酯复合支架对成纤维细胞生长行为可产生影响，其纳米纤维结构为细胞生长提供了良好的生长微环境，验证了改支架在组织修复和再生方面具有很大的应用潜力。除此之外，碳纳米管还可以和聚乳酸、聚乳酸乙酸共聚物等高分子材料复合应用。通过研究乳酸羟基乙醇酸共聚物 / 碳纳米管纳米纤维针织支架发现，该支架可以充分保留碳纳米管的电学和机械学特性，利于细胞活性的提高和组织形成，尤其在神经细胞培养方面有重要意义。

碳纳米管在神经组织工程领域的研究也很多。Park 等采用碳纳米管来调节人类神经干细胞的生长及分化。研究结果表明,碳纳米管具有良好的生物相容性,且通过改变其表面几何形状及尺寸大小,可在单个神经干细胞水平上精细调节神经干细胞的生长与分化。此外,应用碳纳米管增强型复合材料神经导管可有效重建副神经缺损大鼠斜方肌的运动功能。有研究表明,碳纳米管增强型复合材料神经导管术后再生神经电生理与组织学指标检测结果与自体神经移植的疗效相当,部分指标结果超过自体神经移植,表明碳纳米管增强型复合材料神经导管是桥接修复周围神经的理想材料。

随着人们对碳纳米管的结构与性能的深入研究,碳纳米管的应用领域不断在扩展,碳纳米管有望在组织工程支架、药物载体、肿瘤治疗以及生物传感等生物医学领域发挥重要作用。在关注其正面应用的同时,其生物相容性问题研究也备受人们重视,目前,对于碳纳米管的安全性评估机制和标准还很不完善,还有许多尚待解决的问题。这需要化学、生物学、医学、物理、计算机等各个学科的研究人员共同努力,齐心协力来完成这项任务。随着研究的不断深入,碳纳米管将极大地造福于人类。

(三)纳米纤维

传统的多孔支架及微米纤维支架孔径较大,细胞容易在孔内出现团聚,在支架上的附着和铺展状况较差,且细胞仍为二维生长,而不是像体内的三维生长。纳米纤维支架因为纤维直径较小,具有多级孔径结构及较大的比表面积,孔径大小与细胞尺寸相匹配,形成类似于天然细胞外基质构成的三维网状结构,这样的结构可以为细胞的黏附提供更多的附着点,使细胞更加舒展,有利于细胞的生长,可以满足细胞的黏附、迁移、分化和增殖,以及营养物质和新陈代谢的传输等要求。因此,纳米纤维可作为理想的组织工程支架材料(图 4-21/文末彩图 4-21)。

静电纺丝制备的 PLGA 纳米纤维支架(图 4-22)可以作为骨组织工程支架,在生物医学领域发挥其价值。研究发现,骨髓间充质干细胞在取向 PLGA 纤维支架上更加铺展,铺展的方向与纤维的取向一致。此外,取向纤维支架在诱导细胞分化方面优于无取向支架。将人骨髓间充质干细胞接种到 PLGA 纳米纤维支架上培养 4 周后,细胞仍然存活,并分化为软骨细胞和成骨细胞,验证了 PLGA 纳米纤维支架在组织工程领域的巨大应用前景。同样,PCL 纳米纤维支架具有良好的细胞相容性,它可以作为支架为细胞的生长、增殖提供支撑。据报道,PCL 纳米纤维支架可以支持骨髓基质干细胞分化为软骨组织。而双层结构的 PCL 纳米纤维血管支架可以支撑鼠纤维母细胞和人肌成纤维细胞的附着、迁移和生长。

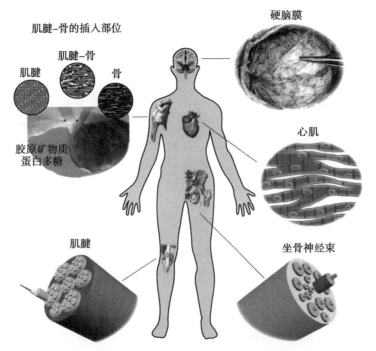

图 4-21 静电纺丝纳米纤维支架在再生医学领域应用的示意图

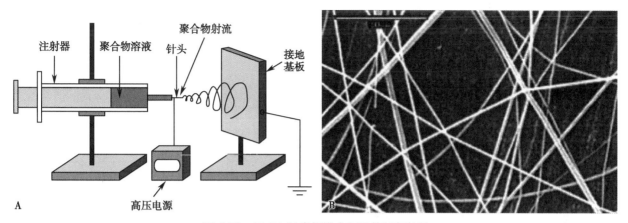

图 4-22　PLGA 纳米纤维支架及其制备过程
A. 静电纺丝制备 PLGA 纳米纤维支架的过程示意图；B. PLGA 纳米纤维支架的扫描电镜图片（比例尺＝10μm）。

近年来，采用静电纺丝技术制备的丝素蛋白多孔纳米纤维支架材料（图 4-23）由于具有结构可控、成本低廉、比表面积大和易于表面功能化修饰的特点，已经广泛应用于骨、血管、神经、软骨、泌尿系统等组织和器官工程领域。研究发现，丝素蛋白纳米纤维支架材料不仅支持星形胶质细胞的黏附与生长，而且还对细胞的迁移运动有引导作用，这些特点可以使得再生丝素蛋白纳米纤维成为极具开发潜力的神经组织工程替代物。蔡江瑜等通过静电纺丝技术制备了丝素蛋白 / 聚乳酸 - 聚己内酯纳米纤维支架，将支架与小鼠胚胎成骨细胞前体细胞复合培养，研究表明，该纳米纤维支架具有较好的细胞相容性，能有效促进兔腱 - 骨愈合。研究发现，将丝素蛋白 / 左旋聚乳酸复合纳米纤维材料埋入小鼠皮下，引起的组织反应与不可吸收缝线类似，引起的炎症反应较轻微，表现出良好的组织相容性；该材料与软骨细胞复合后，细胞与材料表现出良好的黏附性，具有良好的生物相容性。此外，丝素蛋白 / 左旋聚乳酸纳米纤维支架具有良好的细胞相容性，细胞在支架上可以获得良好的黏附，细胞增殖良好无细胞表型的变化，表明丝素蛋白 / 左旋聚乳酸纳米纤维可作为软骨组织工程支架材料。

目前，丝素蛋白已应用在神经系统修复方面，尤其在脊髓组织工程中也有一定的应用。苏州大学的钱玉强等将嗅鞘细胞接种到丝素蛋白纳米纤维上，实验结果表明，丝素蛋白微纳米纤维网支持嗅鞘细胞的黏附、生长与增殖，生物相容性良好，有望成为修复或部分修复受损的脊髓神经功能的组织工程支架材料。将内径 1.5mm 的丝素蛋白纳米纤维导管植入老鼠体内修复坐骨神经 10mm 缺损，4 个月后神经完全再生，功能得到部分恢复。这说明丝素蛋白微纳米纤维支架材料与神经类细胞有良好的生物相容性，支持细胞的黏附、生长与增殖，能够促进并引导缺损神经再生。丝素蛋白 / 聚己内酯纳米纤维支架材料同样有望用于神经组织工程支架材料修复神经缺损。丝素蛋白 / 聚己内酯纳米纤维支架呈现三维网状结构，支持施万细胞黏附与生长，无细胞毒性，具有良好的生物相容性和生物可降解性。同时体内局部组织反应结果表明，皮下移植实验未引起明显免疫排斥反应，炎症反应轻。

基于丝素蛋白的纳米纤维材料良好的生物相容性、生物活性以及生物降解性使其在泌尿系统组织修复中具有广阔的应用前景。丝素蛋白 / 胶原纳米纤维支架具备合适的孔径和孔隙率，适合口腔黏膜上皮细胞生长，且细胞相容性良好，是一种组织工程尿道重建良好的支架载体。谢敏凯等通过静电纺丝技术制备新型的经拉伸处理的丝素蛋白材料，并将尿路上皮细胞种植于该材料上，培养 1 周，获得组织工程移植物。体外实验表明，经拉伸处理的静电纺丝丝素蛋白材料为三维多孔结构，尿路上皮细胞在该材料上生长良好，可在材料表层多层生长，且细胞能渗透入材料内部。在动物体内实验中，实验组动物未表现排尿困难，尿道造影示尿道未见明显狭窄，组织学检测显示术后 1 个月 1～2 层上皮细胞覆盖修复部位，上皮细胞逐渐生长，无炎症反应，在术后 6 个月形成典型的尿路上皮细胞结构。因此可以得出，经拉伸处理后的静电纺丝丝素蛋白材料有良好的生物相性，可成为潜在的尿道重建材料。

尽管目前所制备的纳米纤维支架材料已取得了很大的发展，但目前无一材料能满足组织工程支架所有要求。因此根据支架的具体要求，将多种方法结合起来，才能制备出所需支架。具有复杂外形及

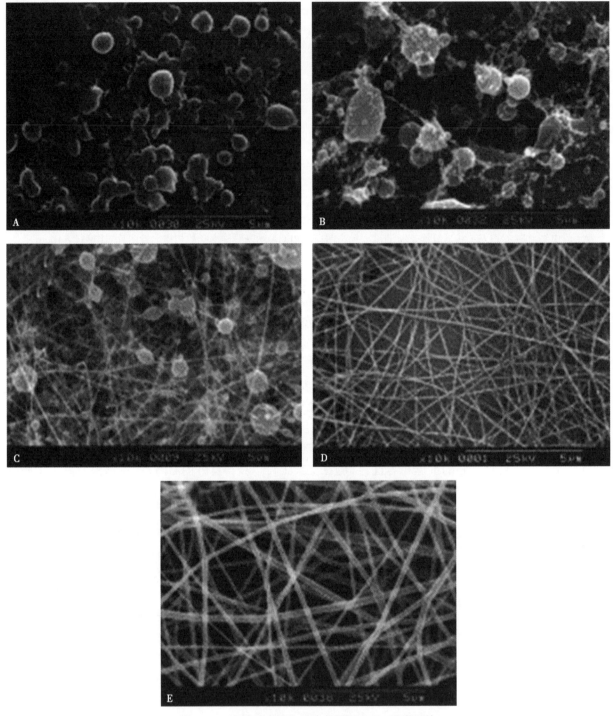

图 4-23 电纺丝素蛋白纳米纤维的 SEM 显微照片
丝素蛋白浓度为 A. 3%（m/v）、B. 6%（m/v）、C. 9%（m/v）、D. 12%（m/v）、E. 15%（m/v）。

其相连通的孔的三维支架材料是今后组织工程支架材料的研究方向，只有达到所需要求，组织工程支架才有望应用于组织和器官损伤的修复。

四、智能水凝胶

水凝胶是能显著溶胀于水但不溶解于水的一类亲水性高分子网络。根据对外界刺激的响应情况，水凝胶可分为传统水凝胶和智能水凝胶。所谓智能水凝胶就是能对外界环境（如温度、pH 值、电、光、磁场、特定生物分子等）微小的变化或刺激有显著应答的三维交联网络结构的聚合物。智能水凝胶能感知外界刺激的微小变化，并对某些特异的刺激发生敏感性响应。智能水凝胶是一类迅速发展的新型三维高分子材料，对于外界环境的变化能自动感知并能作出响应性的反应，在修复和改善缺损组织等领域表现出一系列传统材料所没有的突出性能，尤其是在组织工程方面表现出相当的优越性：低免疫原性，减少了炎症和排斥作用；具备生物可降解性；能真正在三维尺度上模拟细胞所处微环境，从而利于细胞黏附、生长、迁移及分化。基于该特性，智能水凝胶作为一种新兴材料被广泛应用于生物医药、组织工程、等相关领域，并表现出较好的生物特性，为智能水凝胶运用于骨组织等的再生和修复提供了新的思路。

Canter 等发现在大鼠骨缺损处植入添加转化生长因子 $\beta2$ 及骨形成发生蛋白 2 的异体骨 - 壳聚糖凝胶基质的成骨效果与自体移植的结果相似。研究发现明胶与壳聚糖聚合电解质复合支架处有人成骨细胞细胞黏附生长，并且表现出较强的骨传导性。近年来，有文献报道自组装多肽水凝胶应用与骨组织工程的支架材料的研究工作。通过对可注射自组装肽 KLD 水凝胶和无软骨细胞因子对软骨组织再生影响的考察，验证了自组装多肽 KLD 有助于骨组织修复。自组装短肽 RADA16-Ⅰ水凝胶也表现出良好的骨缺损修复能力，术后 28dX 线片揭示肽 RADA16-Ⅰ组中有新骨生成填充，而对照组中缺损部位清晰可见；其苏木精 - 伊红染色和 Masson 染色结果也表明肽 RADA16-Ⅰ能有效修复骨损伤，引导成骨细胞迁移到受损部位，促进其修复。研究表明，在自组装多肽 RADA16-Ⅰ的基础上构建的自组装多肽纳米纤维支架，可以促进细胞的增殖，且碱性磷酸酶表达呈强阳性，有明显的钙结节形成，为成骨细胞体外培养提供了良好的支架材料。Kim 等构建了一种新型 pH/ 温度敏感 smo-pcla-peg-pcla-smo 嵌段共聚物作为自体骨组织工程支架，将含有人骨髓间充质干细胞与重组人骨形态发生蛋白 2 的共聚物溶液分别注射至小鼠皮下，组织学研究显示，矿化组织形成和矿化组织中含有较高水平的碱性磷酸酶活性，说明异位成骨形成。因此，该 pH/ 温度敏感 smo-pcla-peg-pcla-smo 嵌段共聚物表现出潜在的可注射并且可用于骨组织工程学中。

近年来，多肽纳米纤维凝胶基质材料因其良好的生物相容性及无任何生物体毒性等特点，在神经组织工程中具有潜在的应用前景。Tysseling-Mattiace 等利用自组装亲性肽在体内形成超分子纳米纤维用来作为在脊髓损伤小鼠模型的治疗，体外培养的神经干细胞，促进神经轴突生长，研究表明这种多肽支架材料能够抑制胶质瘢痕形成有利于损伤脊髓组织的再生。Sun 等研究显示 KLD-12 水凝胶作为软骨细胞支架时能够自组装成纳米纤维，平均直径为 (13.7 ± 4.7) nm，长度为几百纳米，这种自组装纳米纤维支架为细胞存活和增殖提供了一个有利的体外微环境。

五、金属材料

生物医用金属材料是用于对生物体诊断、治疗、修复或替代其病损组织、器官或增进其功能的金属或合金材料，主要用于骨或牙等硬组织的修复和替代、心血管和软组织修复以及人工器官的制造（图 4-24）。随着生物技术的蓬勃发展和重大突破，生物医用金属材料及其制品产业将发展成为 21 世纪经济的一个支柱产业。

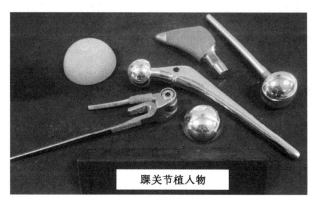

踝关节植入物

图 4-24 一组踝关节植入物

镁及其合金是一种潜在的医用可降解金属材料,具有良好的可降解性、生物相容性和机械性能。镁及其合金相对于传统医用金属材料的优点主要体现为:①镁与人体有良好的生物相容性;②镁具有很低的标准电极电位,在人体体液中生成的镁离子可被周围肌体组织吸收,然后通过体液排出体外,镁可以被人体完全降解,是一种难得的医用金属材料;③镁合金具有合适的物理力学性能(表4-3),镁合金的密度与人骨吻合,符合理想接骨板的要求;④镁合金成型性好,资源丰富,价格低。镁合金可以通过铸造、挤压、冲压、机械加工等多种方式获得需要的各种形状产品(图4-25)。

表4-3　常用医用金属植入材料与人体骨的基本力学性能数据

材料	密度 / (g/cm³)	弹性模量 /(GPa)	抗压强度 / (MPa)	断裂韧性 / (MN/m¹·⁵)
天然骨	1.8～2.1	3.1	130～180	3～6
镁	1.74～2.0	41～45	65～100	15～40
钛合金	4.4～4.5	110～117	758～1 117	55～115
钴铬合金	8.3～9.2	125～230	450～1 000	—
不锈钢	7.9～8.1	189～205	170～310	50～200
羟基磷灰石	3.1	73～117	600	0.7

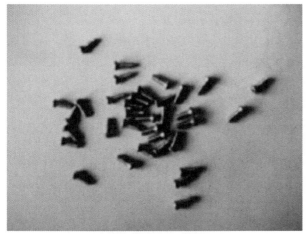
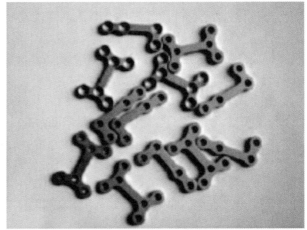
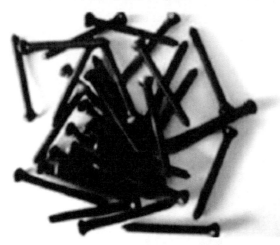
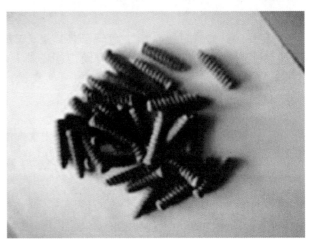

图4-25　可降解镁合金植入器件

镁及镁合金作为医用材料很早就应用于人体,20世纪初,研究者尝试将纯镁应用于肿瘤治疗领域。1900年,Payr采用高纯镁箭直接植入一位14岁患者下颌处的皮下血管瘤海绵组织内,术后8d触摸不到镁箭,大块的血管瘤海绵组织逐渐转变为小而细致的小瘤,治疗过程中未发生气体栓塞。在同一时期,镁及镁合金作为生物材料应用于骨修复与替换,但由于其在体内降解过快,使得植入部位聚集了大量气体,从而对生物体造成了不良影响。随着冶炼技术的不断发展,镁合金的耐蚀性能可以通过合金化进行调控,所以镁及镁合金作为新一代可降解植入材料再次引起了人们的关注。镁及其合金临床应用的最大突破是生物可吸收冠状动脉血管支架。镁及镁合金也可以应用于血管支架(图4-26),采用镁及镁合金制作的可降解血管内支架在人体内完成使命后会逐步降解消失,而不需要患者长期服药,会大大降低患者的痛苦和经济负担,临床试验研究,证实了可吸收镁支架在植入的近期和远期未见不良反应,表现优异。

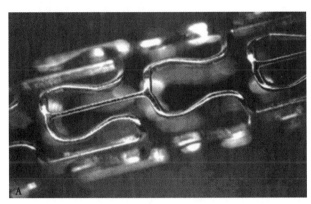
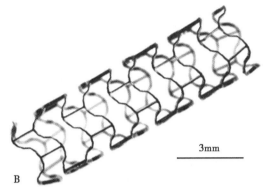

3mm

图4-26 Lekton 镁基冠状动脉支架

A. 非扩张状态;B. 扩张状态。

2003年德国BIOTRONIK公司生产出第一款基于WE43镁合金的全降解血管支架(absorbable metal stent,AMS),并于12月在比利时ST-Blasius医院首次植入人体。AMS在植入后几周或2~3个月内发生了降解,可减少再狭窄从而避免各种并发症的发生。至今,该镁合金血管支架经历了裸支架(AMS-1)到紫杉醇药物洗脱支架(DREAMS 1G)再到雷帕霉素药物洗脱支架(DREAMS 2G)不同阶段的发展,支架植入部位也从风险较小的下肢动脉发展到风险较高的冠状血管。2007年Erbel发表了德国Biotronik公司开发的AMS在63个患者的心脏冠状动脉植入的临床实验报告,证明了可降解镁合金临床应用的可行性。《柳叶刀》杂志也分别于2007年、2013年、2016年跟踪报道了其三代支架植入冠状动脉开展的临床实验结果。研究发现,镁合金支架可以安全植入人体心脏冠状动脉中,在植入期间患者没有因心脏病原因致死,也没有发现非致命心肌梗死现象,在植入4个月后,镁合金支架完全降解。BIOTRONIK公司的DREAMS 2G(Magmaris)支架已于2016年获CE认证。Magmaris镁合金支架的支架梁厚度为150μm,回弹为4.94%,支架最大截面尺寸为1.44mm。

镁及其合金的另一研究热点是其作为骨修复材料的临床应用。郑玉峰和Witte等人发表了镁合金在动物体内的骨植入实验结果,表明镁合金具有比可降解聚乳酸(PLLA)更优的生物相容性和生物降解性能,选用了4种镁合金AZ31、AZ91、WE43和LAE442,植入豚鼠股骨骨髓腔内。术后18周的结果显示,LAE442的降解速率最慢,截面损失约18%,镁合金周围的新生骨量远多于聚乳酸组,表现出良好的骨诱导性。Witte等研究者还将AZ91D镁合金Mg-9Al-1Zn加工制作成棒状多孔支架,植入兔子右膝,对照组(兔子自身骨)植入左膝,分别于3个月和6个月后取出,对比研究发现,骨组织直接包围在镁支架周围,成骨细胞数量可观,骨密度更高,植入后3个月到6个月期间,骨密度稍微增加。2013年,德国的Syntellix公司生产的MAGNEZIX®镁合金空心加压螺钉取得了欧洲CE认证,主要用于治疗手部、脚部骨折,以及骨折不愈合症等。MAGNEZIX®镁合金空心加压螺钉采用Mg-Y-RE-Zr合金(成分接近WE43),晶粒尺寸<5mm,屈服强度>250MPa,延伸率>10%。随后,该公司的髓内钉和皮质骨螺钉相继取得了CE认证。2015年,韩国U&I公司生产的K-MET螺钉(Mg-Ca合金)取得韩国药监局(KFDA)认证,批准应用于临床。其在手部骨折内固定临床观察显示,骨折愈合良好,螺钉可在6~18个月内完全降解。中国科学院金属研究所杨柯研究员认为AZ31镁合金是一种具有良好应用前景的新型生物可降解医用植入材料，并研究了 AZ31 镁合金作为生物医用材料的体内外生物降解行为，初步分析了其作为可降解生物医用材料的可行性。体内植入实验结果表明，AZ31 镁合金与动物不同组织接触，其降解速度会有所不同，在骨髓腔内的降解速度更快。植入 5 周时，镁合金已发生降解，20周降解更为明显。此外，还表现出了良好的血液相容性，涂层镁合金在不同培养时间测得的溶血率均低于 5%，未出现溶血现象，表明含硅涂层镁合金对血液中红细胞的损害作用较小，拥有良好的抗溶血性能（表 4-4）。

表 4-4　AZ31B 镁合金和涂层 AZ31B 镁合金在 PBS 溶液和 0.9% NaCl 溶液中浸泡不同时间后测得的溶血率

样品	溶液	溶血率 /%				
		0.5h	2h	3.5h	5h	6.5h
AZ31B	0.9% NaCl	50.7	92.17	88.2	96.3	99.6
涂层 AZ31B	0.9% NaCl	0.552	0.846	2.14	1.05	1.52
AZ31	PBS	5.2	3.55	15.6	0.972	22.6
涂层 AZ31B	PBS	0.15	0.223	0.78	0.859	0.594

　　此外，多孔镁作为一种可降解的生物材料可为细胞提供三维生长空间（图 4-27），有利于养料和代谢物的交换运输，可诱导细胞分化生长和血管长入。在材料降解吸收的过程中，种植的细胞会继续增殖生长，有望形成新的具有原来特定功能和形态的相应组织和器官，以达到修复创伤和重建功能的目的，因此，多孔镁可作为骨组织工程材料使用。在中国，除中国科学院金属研究所之外，上海交通大学、北京大学等单位也进行了大量的相关研究，并取得了可喜成果。其中，东莞宜安科技股份有限公司和大连大学附属中山医院等单位合作，将高纯 Mg 螺钉应用于股骨头坏死自体移植固定，已进行了上百例临床实验，表现出良好的生物相容性和合适的降解速率。我国研究学者虽然在可降解医用镁合金领域取得了世界公认的一流成果，但在临床应用与转化方面已经落后于德国和韩国，目前迫切需要加快国内镁合金临床转化进程。

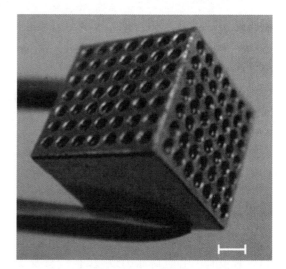

图 4-27　采用激光加工方法获得的多孔镁

　　最近几年中，有多个国家或地区的学者们相继发表了可降解镁基材料的研究报道，包括澳大利亚、美国、英国、德国、加拿大、土耳其、新西兰、瑞士、韩国、日本以及中国等。尽管体外实验、体内实验、临床实验已经证明了可降解镁合金应用于临床的可行性和安全性，但是，可降解镁合金依然还面临着以下挑战：①体外实验和体内实验存在较大差异，需要设计更加接近临床的实验模型；②临床实验是非随机性的，且包含的患者人数较少，病变情况相对简单；③植入时间较短，长期的安全性和有效性还有待进一步验证；④降解产物十分稳定，其代谢吸收途径和完全吸收周期还需要进一步研究；⑤不同研究者的实验设计及结果有较大差异，没有相对统一的标准；⑥降解周期内的力学性能、分子生物学响应机制等基础性问题有待进一步明确。上述问题的解决，对于推动医用镁及其合金的早日临床应用具有重要意义。此外，发展可降解吸收型镁基合金生物材料是今后生物医用金属材料的重要发展方向。镁基合金的降解速率以及合金元素的选择对于其应用有很大影响，发展降解速率可控的镁基合金生物材料可以更好地扩大其实际应用范围。由于镁基合金在生理环境下容易发生腐蚀降解，其降解产物在体内的毒性反应、代谢途径、降解时间与力学强度之间的关系，对于同时兼顾生物功能性和生物安全性的新型生物医用材料来说也是尤为重要的。

　　学者对临床在用的不锈钢、钛合金、钴铬合金等已经进行了广泛而深入的研究。钛及钛合金由于具有比强度高、生物相容性好、弹性模量接近与自然骨、耐腐蚀性好等优势，在生物医用金属材料领域受到重视，并已成为全球外科植入物及矫形医疗器械生产所需的主要原材料，是最常见的骨替代钛植入物。然而，使用钛合金植入物存在一个问题，就其所有的生物力学性而言，它们不如骨头灵活。这种差异常常导致人体内机械生物平衡遭到破坏。骨组织细胞由于植入物的材料较硬而不再承受植入物的负担而坏死。结果，植入物与骨头的机械接触消失，植入物开始松动，因而需要被替换下来。俄罗斯国家研究型工艺技术大学"莫斯科钢铁合金学院"发布消息称，该校研究人员与加拿大同行共同研制出了一种弹性与骨组织完全相同的形状记忆合金，它们由具有生物相容性的钛锆铌合金制成，由于其生物力学特性，该合金可以大大延长医用植入物的使用寿命。和以前的钛合金一样，钛锆铌合金对像人体这样腐蚀性的环境的作用十分稳定。加上其拥有的生物力学兼容性，使得该新型合金植入物变得更加坚固耐用。这种新的超弹性合金也可用于个性化医疗。俄研究人员已经具有了制造指定成分的粉末状的钛锆铌合金技术，借助目前 3D 打印技术，可制造出疏松度符合既定要求的金属植入物。钽、铌等其他医用金属材料已经应用于一些特殊的植入器械中。

六、其他生物材料

其他生物材料在组织工程领域也有着较大的应用潜力。如生物活性玻璃是玻璃经过微晶化制得的多晶固体，是一种新型人工合成的骨替代材料，除了具有以往骨替代材料共有的良好组织相容性以外，其最突出特点是成骨迅速，不仅可以和骨组织结合，还可以和软组织结合。有文献报道生物活性玻璃在治疗跟骨关节内骨折、加速骨折的愈合和防止创伤性关节炎方面有显著疗效，并且在治疗骨不连、骨缺损的修复方面是安全可靠、方便有效的。生物活性玻璃因其高生物活性，高生物相容性，以及能够促进新骨生成的能力，在过去的几十年里已经开发出多种商业产品比如固骼生、倍骼生、A-W 微晶玻璃、PerioGlas 等，其中倍骼生和 PerioGlas 专门应用于口腔颌骨及牙周骨组织缺损的修复再生（图 4-28）。2004 年已有生物玻璃制品投入欧洲市场，应用于头及颈部骨骼缺损的临床治疗。

尽管生物活性玻璃具有良好的生物相容性，在骨种植领域具有很好的应用前景，但其自身也存在不足，即其脆性大、机械强度不足，生物降解问题尚需长期研究等问题需要解决。纳米生物活性玻璃是一种主要通过溶胶 - 凝胶法制备出的纳米级生物活性材料，由大量纳米级球形生物活性玻璃颗粒堆积而成，颗粒的直径通常为 2～50nm，颗粒堆积形成大量的纳米孔隙，除了具有传统生物活性玻璃的性能，还具有高比表面积、高生物活性、高降解性的特点，近年来成为组织再生领域的研究热点之一。研究发现，纳米生物活性玻璃材料还具有比传统生物活性玻璃更优秀的成骨性能、载药性、力学性能和抗菌性等，并可复合其他材料和各类离子来提高材料的各项性能，因此其在口腔组织再生方面具有广阔的应用发展前景。纳米生物活性玻璃在口腔组织再生应用的研究还基本停留在体外和动物实验阶段，已证明其可促进颌骨和牙体硬组织的再生，但尚未见临床试验报道，仍缺少临床人体试验确认纳米生物活性玻璃临床成骨效果的实验。

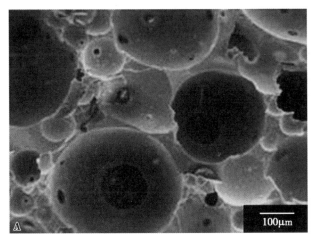
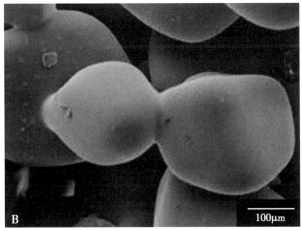

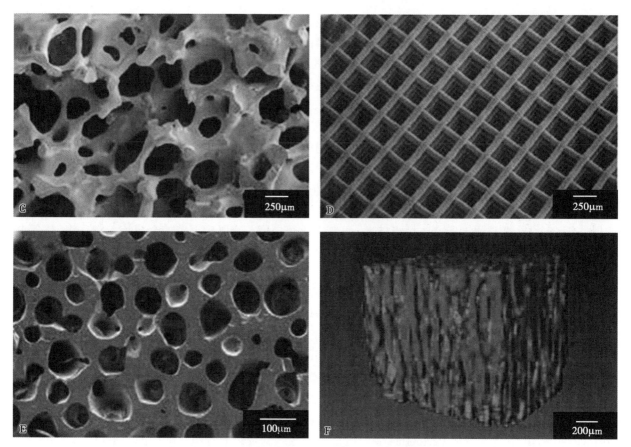

图 4-28 各种形态生物活性玻璃支架的微观结构

A．溶胶 - 凝胶；B．颗粒（微球）的热黏合（烧结）；C．通过聚合物泡沫复制技术制备的"小梁"微观结构；D．由 Robocasting 准备的网格状微观结构；E．通过单向冷冻悬浮液制备的取向微结构；F、E 中取向支架的 Micro-CT 扫描图像。

第三节 组织工程支架材料的常用制备技术

一、支架材料的常规造孔技术

除了探索使用生物材料的不同组分外，人们还着手研究生物材料的物理结构对组织修复效果的影响。实验结果表明，通过选择合适的结构参数，如孔隙率和通透性，可以促进组织的再生。生物材料支架的这些结构参数可在加工过程中得到控制。对于聚乳酸等油溶性的聚合物而言，常常采用盐析法，即在聚合物的溶液中加入食盐、蔗糖等水溶性的致孔剂，采用浸沾涂层的方法加工成支架，然后在蒸馏水中浸泡除去致孔剂，即得多孔支架。致孔剂的尺寸和含量决定材料支架的孔径和孔隙率。另外也可通过挤塑和相分离的方法加工油溶性聚合物支架。对于胶原、壳聚糖等水溶性的天然材料来说，常常采用冷冻干燥的方法来制备支架。将这些材料的溶液加入到模具中冷冻，使材料和溶剂发生相分离，再冷冻干燥，即得多孔支架。通过选择溶液的浓度和冷冻速度可控制支架的孔结构。通常情况下，溶液浓度越高支架孔径越小，冷冻温度越低支架孔径越小。

为了使材料能够达到需要的外形，可采用铸型方法，将溶液状态下的材料注入到特定的模具中，就可以得到需要的形状。

二、生物材料的3D打印技术

3D 打印技术可用于人体组织器官个性化快速成型，即通过对组织缺损部位的三维结构分析、优化设计，应用特殊的三 D 打印设备打印出组织工程支架。三 D 集成打印技术实现过程简单，具有快速、准确以及擅长制造复杂实体的优势，可以达到精确制造组织缺损替代物的目的。3D 打印技术是一项目前非常热门的技术。简单来说，该技术就是用特制的打印机打印出三维形状的生物材料。其中比较特殊的是，3D 打印机使用的墨水是生物材料，而需要移植生物材料的部位或者细胞培养皿则相当于打印纸。该技术的最大好处就是可以将细胞直接种植在材料内部，而不像常规那样，先做好支架，再移植细胞。前者可以大大加快组织或者器官的构建速度。3D 打印技术原理虽然简单，但需要调控的条件很多。现有困难在于打印速度较慢，且适合打印的生物材料也比较有限。

三、静电纺丝技术

静电纺丝是一种特殊的纤维制造工艺，聚合物溶液或熔体在强电场中进行喷射纺丝。在电场作用下，针头处的液滴会由球形变为圆锥形（即"泰勒锥"），并从圆锥尖端延展得到纤维细丝。这种方式可以生产出纳米级直径的聚合物细丝。近年来，静电纺丝技术在组织工程研究中得到越来越多的应用。将溶解在有机挥发溶剂里的材料带上电荷，然后在高压电场中喷出，在此过程中溶剂挥发，材料形成纤维，附着在高速旋转的接收装置上，调整不同的参数条件就能够形成不同尺寸（从微米到纳米）的纤维，从而能够制备出模拟天然细胞外基质的材料。通过这种方法，不仅可以制备纤维无序排列的纳米材料，而且还可以制备出纤维排列一致的材料，用于引导细胞的定向生长。

目前，天然的细胞外基质分子，例如胶原已经可以直接通过电纺丝技术形成纳米纤维，使得离天然的细胞外基质又更近了一些。而且通过混纺技术，可以把合成材料和天然的细胞外基质蛋白在纳米级别上整合，形成既具有良好生物相容性，又有很好机械强度的复合材料。

该技术的缺点在于形成的纤维材料非常致密，无法精确形成合适的孔径以供细胞生长，所以细胞只能在材料的表面生长，而不能在材料内部生长。

四、水凝胶技术

水凝胶指的是亲水的同源聚合物互相交联形成不可溶的大分子，这些大分子能够将水固定在材料中，从而形成凝胶样结构，例如胶原凝胶、藻酸盐凝胶及纤维蛋白凝胶等。由于它们的生化及物理特性易被操作，所以应用非常广泛。如果使用凝胶作为墨水，利用三 D 打印技术，就可以将细胞种植在凝胶内部。

此外，凝胶可以制备成对光敏感或对温度敏感的材料。温敏凝胶的潜在应用在于在细胞培养过程中保留细胞的微环境。当细胞被胰酶消化时，细胞之间及与细胞外基质的连接被酶所破坏，而利用温敏材料在常温下液化的原理，可以让细胞离开培养板而同时保留细胞外结构。科罗拉多大学的 Kristi Anseth 实验室制备了对光敏感的材料。先将液体材料注射到形状不规则的部位，然后用紫外线照射材料，形成水凝胶，从而实现把细胞或者活性分子固定在受损部位的目的。瑞士的生物材料学家 Hubbles 的实验室开发了一种对基质金属蛋白酶（MMP，由细胞分泌用于降解细胞外基质）敏感的材料。这样，随着细胞分泌 MMP，材料也逐渐降解，从而达到组织重建的目的。也有作者应用纤维蛋白 - 纤维结合蛋白 - 肝素凝胶作为骨形态发生蛋白的缓释体系，成功修复大鼠颅骨 8mm 的缺损。

五、脱细胞与去抗原技术

细胞外基质（ECM）是由细胞合成并分泌到细胞外间质中的大分子物质，主要由三类成分组成：结构蛋白：如胶原、弹性蛋白和基膜黏连蛋白等；多糖：如糖胺聚糖、蛋白聚糖、透明质酸和硫酸软骨素等；黏连蛋白：如纤黏连蛋白和层黏连蛋白等。此外还有一些脂质和生长因子等。许多动物组织器官和人体具有相似的细胞外基质成分和结构，通过脱细胞技术获得的细胞外基质（ECM）生物支架已被广泛应用于人体组织重建，如心脏膜瓣、皮肤、肌腱和硬脑膜等，其三维结构与体内细胞生长的天然环境接近，不仅可以起着支架材料的作用，而且包含多种生长因子，在组织修复和重建中有重要促进作用，并可以随着自体组织的修复逐渐降解吸收。目前已有脱细胞周围神经、脱细胞真皮基质、脱细胞心脏膜瓣和脱细胞小肠黏膜下层基质等多种用于组织修复的细胞外基质产品。

（任伊宾　杨立群　王　强　敖　强）

第五章

细胞微环境与组织工程相关生长因子

细胞微环境（cellular microenvironment）是指存在于细胞内及细胞周围，对细胞的生存、生长、迁移和分化等过程产生影响的所有结构和成分，包括细胞内环境和细胞外环境。细胞微环境主要是指细胞质基质（胞内）和细胞外基质（胞外）中影响细胞生长发育的生理生化因子及其中的液体成分，它们参与构成了细胞生存的介质。细胞微环境的正常与稳定是保持细胞正常增殖、分化、代谢和功能活动的重要条件，微环境成分的异常变化可使细胞发生病变。在多细胞生物体内，每个细胞必须与其周围的环境形成稳定的和紧密的相互影响、相互依存的关系。细胞与其周围的间质结构和其邻近的细胞可通过许多不同的方式和途径相互联系、相互调节与控制，形成网络化的社会关系。细胞分泌的多种调节因子（包括细胞因子、生长因子和激素等）对相邻细胞、细胞自身甚至远隔的细胞或组织进行调节，影响细胞的生存、发育、迁移、增殖、凋亡以及基因表达等多种环节或过程。

第一节　细胞微环境的内涵

一、细胞内环境的物质组成与功能

细胞内环境（intracellular environment）是指细胞质膜以内的所有原生质体物质，包括细胞质基质与所有细胞器，以及所有参与及影响细胞生理活动与生长发育的因子。真核细胞的细胞质在普通光学显微镜下，除细胞核外几乎看不到任何结构。但在电子显微镜下，则可见细胞内是由发达的膜相系统形成多个独立或相互联系的区室，即细胞器。细胞内的区室化（compartmentalization）是真核细胞结构与功能的主要特征之一，也体现了真核细胞结构与功能的适应性。细胞内的区室化使细胞内的各种复杂功能可以分区独立进行，如 DNA 复制在细胞核内进行，氧化磷酸化在线粒体内完成，蛋白质的合成在内质网上进行。这些过程分别、有序、高效、准确、灵活地进行，互不干扰，使细胞完成各自的功能。

电镜下观察显示，真核细胞内的原生质体实际上是一个拥挤的空间，里面充满了各种蛋白质、纤维网络（细胞骨架）、以及膜相结构的细胞器等。一般情况下，细胞器和蛋白复合体通过非共价键的形式固定于细胞骨架上保持稳定而不会自由漂移。在特定的空间内，细胞器之间、细胞器与基质、细胞器与细胞质膜之间，通常会有细胞通信等各种相互作用发生。

（一）细胞质基质

细胞质基质（cytoplasmic matrix）是指真核细胞质中除可以分辨的细胞器以外的胶状物质。也曾被称为细胞液（cell sap）、透明质（hyaloplasm）或胞质溶胶（cytosol）等。其中的主要成分为各种参与细胞中间代谢的反应物、酶类及其反应产物、细胞骨架（微管、微丝和中间丝）结构、糖原、脂滴等以及mRNA 等物质。

细胞质基质一般通过弱键（氢键、盐键等）的相互作用而形成一种高度有序的结构，其中的蛋白质和部分其他分子以凝聚状态或暂时的凝聚状态（不溶状态）存在，并与周围的水分子处于动态平衡状态中。当细胞外渗透压改变时，蛋白质和水分子之间由相互作用而形成的动态平衡受到破坏，进而引起水分子进入或流出细胞，影响细胞的代谢或细胞的存活。

（二）细胞器

细胞器（organelle）是指细胞中的具有一定形态结构、组成并执行特定功能的微器官。目前一般认为，动物细胞中的细胞器包括细胞核、线粒体、内质网、核糖核蛋白体、微管、高尔基体、溶酶体和微体等。

1. **细胞核（nucleus）**　有核膜包围，是遗传物质储存、复制和转录的场所。除核膜外，还包括基质、染色质和核仁。细胞核是细胞中最大的细胞器，在光镜下清晰可见，由核膜包绕，靠近细胞中央，染色较深。细胞核中包含多条（数量随各物种而不同）由 DNA 和组蛋白形成的染色体（chromosomes），染色体 DNA 中包含的遗传信息支配和指导所有细胞的活动。在细胞核内的小球样结构称为核仁（nucleolus），其功能是组装核糖体。

2. **线粒体（mitochondria）**　真核细胞中由双层高度特化的单位膜围成的细胞器，是细胞进行有氧呼吸的主要场所，主要功能是通过氧化磷酸化作用合成 ATP，为细胞各种生理活动提供能量，被喻为细胞的"动力工厂"。存在于细胞质基质中，一般呈短棒状、圆球状、线状及长椭圆形粒状。在电镜下，可见线粒体由双层膜包被，其内膜向内折叠成嵴（cristae）。在二层膜之间及中心腔内，为可溶性基质。线粒体拥有自身的遗传物质和遗传体系，但因其基因组大小有限，所以线粒体是一种半自主细胞器。

3. **内质网（endoplasmic reticulum，ER）**　存在于除哺乳动物成熟的红细胞外的各种真核细胞的细胞质基质中，由广泛分布的模型扁囊、小管或小泡链接形成的连续的网络结构构成。内质网可分为粗面内质网（rough surfaced endoplasmic reticulum）和滑面内质网（smooth surfaced endoplasmic reticulum）两种类型。粗面内质网为蛋白质合成的场所，其表面的小颗粒为核糖体（ribosomes）。滑面内质网的主要功能是参与脂质的合成等。

4. **高尔基体（golgi body；dictyosome）**　是由许多扁平的囊泡构成的以分泌为主要功能的细胞器，普遍存在于真核细胞中，位于真核细胞中近核部位，含有多种糖基化酶，负责将来自内质网的蛋白质进行加工和分选，以便分送到细胞不同部位或细胞外。高尔基体是由一叠扁圆形的泡囊（cisterna）所组成，囊的边缘通常有穿孔；在穿孔扩大时，外观类似网状结构。网状部分的外侧，可形成小泡（vesicle），当小泡从高尔基体脱离后，可游离到细胞基质中。动物细胞的高尔基体的主要功能是与细胞分泌物的形成有关，其本身没有合成蛋白质的功能，但可以进行蛋白质的加工和转运，因此被喻为"蛋白质的加工厂"。

5. **溶酶体（lysosomes）**　真核细胞中由一层单位膜包围而成的囊泡状结构，内含多种酸性水解酶，可分解内源性或外源性物质，是一种主要进行细胞内消化作用的膜性结构。在细胞质基质中形成的囊泡状结构，含有分解碳水化合物、脂质、蛋白质与核酸的酶。这些酶必须由膜包裹保留在溶酶体内，以避免其对细胞造成消化损伤。在自噬（autophagy）过程中，细胞利用溶酶体使细胞结构安全地循环，溶解和消化受损的细胞器或错误折叠的蛋白质，消化产物可以返回细胞质内重新利用。当溶酶体分解异物时，细胞被称为吞噬细胞（phagocytes）。在细胞自溶（autolysis）过程中，细胞也可利用溶酶体将自身消化分解。此过程为正常的生理过程，损伤、衰老或无用的细胞通过释放溶酶体酶进入自己的细胞质自我损毁。溶酶体分为初级溶酶体和次级溶酶体。前者只含酸性水解酶，而不含被消化物质（底物），属尚未进行消化活动的溶酶体。次级溶酶体为已经进行消化活动的溶酶体。内含溶酶体酶、消化底物和消化产物。根据所消化物质来源不同还可分为自噬溶酶体和异噬溶酶体。

6. **过氧化物酶体（peroxisomes）**　又称微体（micro body），是由一层单位膜包裹而成的，内含氧化酶，过氧化物酶和过氧化氢酶等的膜性细胞器。在结构和功能上类似于溶酶体，为含有过氧化物酶的模性小囊泡结构，能够分解进入细胞的有毒物质，如药物和乙醇等，但其最重要的功能是分解自由基。自由基是细胞代谢反应中产生的副产物，积累过多会杀伤细胞，必须被过氧化物酶体中和清除。

（三）细胞质基质中的互作与协调

细胞质中存在多种单层或双层膜结构的细胞器，各自具有独立结构、可行使独立的功能，通常彼此之间也存在着广泛的相互作用和功能协调。例如：①在内质网与高尔基体之间的互作协调：二者共同承担蛋白质的加工和分选工作，一方面 COPⅡ包被小泡将蛋白质先从内质网顺向运输送往高尔基体，然后再转运到其他细胞器或分泌到细胞外，在此过程中内质网和高尔基体膜不断丢失；另一方面，COPⅠ包被小泡将一些驻留蛋白从高尔基体反向运输送回内质网的途中，顺便补充了顺向运输时丢失的膜。假设没有反向的膜回补机制，内质网膜可能会被顺向运输逐渐耗尽。②细胞器与细胞骨架间的互作调节：在细胞有丝分裂过程中，细胞核膜解体、核仁消失，细胞质基质中的原有细胞骨架微管解聚，然后重新聚合组装成纺锤体微管，将染色体一分为二并拉向两极，接着细胞质一分为二，核膜重建并形成两个新的子细胞。此外，细胞质基质中的大分子物质通常与细胞器以弱键形式结合在细胞骨架上，当大分子需要运动时，则利用水解 ATP 释放的能量沿微管移动。③细胞器与细胞膜之间的互作与平衡：在细胞通过胞吞和胞吐作用不断进行细胞质膜更替的过程中，还可能与细胞器或运输小泡之间进行膜替换，如高尔基体对分泌蛋白加工和分选后，可以进入其他细胞器行使功能，也可被排出胞外（如胶原纤维的组装），当以膜泡形式排出胞外时，高尔基体膜即可融入质膜，成为细胞质膜的补充新膜部分。由此作用，使细胞在进行胞吞作用损失的细胞膜可因胞吐作用而得到补充。此外，细胞质基质中的细胞骨架（微管及微丝）也可通过膜整合蛋白与胞外基质发生互作，如整联蛋白（一种膜整合蛋白）既连接着细胞骨架也连接着细胞外基质，这种双边黏着（dual attachment）作用有利于细胞与其环境间的物质和信息传递。整联蛋白属于钙、镁离子依赖性的细胞黏着分子，普遍存在于脊椎动物细胞表面，通过与细胞内骨架蛋白和细胞外基质间的黏着作用介导细胞与其环境间的物质及信息整合。另外，生长因子受体与整联蛋白类似，可介导胞内、外蛋白质间的互作，在确保细胞定位于适当的位置，调节细胞的生长、增殖和机体发育方面具有重要作用。

二、细胞外环境的物质组成及其功能

细胞外环境（extracellular environment）是指细胞质膜以外的物质环境，为细胞生存或生活的空间，也就是一般所称的机体内环境，包括细胞膜以外而仍在机体以内的所有成分，如血浆、淋巴、组织液和脑脊液等，以及溶解于其中的细胞分泌与代谢产生的可影响细胞功能的各种产物、离子、蛋白、激素、细胞因子和生长因子等，也称为细胞外基质（extracellular matrix，ECM），它们共同构成机体内细胞生活的直接环境，是沟通细胞和外界环境的媒介。

由于细胞外液深居于身体内部，所以也叫做内环境，用来区别于机体赖以生存的外环境。细胞的生存及其功能的发挥与其微环境的正常和稳定关系非常密切，微环境的调节是通过细胞与细胞及细胞与环境之间的相互作用来实现的。在多细胞生物体内，相似的细胞群组成一定的组织和器官。细胞与相邻细胞之间、细胞与细胞外环境间的相互作用构成了完整的生命活动体系，从而使机体构成一个有机的统一体，相互协调完成各种功能。而机体又可为全身的细胞提供生存、发育、迁移、增殖等提供适宜的微环境。

（一）周围细胞

1. 细胞的社会性　在多细胞生物体内，每个细胞都处在其他多种细胞的包围之中，这些周围细胞既包括同类的细胞，也包括异类的细胞（例如相邻的组织细胞、间质细胞、成纤维细胞、淋巴细胞和血液细胞等）。多细胞生物体中的细胞与细胞或细胞外基质之间所形成的相互作用、相互协调的依存关系称为细胞的社会性。细胞通过多种途径与相邻的细胞建立起结构、物质及信息等多种形式的联系，细胞与细胞之间必须相互依存，任何孤立的细胞都将难以生存和繁殖。

2. 细胞间的作用方式　包括细胞识别、细胞黏着、细胞连接和细胞通信。

（1）细胞识别（cell recognition）：是指多细胞生物体内的一种细胞对同种或异种细胞、同源或异源细胞的认识和鉴别。细胞识别系统的基本特征是具有选择性或特异性。其机制是细胞通过其表面受体或配体与其他细胞表面配体或受体的选择性相互作用，从而导致细胞内一系列生理生化反应的信号传递。例如血液中的白细胞虽然能吞噬或杀死体外侵入的细菌或细胞等异物，但却能和自体的细胞和平共处。

（2）细胞黏着（cell adhesion）：在细胞识别的基础上，同类细胞之间发生聚集形成细胞团或组织的过程称为细胞黏着（cell adhesion）。细胞黏着对于胚胎发育和成体的正常结构的形成及其功能的协调具有重要作用。在胚胎发育过程中，由于细胞间黏着程度的不同，决定了细胞在内、中、外三胚层的分布和结构形成。在器官形成的过程中，通过细胞黏着机制，可使具有相同表面特性的细胞聚集在一起形成器官。

（3）细胞连接（cell junction）：在多细胞生物体内，相邻的细胞之间可以通过细胞膜的各种结构，形成一种密切相关，彼此协调一致的统一体，称为细胞连接（cell junction）。细胞连接是多细胞有机体中，相邻细胞之间通过细胞膜之间的各种结构相互联系、进行物质和信息交换，进而协调一致来完成一定功能作用的重要组织方式，对维持组织的完整性具有非常重要的意义。细胞连接在结构上一般包括质膜下、质膜及质膜外细胞间三个部分，在功能上有封闭、黏着和通信等作用。

细胞识别和细胞黏着是细胞连接的基础和起始，细胞连接是细胞黏着的延续和发展。从时间方面看，黏着在先，连接在后。从结构方面看，细胞黏着过程涉及的分子较少、范围局限、结构较简单；而细胞连接过程涉及的分子较多、范围较广、结构较复杂，结合的紧密程度高。

关于细胞间连接方式的详细内容请参见《细胞生物学》等相关教材或专著。

（二）细胞间质及其中的液体成分

细胞与细胞之间存在的物质称为细胞间质（intercellular substance）。细胞间质是由细胞产生并分泌到细胞外的不具有细胞形态和结构的物质，它包括纤维、基质和流体物质（包括组织液、淋巴液、血浆等）。人体及其他多细胞生物体内的细胞都浸润在细胞间质的液体环境中。细胞间质与细胞一起共同构成组织。细胞间质通常对细胞起支持、保护、连结和营养的作用，参与构成细胞生存的微环境（microenvironment）。

1. 纤维　细胞间质中的纤维包括三种：胶原纤维、弹性纤维和网状纤维。它们对细胞具有支持、联络、保护并使组织器官具有承受压力及损伤修复等重要功能。

（1）胶原纤维（collagenous fiber）：是以胶原蛋白为主构成的纤维样组合物，氨基酸组成主要包括甘氨酸、脯氨酸和羟脯氨酸等。胶原纤维是人体内分布最广泛，含量最多的一种纤维，广泛分布于各脏器内，在皮肤、巩膜和肌腱中含量最为丰富。在组织切片的 HE 染色中呈嗜酸性，染成红色，粗细不等，直径 $0.5\sim10\mu m$，呈波浪形，并有分支交织成网。胶原纤维的生化成分为 I 型胶原蛋白。

胶原蛋白（collagen）的基本结构单位为原胶原（tropocollagen）。原胶原是由三条 α- 肽链组成的纤维状蛋白质，相互缠绕成三股螺旋状构型，长 300nm，直径 1.5nm（图 5-1）。胶原蛋白由成纤维细胞分泌，在细胞外聚合成胶原原纤维，再经黏合而成胶原纤维。

胶原蛋白常见类型有 I 型、II 型、III 型、V 型和 XI 型。不同类型的胶原具有截然不同的形态和功能。例如骨和牙的坚硬结构，主要是由于含有胶原蛋白和无机钙、磷形成的聚合

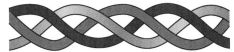

图 5-1　胶原蛋白的三维结构示意图

物，并聚集成特殊的凝结物所致。大多数胶原蛋白具有一定的柔韧性，形成的胶原纤维具有较强的抗张力作用。

（2）弹性纤维（elastic fiber）：是由弹性蛋白构成的一种纤维，又称黄纤维。体内含量较胶原纤维少，但分布较广。新鲜状态下呈黄色，在组织切片的 HE 染色中着色淡红，不易与胶原纤维相区别，可用醛复红将弹性纤维染成紫色，弹性纤维在疏松结缔组织中略呈黄色，折光性较强，富于弹性。

弹性蛋白是弹力纤维的主要成分，富含甘氨酸和脯氨酸（与胶原类似）。但与胶原的不同点是：弹性蛋白的羟基化程度不高，无羟赖氨酸存在。弹性蛋白分子间通过赖氨酸残基形成共价键而相互交联，它们形成的交联网络可以通过构型的变化产生弹性（图 5-2）。

一般在弹性蛋白的外围包绕着一层由微原纤维构成的外壳。微原纤维是由结构糖蛋白构成的。其中的一种较大的结构糖蛋白是原纤维蛋白（fibrillin），它是保持弹性纤维的完整性所必需的。弹性组织在发育过程中，糖蛋白微原纤维最先出现，然后弹性蛋白出现。前者可能为后者附着的框架，对于弹性蛋白分子组装成弹性纤维具有组织作用。老年组织中弹性蛋白生成减少，降解增强，以致组织弹性降低。

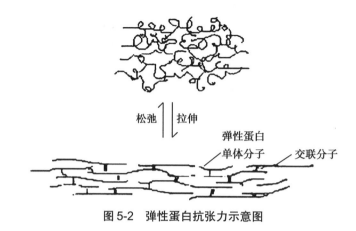

图 5-2　弹性蛋白抗张力示意图

（3）网状纤维（reticular fiber）：是由胶原蛋白构成的纤维结构，直径为 0.2～0.5μm，分支吻合连接成网状。在疏松结缔组织中含量较少，纤维较细，多分支，彼此交织成网状结构。用浸银法可将网状纤维染成黑色，故又称嗜银纤维（argyrophilic fiber）。电镜下观察，网状纤维具有等间距的横纹样结构，和胶原纤维相似。网状纤维的嗜银性是由于包在原纤维上的糖蛋白所致。

2. 基质　即细胞外基质（extracellular matrix，ECM），是由动物细胞合成并分泌到胞外、分布在细胞表面或细胞之间的大分子，主要包括一些多糖和蛋白，或蛋白聚糖。这些物质构成了复杂的网架结构，支持并连接组织结构、调节组织的发生及细胞的生理活动。细胞外基质是组织的一部分，不属于任何细胞。它决定结缔组织的特性，对于动物组织的细胞具有重要作用。

ECM 的功能并不仅限于包裹细胞，它是细胞完成若干生理功能必需依赖的物质。已知细胞的形态、运动及分化均与 ECM 有关。ECM 能结合许多生长因子和激素，为细胞提供众多调节信号，调节细胞功能。当生理条件变化时，某些已结合的生长因子与激素被迅速释放出来，无需从头合成，因此可以迅速便捷地激活细胞功能。在急、慢性感染性炎症时，ECM 的生化成分可能会发生改变。

细胞外基质的组成可分为三大类：①蛋白聚糖（proteoglycan），由糖胺聚糖（glycosaminoglycans）和核心蛋白共价连接而组成，能够形成水性的胶状物，在这种胶状物中包埋有许多其他的基质成分；②结构蛋白（structural protein），如胶原蛋白和弹性蛋白，赋予细胞外基质一定的强度和韧性；③黏着蛋白（adhesion protein），如纤黏连蛋白和层黏连蛋白，可促使细胞同细胞外基质结合。

（1）糖氨聚糖和蛋白聚糖

1）糖胺聚糖（glycosaminoglycan，GAG）：曾称氨基聚糖，是由许多重复的二糖单位构成的无分枝长链多糖。其二糖单位通常是由氨基己糖（氨基葡萄糖或氨基半乳糖）和糖醛酸组成。但在硫酸角质素中的糖醛酸可由半乳糖代替。糖胺聚糖按其组成糖基、连接方式、硫酸化程度以及位置不同可以分为六种，即：透明质酸、硫酸软骨素、硫酸皮肤素、硫酸乙酰肝素、肝素、硫酸角质素。①透明质酸（hyaluronic acid，HA）是唯一的一种不发生硫酸化的糖胺聚糖，其糖链长度长于其他糖胺聚糖。糖胺聚糖通常由 300 个以下的单糖基组成，而 HA 则可含有 10 万个糖基。在溶液中 HA 分子常为无规卷曲状态。如果加外力使其伸长，其分子长度可达 20μm。HA 整个分子全部由葡萄糖醛酸及乙酰氨基葡萄糖二糖单位重复排列而成。由于 HA 的分子表面有大量带负电荷的亲水性基团，能够结合大量水分子，因而即使浓度很低也可形成黏稠的胶体，占据很大的空间，产生膨压。HA 虽不能与蛋白质分子共价结合，但可与许多种蛋白聚糖的核心蛋白质和连接蛋白质借助于非共价键结合而参与蛋白聚糖多聚体的构成，此种形式多见于软骨基质中。除 HA 及肝素以外，其他几种糖氨聚糖均不游离存在，常与核心蛋白质共价结合而构成蛋白聚糖（图 5-3）。②硫酸软骨素（chondroitin sulfate，CS）是一类硫酸化的糖胺聚糖，通过共价键连接在蛋白质上形成蛋白聚糖。硫酸软骨素多存在于人和动物结缔组织中，一般主要分布于软骨、骨、肌腱、肌膜和血管壁中。糖链通常由交替的葡萄糖醛酸和 N- 乙酰半乳糖胺（又称 N- 乙酰氨基半乳糖）二糖单位组成，相对分子质量一般为 25 000～30 000。依据其分子结构中的糖醛酸种类和氨基己糖上硫酸酯位置的差异，可以分为硫酸软骨素 A（CS-A）、硫酸软骨素 C（CS-C）、硫酸软骨素 D(CS-D)、硫酸软骨素 E(CS-E)等。硫酸软骨素在生物体内发挥着多种重要的生理功能。如减少关节疼痛、改善关节功能；调节机体免疫，促进淋巴细胞增殖；缓解凝血和血栓形成等。③硫酸皮肤素(dermatan sulfate, DS)与硫酸软骨素的不同之处是二糖重复单位中的糖醛酸以艾杜糖醛酸(iduronic acid, IdUA)为主，并含有一定数量的 D-GlcUA。分子中糖苷键的位置和构型与硫酸软骨素相同，多糖链的平均分子量约为 20 000～50 000。硫酸皮肤素常见于皮肤、血管和心瓣膜。④肝素和硫酸乙酰肝素：肝素(heparin, H)的二糖重复单位通常由葡糖胺(GlcN)和 GlcUA 或 IdUA 组成。与其他糖胺聚糖的不同之处是肝素的糖苷键为 α-1, 4- 糖苷键。绝大部分 GlcN 都含有硫酰胺键，少量含有 N- 乙酰胺键。GlcN 的 C-6 与 C-3 以及糖醛酸的 C-2 均可含有 O- 硫酸基。生物活性最高的肝素中每 1 个二糖重复单位平均含硫酸基 2.5 个。肝素是肥大细胞内的一种成分，具有抗凝血和脂类廓清等作用。硫酸乙酰肝素(heparan sulfate, HS)与肝素的二糖重复单位很相似，只是含 N- 乙酰基较多，而 N- 硫酸基较少，含 O- 硫酸基也少于肝素。硫酸乙酰肝素是细胞外的成分，可从血管壁、淀粉样组织和脑组织中分离出来，为细胞表面不可缺少的物质。⑤硫酸角质素(keratan sulfate, KS)：二糖重复单位是由 GlcNAc 和 Gal 组成的，不含糖醛酸；此外，通常还含有甘露糖、岩藻糖、唾液酸和 GalNAc；所含的硫酸量各不相同，一般以硫酸酯的形式存在于二糖重复单位的 C-6 位置上。硫酸角质素有两种类型，Ⅰ型可从角膜中分离出来，以 GlcNAc- 天冬酰胺键的形式与蛋白质相结合；Ⅱ型可从软骨中分离出来，GalNAc 与蛋白质分子中的丝氨酸或苏氨酸残基以 O- 糖苷键相连接。骨骼硫酸角质素常与硫酸软骨素共连接于同一蛋白质上。

2）核心蛋白(core protein)：同糖胺聚糖链以共价键结合的蛋白质称为核心蛋白。核心蛋白质中的丝氨酸残基(常有 Ser-Gly-X-Gly 序列)可以在高尔基复合体内装配上糖胺聚糖(GAG)链。其糖基化的过程常通过逐个转移糖基首先合成由四糖组成的连接桥(Xyl-Gal-Gal-GlcUA)，随后再延长其糖链，并对所合成的重复二糖单位进行硫酸化和差向异构化修饰。一个核心蛋白质分子上一般可以连接 1～100 个 GAG 链。与一个核心蛋白质分子相连的多个 GAG 链可以是相同的也可以是不同的。

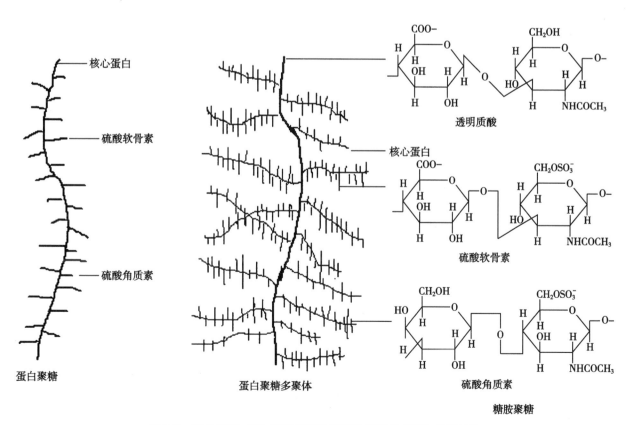

图 5-3　蛋白聚糖、蛋白聚糖多聚体及糖胺聚糖的关系与分子结构

（2）结构蛋白（Structural protein）：主要包括胶原蛋白/弹性蛋白和蛋白多糖，赋予细胞外基质（和动物结缔组织）一定的强度和韧性，借助该三种成分使细胞黏合连接形成组织和器官。结构蛋白不仅有维持细胞形态、机械支持和负重的功能，而且在防御、保护、营养和修复方面也发挥作用。

（3）黏着蛋白（adhesion protein）：也称为纤维连接蛋白或纤黏蛋白。如纤黏连蛋白和层黏连蛋白，它们可促使细胞同基质结合。

1）纤黏连蛋白（fibronectin，FN）：是一种分子量较大的糖蛋白，分子含糖约 4.5%～9.5%，存在于所有的脊椎动物，糖链结构可依组织细胞来源及分化状态而异。FN 可将细胞连接到细胞外基质上（图 5-4）。

每条 FN 肽链约含氨基酸残基 2 450 个，整个肽链通常可由三种类型（Ⅰ、Ⅱ、Ⅲ）的模块（module）重复排列构成。具有 5～7 个有特定功能的结构域，并通过对蛋白酶敏感的肽段连接。这些结构域中有些可以与其他 ECM（如胶原、蛋白聚糖）相结合，使细胞外基质形成网络结构。有些可以与细胞表面的受体结合，使细胞附着于 ECM 上。

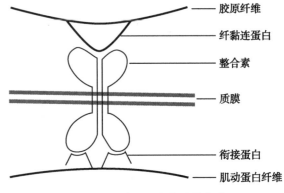

图 5-4　纤黏连蛋白的连接方式

FN 肽链中的某些短肽序列可作为细胞表面的各种 FN 受体识别与结合的最小结构单位。例如，在肽链中央与细胞相结合的模块中，存在 RGD（Arg-Gly-Asp）序列，作为与细胞表面某些整合素受体识别及结合的部位。化学合成的 RGD 三肽则能抑制细胞在 FN 基质上黏附。

细胞表面和细胞外基质中的 FN 分子之间通过二硫键相互交联，组装成纤维结构。FN 与胶原不同，不能自发组装成纤维，而是在细胞表面受体的指导下进行的，只存在于某些细胞（如成纤维细胞）的表面。在转化细胞和肿瘤细胞表面，FN 受体异常可导致 FN 纤维减少或缺失。

2）层黏连蛋白（laminin，LN）：也是一种大型的糖蛋白，可与Ⅳ型胶原共同构成基膜，是在胚胎发育过程中出现最早的细胞外基质成分。LN 分子是由一条重链（α）和二条轻链（β、γ）借二硫键交联形成的，外形呈不对称的十字形，三条短臂各由三条肽链的 N 端序列构成。每一条短臂包括二个球区和二个短杆区，长臂亦由杆区及球区构成。LN 分子中可存在 8 个以上的细胞结合的位点。例如，在长臂靠近球区的链上有 IKVAV 五肽序列可与神经细胞结合，并促进神经细胞生长。鼠的 LNα1 链上的 RGD 序列，可与 αvβ3 整合素相结合（图 5-5）。

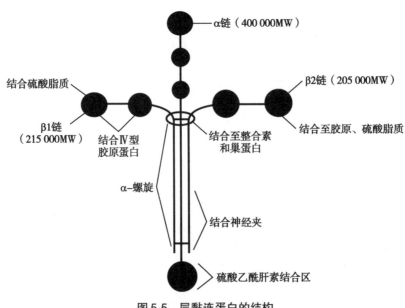

图 5-5　层黏连蛋白的结构

现已发现 7 种 LN 分子，共 8 种亚单位（$\alpha 1$, $\alpha 2$, $\alpha 3$, $\beta 1$, $\beta 2$, $\beta 3$, $\gamma 1$, $\gamma 2$），与 FN 不同的是，这 8 种亚单位分别由 8 个结构基因编码。LN 为一种含糖量很高（占 15%～28%）的糖蛋白，具有 50 条左右的 N连接糖链，是迄今所知的糖链结构最复杂的糖蛋白。并且 LN 的多种受体是针对其糖链结构进行识别与结合的。

基膜是上皮细胞下方一层柔软的特化的膜状细胞外基质，存在于肌肉、脂肪和施万细胞（schwann cell）的周围。它不仅可起到保护和过滤作用，还决定细胞的极性，并影响细胞的代谢、存活、迁移、增殖和分化。基膜中除 LN 和Ⅳ型胶原外，还含有 entactin（巢蛋白）、perlecan（基底膜聚糖）、decorin（饰胶蛋白聚糖）等多种蛋白。其中 LN 与 entactin[or nidogen（巢蛋白）]形成 1:1 紧密结合的复合物，并通过 nidogen 与Ⅳ型胶原结合。

（三）细胞间质中的流体物质及其中的溶解物

细胞间质中除纤维成分和蛋白多糖等胶体状基质成分外，还含有一些流体成分，即组织间液（简称组织液或细胞间液）。存在于组织间隙中的体液，与细胞直接接触，是细胞生活的微环境，为血液与组织细胞间进行物质交换的媒介。绝大部分组织液呈凝胶状态，不能在体内自由流动，因此不会因重力作用流到身体的低垂部位；也不能用注射针头从组织间隙中将组织液抽出。但凝胶中的水分及溶解于其中的溶质分子的扩散交流运动并不受凝胶状态的阻碍，仍可与血液和细胞内液进行适当的物质交换。

1. 组织液的生成及原理　组织液是由血浆在毛细血管动脉端滤过管壁而生成的，在毛细血管静脉端，大部分水分又透过管壁重吸收回血液。在毛细血管的滤过过程中，血浆中的水及其他小分子物质均可透过毛细血管壁进入细胞间隙，而大分子如蛋白质则不可透过毛细血管壁而进入，因此血液与组织液之间的物质交换的内容主要是水和小分子物质。

（1）有效滤过压：毛细血管滤过的动力称为有效率过压。

有效滤过压 =（毛细血管血压 + 组织液胶体渗透压）-（血浆胶体渗透压 + 组织液静水压）

（2）影响组织液生成的因素：①有效滤过压：是血液经毛细血管壁滤过生成组织液的主要动力。由于近微动脉端毛细血管内血压高于近微静脉端毛细血管的血压，因此毛细血管动脉端有组织液滤出，而静脉端则有组织液被重吸收。②毛细血管通透性：即毛细血管壁允许通过的分子大小，如毛细血管壁通透性增高，允许透过的分子量增大，分子数量增多，使组织液胶体渗透压升高，血浆胶体渗透压降低，可增加组织液的生成量。③静脉和淋巴回流：大量的组织液经毛细血管静脉端重吸收，少量组织液进入毛细淋巴管，形成淋巴液。

2. 组织液中的溶解成分　组织液即细胞外液，是动物体的内环境或称细胞的微环境，它的成分非常复杂。其中主要成分：①水；②气体，最重要的是氧和二氧化碳；③各种无机离子，其中钠离子（Na^+）、氯离子（Cl^-）、钾离子（K^+）、钙离子（Ca^{2+}）、碳酸氢根（HCO_3^-）和磷酸根（PO_4^{3-}）含量较多；④有机化合物，包括食物消化吸收后入血，再进入细胞外液的葡萄糖、氨基酸、脂类物质和多种维生素；⑤由细胞合成并分泌到细胞间的物质：如激素，细胞因子、生长因子等小分子多肽或蛋白。激素是由内分泌器官或组织分泌的，经血液循环运送到靶组织或靶细胞周围；细胞因子或生长因子等是由非内分泌细胞合成并分泌出来，通常以自分泌或旁分泌的方式，进入细胞间液，对邻近的细胞或自身细胞的生长发育或分化代谢起调节作用；⑥细胞代谢的废物：在动物体内，最主要的是蛋白质和核酸代谢的产物，多为含氮的物质，如氨、尿素、尿酸等，具有一定毒性，需要及时排出，以免细胞受到损害。在正常状况下，这类物质的含量都只能在一个很小的范围内变动。

3. 组织液（细胞外液）的功能作用　组织液大量存在于人体及动植物体内，是普通细胞直接生活的液体环境，可与细胞进行物质交换，是细胞代谢的必要条件。此外，组织液还可对细胞产生缓冲和保护作用。

（1）维持和调节体液平衡：①水平衡：细胞间液是血液与周围组织细胞进行物质交换的媒介，在水的平衡中起重要作用。细胞间液可分为功能性细胞间液和非功能性细胞间液。功能性细胞间液是指能迅速和血管内的液体或细胞内液进行交换，维持体液平衡的那部分液体。非功能性细胞间液构成第三间隙，如脑脊液、关节液及消化道分泌液等，在维持正常情况下体内体液平衡上所起的作用很小。但在病理情况下会导致体液失衡。②电解质平衡：电解质在细胞内、外液中的分布明显不同，细胞内液阳离子以钾离子（K^+）为主，阴离子有蛋白质、磷酸氢根离子（HPO_4^{2-}）等；细胞外液阳离子以钠离子（Na^+）为主，阴离子有氯离子（Cl^-）和碳酸氢根离子（HCO_3^-）等。例如钠和钾的调节，钠离子（Na^+）由于细胞膜上的 Na^+-K^+ 泵作用，不断地将进入细胞内的 Na^+ 排出，同时使 K^+ 进入细胞内，因而 Na^+ 一般主要存在于细胞外液，在维持细胞外液的渗透压和容量中起决定作用。Na^+ 丢失，细胞外液容量将缩小；而 Na^+ 潴留，细胞外液容量则扩大，引起组织水肿。其他如 Ca^{2+}、Mg^{2+}、Cl^-、HCO_3^- 等的调节也是通过细胞膜上的相应的转运载体的主动转运而进行的。③渗透压平衡：渗透压是指溶质在水中所产生的吸水能力（或张力）。细胞内、外水的流动，基本上是由细胞膜内、外渗透压的差异决定的。膜外 Na^+ 浓度下降，即渗透压低时，水进入细胞，引起细胞内水肿；反之，膜外 Na^+ 浓度增高，即渗透压高，水渗出细胞外，造成细胞内脱水。④酸碱平衡：人体在代谢过程中，既产酸又产碱，使体液中的 pH 值经常发生变化，但机体能通过体液的缓冲系统、肺的呼吸以及肾的调节作用，使血液 pH 值仅在小范围内变动，保持血液的 pH 值在 7.35～7.45 之间。细胞间液在细胞内外和血液内外的酸碱平衡起到重要的中介和调节的作用。

（2）代谢调节及信号转导：许多细胞（免疫细胞或非免疫细胞）可以合成并分泌细胞因子或生长因子，通过自分泌、旁分泌或内分泌的方式进入细胞间液，再通过细胞表面的特异性受体而将免疫调节、生长、分化、迁移、凋亡等信息传递到细胞内，引起细胞或组织的一系列生理生化改变和功能行为的改变。

（3）营养作用：细胞间液含有的来源于血液的脂类、氨基酸、葡萄糖、核苷酸、维生素等，可被细胞摄取，作为细胞内生物合成的原料，因此细胞间液在细胞的营养中起到重要的中介作用。

第二节　细胞间的信号分子

生物体内的信号分子是指体内的某些化学分子，它们既不是营养物质，又不是结构物质或能源物质，也不是酶，其主要功能是在细胞间和细胞内传递信息。细胞间的信号分子常见的有：激素、神经递质、生长因子等。细胞内的信号分子是指当细胞外信号分子与细胞膜上的受体结合后发生反应而产生的新的信号分子，这类信号分子包括与受体偶联的大 G 蛋白、受体酪氨酸激酶 - 小 G 蛋白等。本节主要讨论细胞间信息分子的种类及作用特点。

一、化学信号分子的内涵及分类

（一）化学信号分子的内涵

（1）生物细胞能够接受的信号既可以是物理信号（光、热、电流），也可以是化学信号，但是在有机体细胞间的通信中最广泛的信号是化学信号。

（2）化学信号分子的主要功能是细胞间和细胞内传递信息，有许多种类，如激素、神经递质、细胞因子、生长因子和局部介质等。从化学结构看，细胞信号分子包括：短肽、蛋白质、气体分子[一氧化氮（NO）、一氧化碳（CO）]以及氨基酸、核苷酸、脂类和胆固醇衍生物等。

（二）细胞间化学信号分子的分类

（1）按产生和作用方式，可分为内分泌激素、神经递质、局部化学介导因子和气体分子等四类。

（2）按溶解性特点，又可以分为脂溶性和水溶性两类。脂溶性信号分子，如甾类激素和甲状腺素，可直接穿膜进入靶细胞，与胞内受体结合形成激素 - 受体复合物，调节基因表达。水溶性信号分子，如神经递质、细胞因子和水溶性激素，不能穿过靶细胞膜，只能与细胞膜受体结合，经信号转换机制，通过胞内信使（如 cAMP）或激活膜受体的激酶活性（如受体酪氨酸激酶），引起细胞的应答反应。所以这类细胞外（间）信号分子又称为第一信使（primary messenger），而 cAMP 这样的胞内信号分子被称为第二信使（secondary messenger）。目前公认的第二信使有 cAMP、cGMP、三磷酸肌醇（IP3）和二酰基甘油（DG），而 Ca^{2+} 被称为第三信使，是因为 Ca^{2+} 的释放有赖于第二信使的作用。第二信使的作用是对胞外信号起转换和放大的作用。

二、细胞间化学分子的种类简介

在细胞间质液的溶解物中,有许多细胞信号分子。按作用功能分类,可分为如下几类:

(一)激素(hormone)

激素是由高度分化的内分泌细胞构成的内分泌腺(如肾上腺、睾丸、卵巢、胰腺、甲状腺、甲状旁腺和垂体)合成并直接分泌入血的化学信号分子,通过调节体内各种远隔组织细胞的代谢活动来影响人体的生理活动。激素是生命活动中的重要物质。一种内分泌细胞基本上只分泌一种激素。

常见的激素种类包括:

(1)氨基酸衍生物:甲状腺素、去甲肾上腺素、肾上腺素。

(2)肽类及蛋白质激素:胰岛素、胰高血糖素、促胰液素、抗利尿激素、生长抑素、生长素、催产素、催乳素、促性腺素、促肾上腺皮质激素、促甲状腺素。

(3)类固醇(甾体)激素:肾上腺皮质激素、醛固酮、雄性激素(睾酮)、雌性激素、孕激素(黄体酮)。

(4)脂肪酸衍生物类激素:前列腺素。

参与细胞间通信的激素有三种类型:蛋白与肽类激素、类固醇激素、氨基酸衍生物激素。

(二)神经递质(neurotransmitter)

神经递质是由神经细胞轴突末梢释放出来的小分子物质,是在神经元与靶细胞之间传递信息的化学信使,又称为神经信号。神经递质由突触前膜的突触小泡释放后,神经递质立即与相应的突触后膜上的受体结合,产生突触去极化或超极化电位,导致突触后神经元兴奋性升高或降低,从而完成传递神经冲动的作用。

重要的神经递质有如下几种:

(1)乙酰胆碱:是最早被鉴定的一种神经递质分子。例如骨骼肌的神经肌接头,即是以乙酰胆碱为兴奋性递质。脊椎动物副交感神经与效应器之间的神经递质也是乙酰胆碱,但其作用方向并不一样,如在消化道为兴奋性,而在心肌为抑制性。

(2)儿茶酚胺:包括去甲肾上腺素(NE)、肾上腺素(E)和多巴胺(DA)。去甲肾上腺素递质常见于交感神经节细胞与效应器之间的接头。在中枢神经系统内,多巴胺(DA)作为神经递质在重要通路上发挥作用。

(3)5-羟色胺(5-HT):最早从血清中发现(又名血清素),广泛存在于哺乳动物组织中,在大脑皮层及神经突触内含量很高。5-羟色胺神经元在脑桥的中缝核群中较集中,一般是抑制性的,但也有兴奋性的。

(4)氨基酸类神经递质:被确定为神经递质的包括谷氨酸(Glu)、γ-氨基丁酸(GABA)及甘氨酸(Gly)。谷氨酸为甲壳类神经肌肉接头的神经递质。γ-氨基丁酸是中枢神经系统的抑制性神经递质,在脑组织中很重要。甘氨酸主要存在于脊髓中的突触,也属于抑制性神经递质。

(5)多肽类神经活性物质:发现多种小分子肽类具有神经活性,主要有下列几类:内源性阿片肽、P物质、内啡肽、脑啡肽、神经加压素、胆囊收缩素(CCK)、生长抑素、血管加压素和缩宫素、神经肽Y等。神经活性肽对人体具有重要的作用,可以调节人的情绪、呼吸、脉搏、体温等,且其与普通镇痛剂不同,它没有任何副作用。

(6)气体类神经递质:如NO,CO等。NO被普遍认为是神经递质,它不是以胞吐的方式释放,而是凭借其溶脂性穿过细胞膜,再通过化学反应发挥作用,然后通过化学反应被灭活。在突触可塑性变化、长时程增强效应中可起到逆行信使的作用。内源性CO目前认为是中枢神经的细胞信使,也是心血管系统的细胞信使。在中枢神经系统中的长时程增强中发挥作用,在心血管系统的血管舒张,血压调控和心肌保护中起重要作用。CO通常提供广泛的基础水平刺激,而NO可以在长时程增强的诱导中提供局部的适应性刺激。其主要来源于细胞内溶酶体微粒内陷形成的多囊泡体,经多囊泡体外膜与细胞膜融合后释放到胞外基质中。

（三）外泌体

外泌体（exosomes）是由多种细胞如 T 细胞、B 细胞、树突状细胞以及其他非血源性细胞如肿瘤细胞、施万细胞等分泌的双层模型结构，包含了复杂 RNA、蛋白质和脂质的囊性小泡。直径为 30～100nm，是已发现的众多胞外微粒体的一种。有研究发现，外泌体在细胞间可起到信息传递的作用。外泌体功能多样，可参与到机体免疫应答、细胞迁移、细胞分化、肿瘤侵袭等诸多方面。

1. 外泌体内含物的成分

（1）蛋白质类：外泌体中的蛋白组分主要包括膜转运和融合相关蛋白、四跨膜蛋白、膜联蛋白、热休克蛋白、细胞特定功能蛋白等。

1）膜融合相关蛋白：外泌体中常见的胞质蛋白为 Rabs 蛋白，属鸟苷酸三磷酸酶（GTPases）家族的一种，可以调节外泌体膜与受体细胞膜的融合。许多的研究发现外泌体中含有 40 种 RAB 蛋白（RAB4，RAB5 和 RAB11，RAB7 和 RAB9）。

2）膜联蛋白（annexin）：外泌体中还富含具有外泌体膜交换以及融合功能的膜联蛋白（包括膜联蛋白 1、2、4、5、6、7、11 等）。

3）外泌体运输蛋白：在外泌体膜上多含有参与外泌体运输的四跨膜蛋白家族，如 CD63，CD81 和 CD9 等。

4）细胞活性调节蛋白：热休克蛋白家族（HSP60，HSP70，HSPA5，CCT2 和 HSP90 等）。

5）细胞特异性蛋白：包括 A33（结肠上皮细胞来源）、MHC-Ⅱ（抗原提呈细胞来源）、CD86（抗原提呈细胞来源）和乳凝集素（来源于不成熟的树突状细胞）。

6）代谢酶类：在一些外泌体中的蛋白包括多种代谢类的酶（GAPDH，烯醇化酶 -1，醛缩酶 -1，PGK1，PDIA3，GSTP1，PKM2，DPP4，AHCY，TPL1，抗氧化蛋白，P4HB，LDH，亲环素 A，MDH1，FASN 和 CNP）。

7）核糖体蛋白 RPS3 等。

8）信号转导因子：如黑色素瘤分化相关因子，人类红细胞膜整合蛋白，SLC9A3R1，ARF1，CDC42 等。

9）细胞结构蛋白：黏附因子（整合素、MFGE8）、细胞骨架蛋白以及泛素等。

（2）核酸类

1）mRNA：即信使 RNA，是由 DNA 分子的一条链作为模板转录而来的、携带遗传信息并可指导蛋白质合成的一类单链核糖核酸分子。mRNA 分子进入细胞浆中可以被翻译成蛋白质。实验证明，鼠的肥大细胞分泌的外泌体可以被人的肥大细胞捕获，并且其携带的 mRNA 成分可以进入肥大细胞的细胞浆中，然后被翻译成蛋白质。

2）miRNA：即 MicroRNAs（微小 RNA）是在真核生物中内源性的具有调控功能的非编码 RNA，其大小长约 20～25 个核苷酸。成熟的 miRNAs 是由较长的初级转录物经过一系列核酸酶的剪切加工而产生的，随后组装进 RNA 诱导的沉默复合体，通过碱基互补配对的方式识别靶 mRNA，并根据互补程度的不同指导沉默复合体降解靶 mRNA 或者阻遏靶 mRNA 的翻译。外泌体（exosomes）所转移的 microRNA 同样具有生物活性，当进入靶细胞后可以靶向调节细胞中的 mRNA 水平。

3）lncRNA：长链非编码 RNA（long non-coding RNA，lncRNA）是长度大于 200 个核苷酸的非编码 RNA。研究证明，lncRNA 在剂量补偿效应（dosage compensation effect）、表观遗传调控、细胞周期调控和细胞分化调控等多种生命活动中发挥重要作用，成为遗传学研究热点。

4）tRNA：即转运（transfer）RNA，亦称转移 RNA。是指一类具有携带和转运氨基酸功能的小分子核糖核酸。大多数的 tRNA 是由 70～90 个核苷酸折叠形成三叶草形单链，相对分子质量为 25 000～30 000，沉降常数约为 4S。

5）DNA 片段：DNA 存在于细胞核和线粒体内，携带遗传信息，决定着细胞和个体的遗传性状。细胞外泌体中是否存在 DNA 片段，目前尚有争议。Robert 等研究认为小细胞外囊泡（sEVs）中不含有 DNA。但 Daniel 等研究者认为细胞外泌囊泡（EV）含有基因组和线粒体 DNA，并在细胞间传递信息，引起靶细胞的功能反应。

（3）脂类：外泌体中通常含有少量的脂类分子，主要是细胞质膜及其类似成分，另有一些与来源细胞相关的特殊脂类。这些脂类分子不仅参与维持外泌体的形态，还可以作为信号分子参与许多生物学过程。

1）参与脂质双分子层构成的成分：外泌体具有脂质双层膜结构，参与脂质双分子层构成的成分有：鞘磷脂、卵磷脂、磷脂酰乙醇胺、磷脂酰丝氨酸、单唾液酸四己糖、神经节苷脂、磷脂酰肌醇等。鞘磷脂、单唾液酸四己糖还与外泌体脂质双分子层的刚性相关。外泌体膜上有脂质筏 Chol、ceramide、SM、PC，限制膜流动，参与包括跨膜信号转导、物质内吞、脂质及蛋白定向分选的多种功能。

2）其他脂质成分：如胆固醇、神经酰胺、甘油磷脂和其他鞘磷脂等，在维持外泌体膜的脂质双分子层的稳定性及参与细胞间通信发挥一定的作用，还具有抑制 PI3K/Akt/mTOR 等信号通路，介导细胞凋亡等作用。

2. 外泌体介导细胞间通信的主要方式

（1）外泌体膜蛋白可以与靶细胞膜蛋白直接接触，进而激活靶细胞内的信号通路。

（2）外泌体膜可与靶细胞膜直接融合，非选择性地释放其所含的蛋白质、mRNA 以及 microRNA 等内容物进行细胞内调节。

（3）在细胞外基质中，外泌体膜蛋白可以被蛋白酶剪切，剪切的碎片可以作为配体与细胞膜上的受体结合，从而激活细胞内的信号通路。

（4）外泌体可释放内容物中的生物活性成分至细胞微环境中，从而引起细胞各种信号通路的激活。

（四）维生素（vitamin）

是生物体维持生命活动所需要的微量营养成分，是一系列有机化合物的统称，通常无法由生物体的细胞自行合成，需要通过饮食等方法获得。维生素不能像糖类、蛋白质及脂肪那样可以产生能量，组成细胞，但是它们能够对生物体的新陈代谢发挥重要的调节作用。

1. 脂溶性维生素　包括维生素 A、D 和 E。可通过简单扩散的方式自由进入细胞膜。

（1）维生素 A：又称抗干眼病维生素，脂溶性。并非单一的化合物，而是一系列视黄醇（亦被译作维生素 A 醇、松香油）的衍生物，多存在于鱼肝油、动物肝脏、绿色蔬菜，缺少维生素 A 易患夜盲症。

（2）维生素 D：亦称钙化醇或骨化醇、抗佝偻病维生素，为脂溶性。是唯一一种人体可以少量合成的维生素。主要分 2 种：维生素 D_2（即麦角钙化醇）和维生素 D_3（即胆钙化醇）。维生素 D 的经典作用为促进肠道钙和磷的吸收及肾小管内钙的重吸收，还可通过直接调节骨骼代谢，以维持血液循环中的钙磷稳态。非经典作用包括对机体多种组织细胞的增殖、分化和功能的调节。

维生素 D 受体（VDR）为亲核蛋白，是介导 1,25-$(OH)_2D_3$ 发挥生物效应的核内生物大分子。VDR 可分为细胞核受体（nVDR）和细胞膜受体（mVDR）两大类。维生素 D 的许多生物学功能都是通过 VDR 介导调节靶基因转录来实现的。在靶细胞 1,25-$(OH)_2D_3$ 信号分子与 VDR 结合形成激素——受体复合物，该复合物作用于靶基因上的特定 DNA 序列，对结构基因的表达产生调节作用。VDR 在本质上是一种配体依赖的核转录因子，它在维持机体钙-磷代谢，调节细胞增殖、分化等方面起重要作用。

（3）维生素 E：生育酚，属脂溶性维生素。主要有 $\alpha、\beta、\gamma、\delta$ 四种。是天然的抗氧化剂和免疫调节剂，具有抗氧化特性，参与免疫系统发育，促进细胞免疫和提高吞噬细胞功能。

2. 水溶性维生素　包括 B 族维生素（B_1、B_2、B_6、B_{12}）、胆碱和维生素 C 等。水溶性维生素以协助扩散的方式进入细胞。协助扩散是通过膜上的载体，不耗能的协助特定物质进行扩散的一种跨膜转移方式。

（1）维生素 B_1：即硫胺素，又称抗脚气病因子、抗神经炎因子等。在生物体内通常以硫胺素焦磷酸盐（TPP）的形式存在，为水溶性维生素。具有促进视网膜神经细胞轴突伸长的作用，在体外短期内能够显著提高视网膜神经细胞的活力，促进上述细胞轴突再生和伸长。

（2）维生素 B_2：又称核黄素，水溶性。多存在于酵母、肝脏、蔬菜、蛋类等食物中。缺乏时影响机体的生物氧化，使代谢发生障碍。维生素 B_2 缺乏引起的病变多表现为口、眼和外生殖器部位的炎症，如口角炎、唇炎、舌炎、眼结膜炎和阴囊炎等，故维生素 B_2 可用于上述疾病的防治。体内维生素 B_2 的储存是很有限的，因此每天都要由饮食提供。造成维生素 B_2 损失的主要原因有：①可被光破坏；②在碱溶液中加热可被破坏。

(3) 维生素 B_6（vitamin B_6）：又称吡哆素，其包括吡哆醇、吡哆醛及吡哆胺，在体内以磷酸酯的形式存在（磷酸吡哆醇、磷酸吡哆醛、磷酸吡哆胺），为一种水溶性维生素，遇光或碱易被破坏。维生素 B_6 为无色晶体，易溶于水及乙醇，在酸性液中稳定，吡哆醇较耐热，吡哆醛和吡哆胺不耐高温。维生素 B_6 为人体内某些辅酶的组成成分，可参与多种代谢反应，尤其是与氨基酸代谢关系密切。临床上应用维生素 B_6 制剂防治妊娠呕吐和放射病呕吐。

(4) 维生素 B_{12}：又名钴胺素，是唯一含金属元素的维生素。自然界中的维生素 B_{12} 均为微生物合成，高等动植物不能制造维生素 B_{12}。维生素 B_{12} 需要在一种肠道分泌物（内源因子）帮助下才能被吸收。由于个体差异，缺乏这种内源因子的人，即使膳食中维生素 B_{12} 来源充足也会患恶性贫血。植物性食物中基本上不含有维生素 B_{12}。维生素 B_{12} 在肠道内停留时间长，大约需要 3h（大多数水溶性维生素只需要几秒钟）才能被吸收。维生素 B_{12} 的主要生理功能是参与制造骨髓红细胞，防止恶性贫血；防止大脑神经受到破坏。

(5) 胆碱（choline）：是人体所必需的营养素，水溶性，或可归属为 B 族维生素，但仍有争议。胆碱在人体内具有重要的作用。其作用主要有以下几个方面：①作为神经递质（乙酰胆碱）合成的原料，参与神经冲动的传递；②改善记忆退化，促进学习记忆；③组织肝脏脂肪的异常积累，促进肝脏脂肪以磷脂酰胆碱的形式被运送出去；④通过转甲基化作用合成肌酸、肾上腺素等激素的合成；⑤胆碱及其所形成的化合物可协助调节胆囊功能，预防胆结石，并具有防止动脉硬化、胃溃疡、心脏疾病、肾小管阻塞等作用。

(6) 维生素 C（vitamin C）：亦称抗坏血酸，结构类似葡萄糖，是一种水溶性多羟基化合物。多存在于新鲜蔬菜、水果。维生素 C 具有很强的还原性，故有抗氧化性。维生素 C 可诱导骨髓间充质干细胞向神经元样细胞方向分化，并且可增加其中单胺类递质的释放。维生素 C 的药物作用有：①阻止黑色素生成；②降低癌症发病；③参与羟化反应：促进胶原合成，促进神经递质合成，促进有机物或毒物强化解毒；④还原作用：促进抗体形成，促进铁的吸收，促进四氢叶酸合成，维持巯基酶的活性；⑤解毒作用：可缓解铅、汞、镉、砷等重金属对机体的毒害作用；⑥清除自由基：维生素 C 可通过逐级供给电子而转变为氢抗坏血酸和脱氢抗坏血酸的过程以清除体内的羟自由基（OH•）、超负氧离子（O^{2-}）、有机自由基（R•）和有机过氧基（ROO•）等自由基，反应生成的抗坏血酸自由基又可在 NADH2 的体系酶作用下被还原为抗坏血酸。

（五）局部化学介质（local mediator）

又称为旁分泌信号，指由细胞分泌的信号分子进入细胞间，通过扩散而作用于邻近的靶细胞，调节靶细胞的生理功能。该种通信的距离很短，通常只有几毫米。体内局部化学介质的种类，主要有细胞因子（包括生长因子）类、自体活性物质 [包括组胺、花生四烯酸（AA）] 与内源性气体信号分子等。

1. 细胞因子类 细胞因子（cytokine, CK）是由免疫原、丝裂原或其他刺激剂诱导多种细胞产生的低分子量可溶性多肽或蛋白质，一般通过旁分泌、自分泌或内分泌等方式进入细胞间隙并发挥作用，具有调节固有免疫和适应性免疫、血细胞生成、细胞生长以及损伤组织修复等多种功能。

1) 根据产生细胞因子的细胞种类不同分类：①淋巴因子（lymphokine）：主要由活化的淋巴细胞（包括 T 淋巴细胞、B 淋巴细胞和 NK 细胞等）产生的激素样的多肽物质。不同的淋巴因子可表现多种生物学活性，可作用于相应的靶细胞，使靶细胞发生特性或功能的变化。淋巴细胞通过淋巴因子对邻近或远隔的细胞产生作用，实现其免疫效应和免疫调节功能。重要的淋巴因子有 IL-2（白细胞介素 -2）、IL-3、IL-4、IL-5、IL-6、IL-9、IL-10、IL-12、IL-13、IL-14、IFN-γ（干扰素 -γ）、TNF-β（肿瘤坏死因子）、GM-CSF（粒细胞 - 巨噬细胞克隆刺激因子）和 neuroleukin（神经白细胞素）等。②单核因子（monokine）：主要由单核细胞或巨噬细胞产生，如 IL-1、IL-6、IL-8、TNF-α、G-CSF 和 M-CSF 等。③非淋巴细胞、非单核 - 巨噬细胞产生的细胞因子：主要由骨髓和胸腺中的基质细胞、血管内皮细胞、成纤维细胞等细胞产生，如 EPO（促红细胞生成素）、IL-7、IL-11、SCF（stem cell factor，干细胞因子）、内皮细胞源性 IL-8 和 IFN-β 等。

2）根据细胞因子主要的功能不同分类：细胞因子通常可被分为白细胞介素、干扰素、集落刺激因子、趋化因子、肿瘤坏死因子超家族、生长因子等。细胞因子在体内具有多效性、重叠性、拮抗性、协同性等多种生理特性，形成了十分复杂的细胞因子调节网络，参与人体多种重要的生理功能。

白细胞介素（interleukin，IL）：最初是指由白细胞产生又在白细胞间发挥作用的细胞因子，但后来发现白细胞介素也可以由其他细胞产生，也可以作用于其他细胞。现在白细胞介素的定义是：由淋巴细胞、单核细胞或其他非单个核细胞产生，在细胞间相互作用、免疫调节、造血以及炎症过程中起重要的调节作用的一类细胞因子。

集落刺激因子（colony stimulating factor，CSF）：根据不同的细胞因子刺激造血干细胞或不同分化阶段的造血细胞，在半固体培养基中形成不同的细胞集落，分别命名为 G-CSF（粒细胞集落刺激因子）、M-CSF（巨噬细胞集落刺激因子）、GM-CSF（粒细胞、巨噬细胞集落刺激因子）、Multi-CSF（IL-3）（多重集落刺激因子）等。不同类型的 CSF 不仅可刺激不同发育阶段的造血干细胞和祖细胞增殖和分化，还可促进成熟细胞的功能。

干扰素（interferon，IFN）：是最早（1957 年）发现的细胞因子。最初在研究中发现某一种病毒感染的细胞可产生一种能干扰另一种病毒的感染和复制的物质，因此而得名。根据干扰素产生的来源与结构不同，可被分为 IFN-α、IFN-β 和 IFN-γ，它们分别是由白细胞、成纤维细胞和活化 T 细胞或 NK 细胞所产生。3 种不同的 IFN 生物学活性基本相同，都具有抗病毒、抗肿瘤和免疫调节等作用。

肿瘤坏死因子（tumor necrosis factor，TNF）：最初因发现这种物质能造成肿瘤组织坏死而得名。根据其产生的来源和结构不同，可被分为 TNF-α 和 TNF-β 两类，前者是由单核 - 巨噬细胞产生，后者是由活化 T 细胞产生，又称为淋巴毒素（lymphotoxin，LT）。两类 TNF 基本的生物学活性相似，除具有杀伤肿瘤细胞的功能外，还有免疫调节、参与发热和炎症发生的作用。大剂量 TNF-α 可引起恶液质，因而 TNF-α 又被称为恶液质素（cachectin）。

生长因子（growth factor，GF）：是具有刺激细胞生长活性的细胞因子。如表皮生长因子（EGF）、成纤维细胞生长因子（FGF）、血小板衍生的生长因子（PDGF）、胰岛素样生长因子 -I（IGF-1）、转化生长因子 -α（TGF-α）、神经生长因子（NGF）、抑瘤素 M（OSM）、肝细胞生长因子（HGF）、白血病抑制因子（LIF）、血管内皮细胞生长因子（VEGF）、角质细胞生长因子（KGF）等。

趋化因子（chemokine）：是指机体在防御或清除入侵病原体等异物时产生的，能够吸引白细胞移行到感染部位的一些低分子量（8～10kD）的蛋白质，如 IL-8、MCP-1 等，在炎症反应中具有重要作用。该类分子称之为趋化素或趋化因子。包括四个亚族：① C-X-C/α 亚族，趋化中性粒细胞，主要的成员有 IL-8 等；② C-C/β 亚族，趋化单核细胞，主要包括单核细胞趋化蛋白 -1（MCP-1/MCAF）、MIP-1β、MCP-2 等；③ C 亚家族，主要趋化 NK 和 T 细胞，包括淋巴细胞趋化因子 α（LTNα）和 β（LTNβ）两个成员，受体为 XCR1；④ CX3C 亚家族，指分子 N 端 2 个 Cys 残基间相隔 3 个氨基酸残基的一类分子，Fractalkine 是 CX3C 型趋化因子中的唯一成员，对单核 - 巨噬细胞、T 细胞及 NK 细胞有趋化作用。

转化生长因子 -β 家族（transforming growth factor-β family，TGF-β）：可由多种细胞产生，主要包括 TGF-β1、TGF-β2、TGF-β3、TGFβ1β2 以及骨形成蛋白（BMP）等。

2. 自体活性物质（ autacoids ） 又称为局部激素，多数是在机体受到伤害性刺激后产生的，并以旁分泌方式到达邻近部位发挥作用的一类小分子物质。自体活性物质主要包括组胺、花生四烯酸、前列腺素、5- 羟色胺、白三烯和血管活性肽类（P 物质、激肽类、血管紧张素、血管活性肠肽、降钙素基因相关肽、利尿钠肽、神经肽 Y 和内皮素等）以及一氧化氮和腺苷等。

（1）组胺（histamine）：是自体活性物质之一，在体内由组氨酸在脱羧酶的作用下脱羧基而生成，组织中的组胺是以无活性的结合型存在于肥大细胞和嗜碱性粒细胞的颗粒中。在机体受到理化刺激或发生过敏反应时，可引起这些细胞脱颗粒，导致组胺释放到细胞间液中，与细胞表面的组胺受体结合而产生生物效应。组胺具有强烈的舒血管作用，可以使毛细血管和微静脉的管壁通透性增加，使血浆漏入组织,进而导致局部组织水肿,加重炎症反应。

(2) 花生四烯酸(arachidonic acid):简称 AA 或 ARA,是一种 ω-6 多不饱和脂肪酸,为人体必需脂肪酸(essential fatty acid)之一。广泛分布于动物界,少量存在于某个种的甘油酯中,或存在于甘油磷脂类中。在人体内可由亚油酸合成。花生四烯酸为人体大脑和视神经发育的重要物质,对提高智力和增强视敏度具有重要的作用。花生四烯酸具有酯化胆固醇、增加血管弹性及降低血液黏度,调节血细胞的功能等一系列生理活性。花生四烯酸对预防心血管疾病、糖尿病和肿瘤等具有重要作用和功效。

花生四烯酸是人体合成前列腺素(prostaglandins)、血栓烷素(thromboxanes)和白三烯(leukotrienes)等二十碳衍生物的直接前体,这些自体生物活性物质对人体心血管系统及免疫系统具有十分重要的作用。

(3) 前列腺素(prostaglandin, PG):存在于动物和人体中的一类多不饱和脂肪酸(以花生四烯酸为前体)构成的具有多种生理作用的活性物质。前列腺素(PG)在体内由花生四烯酸为原料合成,结构为一个环和两条侧链构成的 20 碳不饱和脂肪酸。按结构不同,前列腺素可分为 A、B、C、D、E、F、G、H、I 等类型。不同类型的前列腺素具有各自不同的功能,例如前列腺素 E 能舒张支气管平滑肌,降低通气阻力;而前列腺素 F 的作用则相反。前列腺素的半衰期很短(1~2min),除前列腺素 I2 外,其他的前列腺素经肺和肝迅速降解,故前列腺素不像典型的激素那样,通过循环影响远距离靶组织的活动,而只能在局部产生和释放,对产生前列腺素的细胞本身或对邻近细胞的生理活动发挥调节作用。前列腺素对内分泌、生殖、消化、血液呼吸、心血管、泌尿和神经系统均有作用。

3. 内源性气体信号分子

(1) NO:体内的 NO 是在一氧化氮合酶(nitric oxide synthase, NOS)在氧气存在下催化 *L*- 精氨酸而产生的。NOS 是 NO 合成的限速酶。在神经元、血管内皮细胞存在相应的同工酶,因此 NO 在这些细胞产生量较多,在血管平滑肌细胞和成纤维细胞中也有分布。当这些细胞受到各种刺激因子的作用时,可诱导激活 NOS,快速催化 NO 的合成。NO 的功能作用:

1) 对心血管系统的调节作用:NO 为可溶性气体,可激活可溶性的鸟苷酸环化酶,升高环鸟苷酸(cGMP),引起血管扩张。NO 也可促使血管平滑肌舒张。心脏中的 NO 促使心肌舒张,降低耗氧量。NO 还具有拮抗 *β*- 肾上腺素受体的正性肌力的作用,引起心率减慢,心输出量减少。

2) NO 对神经活动的调节作用:①可作为逆行信使诱导海马 CA1 区的长时程增强(LTP),参与对学习记忆及神经再生等的调节;②参与血压的中枢调节,如在髓质和下丘脑抑制 nNOS 活性会导致系统性高血压;③在外周神经系统,硝基能神经元(表达 nNOS)支配许多平滑肌组织,这些神经元生成的 NO 可作为一种特殊的神经递质,在其效应细胞中可激活 NO 敏感的 sGC,从而降低各种平滑肌的紧张度,发挥舒张血管的作用。

3) 调节细胞凋亡的作用:① NO 与超氧阴离子反应生成过氧化硝酸根(ONOO⁻),可引起 DNA 损伤和突变,并进一步诱导多聚 ADP- 核糖聚合酶(poly ADP-ribose polymerase, PARP)的激活及 ATP 的消耗,直接影响线粒体结构和能量代谢;② NO 通过抑制胱冬酶(caspase)以及细胞保护蛋白质(如热休克蛋白 HSP32 和 HSP70)的活性,直接抑制 caspase 的级联反应,遏制凋亡信号的传导来抑制细胞凋亡;③ NO 还可通过调控线粒体的结构和线粒体膜的通透性,以阻止细胞色素 C 的释放,从而延缓和抵抗细胞的凋亡。

(2) CO:人体内存在多种合成并释放 CO 的代谢途径,其中最主要的是血红素加氧酶(heme oxygenase, HO)[依赖于还原型辅酶Ⅱ(NADPH)]所催化的亚铁血红素分解生成 CO 的途径。CO 是血红素的代谢产物。血红素加氧酶是体内制造 CO 的关键酶。有三种同工酶,主要分布于脑、血管平滑肌、内皮细胞、脾和肝脏及骨髓等。在生理条件下,人体每小时可生成 CO 约 20mmol,大部分通过呼吸排出体外。体内 CO 的作用:

1) 调节心血管系统活动:通过激活 sGC 提高细胞内 cGMP 水平,引起血管平滑肌舒张,增加心脏的血流供应。可以减轻心肌细胞和离体大鼠心脏的缺血再灌注损伤。

2）调节神经活动：CO 是 LTP 的逆行信使，调节记忆和认知功能；CO 参与脑细胞的能量代谢，可激活神经元中的 sGC，促进 cGMP 生成增加，然后激活 PKG，引起 Na^+-K^+-ATP 酶活性增加；调节下丘脑促肾上腺皮质激素释放激素（CRH）和促性腺激素释放激素（GnRH）的释放；CO 通过调节孤束核传入神经介质谷氨酸的突触后作用，影响压力感受器活性，抑制 CO 的合成，降低突触后传递，反射性地升高血压。

3）调节细胞凋亡作用：通过 *p38-MAPK/NF-κB* 信号通路抑制 TNF-α 诱导的内皮细胞凋亡。在低氧性肺动脉高压的病变中，CO 的作用为促进肺动脉平滑肌细胞的低氧性凋亡。在动脉粥样硬化的发病过程中，CO 可抑制细胞因子（IFN-γ、TNF-α 和 IL-1β）诱导的主动脉平滑肌细胞凋亡。

（3）硫化氢（H_2S）：在哺乳动物体内，H_2S 是以含硫的半胱氨酸和同型半胱氨酸为底物，由胱硫醚 - 胱氨合酶（CBS）、胱硫醚 - 胱裂解酶（CSE）和 3- 巯基丙酮酸转硫酶（3-MST）通过酶促反应生成的。这些酶高表达于神经系统或主要分布于心肌和血管组织、红细胞及肝肾中。体内的内源性 H_2S 大部分在细胞线粒体中被迅速氧化并在 24h 内通过肾脏、肠道和肺被排出。H_2S 在体内的生物学效应：

1）在心血管系统的作用：通过促进内皮细胞释放血管舒张因子而诱导血管舒张；抑制平滑肌细胞外 Ca^{2+} 内流，降低细胞内游离钙的水平，或作用于平滑肌细胞上的 K_{ATP} 通道，细胞膜超级化关闭门控 Ca^{2+} 通道，也使细胞内游离钙水平降低，直接导致血管平滑肌舒张。

2）在调节神经活动中的作用：H_2S 选择性易化 NMDA 受体而促进 LTP 效应；调控下丘脑 - 垂体 - 肾上腺轴，控制 CRH 的释放；利用其抗氧化应激和抗炎作用功能，在神经退行性疾病如帕金森病（PD）、阿尔茨海默病（AD）、亨廷顿舞蹈病（HD）中发挥着重要的作用。

3）调节细胞凋亡作用：H_2S 通过下调凋亡抑制因子 Bcl-2 及 NF-κB 的表达水平，最终激活 Caspase-3，促进平滑肌细胞凋亡、缓解血管结构的重构效应；在体外可以显著减少由缺血 - 再灌注损伤引起的细胞凋亡；H_2S 可活化 p38MAPK 抑制剂（SB203580）诱导的大鼠肝星状细胞（HSCs）p38 MAPK 的磷酸化途径，进而激活 Caspase-3 引起的 HSC-T6 细胞凋亡；H_2S 能够通过补充丢失的线粒体膜电势和减少细胞内的活性氧簇（ROS）来保护由甲基 -4- 苯基吡啶粒子引起的细胞凋亡。

三、细胞间信号分子的共同特点

在人与动物体内的细胞间通信过程中，最广泛的信号是化学信号。细胞间信号分子的唯一功能是与细胞受体结合，传递细胞信号。人与动物体内常见的信号分子包括激素、神经递质、细胞因子、生长因子及外泌体中的各种分子等。

细胞间信号分子的共同的特点是：①特异性，只能与特定的细胞受体结合；②高效性，极少数分子即可发生明显的生物学效应，这一特性有赖于细胞的信号逐级放大系统；③可被灭活，信号分子完成信息传递后可被降解或修饰而失去活性，保证信息传递的完整性和避免细胞过于疲劳。

第三节　组织工程学相关的生长因子介绍

一、生长因子的概念及内涵

生长因子（growth factor，GF）是指在体内和体外对动物细胞的生长有调节作用的物质，它们不是营养成分，在靶细胞上有特异性受体。

生长因子的内涵：细胞生长因子包括正性（促进）细胞生长因子，也包括负性（抑制）细胞生长因子（negative growth factor），因此，用"细胞生长调节因子"一词来表达现在广义的细胞生长因子可能更为贴切。但为简便，本书仍简称生长因子。

生长因子属于细胞因子超家族中的一部分，是一类具有刺激细胞生长活性的细胞因子。生长因子存在于血小板或各种成体与胚胎组织及大多数培养细胞中，对不同种类细胞的作用具有一定的专一性。生长因子的命名多根据其功能和作用的靶细胞不同 + 生长因子来命名，如转化生长因子 -β（TGF-β）、成纤维细胞生长因子（FGF）、表皮生长因子（EGF）等。许多未以生长因子命名的细胞因子也可能具有刺激细胞生长的作用，如 IL-2 是 T 细胞的生长因子。某些生长因子在一定条件下也可能表现出对免疫应答的抑制效应，如 TGF-β 可抑制 T 细胞的成熟和巨噬细胞的激活。

二、生长因子的产生、分泌、分子结构、作用及分类特点

生长因子的数量繁多，名称多样，分类不统一。生长因子常为多肽或小分子蛋白质。在肽类生长因子之外，皮质醇和甲状腺素（T3）等，由于它们具有调节体内物质代谢水平，或刺激组织生长、成熟和分化的功能，因此也可归属于生长因子类。

（一）生长因子的产生及其特点

生长因子是由细胞合成的肽类物质。它是通过细胞核内的基因（DNA）经转录成为 mRNA，再经过翻译和翻译后修饰等过程而形成的多肽或蛋白质分子。不同的生长因子可以由不同的细胞合成。它们作用于靶细胞将信号传递到胞内，促进细胞的生长、增殖或分化。

生长因子的产生与激素的产生不同。激素是由特殊的腺体 - 内分泌腺合成并分泌。生长因子不是由特殊腺体分泌，而是由多种组织和细胞（普通细胞）分泌的，至今尚未发现某种因子是由专一细胞分泌的。

（二）生长因子的分泌特点

与激素相似，生长因子是在细胞内合成后分泌到细胞外而发挥作用的。与激素不同的是，激素一般经血液循环运送到较远的特异靶组织或靶细胞并调节其功能，而生长因子的运送方式则不同，既可以通过细胞间液扩散，也可能通过血液循环系统运送，再与相应的靶细胞结合而调节其功能。因此，生长因子的分泌方式可以有三种，即内分泌、旁分泌和自分泌。多数生长因子的分泌方式以旁分泌（paracrine）和自分泌（autocrine）为主。

三种分泌方式的内涵：①内分泌（endocrine）：以分泌腺产生的激素（如胰岛素）为主，经体液（血液）传至其他较远的特异靶组织或靶细胞后发挥刺激或抑制作用的过程，用以调节细胞机能；②旁分泌（paracrine）是指某些细胞合成的细胞调节物质（如生长因子、细胞因子、局部介质等）分泌到细胞外液中，通过扩散而作用于临近细胞，进而对它们的功能活动进行调节作用的一种信息传递方式；③自分泌（autocrine）是指某种细胞将胞内合成的细胞调节物质（如生长因子、细胞因子、局部介质等）分泌到细胞外，通过细胞间液，再作用于本细胞膜上的受体，使细胞本身的功能发生一定的改变，也就是细胞通过自身的分泌物对自身的功能活动进行调节的一种方式。

目前认为，生长因子以旁分泌和自分泌为主，也有少数利用内分泌或个别利用外分泌（exocrine）（通过导管释放至靶组织）的方式释放而起作用。

（三）生长因子的分子结构特点

从化学结构上来看，生长因子多属于多肽或小的蛋白质，分子量为 5 000～50 000Da。许多生长因子已被提纯和确定了其分子结构组成。如血小板衍生生长因子（PDGF）是一种由两条含有二硫键的肽链形成的二聚体分子，分子量约 30 000Da，对热较稳定，带有较多正电荷。又如表皮生长因子（EGF）是一种含有 53 个氨基酸残基的单链多肽，分子量约 6 000Da。

各种生长因子的分子结构和氨基酸序列各不相同，有的差异巨大，有的则因它们的基因具有一定的同源性因而部分分子结构会有一定的相似性。例如：bFGF 和 aFGF 由于来源于共同的原始基因，因此其分子结构具有高度的同源性（约 55%）。bFGF 和 aFGF 的基本翻译产物都是 155 个氨基酸，分子量约 18kD，此为前体分子。将此前体分子切除头部（氨基端）的 9 个氨基酸可得到 bFGF，而切除头部的 15 个氨基酸则得到 aFGF。FGF 分子的氨基酸序列分析发现，FGF 的基本翻译产物中不含有常规的分泌信号肽［即新合成的多肽链中用于引导蛋白质的跨膜转移（定位）的氨基酸序列（多在 N- 末端，有时不一定在 N 端）］。因此，产生 bFGF 的细胞培养与将 bFGF 加入细胞培养介质的实验结果有一定的不相符现象，据此可推测 bFGF 可能存在另外的分泌方式。

（四）生长因子的作用特点

1. 无特异的靶细胞　激素一般具有自己的特异的靶组织或靶细胞，而生长因子没有自己特异的靶细胞，其靶细胞谱一般很广，至今尚未发现有仅作用于专一的靶细胞的生长因子。

2. 生长因子受体的特殊性　近年来的研究证明，生长因子发挥其作用几乎都要依赖于靶细胞表面的受体，这是生长因子与其他微量营养物质相区别的一个性质。而生长因子受体又不同于其他受体，具有一定的特殊性，区别主要在于以下几点：

（1）生长因子受体一般只有一个疏水跨膜区，结构简单，其功能也相对简单，其后效应是激活细胞内的信号级联反应。而其他受体往往有 4～7 个跨膜区。多跨膜区的受体与膜的相互作用复杂，配体活化受体的主要作用是通过膜的构象改变而实现信号转导，如神经递质受体被活化后将开关膜上的离子通道等。

（2）生长因子受体具有酶活性：生长因子受体除受体功能外，还有酶活性，属双功能分子。酶和受体是两类功能不同的生物大分子。酶的功能是结合底物并催化底物分子的化学改变；受体是细胞识别和接受及转发化学信息的特殊结构，激活细胞内许多酶系统进而产生生理效应。受体与配体的结合不同于酶与底物的结合，受体并不能引起配体发生化学变化，而只是通过受体的构象变化传递信息。生长因子受体则属双功能分子，既有受体的功能，又有酶的活性，其酶活性表现在可作为激酶催化底物蛋白的酪氨酸或丝 / 苏氨酸残基磷酸化。

（3）多种生长因子受体共用一种亚基。如 IL-3、IL-5 及 GM-CSF（粒 / 巨噬细胞集落刺激因子），都有各自特异的受体 α 亚基，但它们之间的结合力较低。只有当它们共同的 βc 亚基参与时，才能形成高亲和力受体。与此类似，IL-6、LIF（白血病抑制因子）、CNTF（睫状神经营养因子）和 OSM（抑瘤蛋白）的受体也共用一个可溶性的 gp130（信号转导子）亚基。几种受体共用一个亚基，从进化上看既经济又灵活，也不影响受体的特异性，既节省能量，又提高效率，对生物体是一种非常有利的进化。

3. 生长因子的多功能性（multifunction）　多肽生长因子的多功能性主要表现在以下 3 个方面：①一种生长因子可作用于多种效应细胞，即生长因子的靶细胞范围较宽。例如，从非免疫细胞分离的某些因子具有较强的免疫抑制作用。如 TGF-β 可以很强地抑制 T 淋巴细胞并能抑制 B 淋巴细胞合成免疫球蛋白。②一种效应细胞在生长因子作用下产生多种反应。如 EGF，一般被认为是细胞的有丝分裂促进剂（mitogen），但后来发现它对毛囊细胞的有丝分裂具有抑制作用，并因此被用作脱毛剂。③作用于不同环境或发育阶段的效应细胞时，生长因子可以表现出不同的效应或相反的效应，即生长因子对所处环境（包括培养条件、共存的其他分子种类、靶细胞的类型、发育及分化的阶段或状态等等）的依赖性。一个典型例子是 TGF-β 的双向调节功能。如在 Fischer 3T3（转染了 *myc* 基因）细胞中，如当 EGF 存在时，TGF-β1 显示抑制细胞生长的作用；而当 PDGF 存在时，TGF-β1 则显示促进细胞生长的作用。

4. 生长因子作用之间的协同性（synergy）　在生物体内，一种效应细胞的生理反应过程中往往同时有多种生长因子参与完成。因此，在细胞的每一种生理或病理反应中，都可能存在生长因子的调控网络。这些参与的因子相互影响相互调节，构成了一种精密的调控网络，最终达到一种精准的平衡。在这种调控中任何一个环节的错乱都有可能导致机体生理状态失衡甚至疾病，影响细胞正常功能的进行。如果两种以上生长因子的相互作用产生叠加效应或发生附加反应，或产生比预期更强的作用，即可称之为协同效应。生长因子的协同性是普遍存在的，例如，细胞分裂增殖与细胞周期的 G_0 期和 G_1 期有关，细胞周期能否越过 G_1 期的限制点（restriction point）是细胞能否进入增殖状态的关键，一旦越过限制点细胞就进入增殖状态。多种生长因子如 EGF、PDGF、FGF、TGF-α、IGF、胰岛素等都能促使细胞越过 G_0 和 G_1 期的限制点，开始分裂增殖。然而这些因子的作用并不完全相同，如 FGF、PDGF 和钙调蛋白的主要作用是推动 G_0 期和 G_1 期细胞进入分裂前的感受状态，因此它们被称为感受因子（competence factor）；而 EGF、TGF-α、胰岛素及 IGF-1 等的主要作用是促使感受态细胞进一步越过 G_1 期检查点进入 S 期，因而它们被称为增进因子（progression factor）。细胞一旦越过 G_1 其检查点，就可不再依赖生长因子的作用，依次通过 S 期、G_2 期和 M 期，完成一次细胞分裂。由此例可见，促进细胞的分裂增殖，可能不是单一的生长因子的作用，而是多种因子协同作用而实现的。

（五）生长因子的分类特点

目前已发现的生长因子类物质种类繁多，大约有几百种，它们来源复杂、结构各异，因此单靠一种分类方法明显不足以说明生长因子的本质与作用特征。目前常用的分类方法有以下几类：

（1）根据生长因子的生物学效应，可将生长因子分为细胞生长促进因子和生长抑制因子两类。细胞生长促进因子就是指具有刺激细胞生长活性的一类生长因子，例如：表皮生长因子（EGF）和碱性成纤维细胞生长因子（bFGF）等许多生长因子。其主要功能是促进某些细胞的生长。细胞生长抑制因子是指对细胞的生长起抑制作用的调节因子，例如生长激素抑制因子（somatostatin，简称 SRIF），无论在体内和体外都证实它具有抑制大鼠垂体生长激素释放的作用；肿瘤坏死因子具有杀伤和抑制肿瘤细胞，促进中性粒细胞吞噬，抗感染，引起发热等功能。另外，也有同一种生长因子对不同的组织细胞或同一种组织细胞的不同生长阶段会有不同的作用，如 TGF-β 对同一种组织细胞在不同条件下可以具有相反的作用。

（2）根据生长因子的分子组成特点，可分为四类：①单链多肽：以表皮生长因子（epidermal growth factor，EGF）为代表；②无糖链的多肽二聚体蛋白：以胰岛素（Insulins，Ins）为代表；③含糖链的多肽二聚体蛋白：以血小板衍生生长因子（platelet-derived growth factor，PDGF）为代表；④糖蛋白：以集落刺激因子（CSF）和白细胞介素（IL）为代表。

（3）按生长因子作用的性质还可分为：①增殖因子（IL-2、IL-3 和 GM-CSF）；②分化因子（B 细胞生长因子，γ- 干扰素）；③效应因子（肿瘤坏死因子）等。

（4）按照生长因子所调节的生理功能，可分为如下四类：①与神经系统相关的生长因子；②与免疫系统和造血调控有关的生长因子；③与软组织体细胞有关的生长因子；④与骨组织有关的生长因子。

三、组织工程学相关的生长因子

（一）表皮生长因子

表皮生长因子（epidermal growth factor，EGF）的研究始于 1959 年美国科恩（Cohen）博士的一项对神经因子的研究。他偶然发现从小鼠颌下腺中纯化的一种物质（预计是神经因子），具有使乳鼠眼睑早开，牙齿早萌，体重减轻及毛发生长迟缓等作用，但用神经因子的原理又无法解释这种现象。他经过追踪研究，终于得到了另外一种不属于神经因子的物质。1962 年，科恩成功分离出这种物质，并定名为表皮生长因子（epidermal growth factor）。1986 年 12 月 10 日，Cohen 博士因此获得了诺贝尔生理学或医学奖。

小鼠 EGF 是一种分子量为 6 054Da，由 53 个氨基酸组成，对热稳定的多肽。其分子中含有 3 个二硫键，三级结构呈密环状。从人尿中分离出的 hEGF（也称尿抑胃素）同小鼠 EGF 在物理、化学性质及生物活性上非常相似。小鼠 EGF 主要来源于颌下腺，人类的颌下腺中 EGF 含量很低，而人类的尿液、乳汁、精液、十二指肠液中 EGF 含量较高。EGF 含量可受多种生理因素的影响，雄激素可以刺激 EGF 的合成与贮存，血浆和尿中的 EGF 含量无变化。而肾上腺素可促进颌下腺中 EGF 的释放，从而使血、尿中的 EGF 含量增高。

EGF 是人和动物体内产生的一种重要的生长因子，其在血浆中几乎测不出，但在血小板中含量较多；在创伤早期，血小板可在局部释放 EGF。其他组织器官如肾、颌下腺、乳腺等也可释放 EGF。EGF 的生物学作用没有种属特异性，对外胚层和内胚层来源的组织有促进分裂和刺激合成代谢的作用，因而可加速创伤（包括烧伤）的愈合。在烧伤后的创面，迁移的角质细胞及创面边缘增生的基底层角质细胞上都有丰富的 EGF 受体，外源性（血小板或细胞外液中）EGF 可与 EGF 受体结合，促进上皮细胞生长。从研究实验推测，EGF 可能是创伤修复中的重要介质。在皮肤受伤后，受伤部位血小板聚集、脱颗粒后，可有多种生长因子，包括 EGF，直接进入损伤部位，参与修复。EGF 不仅对表皮细胞，对其他细胞包括成纤维细胞、角化细胞、平滑肌细胞、神经胶质细胞及软骨细胞也有趋化性和促分裂的作用。

（二）成纤维细胞生长因子

成纤维细胞生长因子（fibroblast growth factors，FGF）是在 1974 年从牛脑垂体的抽提物中发现的，能明显促进 BALB/C 小鼠 3T3 等成纤维细胞分裂增殖的活性物质。目前发现 FGF 家族共有 22 个成员（FGF1～14、FGF16～23），可以促进多数中胚层与神经外胚层来源的细胞以及上皮细胞的增殖。依据 FGF 氨基酸组成及等电点不同，可以分为酸性成纤维细胞生长因子（acidic FGF，aFGF）和碱性成纤维细胞生长因子（basic FGF，bFGF）。酸性 FGF 主要包括 FGF1、FGF3、FGF5 和 FGF6；碱性 FGF 主要包括 FGF2 等。aFGF 主要贮存于感觉和运动神经元内；bFGF 主要分布于垂体、脑、神经、视网膜、肾上腺和胎盘等组织中，尤其在垂体含量最高（0.5mg/kg），在其他组织中含量很少，仅为垂体中的 1/10～1/50，在血清和体液中浓度极低。FGF4～FGF8 等在发育的骨骼肌中表达较多。

1. 成纤维细胞生长因子的分子特性和基因 目前研究较多的是 FGF1 和 FGF2，分别是 aFGF 和 bFGF 的代表。

人类 FGF1 蛋白分子含 140 个氨基酸残基，分子量为 15.5kD。FGF1 有三个功能区：肝素结合区、受体结合区和核转位区。FGF2 属于碱性多肽，分子量为 16.5kD，共由 146 个氨基酸残基组成。aFGF 和 bFGF 都是单链多肽。FGF1 和 FGF2 的氨基酸序列有 55% 的同源性。

FGF 通过与靶细胞膜上的受体结合而发生作用，因此细胞内合成的 FGF 需要分泌到细胞外才能与受体结合而发挥生物学作用。但研究发现 FGF 的 mRNA 翻译产物中缺乏引导它们向细胞外分泌的信号序列，其分泌途径尚不清楚，应当是存在与经典途径不同的方式，推测可能是通过细胞受损后的细胞膜通透性改变或裂隙而释放。

FGF 的一个重要特点是其具有与肝素和硫酸肝素结合的能力。免疫分析表明，bFGF 通过与硫酸肝素结合而与细胞间质联系在一起。该种结合的作用是：①硫酸肝素可以防止 bFGF 被蛋白酶降解；②使其与受体的亲和力增高 2～3 倍，明显促进细胞的分裂。有些可降解基质的酶类，如组织蛋白酶 D、肝素蛋白酶、胶原蛋白酶等在创伤后可以使 FGF 释放。这表明 FGF 与含肝素的细胞间质结合，通过其储存和释放可以调节 FGF 的活性，并且影响对靶细胞受体的作用。

2. 成纤维细胞生长因子的受体 FGF 受体（FGF receptor，FGFR）可分为两类：①高亲和力受体，分子量 125～165kD，属跨膜性酪氨酸蛋白激酶（TPK）受体，具有内在的蛋白酪氨酸激酶活性，分为 4 型，即 FGFR-1～4。②低亲和力受体，即肝素样受体，是一种位于细胞表面的硫酸乙酰肝素蛋白多糖（HSPG），分子量约 110～150kD。HSPG 具有保护和增强 FGF 的作用。低亲和力受体的主要作用是使 FGF 在细胞表面聚集，使其易于接近高亲和力受体。可以认为，FGF 与高亲和力受体结合时需要低亲和力受体的参与，低亲和力受体促进了高亲和力受体与 FGF 的结合。如果从细胞表面除去硫酸乙酰肝素，将影响 FGF 通过其跨膜受体传递信号的能力。

3. FGF 的生物学活性 体外实验已证明，bFGF 的生物活性比 aFGF 高约 10～100 倍。FGF 不仅对培养的成纤维细胞有促有丝分裂活性，并且对其他的多种细胞，尤其是对于中胚层源和神经外胚层源的大部分细胞也有较强的促有丝分裂的作用。此外，FGF 还具有调节细胞的趋化性，诱导或抑制细胞中特殊蛋白的合成或分泌，调节细胞的分化功能，调节内分泌及神经功能。

（1）促进网状内皮细胞再生和创伤修复（促进血管再生）作用：在多种动物病理模型中发现，FGF 可以诱发新毛细血管的生长。并且几乎在所有多血管的组织中，包括肿瘤部位，都发现有相当高的 bFGF 含量。在对发育的鼠胚胎和患软骨肉瘤的小鼠给予抗 bFGF 抗体时，可以明显地抑制它们的生长。

毛细血管的形成是一个复杂的过程，其关键步骤包括内皮细胞增殖和新毛细血管周围细胞间质的降解。研究证实，bFGF 或其家族成员具有此种能力。在体内外 FGF 均能刺激大血管和毛细血管内皮细胞的增殖及迁移，并可释放至少两种间质降解酶（胶原酶和纤溶酶原激活剂）。同时迁移的内皮细胞能够产生 FGF，并可降解细胞外间质蛋白。在内皮细胞和成纤维细胞中，FGF 不仅可诱导释放间质降解酶，并且还能诱导产生新的细胞间质成分，如胶原、纤维黏连蛋白、纤溶酶原激活剂的抑制剂等。FGF 最关键的作用是与其他生长因子一起参与血管的新生或修复过程。在新生血管局部，FGF 能使内皮细胞和成纤维细胞突破细胞外基质而形成新生血管。对培养的内皮细胞，bFGF 除可刺激其增殖外，还能维持其分化的状态，包括增加特定类型胶原的合成、延缓细胞的衰老、增加细胞与基质的附着。在体外 bFGF 还可使内皮细胞重排为管状结构，组装成毛细血管，并刺激平滑肌细胞的增殖。Tepper 等的实验通过电磁场的作用在体内和体外促进内皮细胞分泌 bFGF，结果显示可以促进血管生长和成纤维细胞增殖。

（2）结缔组织损伤后的修复：bFGF 在创伤愈合及组织的再生的过程中起重要的作用。在大脑损伤的病灶，以及某些创口的液体中，bFGF 的含量上升。bFGF 还能够刺激角膜上皮细胞、内皮细胞损伤的修复。在体外模型或体内模型中，bFGF 都可明显地作用于软骨细胞，使软骨细胞和细胞外基质大大增加。体外实验证实，bFGF 可直接诱导大鼠颅骨成骨细胞内的 DNA 合成增加，从而引起成骨细胞数量增加。在体外培养成骨细胞的过程中发现，bFGF 可以诱导成骨细胞内的骨钙素增加，促进骨的矿化，使新骨形成增加。

（3）促进组织再生：有些两栖动物（蛙、蝾螈）具有断肢再生的功能，该功能依赖于断肢部位的未分化细胞形成的胚基细胞。在体外观察到 bFGF 可刺激胚基细胞的增殖，诱导成肌细胞和软骨细胞的有丝分裂。bFGF 不仅能促进去神经蝾螈肢体的胚基细胞形成，也可刺激蛙断肢的再生，所以 bFGF 在促进组织再生的研究中受到特别的重视。

在哺乳动物模型中也发现 bFGF 有促进组织再生的作用。据研究发现：bFGF 能刺激外周神经的再生。①将 bFGF 注入到切断的神经突起处，bFGF 能保护神经元存活、促进轴索的搭桥和神经损伤的修复。再生的神经组织可通过轴索向脊髓传输辣根过氧化物酶，说明再生的神经轴索重新获得了部分的功能。②用切断的视神经作相同的实验，发现 bFGF 也能够促进视网膜神经节细胞的存活。③在中枢神经系统的研究发现，bFGF 可促进培养的中枢神经细胞增生；神经细胞损伤后运用 bFGF，变性死亡减少，神经突起增生，说明 bFGF 在体外具有保护受损神经细胞并促进神经细胞增生的作用。

（4）促进胚胎的发育和分化：研究表明，内源性的 bFGF 可能在胚胎发生的最早期指导细胞的分化。从受精鸡卵的卵清和卵黄以及在 18d 鸡胚的肢芽和身体其他组织中均可以检出与 bFGF 类似的生长因子。在胚鼠发育的原肠胚形成期到早期器官发生期，与 FGF 有关的原癌基因 *int-2* 有较高表达。因此推测 FGF 家族中的成员可能参与了胚胎发育的过程。

内源性 bFGF 在哺乳动物胚胎分化中也起到重要作用，如用 bFGF 的抗血清能阻止内胚层和中胚层的生长和分化。因此，bFGF 及其相似的分子在体内同时是形态发生原、促有丝分裂原和分化因子，在胚胎的发育和组织的分化过程中发挥多种重要作用。

体外实验证实，bFGF 是啮齿类动物神经前体细胞的有丝分裂原，这些神经前体细胞可来自胚胎的皮质、海马、纹状体、中脑、视网膜、脊髓以及成年脑的室下区和海马等部位。bFGF 减少时，神经干细胞即可分化成神经元、胶质细胞和少突胶质细胞。这些结果提示：bFGF 在诱导神经干细胞增殖的同时抑制其分化。

（5）调节内分泌的作用：bFGF 在垂体的分布远多于其他组织，并在培养的下丘脑细胞中也发现了少量的 bFGF，但依据经典的观点，尚无充分的证据证实 bFGF 属于激素的一种。然而，许多体内的研究较充分地说明 bFGF 是在局部行使着维持垂体功能的作用。bFGF 具有加强促甲状腺释放因子的作用，可刺激培养的下丘脑细胞释放催乳素及促甲状腺素，但不能促进下丘脑激素的分泌释放。虽然 bFGF 具有在体外抑制颗粒细胞的芳香酶活性、抑制间质细胞与成纤维细胞、抑制睾丸细胞合成睾酮及抑制 FSH 诱导的 LH 受体等作用，但还没有充分的证据证明 FGF 在体内具有同样的作用。另外，FGF 能刺激肾上腺皮质细胞的增殖和推迟细胞的衰老的作用，已经得到体内、体外实验的证实。但其中关系复杂，至于 FGF 是否更多地参与了肾上腺皮质和卵巢的局部变化和垂体的功能，及其与内分泌组织或系统的确切关系，仍有待更多的研究证实。

（6）促神经生长和神经营养作用：研究证明，bFGF 为神经胶质细胞（少突胶质细胞、星形胶质细胞）和施万细胞的促有丝分裂原。bFGF 还具有刺激神经胶质细胞的无丝分裂活性，如促进星形胶质细胞的迁移和星形胶质细胞纤溶酶原激活剂的释放。bFGF 还可以调节胶质纤维酸性蛋白（GFAP）和 S100 蛋白的表达及谷氨酸的合成。bFGF 对神经元的作用可能并不在于促进它的有丝分裂，但证据表明 bFGF 能刺激它们的前体 - 细胞神经母细胞的增殖。bFGF 和 aFGF 都可延长培养中的多种中枢和外周神经元的存活，促进胆碱乙酰化酶的合成以及突起的生长。

许多研究证明，FGFs 在体内也具有神经营养作用。含 FGF 的凝胶或含 FGF 液体对于切断的视神经和神经节具有保护其存活的作用，而无 FGF 加入时，视网膜神经节就会死亡。

在外周神经系统中，FGF 的作用也是明确的。实验证明，在坐骨神经切断处局部加入 bFGF，可以促进神经的髓鞘化，防止背根神经节死亡。这些结果表明，外源性的 bFGF 可以起到一种神经营养因子的作用。

总之，随着对 bFGF 研究的逐渐深入，对其生物活性及多效性，尤其在对多种细胞的增殖和分化中所起的作用的认识更加全面和准确，并且目前国内基因重组 h-bFGF 的研究和应用逐渐成熟，预示着 bFGF 在临床医疗应用方面具有广阔的应用前景。

（三）转化生长因子

转化生长因子（transforming growth factor，TGF）最初是从肉瘤病毒转化的细胞培养基中分离而得到的，故此得名。目前 TGF 可分为两大类：TGF-α 和 TGF-β。

1. 转化生长因子 α（TGF-α） 是 1980 年代初发现的一种新的多肽生长因子，其氨基酸序列与表皮生长因子（epidermal growth factor，EGF）有 33%～44% 的同源性，可与 EGF 受体结合而发挥作用，因此 TGF-α 与 EGF 属于同一家族。TGF-α 具有促进新生小鼠眼睑早开的作用（与 EGF 相似），具有很强的诱导人表皮细胞形成集落的能力，因而参与表皮创伤的修复。TGF-α 具有较强的促进细胞 DNA 合成作用，一般在肿瘤细胞中合成较丰富，可通过反转录病毒，原癌基因或化学物质的介导使细胞转化。它与生殖和消化系统生理、生化及肿瘤的发生、发展等有关。

2. 转化生长因子 -β（transforming growth factor-β，TGF-β） 是属于一组发现时间较短的调节细胞生长和分化的生长因子，并且 TGF-β 自成一个超家族，该家族成员较多，除 TGF-β 外，还有活化素（activins）、抑制素（inhibins）、缪勒氏管抑制质（Mullerian inhibitor substance，MIS）和骨形成蛋白（bone morphogenetic proteins，BMPs）等。

TGF-β 具有使正常的成纤维细胞的表型发生转化，即在表皮生长因子（EGF）同时存在的条件下，使成纤维细胞贴壁生长特性发生改变而获得在琼脂中生长的能力，并失去了生长中密度依赖的抑制特性。

TGF-β 超家族是一类作用广泛、功能多样的生长因子，对不同的细胞类型或处于不同状态的同一种细胞会引起不同的细胞反应。TGF-β 不仅会影响细胞的增殖、分化，并且在胚胎发育、组织分化、创伤愈合、细胞外基质形成、骨重建、免疫调节以及神经系统的发育中都发挥重要作用。

TGF-β 超家族成员都是通过细胞表面的酶联受体而发挥作用的。Smads 蛋白是 TGF-β 受体的胞内激酶底物，介导了 TGF-β 的胞内信号转导。已有的研究证实，TGF-β 及其细胞内信号蛋白 Smads 的激活在多种器官和组织（如肾、肝、肺、心等）的纤维化过程中发挥着重要作用。

（1）TGF-β 的产生：①机体多种细胞均可合成和分泌非活性状态的 TGF-β。非活性状态的 TGF-β 又称为潜在的相关肽（latent associated peptide，LAP），在体外，于酸性环境下可被迅速活化。在体内，骨折附近和正在愈合的伤口附近的酸性环境下，LAP 可被激活。蛋白本身的裂解作用可以使 LAP 变为活化的 TGF-β。一般在细胞分化活跃的组织 TGF-β 表达水平较高，如肾脏、骨髓、成骨细胞和胎肝的造血细胞等。在人血小板和哺乳动物骨中 TGF-β1 的含量最高；TGF-β2 在猪血小板和哺乳动物的骨中含量最高；间充质起源的细胞以产生 TGF-β3 为主。②活化后的 T 细胞或 B 细胞产生的 TGF-β 水平比静止细胞明显增高。③几乎所有的肿瘤细胞内都可检测到 TGF-β 的 mRNA。神经胶质细胞瘤在体内可以分泌较高水平的 TGF-β。

（2）TGF-β 的分子结构与基因：TGF-β 的基因克隆成功于 1985 年，并在大肠埃希菌内得到了表达。在哺乳动物体内 TGF-β 有 4 种亚型，即 TGF-β1～3 和 TGF-β1β2，以 TGF-β1 的含量最多。在鸟类和两栖类动物中还有两种亚型，即 TGF-β4 和 TGF-β5，目前对后两者的性质和作用研究较少。

成熟 TGF-β1 分子是由两条多肽链（12.5kD）通过两个二硫键结合而成的同源二聚体，分子量为 25kD。TGF-β 只有以二聚体形式的才可具有生物活性，几乎所有的组织细胞中都有存在。TGF-β1 是以一种含有 391 个氨基酸残基的无活性前体形式合成并分泌，该前体由一个短的 N 末端信号序列、一个潜在相关肽（LAP）和 C 末端具有潜在生物学活性的二聚体组成，其间以共价键相连。当在酸性条件或酶解作用下，LAP 从前体分子上脱离后，TGF 即被激活形成有生物活性的 TGF-β1。

TGF-β 的氨基酸序列比较保守，人和鼠的 TGF-β 蛋白中氨基酸序列相似性比较高，有较高的同源性。下面是由 NCBI 数据库中查到的 TGF-β1 的蛋白质序列：

人类的 TGF-β 蛋白质序列，共 391 个氨基酸残基：

```
  1 mppsglrllp lllpllwllv ltpgrpaagl stcktidmel vkrkrieair gqilsklrla
 61 sppsqgevpp gplpeavlal ynstrdrvag esaepepepe adyyakevtr vlmvethnei
121 ydkfkqsths iymffntsel reavpepvll sraelrllrl klkveqhvel yqkysnnswr
181 ylsnrllaps dspewlsfdv tgvvrqwlsr ggeiegfrls ahcscdsrdn tlqvdinagf
241 ttgrrgdlat ihgmnrpfll lmatpleraq hlqssrhrra ldtnycfsst eknccvrqly
301 idfrkdlgwk wihepkgyha nfclgpcpyi wsldtqyskv lalynqhnpg asaapccvpq
361 aleplpivyy vgrkpkveql snmivrsckc s
```

小鼠的 TGF-β 蛋白序列共 390 个氨基酸残基：

```
  1 mppsglrllp lllplpwllv ltpgrpaagl stcktidmel vkrkrieair gqilsklrla
 61 sppsqgevpp gplpeavlal ynstrdrvag esadpepepe adyyakevtr vlmvdrnnai
121 yektkdishs iymffntsdi reavpeppll sraelrlqrl kssveqhvel yqkysnnswr
181 ylgnrlltpt dtpewlsfdv tgvvrqwlnq gdgiqgfrfs ahcscdskdn klhveingis
241 pkrrgdlgti hdmnrpflll matpleraqh lhssrhrral dtnycfsste knccvrqlyi
301 dfrkdlgwkw ihepkgyhan fclgpcpyiw sldtqyskvl alynqhnpga saspccvpqa
361 leplpivyyv grkpkveqls nmivrsckcs
```

比较人与小鼠的 TGF-β 蛋白质的氨基酸序列，发现小鼠的肽链分子长度仅比人类的少一个氨基酸，肽链内的氨基酸排列顺序和组成大部分相同，这决定了人和鼠的 TGF-β 的性质和功能大同小异，有种属的区别。

人类的 TGF-β1、TGF-β2 和 TGF-β3 的基因分别定位于染色体 19q3、1q41 和 14q24，均含有 7 个外显子，核苷酸序列有高度同源性，所编码的前体分子 C 端有 9 个保守的 Cys，提示 TGF-β1、TGF-β2 和 TGF-β3 基因可能来自一个共同的祖先基因。人和小鼠 TGF-β1 的同源性很高，表明在不同种属中 TGF-β 都具有重要的生物学功能。对人 TGF-β1 基因调控区进行的研究发现，该基因的 5' 端序列包含 5 个明显的调控区，即：一个类增强子（enhancer-like）活性区，二个负调控区和二个启动子区。

（3）TGF-β 受体：TGF-β 受体几乎存在于所有的人体正常组织细胞的表面。目前人体内已经发现的 TGF-β 受体有 I、II、III 型三种形式。I 型（53kD）和 II 型（70～85kD）的 TGF-βR 均为糖蛋白，作为信号传递受体，它们与 TGF-β1 的亲和力是 TGF-β2 的 10～80 倍。III 型受体（250～350kD）为蛋白聚糖，它与 TGF-β1、TGF-β2、TGF-β3 的亲和力近似，是 TGF-β 主要的受体，可能在 TGF-β 发挥生物学功能中起着主要作用。TGF-βR III 又名 Endoglin，CD105，TGF-β1 和 TGF-β3 为其主要配体。TGF-β 受体自身具有蛋白丝 / 苏氨酸激酶结构域，当受体与 TGF-β 结合后被活化，可催化 Smads 的丝氨酸残基磷酸化。丝氨酸磷酸化的 Smad 分子形成同源寡聚体或异源寡聚体，调节相应的靶基因表达，从而发挥其生物学效应。

（4）TGF-β 的生物学作用：TGF-β 是典型的多功能生长因子，不仅在炎症、组织修复和胚胎发育等方面有作用，而且对细胞的生长、分化和免疫功能都有重要的调节作用。TGF-β 又可分为 1、2、3 型，它们的功能大体相近，对间充质来源的细胞有促进生长的作用，而对上皮或神经外胚层来源的细胞起抑制作用。TGF-β 的生物学作用主要有以下几个方面：

1）对免疫活性细胞增生的抑制：①抑制 ConA（刀豆球蛋白 A）诱导的或 ConA 同 IL-2、IL-6 联合诱导的胸腺细胞增生；②可以抑制丝裂原或同种异体抗原刺激的 T 细胞增生或 IL-2 依赖的 T 细胞增生；③能抑制 SAC（含葡萄球菌 A 蛋白的菌体）刺激后 IL-2 依赖的 B 细胞增殖。

2）调节细胞表型：①可抑制 IL-2 诱导的 T 细胞 IL-2R、TfR 等活化抗原的表达；②可抑制 IFN-γ 诱导的黑色素瘤细胞 MHCⅡ类抗原的表达。

3）抑制淋巴细胞分化：①可抑制 IL-2 和 BCDF 依赖的 B 细胞产生 IgM，同时促进 B 细胞分泌的 Ig 类型转换为 IgA 和 IgE；②抑制混合淋巴细胞培养（MIC）中的 CTL、NK 和 LAK 等功能，这种抑制作用能够被小鼠 TNF-α 或人 IL-2 所逆转。

4）抑制某些细胞因子的产生：可抑制 PBMC 中的 IFN-γ 和 TNF-α 的产生和分泌。

5）其他调节作用：①可促进成纤维细胞、成骨细胞及施万细胞的生长。TGF-β1、β2 可促进人成纤维细胞产生 IL-6。②可拮抗 EGF 的某些生物学功能，如可抑制上皮细胞、内皮细胞及破骨细胞的生长和脂肪、心肌和骨骼肌的形成。③可促进细胞外基质（ECM）如胶原蛋白、纤黏连蛋白的产生和抑制 ECM 的降解，对细胞的发生、增殖及分化过程具有重要作用，并具有促进胚胎发育和细胞损伤修复的作用。动物体内实验表明，局部注射 TGF-β 能够促进伤口愈合与典型肉芽组织的形成。④可作为单核和成纤维细胞的趋化剂，但不会引起胶原颗粒和氧化物的产生。⑤可抑制淋巴细胞与内皮细胞的黏附。⑥可刺激嗜碱性粒细胞释放组胺。

6）与原癌基因表达的关系：TGF-β_1 可诱导 *c-sis* 的表达，但可抑制 *c-myc* 的表达，这种诱导或抑制效应与其作用的细胞种类及 TGF-β 的不同功能有关。如 TGF-β 在诱导成纤维细胞中 *c-sis* 基因表达时，与促进其在软琼脂中生长有关；而在抑制上皮角朊细胞生长时则同时抑制 *c-myc* 基因表达。虽然 TGF-β 的三种亚型的大多数生物学作用是比较类似的，但在某些功能作用方面又有很大的差异，如 TGF-β_2 对血管内皮细胞和造血干细胞的生长抑制作用仅为 TGF-β_1 和 TGF-β_3 的 1% 左右。

7）在伤口愈合及骨和软骨损伤修复方面的作用：TGF-β 存在于组织损伤修复、症状反应的局部组织内。在体内损伤修复过程中，TGF- 过参与对细胞的生长调节的过程，可通过刺激成纤维细胞和成骨细胞增生促进损伤组织的修复。近年来，许多研究还发现 TGF 与细胞外基质 ECM 形成有关。

8）免疫抑制作用：TGF-β 可以抑制 B 淋巴细胞分泌 IgG 及 IgM，促进 B 淋巴细胞分泌的抗体类型转换为 IgA 和 IgE；抑制 T 淋巴细胞的增殖分化；抑制巨噬细胞的吞噬能力；抑制免疫球蛋白的合成。临床上可利用 TGF-β 的免疫抑制作用以治疗自身免疫性疾病和移植排斥反应。

（四）骨形态发生蛋白

骨形态发生蛋白（bone morphogenetic protein，BMP）于 1963 年由美国的 Marshall R.Urist 教授发现，为一组具有类似结构的高度保守的功能蛋白，属于 TGF-β 家族的一部分。BMP 能刺激促进间充质干细胞的 DNA 合成及细胞的分裂，进而定向分化为成骨细胞，促使骨细胞增加。BMP 是体内诱导骨和软骨形成的重要因子，在胚胎期骨发育和肢体生长以及骨与软骨损伤修复时具有十分重要的作用。BMP 不仅与骨骼的生长发育有关，而且对脂肪、肾、肝及神经系统发育也有重要的作用。

1965 年 Urist 利用脱钙骨基质明胶注入肌肉，发现其可以在骨骼肌内诱发异位成骨。Urist 认为脱钙骨移植物活性成分中可能含有一种诱导因子，可诱导在血管周围游走的间充质细胞转化为骨系细胞，从而可在骨或骨以外的组织中产生软骨和骨组织。后来证实，该诱导因子就是骨形态发生蛋白（BMP）。

BMP 家族成员众多，至今共有 43 个成员。广泛存在于哺乳动物及人的胚胎、血细胞、肾及脾等组织中，在不同种属间有较高的同源性。BMP 与胚胎骨骼形成有关，在骨形成的多个阶段均起作用，自形态发生的早期阶段开始，并延续至出生后。BMP 在中枢神经的发生中也起着关键作用。

1. BMP 的结构特点　BMP 单体由 3 部分组成，即信号肽、前功能区和成熟肽。BMP 的分子结构结构类似一个扁平的弧形表面，包括一个长形的 α 螺旋以及从螺旋两端发出的两对反向平行的 β 链。

随着重组 DNA 技术的应用，目前已鉴定并克隆出 16 种 BMP 亚型，除了 BMP-1（一种由 730 个氨基酸组成的富含半胱氨酸的前胶原 C 蛋白酶）外，其余均属于 TGF-β 超基因家族中的成员。

BMP 在细胞内以前体的形式合成，由一个信号肽和一个由 100~125 个氨基酸组成的羧基末端（C-末端）组成。大部分的 BMP 的 C- 末端含有 7 个高度保守的半胱氨酸残基，其中 6 个半胱氨酸残基在多肽链内部形成二硫键，1 个半胱氨酸残基参与肽链间二硫键的形成，使 2 个多肽链相互连接成二聚体。所以成熟的 BMP 蛋白结构是由二硫键连接的同型或异型二聚体，它们均有活性，这种二聚体释放到细胞外，与机体各处靶细胞表面的相应受体结合而发挥作用。

2. BMP 的理化性质　BMP 为种属非特异性蛋白，其理化性质有如下特点：

（1）BMP 为疏水性酸性糖蛋白，相对分子质量约为 18kD。

（2）氨基酸组成中富含谷氨酸，与羟基磷灰石有较高的亲和力。

（3）是一种多效性的形态发生素，具有浓度依赖性、趋化性、促有丝分裂和分化诱导的特性。

（4）可溶于 6mol/L 的尿素或 4mol/L 的盐酸胍，不溶于大部分有机溶剂。

（5）对胰蛋白酶及糜蛋白酶敏感，耐核酸酶及胶原酶。

（6）免疫原性低，一般不引起免疫排斥反应，或仅有轻微的免疫刺激效应。

（7）在酸性条件下活性稳定，pH 7.2 溶液中有一定的溶解度，pH 值大于 8.5 时完全失活。

（8）耐高温，在 55～75℃ 不失活。低温条件可长期保持活性，尤其是在 −20℃ 下可保存半年以上，其活性仍然良好。

3. BMP 的家族成员及分类

（1）BMP 家族成员：至今已发现有 43 个成员。BMP-1 属于金属肽链内切酶家族，是由牛骨中提纯 BMP2/7 时被同时提取，具有胶原蛋白酶 -C（蛋白水解）的作用，但不具备诱导骨形态发生的作用，所以 BMP-1 并非真正的骨形态发生蛋白。除 BMP-1 外，其余的 BMP 家族成员均属于转化生长因子 -β（TGF-β）超家族。TGF-β 超家族包括：① TGF-β；② BMPs；③生长和分化因子（GDFs）；④活化素（activins）；⑤抑制素（inhibins）；⑥缪勒管抑制质（mullerlan inhibitor substance，MIS）。

（2）BMP 家族成员的分类，根据肽链氨基酸的同源性，其家族成员分类有两种不同分类方法：

1）Bessho 分类法：BMP 可分为 4 个亚群：① BMP-2 和 BMP-4 的氨基酸序列有 92% 相似性，可归为同一亚群；② BMP-5、BMP-6 和 BMP-7 归为同一亚群；③ BMP-3、BMP-12、BMP-13 和 BMP-14 可归为同一亚群；④ BMP-3b 单独为一个亚群。

2）Rengachary 分类法：BMP 可分为 7 组：① BMP-2 与 BMP-4 的氨基酸序列有 86% 同源性，为第 1 组；② BMP-3、BMP-3b 与其他 BMP 的同源性 < 50%，可归为第 2 组；③ BMP-5、BMP-8、及 BMP-8b 氨基酸序列的同源性 > 70%，为第 3 组；④ BMP-9、BMP-2、BMP-4 与 BMP-5、BMP-7 的同源性约 50%～55% 为第 4 组；⑤ BMP-10 和 BMP-11 为第 5 组；⑥ BMP-12 和 BMP-13 为第 6 组；⑦ BMP-1、BMP-2 的结构与 BMP-5、BMP-7 相近，但因其来源及功能特性而归为第 7 组。

4. BMP 的 mRNA 表达分布　BMP 在人及动物体内主要存在于骨皮质、周围及中枢神经组织中，含量甚微。在胚胎发育中骨骼的发生时，各组织可检测到低水平的 BMP-2 和 BMP-4 的 mRNA 表达。BMP-2 的 mRNA 可在骨、肢芽、心脏和颌骨滤泡中表达；BMP-4 的表达分布与 BMP-2 有明显区别，在骨组织中表达比在肺和肾脏中的表达水平高 2 倍。BMP-3 仅可在大脑和肺组织中检测到少量表达；BMP-5 及 BMP-6 主要在肺组织表达；BMP-7 主要在肾、膀胱和肾上腺组织中表达；BMP 家族的大部分成员可在软骨内的成骨区域表达。

5. BMP 的受体　BMP 对靶细胞的作用是通过其特异性膜结合受体介导的。BMP 受体一般由 3 部分组成：①胞外区；②跨膜区；③膜内区（含有丝氨酸 / 苏氨酸激酶）。BMP 受体可分为 I、II 两个亚型。I 型受体的 C 端较短（< 9 个氨基酸残基），而 II 型受体的 C 端较长（> 24 个氨基酸残基）。两种亚型的受体都属于跨膜蛋白，其胞内段具有丝氨酸、苏氨酸蛋白激酶活性。I 型 BMP 受体（BMPR-I）可包括：① I A 型 BMP 受体（BMPR-I A）或激活素受体样激酶 -3（activin receptor like kinase 3，ALK-3）；② I B 型 BMP 受体（BMPR-I B）或激活素受体样激酶 -6（ALK-6）和 I A 型激活素受体（activin receptor-I A，ActR-I A）或 ALK-1、2、8。在 I 型 BMP 受体的丝氨酸 / 苏氨酸蛋白激酶结构区域的中间，存在着 Loop45 结构域，其对细胞内的信号转导具有决定作用。所有 I 型 BMP 受体在胞质区域内均存在一个高度保守的 TTSGSGSG 基序，称为 GS 区域，具有调节 I 型受体激酶活性的作用。

II 型 BMP 受体可包括 actR-II A、actR-II B 及 BMPR-II。其中 BMPR-II 是 BMP 的特异性受体，胞内段的 C 端带有富含苏氨酸和丝氨酸的尾巴；而 actR-II A 和 actR-II B 是 BMP 与活化素的共同受体。BMPR-II 不仅可以自身磷酸化，同时还可以磷酸化其上游的 BMPR-I A 和 BMPR-I B。此 3 种 II 型 BMP 受体各自与 BMP 的亲和力很弱，几乎不能单独介导信号传递，但在 I 型受体分子存在时，其亲和力明显升高。当 BMP 与 BMPR- I 结合时，BMPR-Ⅱ参与使 BMPR- I 上的 GS 域发生磷酸化，然后 BMPR- I（ I A 和 I B）与两分子 BMPR-Ⅱ共同形成具备 BMP 高亲和力的异四聚体。BMPR- I A 在信号转导中起主导作用，并决定其信号的特异性。

6. BMP 受体与配体的作用方式 BMP 家族成员可与两种跨膜丝氨酸 / 苏氨酸 A 蛋白激酶受体，即 BMPR- I、Ⅱ相结合，信号经与 Smad 蛋白的特异性相互作用进而传导至核内，从而激活或调整 BMP 反应基因的活性。具备信号传导能力的 BMP 配体 - 受体复合物，须包括一个活化的配体二聚体、2 个 I 型受体和 2 个Ⅱ型受体，形成一种 1∶2∶2 的信号传导复合物。在此复合物中，高亲和力的 I 型受体结合位点位于配体弧形结构的凹面，而Ⅱ型受体的结合位点则位于配体弧形结构的凸面。当信号传导复合物形成的过程中，BMP 可与其中任一受体相结合，均能成功完成信号传导，而 TGF-β 和活化素则须先与Ⅱ型受体结合，然后才能募集 I 型受体。

7. BMP 的信号传导 主要包括：① Smads 信号转导分子通路；②依赖 Smad 的 BMP 信号传导系统；③非依赖 Smad 的 BMP 信号传导系统。BMP 信号转导的调节作用见图 5-6。

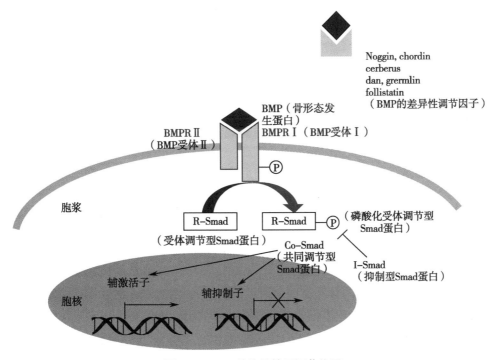

图 5-6 BMP 的信号转导调节作用

8. BMP 的生物学活性 BMP 是多效性调节因子，可对细胞趋化、分裂、分化、细胞外基质合成、维持细胞表型及凋亡等多方面发挥作用，主要控制骨诱导瀑布反应的关键环节，也对其他组织细胞的生长分化发挥重要作用。

（1）诱导骨和牙的再生：BMP 可诱导体内的间充质干细胞不可逆地分化为软骨细胞与骨细胞。例如，将 BMP 植入软组织内，可异位诱导新骨的形成。在骨折愈合过程中，局部 BMP 的浓度明显增高，且局限于骨折创伤后的骨痂形成区。在临床上，BMP 已被成功地应用于治疗骨折、骨延迟愈合及骨不连接和骨缺损。TGF-β 不仅不能诱导此效应，并且还有对此诱导的抑制作用。

（2）在胚胎发生中的作用：BMP 在胚胎发育过程中也具有重要作用。日本学者通过实验证实了 BMP2 和 BMP4 作为一种重要的诱导信息参与了小鼠胚胎腹 - 背侧的转化。在胚胎的骨骼系统形成的起始阶段，骨骼位置的标志物在间充质凝聚之前通过一个被称为模式构成的过程而获得。在这个模式构成中，骨形态发生蛋白（BMP）和成纤维细胞生长因子（FGF）等生长因子通过 Wnt 和 Notch 通路参与了骨骼发育和控制细胞命运决定、增殖、成熟和分化的调控。

（3）在神经发育和修复中的作用：对 BMP 家族成员的 mRNA 在动物组织中的分布的检测发现，

天然 BMP 主要存在于骨皮质、周围及中枢神经系统组织中。因此可以推断，BMP 可能在神经系统的发育、生长、分化或损伤修复过程中发挥作用。90 年代研究者报道发现 BMP2、BMP6 和激活素 A 的 mRNA 在交感神经元中表达，也有研究发现 BMP6 mRNA 在大鼠和沙鼠脑组织表达的时间和空间关系，实验显示大鼠从出生到生后 3 周内神经元细胞 BMP6 表达特别高；原位杂交实验在新生小鼠大多数神经元内都可检测到高水平的 BMP6 mRNA，其后的时段除海马区外其他区域神经元中 BMP6 下降，结果提示 BMP6 是神经元特有的，在神经元的成熟和突触的形成过程中起重要作用。研究清楚表明 BMP 是一种分化因子，是黏附分子表达的调节物，在神经胶质细胞发育中起关键作用。

（4）在造血组织发育中的作用：在低等生物和大鼠的实验中证实，BMP 可以诱导中胚层造血组织的分化。在鼠胚胎干细胞向造血细胞分化时，需要 BMP4 对中胚层及血红素进行诱导。在无血清的培养条件下，BMP-4 与 VEGF 联合作用能诱导鼠胚胎干细胞向淋巴造血细胞分化。BMP4 可能是诱导造血分化的重要因子。将 BMP 植入成年机体的肌肉或皮下，在诱导骨形成的同时还可诱导骨髓的形成。在软骨形成中，血管侵入软骨，同时小淋巴样细胞聚集，围绕血管可出现大量生血干细胞，这些干细胞增殖、分化后即形成造血性骨髓，此过程与胚胎发生时骨髓形成的过程相似。但 BMP 单独诱导的造血组织形成是暂时性的，约 2 周后骨髓即为脂肪组织所替代，提示 BMP 诱导骨髓的长期维持可能还需要其他因子的参与。有学者认为小儿肾脏功能不良时常可导致贫血和骨骼发育不良，其原因可能与肾脏产生 BMP 的能力降低有关。

（5）诱导细胞凋亡作用：在哺乳动物胚胎发生、发育和成熟过程中，组织中的细胞生死交替、细胞凋亡是保证和调节个体发育及成熟所必须。有研究报道，BMP4 在人及动物的发育过程中的某些与肢芽细胞凋亡的过程中起重要的作用。在孵化 3～9d 的鸡胚中，可以观察到典型的肢芽细胞凋亡。细胞凋亡最初在肢芽与躯干之间的连接处开始发生，随后沿着正在生长的肢芽前、后缘延伸至远端，最后指区和趾区出现。鸡胚在发育早期趾间最早有蹼，随后由于在趾间的空间发生广泛的细胞凋亡，结果使趾完全分开，去除了蹼的联系。鸭胚的趾间细胞没有发生这种凋亡，因此成体鸭的第Ⅱ、Ⅲ、Ⅳ趾之间有蹼存在。在人的胚胎肢芽发育的早期，指间也有和鸡、鸭后肢一样的蹼。从 41d 时趾间开始发生细胞凋亡，至 51d 时胚胎手指分离尚不完全，然而随着上肢芽中轴的内旋，至 56d 则完全分开。这种局域性的细胞凋亡可能受控于骨形态发生蛋白（BMPs），尤其是 BMP-4。如果将鸡的 BMP 受体基因敲除，则因细胞凋亡不能正常进行，结果鸡出现了鸭足一样的蹼状足。

（6）在胎盘形成及精子发生中的作用：有研究发现 BMP8 mRNA 在鼠子宫蜕膜细胞中高表达，而且 BMP8 及 BMP8b 基因在胎盘滋养层细胞和新生小鼠上皮内根鞘中都有表达。此外，研究还发现 BMP8 和 BMP8b 在睾丸内精子细胞发生过程中也有表达。以上现象提示 BMP8 及 BMP8b 在胚胎形成及精子发生中可能具有重要的调节作用。

（7）促进肝细胞的增殖：研究发现，重组人 BMP-9（rhBMP9）与 HepG2 肝细胞表面的 54kD 及 80kD 受体具有高度亲和活性并能促进细胞增殖，这两种受体只与 BMP9 结合，而不与其他 BMP 结合，尽管 BMP9 与 BMP2、4、5、7 的氨基酸同源性达 50%～55%。提示：不同类型的 BMP，其对应的受体类型也各不相同，具有一定的特异性。根据 BMP9 能促进小鼠体内外肝细胞的增殖和 BMP9 在肝组织中的分布情况，推测 BMP9 可能在肝细胞的生长发育中起促进和调节作用。

（8）BMP 的其他生物作用：有研究用 cDNA 探针杂交和抗体检测人 6～14 周胚胎和成人各组织中 BMP3 的分布，发现 BMP3 mRNA 最高表达是在胎肺中，其次是胎肾。BMP3 主要分布于人胎儿的肺支气管上皮、肾小管、成骨细胞、小肠黏膜、软骨膜等。BMP7 除在成骨部位外，也在泌尿系统和心脏中高表达。BMP2 的高亲和性结合位点不仅在成骨细胞上，而且在成纤维细胞、星形细胞、肾上皮细胞、角质细胞、以及骨、肾、结肠、肌、肺、神经组织和前列腺的肿瘤细胞中检出，但 TGF-β 家族其他成员都不竞争 BMP2 的这种结合位点。以上提示 BMP 在非骨组织中可能有一些尚未了解的功能。

（9）BMP 植入体内后的诱骨活性与免疫应答的关系：BMP 是一种诱导骨和软骨发育生长的活性蛋白，当进行异体植入时，会表现出一定的抗原性，因而引发免疫学方面的问题。过去二十年间的基础实验及临床研究资料表明，BMP 确实可以引起免疫应答。

1）免疫反应现象的证据：CyA 是一种抑制特异性 T 细胞介导的体液免疫反应的试剂。用 CyA 处理或未处理大鼠所做的实验可证明 BMP 异体植入后机体特异性及非特异性免疫反应的情况。在未用 CyA 处理的鼠中，植入部分纯化的 BMP 后几乎全部出现诱骨活性的"清除"现象（无诱骨活性）；而在 CyA 处理鼠中，由于免疫抑制作用，出现了高诱骨活性。这种现象应归因于 BMP 抗体的作用。

Urist 等曾用 ELISA 实验方法测定了 10 名患严重骨质疏松症的绝经后妇女患者的血中 BMP 抗体的水平，这些患者与绝经后期正常妇女相比，体内 BMP 抗体滴度很高，血浆中 BMP/抗 BMP 的比率低，提示骨质疏松症乃自身免疫功能紊乱所致，即 BMP 抗体的产生阻碍了 BMP 的正常诱骨作用，导致骨的形成障碍。

T 细胞在 BMP 植入后的免疫反应中也有重要的作用。当为切除胸腺的大鼠植入含 BMP 的脱钙骨基质 24d 后，新骨的形成及骨髓的产生量较对照组增多。用免疫组化方法还可观察到骨诱导过程中出现了 T 辅助细胞，T 辅助细胞是一种 Ia 阳性、最有效的抗原提呈细胞。在骨折的骨痂部位和诱导骨中均可检测到 Ia 的表达。此外，另一个重要的免疫反应标志是在诱导骨部位的淋巴细胞表面出现了 IL-2 受体。这些现象均表明细胞免疫参与了机体对 BMP 的应答。

2）植入同种 BMP 及其免疫应答：Mikulski 等在研究中发现，当给远系小鼠植入同种 BMP 时，用组织学的方法可以观察到局部有巨噬细胞浸润及淋巴细胞、浆细胞介导的体液免疫反应。这种免疫反应在整体上抑制了骨诱导的发展。研究结果提示：BMP 免疫反应即使在植入同种移植物时也会不同程度的发生。为了在高等脊椎动物体内观察是否会发生同类现象，有人在治疗羊胫骨缺损时，给羊植入 TCP、IV 型胶原及部分纯化的羊 BMP（sheep BMP，sBMP）复合物，与不加 BMP 的对照组相比较，13mg BMP 植入物的实验组，几乎检测不到 BMP 抗体。而在 100mg BMP 植入物的实验组，在 3～6 周时，在血液中产生了 BMP 抗体。用 ELISA 法可确认这种抗羊 BMP 抗体为 IgG 亚类。这种剂量依赖性免疫反应在机体初次接触抗原时即可发生。虽然在植入大剂量 sBMP 的早期即可以检测到 sBMP 抗体，但是，由于 BMP 的骨诱导活性占主导地位，掩盖了抗体的作用，因此，可以认为，植入同种 BMP 时体内产生的抗体并不干扰 BMP 的诱骨活性。

3）种属特异性对 BMP 骨诱导活性的影响：大多数有关异种 BMP 植入与其相关的免疫反应的资料来自于形态学比较研究。Heckman 等用部分纯化的牛及狗的 BMP 与聚乳酸载体复合治疗狗桡骨不连时，发现两者的诱骨活性存在很大差异：同种 BMP 植入后 12 周即出现明显的诱骨效应，而异种 BMP 植入后没有见到新骨形成。当将 BMP 植入鼠肌肉内时，牛及狗的 BMP 均有剂量依赖性异位成骨活性。虽然该研究中缺乏体液及细胞免疫的直接证据，但其结果可间接提示：在高等脊椎动物体内植入异种 BMP 后所引起的免疫反应会削弱或消除 BMP 的诱骨能力，同时由于存在免疫机制，骨诱导活性具有种属特异性。

为了证实异种 BMP 在诱骨过程中的免疫抑制作用，Nilsson 和 Urist 用环锯法间隔 3 周在狗颅骨上造成骨缺损，在缺损部位植入 bBMP（牛 BMP）以确定 BMP 抗体对植入物是否有影响。结果显示：首批植入的 bBMP/NCP 可以使 14mm 的颅骨缺损愈合率高达 96%，而第二个骨缺损部位的愈合率较前者低 34%。用 ELISA 法测定了两次植入 BMP 后产生的特异性抗体，发现第二次植入后 3 周的抗体水平远较第一次植入 3 周者高，这表明：植入异种 BMP 后，可引起体内特异性抗体产生；而且在已免疫的动物体内，抗体水平更高。两组实验中骨愈合能力的差异提示：特异性抗体可部分地阻断 BMP 的诱骨活性。

体液免疫作用也同样影响 BMP 的诱骨活性。用 100mg 驼鹿 BMP 与 IV 型胶原及天然珊瑚的复合物植入实验性羊胫骨缺损部位，在植入后 12 周发现，循环系统中的 BMP 抗体较植入同种 BMP 后高出 4 倍，并在 3～6 周达高峰，12 周后降至对照水平；实验中还发现，与对照组相比，在植入异种 BMP 后，巨噬细胞及骨的再吸收作用使异种 BMP 诱导所形成的骨痂密度明显减低，所诱导的骨机械性能减弱。上述现象可提示：同种及异种 BMP 的不同免疫原特性，及其产生的抗体的浓度决定了免疫反应干扰骨诱导活性的程度。为了解决天然 BMP 的来源不足及临床应用中可能出现的因免疫反应而引起的骨诱导的抑制作用，人们已着手研究重组 BMP。

4）天然 BMP 植入不同部位后的免疫反应：Lindholm 等在实验中首次发现，在植入异种 BMP 后，不同植入部位所引起的免疫反应有所不同。给四头猪的颅骨缺损部位和肌肉内分别植入 bBMP（牛 BMP）/NCP（非胶原蛋白）复合物，然后用 ELISA 方法检测 BMP 抗体，发现骨组织内植入 85mg bBMP/NCP 不足以引起 BMP 抗体所致的免疫反应，而在肌肉组织中植入 50mg bBMP/NCP 即可测得抗体，并且同时在骨组织中植入 100mg、肌肉组织中植入 50mg bBMP/NCP，其抗体水平最高。Sato 和 Urist 用狗进行同样的实验发现，颅骨部位可出现明显的诱骨现象，而肌肉组织中无新骨生成，该现象提示：在骨组织以外的部位植入 BMP 更容易产生抗体。这可能是由于不同部位的靶细胞对 BMP 及其抑制因子的反应能力不同，也可能是缘于细胞介导的体液反应。

5）BMP 的免疫调节作用：BMP 同时还具有广泛的免疫抑制特性，并且其免疫调节活性的位点不同于骨形成活性的位点。BMP 主要作用于人和小鼠的各种杀伤性细胞的诱导过程，因此可以认为 BMP 是一种新的可作用于各种杀伤细胞活化及分化的无种属特异性的免疫抑制因子。有学者推测，BMPs 可能在抑制骨损伤后的局部炎症和免疫反应，促进伤口愈合以及在成骨肉瘤患者全身免疫功能的改变等方面均发挥作用，并且提出 BMPs 可作为一种新型的免疫抑制剂而用于防治某些自身免疫性疾病和移植排斥反应。

（五）血管内皮生长因子

血管内皮生长因子（vascular endothelial growth factor，VEGF）在 1989 年由美国的两家科技公司的科学家分别成功纯化与鉴定后而发现的，称为 VEGF-A，并克隆与测定了其基因序列。随后不久，人类 VEGF 家族的其他五个成员，即 VEGF-B，VEGF-C，VEGF-D、VEGF-E 和胎盘生长因子（PLGF）也陆续被发现。它们是与 VEGF-A 结构相似的蛋白因子，但 VEGF-B 的功能尚不清楚。VEGF 在人和大鼠的正常肾脏的足突细胞、远端肾小管和连接导管的上皮细胞中表达，平滑肌或巨噬细胞也可表达和分泌 VEGF。在急性肾脏疾病（如血管抑制排斥反应、坏死性血管炎）的损伤部位的近端或远端肾小管上皮细胞和血管平滑肌细胞均有高表达。在慢性肾病，如肾硬化、糖尿病性肾病或慢性移植排斥反应等，肾间质细胞 VEGF 的表达增高。

VEGF 的生物学活性：①可调控血管母细胞向内皮细胞的分化，因而调节血管的形成。②在肾脏发育中起重要作用。在体内外，VEGF 是内皮细胞的潜在丝裂原，因此，在肾脏，平滑肌细胞或巨噬细胞分泌的 VEGF 可通过旁分泌途径作用于邻近的内皮细胞。③肾小球内皮细胞的 VEGF 还存在自分泌活性，但其他来源的内皮细胞无此作用。④由于循环中的 α2- 巨球蛋白对 VEGF 的灭活作用，因此 VEGF 不能通过内分泌途径发挥作用。⑤有研究提示，VEGF 是内皮细胞的拯救因子，可诱导内皮细胞表达抗凋亡蛋白 Bcl-2、A1、XIAP 和拯救因子等。⑥对于内皮细胞和巨噬细胞有趋化作用，是内皮细胞保持血管的完整性。⑦ VEGF 可调节内皮细胞对基质的降解，对血管的形成有重要作用。⑧ VEGF 增强毛细血管的通透性，改变正常细胞外基质的成分，促进血管形成。⑨ VEGF 可诱导 NO- 依赖性小动脉扩张，包括肾血管床。

研究证明，VEGF 在原始血管细胞的早期发展中起到重要作用。如将 VEGF 和 bFGF 注入缺血组织中，可见有新生血管形成及组织灌注。而利用基因治疗方法将 VEGF 的 cDNA 注射到缺血组织，可见有侧副血管的形成。这是体内外工程化血管组织生成的重要方法。

（六）胰岛素样生长因子（IGF）

胰岛素样生长因子（isulin-like growth factor，IGF）是一类广谱性的生长因子，其化学结构与胰岛素原（proinsulin）类似，因此而得名。IGF 几乎存在于哺乳动物的所有组织中，具有促进细胞增殖和分化的功能并具有胰岛素样代谢作用，不仅参与胚胎分化及个体发育，还介导了多种疾病的发生和发展。

1. 胰岛素样生长因子的发现　胰岛素样生长因子是在 1957 年由 Salmon 和 Daughaday 在研究生长激素（growth hormone，GH）作用的过程中发现的。在体外培养去除垂体的大鼠软骨，在其培养基中单独加入 GH 或加入切除垂体的大鼠血清均不能刺激软骨细胞对硫（S^{35}）的吸收，而当加入正常大鼠的血清或加入切除了垂体后再注射生长激素的大鼠血清却能促进软骨细胞对硫的吸收，以此推测：生长激素（GH）可能并不直接作用于软骨，而是刺激机体产生某种中间物质并进入血液中，由此刺激软骨的生长。当时曾将此物质称为"硫化因子"。

后来的研究发现,硫化因子还具有促进 DNA、糖及蛋白质合成等多种生理效应。1963 年有研究发现血清中有一种非胰岛素的活性物质,对肌肉和脂肪细胞具有胰岛素样作用,但只有一小部分可被胰岛素的抗血清抑制,不被胰岛素抗血清抑制的胰岛素样活性物质被命名为 NSILA(nonsuppressible insulin-like activity)。随着分子生物学技术的发展,1978 年 Rinderknecht 和 Humbel 从人的血液中分离出两种 NSILA,对其分子结构进行测定和分析,结果显示,两种 NSILA 的氨基酸序列有 70% 是相同的,它们的结构与胰岛素原(proinsulin)相似。因此,分别被命名为胰岛素样生长因子-Ⅰ(IGF-Ⅰ)和胰岛素样生长因子-Ⅱ(IGF-Ⅱ)。

2. IGF 的生物学特性 结构特点:IGF 初合成时为前体蛋白,然后经蛋白水解作用断开而具有活性。它是一种小分子单链多肽物质(相对分子质量 7 500Da)。IGF-Ⅰ分子中约有 45%～50% 的氨基酸序列与胰岛素原相同,此结构特征使二者均可与对方的特异性受体具有一定的亲和力。IGF-Ⅰ与 IGF-Ⅱ之间的结构和功能非常相似,同源性可达 52%。

IGF-Ⅰ的一级结构具有 4 个结构域,即 B、C、A 和 D 域,分别为氨基末端的 B 区的 B1～29,C 区的 C30～41,A 区的 A42～62,D 区的 D63～70。与胰岛素原的结构差异是,IGF-Ⅰ的羧基末端比胰岛素原多出一个 D 区域,其氨基酸序列在不同的哺乳动物中相当保守。据研究测试,人与牛 IGF-Ⅰ的氨基酸序列完全一致,人与大鼠 IGF-Ⅰ的氨基酸序列仅有 4 个氨基酸不同,这说明它们是由同源基因进化而来的,且具有重要功能的多肽。

新合成的原始 IGF-Ⅱ是由 156 个氨基酸残基构成的多肽链,经过多种后续的剪切加工,成为由 67 个氨基酸残基构成的成熟 IGF-Ⅱ分子。该分子为弱酸性多肽,相对分子量为 7 471Da。结构中有 3 个二硫键,可划分为 A 区(21 个氨基酸)、B 区(32 个氨基酸)、C 区(12 个氨基酸)、D 区(6 个氨基酸),其中 A、B 区与胰岛素的 A、B 链类似,C 区与胰岛素原的连接肽类似,D 区在胰岛素中无相对应的区段。由于 IGF-Ⅱ与胰岛素是由同一祖先蛋白进化而来的,所以 IGF-Ⅱ分子中含有胰岛素分子内所有的赖氨酸、半胱氨酸及大多数非极性氨基酸。

3. IGF 的生物学功能

(1)促生长作用:IGF 主要通过 IGF/GH 轴发挥促生长作用,体内 IGF-Ⅰ多数是由 GH 刺激肝脏产生,而 GH 主要接受下丘脑和垂体的调节。IGF 产生后即可被释放到组织或血液中,其中约 70% 以 IGF-Ⅰ/IGFBP-3/ALS 复合物的形式存在,20% 以 IGF-Ⅰ/IGFBP 复合物的形式存在,仅有 5% 的 IGF 以游离状态存在。除肝脏外,其他组织如脂肪、骨、和肌肉等也可自身产生 IGF-Ⅰ。

IGF-Ⅰ和 IGF-Ⅱ均可刺激 DNA 合成和细胞复制,诱导静止状态的 G_0 期细胞进入 G_1 期,推动细胞周期的进行。IGF-Ⅰ可激活 RNA 聚合酶,促进非组蛋白的磷酸化,刺激 DNA 转录即 RNA 合成,从而促进细胞的生长和分化。IGF-1 能够提高蛋白质合成中氨基酸的利用率并抑制蛋白质降解,因此可提高蛋白质的净增率,进而促进骨和肌肉细胞的增殖。细胞培养时在培养液中加入血清即是由于血清中的 IGF-Ⅰ对细胞周期具有特殊影响。IGF 还具有抑制细胞凋亡,调节生长发育的作用。其作用原理主要是通过细胞膜上的 IGFR-1 的介导,当 IGF-Ⅰ与 IGFR-1 结合后,多个信号通路被激活:如 PI3K 通路、AKT 通路、β-连环蛋白通路、细胞增殖通路、RACK-1 通路、Src 通路及 MAPK 通路与 JNK 通路等。这些信号通路的激活可通过抑制凋亡信号来促进细胞的存活,及通过激活基因转录而促进细胞增殖。

通过基因敲除研究证明,IGF-Ⅱ对小鼠胚胎的生长发育起着非常重要的作用。在胚胎发育前 11d 时敲除 *IGF-Ⅱ* 基因,胎鼠表现生长阻滞,而出生后这些小鼠生长正常。而全身 IGF-Ⅰ敲除的小鼠出生后,可见严重的生长阻滞、不育或其他不良影响。在体外的细胞培养实验中,IGF 还表现出对骨骼肌成肌细胞分化过程中的自分泌/旁分泌的调节起重要作用。

(2)胰岛素样作用:研究发现,IGF 在其靶组织内,均有典型的胰岛素(ins)样作用,如促进 DNA、RNA 和蛋白质的合成,促进糖的氧化和糖原的合成,促进氨基酸转运,促进脂肪合成,抑制脂类分解,提高磷酸二酯酶的活性,抑制 Ca^{2+}-ATP 酶活性。这些作用一般是通过胰岛素受体实现的,作用强度仅有胰岛素效能的 1%～2%。对肌肉组织,IGF 可以促进葡萄糖转运及糖酵解,提高糖原与蛋白质的合成。该作用是通过 IGF 受体完成的,作用效率仅为胰岛素的 5%～10%。对大鼠肝脏,IGF 促进葡萄糖吸收的能力为胰岛素的 1/5～1/3,刺激心肌收缩性的能力为胰岛素的 2%。

然而,IGF-Ⅰ与 IGF-Ⅱ的胰岛素样作用又各有不同:IGF-Ⅰ在促进 DNA 合成方面的作用强于 IGF-Ⅱ,而 IGF-Ⅱ在促进组织糖代谢方面作用强于 IGF-Ⅰ。IGF 的 Ins 样作用特点还有:①仅游离形式的 IGF-Ⅰ才具有 Ins 样作用,而当 IGF 与其结合蛋白(IGFBP)结合后,该作用消失;②作用强度随不同组织及不同类型的 IGF 而异。

(3)IGF 与衰老:衰老一般被认为是身体各个器官功能的衰退,生育能力下降,死亡率增加。衰老现象可见于各个物种,有可能是在基因 - 激素调控下进行的。目前一般认为,无论在低等动物或高等动物中,导致衰老的途径可能与胰岛素 / 胰岛素样生长因子信号途径有关。Rincon 等在一篇综述文章中分析了 IGF 途径与衰老的关系。DAF-2 是胰岛素 / 胰岛素样生长因子 -1 受体的同系物,在线虫中,DAF-2 在适宜的环境中使线虫迅速生长、繁殖但短寿。当个体处于饥饿等危机环境中时,DAF-2 失活,DAF-16 易位进入细胞核,导致脂肪积蓄,防止氧化,延长寿命。DAF-2 突变体秀丽阴杆线虫体内 DAF-16 增加,导致其寿命明显延长。Rudman 等的研究表明,在人体内生长激素及 IGF-1 水平随着衰老而降低。衰老可表现为脂肪组织增加,无脂肪体减少,胰岛素抗体增加和心血管疾病增加,而这些表现均可见于生长激素缺乏、GH/IGF-Ⅰ水平低下的患者。因此 GH/IGF-Ⅰ用于治疗老年人或 GH 缺乏的患者,以改变他们的机体组成、蛋白质合成,促进记忆功能和免疫功能,降低心血管疾病的风险。一般大多数百岁老人都不缺乏 IGF,但研究发现低水平的 IGF 可以降低癌症的发病率,高水平的 IGF 又可以保护血管。关于 IGF 如何延长寿命的机制尚不明确。有研究显示,发育时期的 IGF 低水平和衰老时期的 IGF 高水平可能会延长寿命。

(4)调节机体的生殖和免疫功能:IGF-Ⅰ系统对动物的繁殖功能具有重要调节作用。

IGF 在调节卵泡的发育中具有重要作用。在许多哺乳动物中,IGF-Ⅰ可促进卵巢颗粒细胞和卵泡膜细胞的增殖和分化。此外,IGF 还可促进乳腺的发育。由此可见,IGF 对动物的生殖功能具有重要调节作用。IGF 对动物的免疫功能有促进作用。IGF-Ⅰ和 IGF-Ⅱ均可刺激胸腺上皮分泌胸腺肽,通过 IGFR-Ⅰ促进嗜碱粒细胞的激活并释放更多的组胺。IGF-Ⅰ能增强细胞毒性 T 细胞的作用,并对细胞趋化性具有刺激效应。近年来还发现,IGF-Ⅰ在免疫系统中细胞的识别发挥着重要作用。另外,IGF 也对消化系统、泌尿系统、内分泌系统等有重要作用。

(5)在组织重建和创伤修复中的作用:IGF 不仅在胚胎和幼儿的发育中,而且在成年期的组织再生和修复中也发挥重要作用。骨细胞可以表达所有 IGF-1 和 IGF-2,IGFR-Ⅰ和 IGFR-Ⅱ,以及 IGFBP-1～6。IGF 可以促进特定的骨细胞(如成骨细胞)再生,刺激其产生骨胶原蛋白Ⅰ和钙化。PTH(parathyroid home,甲状旁腺激素)直接作用于成骨细胞,同时能够迅速地刺激 IGF-1 和 IGFBP-3 mRNA 的表达,并增加 IGFBP-4 的表达。

IGF-Ⅰ和 IGF-Ⅱ在创伤修复中分别发挥作用,二者的作用有一定的差别。IGF 修复是对软骨生长的主要刺激物。除了促进骨骼生长外,IGF-Ⅰ还参与其他创伤的修复过程,在其中发挥重要作用。研究发现当血小板凝聚时,血小板和成纤维细胞可释放 IGF-1 与其他生长因子,这些被释放的物质可作为血管内皮细胞的趋向剂,可以刺激血管内皮细胞迁移至创伤部位,并促进新血管的形成。IGF-1 在体外也能促进许多细胞的生长,如成纤维细胞、软骨细胞和骨细胞。局部灌注 IGF-Ⅰ可促进受损坐骨神经的再生,而给予 IGF-Ⅰ的抗体则能抑制神经的再生。IGF-Ⅰ还参与了单侧肾切除后另一侧肾的代偿性增大的过程。此外,IGF-Ⅰ与血小板生长因子(PDGF)合用时,可使创面肉芽组织的生长率明显提高。IGF 可以与 PDGF 协同作用增加表皮和内皮细胞的再生。在创伤部位组织及体液中都发现了 IGF-1 存在。

IGF-Ⅱ很少受生长激素(GH)的调节,在刺激骨的生长方面比 IGF-Ⅰ微弱。在促进创伤愈合方面尚无报道。

4. IGF 的成骨机制

(1)IGF 对软组织的影响:骨折愈合的过程首先是血肿机化、肉芽组织形成,此为骨折愈合最重要的阶段。研究证实 IGF 可刺激肉芽组织形成和组织愈合，其血清浓度受生长激素的调节。其机制可能是 IGF-Ⅰ 促进角质形成细胞的增殖及迁移，从而增加肉芽组织的含量；同时它还可刺激成纤维前体细胞的增殖，促进组织愈合。Andrew 等发现，在人正常骨痂早期肉芽组织形成的阶段，内皮细胞和间充质细胞有 IGF-Ⅱ mRNA 表达，可见 IGF 对软组织愈合起着重要的作用，而软组织的良好愈合促进了骨折的愈合。

（2）IGF 对成骨细胞的作用：IGF-Ⅰ 在调节骨细胞功能和代谢方面具有重要作用，它可减少骨胶原退化、增加骨质沉积，促进成骨细胞分化和成熟。骨细胞对 IGF-Ⅰ、IGF-Ⅱ 的反应，有助于骨的重建和线性生长。因此，IGF-Ⅰ 可促进骨形成和骨修复。骨修复的始动步骤是修复部位的成骨细胞募集。IGF-Ⅰ 在促进成骨细胞募集到修复部位的过程中发挥了重要作用，骨折后 10～16d 时软骨痂中的成骨细胞已转移到新骨，成为新骨中的成骨细胞，IGF-Ⅰ 表达阳性。49d 时新骨表面与骨陷窝内的成骨细胞中 IGF-Ⅰ 表达仍为强阳性。McCarthy 等在骨细胞培养的模型中，采用了不同 PGs（前列腺素）和 PKA、PKC 途径活化剂，以观察 PGE$_2$（前列腺素 E$_2$）在成骨细胞和骨膜细胞内对 IGF 受体的作用，发现成骨细胞合成蛋白是经 IGF-Ⅰ 型受体途径起作用的，且配体与 IGF-Ⅰ 型或Ⅱ型受体结合，是由骨细胞中特异性的细胞内途径决定的，而 IGF-Ⅰ 型受体表型的迅速变化在蛋白质翻译后可以部分地起作用，这可有助于解释骨组织中 IGF 的自分泌或旁分泌途径。

IGF-Ⅱ 主要是由成骨细胞产生并储存于骨中，在骨吸收时可从骨中释放出来，以自分泌的方式刺激成骨细胞的增殖和募集。IGF-Ⅱ 除刺激成骨细胞的增殖外，还可影响成骨细胞向成熟型分化，并可诱导成骨细胞合成Ⅰ型胶原及骨胶原，促进新骨基质及骨的形成，因此在骨形成和骨修复中具有重要的作用。在骨折发生后，IGF-Ⅱ 作为趋化因子能有效地诱导骨髓间充质干细胞迁移，为进一步向成骨细胞分化提供来源。

5. IGF 家族受体　IGF 系统受体共包括 4 种：胰岛素受体（InsR）、IGF-Ⅰ 受体（IGF-ⅠR）、IGF-Ⅰ/胰岛素杂合受体及 IGF-Ⅱ/甘露醇 -6- 磷酸受体（IGF-Ⅱ/M6P-R）。

IGF-ⅠR 是一种四聚体糖蛋白，由 2 个位于细胞外部的 α 亚基（由 706 个氨基酸组成）和 2 个跨膜 β 亚基（由 626 个氨基酸组成的）组成，相对分子质量约为 90 000。IGF-Ⅰ 受体的结构与胰岛素受体结构非常相似。α 亚基的半胱氨酸富集区是其配体的特异性识别位点，细胞质部分的 β 链中含有一个酪氨酸蛋白激酶活性区，可激活胰岛素底物 1（IRS1）与 AKT 和 MAPK 信号通路，进而介导细胞的增殖。IGF-ⅠR 是介导 IGF 家族生物学效应的最主要的受体，不仅可结合 IGF-Ⅰ，还可介导 IGF-Ⅱ 和胰岛素的作用。根据 IGF-ⅠR α 亚基的羧基端是否具有由外显子 11 编码的 12 个氨基酸残基，可以将其分为两种亚型：IR-A 和 IR-B。IGF-Ⅰ/Ins 杂合受体主要是由 IGF-ⅠR 的一个 αβ 亚基同 Ins-R 的一个 αβ 亚基组合而成，广泛存在于体内的某些特定组织，直接或间接地介导 IGF 的作用，但对于 IGF-Ⅰ 与此杂合受体之间的信号通路仍未完全了解。

IGF-ⅡR 相对分子质量约为 20 000，由一条多肽链组成，无酪氨酸激酶活性。1987 年 Morgan 等发现 IGF-ⅡR 与甘露醇 -6- 磷酸受体在介导信号转导的作用相同，因此称此受体为 IGF-Ⅱ/M6P-R。大量的研究证明此受体可以介导溶酶体酶的运输，进而通过细胞吞噬作用促进 IGF-Ⅱ 的降解，因此认为此受体是一种抗有丝分裂受体。

IGF 及 Ins 对 IGF 受体及 Ins 受体亲和力的大小顺序如下：① Ins 受体：Ins ＞ IGF-Ⅰ ＞ IGF-Ⅱ；②Ⅰ型受体：IGF-Ⅰ ＞ IGF-Ⅱ ＞ Ins；③ IGF-Ⅰ/Ins 杂合受体：IGF-Ⅰ ＞ IGF-Ⅱ ＞ Ins；④ IGF-Ⅱ/M6P 受体：IGF-Ⅱ ＞ IGF-Ⅰ。

（七）神经生长因子

神经生长因子（nerve growth factor，NGF）是具有神经元营养和促突起生长双重生物学功能的一种神经细胞生长调节因子，它对中枢及外周神经元的发育、生长、分化、再生和功能特性的表达均具有重要的调控作用。NGF 广泛分布于机体各组织器官中（包括脑），在靶组织中的浓度与交感神经和感觉神经在靶区分支的密度和 mRNA 的含量有关。

1. 神经生长因子家族　神经生长因子家族包括：神经生长因子（nerve growth factor，NGF）、脑源性神经营养因子（brain derived neurotrophic factor，BDNF）、神经营养素 -3（neurotrophin-3，NT-3）、神经营

养素 -4/5（neurotrophin-4/5，NT-4/5）、神经营养素 -6 和神经营养素 -7 等，以前 4 种为主。NGF 是神经生长因子家族中最主要的成员，在组织中通常以前体的形式存在，在颌下腺中加工为成熟的 NGF。

2. 生物学作用

（1）营养神经：在胚胎发育时期，NGF 为效应神经元生存所必需。将精制的 NGF 溶液注射到鸡胚或初生小鼠，则发育中的感觉和交感神经节细胞的有丝分裂频率增高，细胞数增加，神经节体积显著增大。如果培养液中不加 NGF，神经细胞既不能长出轴突，也不能存活。NGF 及其受体广泛分布于中枢神经系统，由海马和脑皮质产生的 NGF 可以通过胆碱能神经逆行运输至前脑基底核，维持胆碱能神经元的存活和功能。在胚胎发育的早期，中枢神经组织内 NGF 的含量决定了胆碱能神经元的密度。

（2）保护神经：NGF 对其效应神经元的损伤，如药物损伤、外伤、缺血、缺氧等引起的神经元病理改变具有一定的抑制作用，可保护神经元减轻损伤。其可能的机制有①抑制钙离子超载；②抑制神经毒性氨基酸的释放；③抑制超氧自由基的释放；④抑制细胞凋亡。NGF 通过上述机制明显减轻或防止这些继发性病理损害的发生。

（3）促进神经再生长：当神经元的轴突被切断后给予 NGF，将减少这些神经元的变性与死亡。NGF 的作用将有助于轴突再生，同时也缩短轴突再生开始的时间和提高再生神经元的质量和速度。

（4）其他作用

1）促进创伤组织的修复反应，促进伤口愈合。

2）具有抑制某些肿瘤细胞的分裂增殖，促其向良性分化。

3）可影响免疫细胞的活性，调节免疫系统功能，起到免疫调节因子的作用。

4）可促进骨痂的形成和吸收，有助于骨折的愈合。

3. 临床意义
神经生长因子对许多临床疾病的治疗具有明显效果。主要在延缓神经退行性病变，或者刺激脊髓损伤患者运动神经的生长方面，其效果尤为显著。神经生长因子也被用来促进烧伤的治疗和康复，消减化疗和放疗的副作用，促进骨折修复，治疗压疮及角膜溃疡。

（八）血小板衍生生长因子

血小板衍生生长因子（platelet-derived growth factor，PDGF）（又称为血小板源生长因子）是产生并贮存于血小板 α 颗粒中的一种碱性蛋白质。PDGF 是一种低分子量促细胞分裂因子，可刺激停滞于 G_0/G_1 期的成纤维细胞、平滑肌细胞及神经胶质细胞等多种细胞进入分裂增殖周期。PDGF 是于 1974 年被发现的，因其来源于血小板而得名。在正常生理状态下 PDGF 存在于血小板的 α 颗粒内，当血液凝固时从崩解的血小板中释放出来并被激活，具有刺激特定细胞趋化和生长的生物活性。当组织受到损伤时，巨噬细胞、成纤维细胞、内皮细胞、血管平滑肌细胞、胚胎干细胞等也可以合成并释放 PDGF。如在肝脏受损时，血小板、浸润的炎细胞、巨噬细胞、受损的内皮细胞及激活的肝星形细胞均可以分泌 PDGF。PDGF 一般以自分泌、旁分泌的方式发挥作用。

1. 分类与结构
血小板衍生生长因子（PDGF）家族包括 PDGF 和血管内皮细胞生长因子（VEGF）两类分子。这两种生长因子均可由多种细胞产生，其受体均为酪氨酸激酶（RTK）型受体。PDGF 的单链蛋白有三种：A 链（16kD）、B 链（14kD）和 / 或 C 链（55kD）。常见的血小板衍生生长因子（PDGF）是由两条多肽链通过二硫键连接而成的同型或异型二聚体，这使 PDGF 可具有多种形式的二聚体结构，即 PDGF-AA、PDGF-BB、PDGF-AB、PDGF-CC。A 链基因位于第 7 号染色体，B 链基因位于第 22 号染色体。PDGF Ⅰ即 PDGF-AA 的分子量为 31kD，含糖约 7%；PDGF Ⅱ即 PDGF-BB，分子量为 28kD，含糖 4%。二者均由两条高度同源的 A 链及 B 链组成，A 链和 B 链有约 60% 的同源性。PDGF-A 链和 B 链与 PDGF 的活性核心区域的同源性为 30%。PDGF-A 和 B 的前体物质可与各种细胞外基质蛋白结合，若去掉其羧基（-COOH）末端的序列成熟后，结合作用更加普遍。所有肽链均需要水解掉其前体分子上一段信号肽，才可转化为活性形式。

2. 受体和信号传导
PDGF 受体（PDGFR）存在于细胞膜上，为跨膜蛋白。PDGF 必须与细胞膜上的相应受体结合，经由受体的介导才能发挥其生物学效应。PDGF 受体由 α 和 β 亚单位组成，以同源二聚体或异源二聚体的形式与 PDGF 结合。α- 受体亚单位通常与 PDGF 所有亚型均有高度亲和力，

而 β- 受体亚单位仅与 PDGF-BB 型高度亲和,与 PDGF-AB 型亲和力则较低。PDGF-CC 的核心链(非 PDGF-CC 的全长)对 α- 受体的高亲和力具有促进作用。PDGF 受体是一种酪氨酸激酶受体,具有酪氨酸蛋白激酶活性,当其与配体 PDGF 结合后发生构象变化,受体的两个亚单位在膜上迁移、结合形成二聚体而激活,诱发受体细胞内结构域酪氨酸残基发生自身磷酸化,或促使激活特殊靶蛋白的酪氨酸残基磷酸化,进而激活细胞内多条信号转导通路,对其蛋白质底物进行磷酸化等多种作用,将信号传入细胞内。

3. PDGF 的生物学功能 体内多种组织细胞可分泌和 / 或储存 PDGF,例如受伤的局部组织、心肌、平滑肌以及增生的瘢痕组织等,骨组织中含量更为丰富。PDGF 具有丝裂原及趋化活性,其主要生物学作用包括:①激活磷脂酶 C、促进前列腺素释放;②与生长调节素协同作用于细胞周期,PDGF 使 G_0 期细胞进入 G_1 期,而生长调节素促使 G_1 期细胞进入 S 期,继而进行 DNA 的复制及有丝分裂;③促进细胞迁移及巨噬细胞、血小板活化;④激活蛋白激酶及糖原合成酶等,促进细胞间基质的合成;⑤具有促血管收缩效应;⑥促进基质金属蛋白酶(MMP)的活性表达;⑦激活 c-fos、c-jun、c-myc 等一系列转录因子(原癌基因)表达增强;⑧ PDGF 还在创伤愈合、胚胎发生、动脉硬化、恶性肿瘤等体内多种病理、生理过程中发挥重要作用,具有刺激平滑肌细胞、成纤维细胞、神经胶质细胞等的 DNA 合成及细胞增殖的生物活性,在创伤愈合、组织修复及动脉粥样硬化的形成中起主要作用。PDGF 是这些细胞体外培养的重要的有丝分裂原。

(九)肝细胞生长因子

肝细胞生长因子(hepatocyte growth factor,HGF)是在 1984 年由日本研究者 Nakamura 和 1985 年美国研究者 Michalopoulos 分别报道的,其分子量为 82kD,由 728 个氨基酸残基组成的多肽。为一条轻链和一条重链组成的异二聚体分子。血清 HGF 来源是多源性的,主要是在肝脏组织。现已证明,HGF 与 1985 年 Stoker 等发现的一种主要作用于细胞活动的,能分散结合紧密的细胞克隆集落的成纤维细胞衍化因子,并命名为扩散因子(scatter factor,SF)的物质,实际上是同一种因子,现通称为 HGF。肝细胞生长因子(HGF)是一种由体液介导的细胞调节物质,由肝组织细胞或其他细胞合成,经旁分泌或自分泌途径进入体液微环境,借助间质与细胞的相互作用,在血管发生、胚胎发育、形态发生、创伤愈合、组织器官再生和致癌作用等方面发挥重要作用。

HGF 受体是由原癌基因 *c-Met* 编码的蛋白产物,属于酪氨酸激酶家族,具有酪氨酸激酶活性,参与细胞的信号传导。

1. HGF 的来源 研究发现,HGF 存在于动物和人体内的多种组织和细胞中,主要来源于肝脏枯否氏细胞(Kupffer cell)、成纤维细胞(fibroblasts)、内皮细胞(endothelial cell)、贮脂细胞(fat storing cell)以及恶性肿瘤细胞。胰腺、甲状腺、脑、肠、颌下腺等组织也能合成和表达 HGF,而肝实质细胞及肾脏细胞仅产生极微量的 HGF。有研究发现脂肪干细胞能合成与分泌大量的 HGF。

2. 化学结构 人类的 HGF 基因约 70kb,含 18 个外显子及 17 个内含子,定位于第 7 号染色体。HGF 蛋白的活性形式为一条 α 链和一条 β 链通过二硫键连接而成的异二聚体,α 链有 4 个功能域,β 链则含有一个无功能的丝氨酸蛋白结构域。HGF 与肝素有较强的亲和性。HGF 的同源性较高,不同种属、不同来源的 HGF 结构基本相似。

3. HGF 受体 已证实,HGF 的受体是由原癌基因 *c-Met*(protooncogene c-Met)编码产生的具有酪氨酸激酶潜在活性的跨膜蛋白,由细胞外的 α 链及跨膜的 β 链组成;两条链均由同一前体肽链裂解而来。胞外区的 α 链含有配体识别域,跨膜的 β 链胞内区含有酪氨酸激酶活性域和自动磷酸化位点,二链通过二硫键相连。该受体形成一个包括膜外结合位点、跨膜蛋白、膜内激酶区域在内的完整细胞膜受体,当 HGF 与之结合后即可发生一系列生物调节效应。

4. HGF 信号通路 当 HGF 与 c-Met 受体特异性结合后,受体蛋白在 HGF 的诱导下发生构象变化,激活受体胞内区的酪氨酸激酶,然后再使受体的 β 链中的部分 Tyr 残基磷酸化,导致 c-Met 蛋白活化,活化的 c-Met 蛋白可引起多种底物蛋白的酪氨酸磷酸化,如 PLCγ、PI3K、PLD、Src、SHP2、RasGAP、MEK、Ras、Grb2-SOS-Ras 复合物,以及 Cbl、p90RSK、Gabl 等含 SH2 域的信号蛋白,经瀑布式的磷酸化反应,将信号逐级放大,最后经不同通路进入核内促进靶基因转录,进而促进细胞增殖、分化、胚胎发育及组织损伤修复。异常的 c-Met 信号转导通路则与肿瘤的发生、侵袭和转移有密切关系。肝素、IL-6 和干扰素可上调 HGF,AngⅡ、TGF-β 可下调 HGF。

5. HGF 的生物学功能　HGF 作为一种多肽生长因子,具有强大的促细胞分裂、促组织形成、诱导上皮细胞迁移和诱发血管生成的作用,同时也因其受体存在广泛,HGF 在多种组织器官的发生、发育、损伤修复以及恶性肿瘤的发展、转移中起着非常重要的作用。HGF 通过与其特异性 c-Met 受体结合进而引起一系列信号转导蛋白的酶促反应,触发相应的生物学效应。

(1)HGF 参与组织器官损伤的修复:当组织损伤时,在 IL-1、IL-6 及 TNF-α 等炎症因子刺激下,HGF-mRNA 表达升高并合成 HGF 蛋白,细胞可以通过自分泌形式使自身得到 HGF 刺激,又可以通过内分泌形式使血浆 HGF 含量升高。由旁分泌进入局部微环境的 HGF 可对相邻细胞发挥促细胞运动、分裂及血管生成等作用,进而促进损伤组织的修复或重新构建。研究表明,HGF 能促使原代培养的肝细胞 DNA 合成和细胞分裂,对实验性动物肝、肾、肺损伤有明显的促进再生的作用。

(2)促进内皮细胞分裂增殖:研究发现,HGF 是一种特异的促内皮细胞生长的因子。在血管内皮细胞培养的实验中,向培养液中加入天然的或重组的 HGF,8d 后血管内皮细胞数量增加了 10 余倍,提示细胞内合成的 HGF 通过自分泌或旁分泌方式可以刺激内皮细胞的分裂和增殖。比较研究发现,HGF 刺激内皮细胞生长的作用强于 bFGF 及 VEGF。

(3)HGF 诱发血管生成,促进肿瘤转移:HGF 可作为直接作用于血管内皮细胞的血管生成因子,具有促进血管内皮细胞的增殖、迁移及毛细血管样小腔形成的作用。实验研究表明,血管生成对恶性肿瘤的进展有显著的促进作用。HGF 能破坏细胞间的连接使细胞间黏附性减弱,促进多种类型的癌细胞迁移和侵袭。如将 HGF 处理的 EMT6 鼠乳腺癌细胞静脉注射到同系动物体内,结果发现显著增强了这些细胞形成肺转移灶的能力。其机制可能是:HGF 可促进乳腺癌细胞的侵袭和迁移力,乳腺癌细胞又可分泌可溶性因子,作用于成纤维细胞,使之产生大量的 HGF,反作用于癌细胞。已有报道,HGF 和 / 或 c-Met 的表达,参与了多种肿瘤如胃癌、直肠癌、结肠癌、肾癌、膀胱癌、卵巢癌及肝癌等的发生和进展。还有研究表明,内源性抑制 HGF 能够减低肿瘤细胞的生长速度、恶性程度和转移。

(4)HGF 抑制细胞凋亡:在原代肝细胞培养中,由 Fas 单抗诱导的肝细胞凋亡可被 HGF 抑制,HGF 能够强烈诱导 bcl-XL 的表达,从而阻断 Fas 凋亡信号的传导。HGF 也可抑制化疗药物诱导的造血干细胞凋亡,其机制可能与 HGF 调节凋亡相关基因(如 bcl-2、Bax 及 p21WAFI/CIPI 等)的表达有关。

(5)促进神经元的存活:体外实验表明,HGF 可以显著促进神经轴突的生长,在沙鼠 5min 短暂缺血诱导海马神经元死亡的模型中,缺血后向纹状体内持续灌注 HGF 可明显抑制海马神经元的延迟性死亡,提示 HGF 可用于缺血性脑损伤的治疗。

6. HGF 研究的发展趋势　HGF 的功能强、作用及治疗范围广泛,治疗效果明显而受世人关注。有关 HGF 的分子生物学、细胞生物学、基因工程、基因治疗的论文逐年增加。世界各国很多研究机构及大制药公司已聚焦于 HGF 的研究、开发和临床应用。HGF 不仅是肝脏病患者期待的有效药物,而且还在其他器官疾病如肾脏疾病、心血管疾病、肺脏疾病、胃病、关节损伤、大面积烧伤、糖尿病、脱发等疾病中具有重要的治疗作用。HGF 基因治疗有可能在 HGF 的临床应用方面率先发挥推动作用。目前,日本已经通过厚生省(卫生部)的批准,在临床上用 HGF 基因治疗血管性疾病。该临床研究正在进行中。

(十)角质细胞生长因子

角质细胞生长因子(keratinocyte growth factor, KGF-2)是由人体皮下的组织细胞分泌的一种碱性蛋白生长因子,可特异性地刺激上皮细胞的各种新陈代谢生理过程,包括细胞的生长、再生、分化和迁移等。角质细胞生长因子又称 FGF-10,为成纤维细胞生长因子(FGF)大家族中较晚才被成功克隆的成员,也是人类基因组计划中的一个商业化成果。KGF-2 是人体内自然存在的一种可溶性活性蛋白质,由 194 个氨基酸残基组成前体,成熟 KGF 含有 163 个氨基酸残基,在其 N 端有一个糖基化位点。KGF-2 在人体内主要由皮下组织细胞分泌,并可特异性地结合到上皮细胞表面的特异受体,经过一系列复杂的信号传导过程,启动上皮细胞内与分裂生长相关的基因表达,从而刺激上皮组织的新陈代谢。

1. 生产制备角质细胞生长因子的技术路线

(1)根据目的基因(cDNA 文库)克隆,构建 rhKGF-2 表达载体,再经过转化、筛选、鉴定,选出高效可溶性表达工程菌。

(2)大规模培养 rhKGF-2 工程菌。

(3)对发酵产物进行分离纯化得到 rhKGF-2 蛋白溶液。

(4)添加稳定剂、赋形剂进行冷冻干燥。

2. KGF-2 的应用　国外学者在 KGF-2 的生物学性质和功能方面作过比较系统的深入研究,并对基因工程重组技术生产的 rhKGF-2 的各种生物学功能、作用机制、生物安全性、动物试验、临床试验等方面进行了大量、细致的研究工作,完整的动物实验和临床试验的研究结果已证实了 rhKGF-2 的安全性和显著的功效,这些研究结果显示,KGF-2 在临床疾病治疗上和护肤产品领域都有着广阔的应用前景。已经在美国由人类基因组公司(HGS)完成了Ⅲ期临床试验研究。

(1)护肤领域应用:在国内,已有一些与 KGF-2 相类似的护肤产品。其中的代表有 EGF、bFGF、aFGF、VEGF、PDGF、TGF 等。这些生长因子是人体细胞的正常成分,在皮肤组织细胞的生长、分化、再生及迁移中发挥重要的生理功能,将这些与皮肤生长代谢相关的功能性因子添加到护肤产品中,使得这类产品不同于传统护肤品,它是在分子水平上预防皮肤细胞受到各种损伤,并对受损细胞进行修复和调整,改善或更新其新陈代谢,促进皮肤细胞的生长,调节细胞中的代谢平衡,调整皮肤的最佳结构和状态,从细胞和分子水平上达到保健皮肤、延缓衰老的目的。

与以上因子相比,KGF-2 有以下的优点:①组织特异性更强,稳定性和安全性更好。KGF-2 仅作用于上皮细胞,通过细胞表面的特异性受体,在刺激上皮细胞生长的同时,还可启动上皮细胞对皮下间质组织的协调作用,促进皮下滋养层的更新,同时安全性好,无潜在的副作用。而其他因子由于作用靶点广泛,可能会出现某些细胞过度生长,具有潜在的恶性转化风险。②对新生(或老化的)上皮细胞均有调节代谢,刺激生长、分裂的作用。而其他如 TGF 等生长因子虽然也能促表皮细胞生长,但组织特异性差,对已老化的组织细胞没有任何作用。③具有较明显的去除瘢痕和抗辐射损伤的保护作用。而其他因子(如 KGF-1 和 TGF)效果不理想。④具有独特的育发及生发作用。裸(无毛)鼠实验证明 KGF-2 能促进毛囊发育和毛发生长,而用其他生长因子则未观察到相应的结果。

虽然 KGF-2 因子在护肤产品领域有着广阔的应用前景,但由于 KGF-2 本身属于蛋白质类生物大分子,难以通过皮肤屏障,稳定性差,在生理条件下及体表条件下生物学活性难以长期保持,所以能生产该类产品的公司必须具备相当的技术及研发实力。目前国内 KGF-2 产品正在研发中。

(2)医学治疗领域应用:KGF-2 可以刺激角质形成细胞的生长和增殖,包括能刺激上皮细胞和基底角质形成细胞的增殖以利于创伤愈合,并刺激毛囊产生和促进皮肤创伤的愈合。这些创伤可能是在皮肤表面也可能是在深层的,即包括表皮和真皮的损伤。rhKGF2 的适应证较为广泛,国外已进入临床研究的适应证包括:烧、烫伤、角膜损伤、外伤和手术切口,慢性溃疡;溃疡性肠炎以及癌症的辅助治疗等;还有可能扩大到针对各种消化性溃疡,以及各种溃疡创面,供皮区创面的治疗等。

第四节　生长因子受体

一、受体与配体的概念及其功能

受体(receptor)是指位于细胞膜上或细胞内的能特异识别生物活性分子(bioactive molecule)(如药物、激素、毒素、神经递质等)并与之结合,进而引起生物学效应的特殊蛋白质,个别是糖脂(glucolipid)。可与受体呈特异性结合的生物活性分子则统称为配体(ligand)。受体一般具有三种相互关联的功能:①识别与结合。即通过高度特异的过程,识别并与其配体(结构上具有一定互补性的分子)相结合。

②信号转导。受体 - 配体（基）相互作用可以始动级联反应，将细胞外的信号以另一种形式（例如酶、离子通道等）传递到效应器（effector），使它们的活性或构象发生与其将导致的生理效应相适应的变化。③产生相应的生物学效应，如细胞的运动、生长、分化及神经兴奋或抑制等。当然，倘若受体所结合的是拮抗剂，则可表现为对生物效应的阻断作用。

生长因子受体是多细胞生物体内介导生长因子对细胞生长、分化调节作用的关键成分，一般是细胞表面的蛋白或糖蛋白，可以识别并与其配体 -- 生长因子（又称第一信使）特异性结合，从而激活并启动细胞内的一系列生化反应，最终导致对该细胞的生长、分化和发育等过程的调节作用。生长因子受体具有受体的共性：与配体结合的特异性、饱和性、可逆性及信号转导能力。

应注意准确把握生长因子受体的概念，将其与生长因子结合蛋白（binding protein）区分开来。在生长因子及其受体研究中，人们发现了一些能特异地结合生长因子，但不能诱导该因子特定功能的蛋白，一般将它们称为生长因子结合蛋白（growth factor binding protein），如在血清中发现的某些生长因子的可溶性结合蛋白（也有人不确切地称为血清型受体）。这些"血清型受体"与膜受体高度同源，并具有相似的免疫原性，但其生理功能仍不清楚，也不能介导细胞的信号转导。推测它们可能是膜受体细胞外部分水解后释放出来的成分，也可能是生长因子的载体蛋白，在血液中起运输和调节生长因子浓度的作用。

近年来随着分子生物学技术的进展，基因克隆、定点突变和细胞转染等技术的应用，使人们对生长因子受体的分子结构、功能和信号转导机制有了更进一步的认识。在生长因子受体的研究历史中，有两个堪称里程碑式的重要发现，一是生长因子受体酪氨酸蛋白激酶（TK）活性的发现，二是生长因子受体与癌基因的关联。

受体中的酪氨酸蛋白激酶既能以受体本身为底物，催化发生受体自身酪氨酸残基磷酸化，又能以细胞内其他蛋白或外源性蛋白为底物，引起它们的酪氨酸残基的磷酸化。这一发现引起了人们对 TK 和其他蛋白激酶（如丝氨酸 / 苏氨酸蛋白激酶）在细胞生长分化调节中的广泛兴趣，同时也拓展了人们对受体和酶的认识，并由此提出了受体酶（receptor-enzyme）的概念。

癌基因的发现揭开了人类认识和攻克癌症的新阶段。对癌基因尤其是反转录病毒癌基因的研究揭示，生长因子及其受体与许多癌基因的蛋白产物序列同源。例如，一种鸡成红细胞增多症病毒癌基因（v-erb-B）与表皮生长因子受体（EGFR）基因同源，二者具有极其相似的氨基酸序列。毫无疑问，生长因子及其受体的研究，对探讨癌变机制及防治肿瘤的机制中具有重要意义。

二、生长因子受体的结构与功能特点

生长因子受体（growth factor receptor，GFR）是指能与生长因子专一性结合并将生长因子的信号传递到细胞内，引起细胞内的基因表达和功能蛋白的调节，进而导致细胞、组织和生物体的一定生物学效应的一类跨膜蛋白。各种生长因子均须通过其特异的受体才能发挥其作用。大多数生长因子受体具有潜在的酪氨酸激酶活性，也有部分生长因子的受体具有丝氨酸 / 苏氨酸蛋白激酶活性。

生长因子受体既是受体同时又具有蛋白激酶的活性，一旦与配体结合即可激活受体胞内端的蛋白激酶活性，故又称催化性受体（catalytic receptor）。这类受体在结构上的共同特点是：①通常为单次跨膜蛋白；②接受配体后常发生二聚化而激活，启动其下游的信号转导过程。

三、生长因子受体的分类

（一）根据受体蛋白的结构分类

生长因子受体是蛋白质，其肽链或亚基组成各有不同的方式。依此特点分类，可将生长因子受体分为三类：

1. 以 EGF 受体（EGFR）为代表的单链结构　配体结合区有一个半胱氨酸富含区和一个蛋白激酶区未被插入序列分开。属于该类受体的还有 *TGF-α* 受体以及 *HER-2/neu*、*HER-3/c-erbB* 等癌基因蛋白。

2. 以 PDGF 受体为代表的另一类单链结构　其结构特点为配体结合区有散在分布的半胱氨酸，

其蛋白激酶区被一亲水序列分开。属于该类的受体还有 FGF 受体、CSF-1 受体、fins、flg、bek 和 kit 等癌基因蛋白。

3. **以胰岛素样生长因子 -1(IGF-1)受体为代表的异四聚体结构**　由两种不同亚基组成四聚体。α 亚基在膜外，β 亚基在跨膜区和蛋白激酶区。胰岛素受体（IR）和癌基因 IRR 蛋白亦属此类。

（二）根据受体蛋白激酶活性种类分类

1. **酪氨酸蛋白激酶类生长因子受体**　是指具有酪氨酸激酶（receptor tyrosine kinase，RTK，or TK）活性的一类生长因子受体。RTKs 是最大的一类酶联受体，它既是受体，又是酶，能够同配体结合，并将靶蛋白的酪氨酸残基磷酸化而激活。该蛋白激酶既能以受体本身为底物，催化受体发生自身磷酸化，又能以细胞内其他蛋白或外源性蛋白为底物，催化多种蛋白质发生磷酸化，而且磷酸化的位点主要发生在酪氨酸（Tyr）残基上。

所有的 RTKs 都是由三个部分组成：①含有配体结合位点的细胞外结构域；②单次跨膜的疏水 α 螺旋区；③含有酪氨酸蛋白激酶（TK）活性的细胞内结构域。

属于 RTKs 的受体类型有约 50 多种，主要的几种类型包括（图 5-7）：①表皮生长因子（epidermal growth factor，EGF）受体（EGFR）；②血小板源生长因子（platelet-derived growth factor，PDGF）受体（PDGFR）和巨噬细胞集落刺激因子（macrophage colony stimulating factor，M-CSF）受体（M-CSFR）；③胰岛素和胰岛素样生长因子 -1（insulin and insulin-like growth factor-1，IGF-1）受体（IR，IGFR）；④神经生长因子（nerve growth factor，NGF）受体（NGFR）；⑤成纤维细胞生长因子（fibroblast growth factor，FGF）受体（FGFR）；⑥血管内皮生长因子（vascularendothelial growth factor，VEGF）受体（VEGFR）和肝细胞生长因子（hepatocyte growth factor，HGF）受体（HGFR）等。

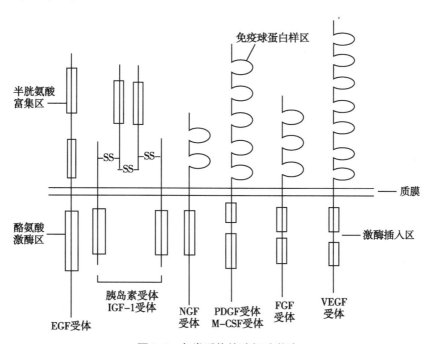

图 5-7　各类受体的酪氨酸激酶

2. **丝氨酸 / 苏氨酸蛋白激酶类受体**　在人和动物体内的细胞中，除了具有内在的酪氨酸蛋白激酶（TK）活性的跨膜受体外，还含有内在丝氨酸（Ser）/ 苏氨酸（Thr）激酶（STK）活性的跨膜受体，又称受体丝氨酸 / 苏氨酸蛋白激酶（RSTK）。转化生长因子 -β（transforming growth factor-β，TGF-β）家族的受体即属于这一类。转化生长因子 -β 家族的成员调控着细胞的诸多功能，如细胞增殖、分化、黏附、迁移和凋亡。TGF-β 超家族及其受体简介如下：

（1）TGF-β 超家族：TGF-β 是一种分泌型的多肽生长因子，广泛地存在于从线虫到哺乳动物的许多组织细胞内。最初 TGF-β1 是在间充质细胞中发现的一种转化因子，具有抑制上皮细胞的增殖的作用。

随后发现了许多与此结构相关的成员，将它们统称为 TGF-β 家族。TGF-β 家族又可进一步分为很多亚家族，包括 TGF-β/Activin 家族和 BMP（bone morphogenetic protein，骨形态发生蛋白）/GDF（growth and differentiation factor，生长和分化因子）/MIS（muellerian inhibiting substance，苗勒氏管抑制质）家族等。

（2）TGF-β 受体的活性与信号传导：TGF-β 受体与其他生长因子受体不同，不属于酪氨酸激酶受体，而是具有内在的丝氨酸（Ser）/苏氨酸（Thr）激酶（STK）活性，属于丝氨酸/苏氨酸蛋白激酶受体。其信号转导的基本过程与其他生长因子相似，TGF-β 家族成员也是通过与特异性细胞表面受体结合而引发其受体细胞内段的丝氨酸（Ser）/苏氨酸（Thr）激酶（STK）激活，进而引发细胞内信号转导和生物学效应。

（3）TGF-β 受体家族及亚族：根据 TGF-β 超家族的受体结构与功能的不同，将其分为 2 个亚族，即 I 型及 II 型受体（TβR-I 和 TβR-II）。该两种类型的受体在结构上基本相似，均为糖蛋白，分子量分别为 55kD 和 70kD。都由胞外区 N 端（富含半胱氨酸）、跨膜区及胞内区 C 端（含丝氨酸/苏氨酸激酶结构域）组成。TGF-β 家族各成员分别与各自特定的 I 型及 II 型受体结合。

受体丝氨酸/苏氨酸激酶（receptor serine/threonine kinases，RSTK or STK）一般是单次跨膜的蛋白受体，多以异二聚体状态行使功能。该受体主要使下游信号蛋白中的丝氨酸或苏氨酸残基磷酸化，把细胞外信号传入细胞内，再通过调控基因转录来影响多种生物学功能。

该类受体超家族目前已经鉴定的成员包括：TGF-β 受体（I 型和 II 型）、BMP 受体及活化素受体（I 型和 II 型）等。在果蝇、蠕虫、青蛙和人等亲缘关系甚远的种属中，均已发现了这一超家族的成员，这有助于解释 TGF-β 超家族在进化上的保守性及多功能性。

（4）TGF-β 受体的结构与功能特性：TGF-β 受体超家族中的两类受体（TβR-I 和 TβR-II）都是跨膜的丝/苏氨酸蛋白激酶。虽然各自都能单独结合其配体，却都没有功能；只有两类受体的异源性二聚体才具有向胞内传导信号的功能。与其他受体分子不同，此两类受体的胞外区都较短，约为受体分子的1/5。胞外区有若干 Cys（半胱氨酸）富含区，胞外的近膜侧有保守的"侧有保盒"，胞内区都含有 STK 活性区域。II 型受体分子胞内区的羧基端带有一个富含 Thr 和 Ser 的尾巴；I 型受体分子的胞外区最初 6 个 Cys 残基的间距是保守的，其胞内区的近膜部分有一个高度保守的 Ser-Gly-Ser-Gly-Ser-Gly 序列（称为 GS 结构），它很可能参与了 TGF-β 的信号转导。

（5）TGF-β 受体超家族的配体：TGF-β 受体超家族的相应配体都是 TGF-β 超家族的成员，包括 TGF-βs、BMP（BMP-2 和 BMP-4）、活化素、Mullerian 抑制质等。

四、生长因子受体介导的细胞内信号系统

当生长因子受体与其相应的配体结合后，受体即被活化，在细胞内启动了多通路信号转导系统，其中可包括蛋白激酶活化、蛋白质磷酸化、Ca^{2+} 内流和 Na^+/H^+ 离子交换、磷脂酶 C-γ（PLC-γ）的活化以及蛋白质和 DNA 合成增加等，最终导致细胞生长和分化。一般认为，生长因子及其受体在细胞内的信号系统不一定是单一的通路，而可能是一个信号网络。虽然有已知的数条信号通路在生长因子受体的介导下参与其作用，但各条通路之间的关系及各通路内的级联反应细节或调节仍不十分清楚。在此以细胞内初级信号为侧重，简要介绍各类生长因子受体的细胞内信号通路的概况如下。

1. 生长因子受体介导的胞内信号通路

（1）含 TK（酪氨酸蛋白激酶）活性的生长因子受体的信号系统：在含 TK 活性的生长因子受体的信号转导中起着关键作用的结构位点，是受体跨膜蛋白胞内区域中的 TK 蛋白激酶区。当具有 TK 活性的受体与其配体在胞外区域结合后，结合区构象的变化可导致受体的寡聚化，从而激活细胞内区的酪氨酸蛋白激酶。该酶一方面可交叉引起受体本身磷酸化而活化使反应放大，另一方面可催化细胞内一些底物蛋白的酪氨酸残基的磷酸化，其中某些底物与细胞的生长调控有密切关系。

例如 PDGF（或 EGF 等）与受体结合后，激活了受体酪氨酸蛋白激酶，后者引起受体自身磷酸化，并可以细胞膜的 G 蛋白为底物，催化 G 蛋白活化，G 蛋白转而激活细胞内侧与其偶联的磷脂酶 C-γ（PLC-γ）。PLC-γ 可促使磷脂酰肌醇 4,5- 二磷酸（PIP$_2$）分解成二脂酰甘油（DAG）及三磷酸肌醇（IP$_3$）。DAG 和

IP_3 均具有第二信使的作用，DAG 可激活蛋白激酶 C（PKC），IP_3 可动员细胞内钙库中的 Ca^{2+} 释放到细胞浆中。

（2）含 STK（丝氨酸/苏氨酸蛋白激酶）活性的生长因子受体的信号系统：TGF-β 受体家族的成员具有细胞内的 STK 活性。

TGF-β（转化生长因子-β）的受体有三种类型，即 Ⅰ、Ⅱ、Ⅲ 型受体。Ⅰ 型受体的胞内近膜区具有一个保守的富含甘氨酸和丝氨酸残基的 GS 结构域。Ⅱ 型受体的羧基端含有丰富的 Ser、Thr 尾，为发生磷酸化的部位；Ⅲ 型受体为 β-聚糖，它只能结合并呈递 TGF-β 配体分子，并不直接传递信号。

TGF-β 受体家族的信号转导的活性结构为 Ⅰ 型受体和 Ⅱ 型受体的异二聚体复合物。Ⅱ 型受体为 TGF-β 的原发受体，是一组成型的具有 STK 活性的受体。当 TGF-β 配体首先与 Ⅱ 型受体结合时，随后 Ⅰ 型受体向 Ⅱ 型受体迁移，形成［Ⅰ型受体-Ⅱ型受体-TGFβ］复合物。Ⅱ 型受体的 STK 激酶催化 Ⅰ 型受体的 GS 结构域中的 Ser 残基磷酸化，从而引起 Ⅰ 型受体的 STK 激酶活化。后者即负责对胞内底物蛋白进行磷酸化，将信号传递到细胞内。

（3）不含蛋白激酶活性的生长因子受体的信号系统：虽然有些受体结构中不含蛋白激酶区，但这类受体的配体（生长因子）也能很快诱导受体本身及胞内底物蛋白的酪氨酸磷酸化。通过定点突变已了解到，这类受体偶联配体结合与蛋白酪氨酸磷酸化的能力，与受体分子胞内区近膜侧的序列有密切关系。现已证明，这种偶联作用是通过该近膜区的某些结构结合并活化胞内 JAK 蛋白激酶家族而实现的。JAK 蛋白激酶家族的成员均含有两个相连的激酶结构域，其中羧基端的结构域为具有活性的酪氨酸蛋白激酶，而氨基端具有类似于蛋白激酶的结构但没有激酶活性，其功能尚不确定。目前已经发现了四种 JAK 家族的成员，它们负责结合不同的生长因子受体。

目前认为，对于单亚基的受体，配体结合后将引起受体的寡聚化而活化，导致受体胞内近膜区对 JAK 蛋白激酶的亲和力增强，并使 JAK 结合到配体—受体复合物上。JAK 上自身磷酸化位点的交叉磷酸化使其蛋白激酶被活化，从而对受体分子本身和细胞内底物蛋白实现磷酸化。在多亚基的受体系统，情况比较复杂，其中配体结合到一个亚基后，可导致另一个亚基对 JAK 亲和力的增强而形成多聚复合物。

（4）生长因子受体的共同信号通路：生长因子的胞内重要信号之一是核内基因表达的开启或关闭。研究已经发现，在受体蛋白激酶活化与核内基因表达的关系中，STAT（signal transducer and transcription activator，信号转导子和转录激活子）可为二者起到直接偶联的作用。STAT 是一个晚近被认识的蛋白家族，其成员可作为 JAK 蛋白激酶的直接底物被磷酸化而活化，活化的 STAT 因子进入细胞核后可参与形成识别特定 DNA 序列的复合物而调节基因转录。JAK/STAT 以及经典的 ras 通路可能是生长因子的共同信号通路。生长因子受体信号转导的通路中尚有许多问题和细节尚未十分清楚，有待研究解决。

2. 关于细胞碱化的问题　研究中发现，许多生长因子，如 EGF、PDGF、NGF 等在作用于细胞时，可使细胞内 pH 值上升 0.2～0.3，此现象称为细胞碱化。细胞碱化是细胞核内 DNA 合成及细胞分裂时的必要环境条件，其机制或可能与 PKC 活化，进而开放 Na^+/H^+ 离子交换通路有关。

3. 关于生长因子的膜受体与核受体　在研究中相继发现，NGF、EGF、PDGF、FGF 等生长因子有两种结合位点，其一位于质膜，其二定位于细胞核并与染色质紧密结合，不可被 Triton-X100 溶解。有研究证明，位于染色质上的生长因子结合位点-受体可能是一种具有基因表达调节作用的非组蛋白质。尽管生长因子的核转移过程以及核受体的来源等问题尚有许多不明之处，但可以推测：生长因子通过膜受体介导而内化，通过溶酶体介导而解离或自我解离，使游离的 GFs 再生，其中一部分与胞质新合成的受体及其 mRNA 的复合物结合，另一部分通过目前尚不清楚的方式进入细胞核，与染色质或其他核成分上的受体结合，表现出部分生物学效能。

生长因子核受体在信号传递中的作用机制包括：①核受体介导的核蛋白磷酸化：此过程与细胞分裂密切相关，并与细胞的恶性表型呈正相关。②核受体介导的基因调控：EGF、NGF、PDGF、FGF 等生长因子核受体存在于 DNA 的转录活性区，参与基因调控过程，具有改变基因表达水平和染色质结构的功能。核受体还可通过磷酸化作用调节拓扑异构酶的活性而改变 DNA 的空间结构，调控基因表达。

③生长因子核受体与肿瘤：NGF、PDGF 和 EGF 等生长因子的核受体与某些癌基因产物同源，可能参与细胞的恶性转化，影响肿瘤的发生和发展。

生长因子核受体的存在和作用机制尚有许多待解决的问题。核受体与膜受体介导的机制并存，二者互相补充，在细胞的生长分化及细胞的转化与癌变过程中起着调节作用。研究的不断深入将为生长因子的调控机制及其在细胞的发育、生长、分化或转化中的作用提供更多的证据。

（侯伟健）

第六章

基因治疗在组织工程中的应用

第一节　基因治疗概述

一、基因治疗的概念

基因治疗（gene therapy）是指将有治疗作用的基因导入靶细胞，进而治疗疾病的生物医学技术。根据使用原理和方法，基因治疗可分为广义的基因治疗和狭义的基因治疗。广义的基因治疗是指应用基因和 / 或基因产物治疗疾病的一种方法。狭义的基因治疗是指将外界的治疗基因，转移到靶细胞中进行基因修饰和表达，进而治疗疾病的一种手段。在传统意义上，基因治疗主要用来治疗遗传性疾病，通常要求导入的目的基因与靶细胞的基因组发生整合（即目的基因成为靶细胞遗传物质的一部分），目的基因的表达产物起到对疾病的治疗作用。但在组织工程（或再生医学）中，有时并不要求目的基因与靶细胞基因组发生整合，而只是要求通过暂时表达产物发挥治疗作用（详见第二节），属于广义的基因治疗，是基因治疗技术的应用和发展。

目前，基因治疗的概念有了进一步的扩展，凡是采用分子生物学的方法和原理，在基因水平上开展的疾病治疗方法都可称为基因治疗。基因治疗的应用范围也逐渐扩大，不仅涉及遗传性疾病，而且涉及恶性肿瘤、呼吸系统疾病、心脑血管疾病、消化系统疾病、血液系统疾病、自身免疫性疾病、内分泌系统疾病、中枢神经系统疾病以及包括艾滋病在内的传染性疾病等。

二、基因治疗的策略

随着对疾病本质的深入了解和新的分子生物学方法的不断涌现，基因治疗方法持续发展。根据所采用的方法不同，基因治疗的主要策略可分为以下几种：

（一）基因置换（gene replacement）

即致病基因的原位置换，就是用正常的基因在染色体原位替换致病基因，使细胞内的 DNA 完全恢复正常状态。对于单基因遗传病，这种治疗方法最为理想，但实现此疗法难度极大，故此疗法目前尚不能用于临床，只能进行动物的实验研究。

（二）基因矫正（gene correction）

又称基因修复，即致病基因的原位修复，是指将致病基因的突变碱基序列纠正，而正常部分予以保留。同基因置换相仿，这种基因治疗方式在理论上能使致病基因得到完全矫正，但在实际操作中难度大，仍处于动物实验研究阶段。

（三）基因增强（gene augmentation）

又称基因增补或基因修饰，将目的基因导入病变细胞或其他细胞，其表达产物能改变细胞功能或使原有的某些功能得以加强。尽管在这种治疗方法中，缺陷基因仍然保留在细胞内，但比前两种策略更容易实施，目前基因治疗多采用这种方式。

（四）基因失活（gene inactivation）

指封闭（阻断或抑制）致病基因的表达，以达到治疗疾病的目的。适用于基因突变产生异常蛋白或基因过量表达的疾病。常用技术手段有反义核酸技术、反基因策略、核酶、肽核酸、基因敲除和 RNA 干扰等。如利用反义 RNA 抑制癌基因表达，从而抑制肿瘤细胞的增殖。也可通过封闭肿瘤细胞耐药基因的表达，增加化疗的效果。

其他的基因治疗策略还有免疫调节基因治疗以及病毒导向酶解药物前体疗法等。基因治疗的策略较多，不同的方法在实践中各具优缺点，需根据实际情况进行选择。基因治疗既可用于疾病的治疗，也可用于疾病的预防。基因治疗作为一种新的方法，还有许多需要进一步完善的地方，在实际应用中应与其他治疗方法相互配合，以取得较好的治疗效果。

三、基因治疗的基本程序

（一）目的基因的获得

基因治疗的首要问题，就是选择用于治疗疾病的目的基因。对于单基因遗传病（由于某个基因异常引起的遗传病），其野生型基因（即正常基因）就可被用于基因治疗。但在实际情况下，仅此是不够的。可用于基因治疗的基因还需满足：该基因在体内仅少量表达就可显著改善症状；该基因的过高表达不会对机体造成危害。目的基因必须置于合适的启动子控制之下，信号肽必须完整，以确保基因产物表达，从而发挥功能并产生治疗作用。此外还应注意，目的基因与载体序列之间可能存在相互影响。

根据目的基因的序列是否已知，采取不同的获取策略。对于序列已知的基因，可采取直接人工合成法、PCR 法等技术直接合成目的基因片段；而对于序列未知的基因，则通常采用基因文库筛选的办法获取目的基因。

（二）基因载体的选择

通过上述方法获得的目的基因序列，不含启动子，必须重组于表达载体启动子下游的合适位置，再导入细胞中进行表达。所谓载体（vector），是指能与目的基因重组，携带目的基因进入宿主细胞，并在宿主细胞内扩增和表达的一类 DNA 分子。目前可用于基因治疗的载体主要有以下 2 类：

1. 病毒载体（viral vector）　是由真核细胞病毒基因改造而成的载体。真核细胞病毒能够感染真核细胞，并在细胞内进行复制和表达，利用这一特性，将某些病毒改造成能够重组外源基因的载体，可携带外源基因到真核细胞中复制和表达。病毒载体可以应用物理的、化学的和融合的方式导入靶细胞，进而得到表达；也可将病毒载体进行不同形式的包装（如将目的基因与反转录病毒重组后导入 PA317 等包装细胞），形成具有感染性的假病毒颗粒，这种假病毒颗粒再感染靶细胞，此时便将目的基因导入了靶细胞，进而使目的基因在靶细胞中表达，达到基因治疗的作用。目前应用的主要有反转录病毒和 DNA 病毒两类病毒载体。

（1）反转录病毒载体：反转录病毒是 RNA 病毒，反转录酶可使 RNA 转录为 DNA，再整合到靶细胞基因组。反转录病毒载体具有转化细胞效率高的优点，而且能感染多种宿主细胞。但也存在缺点：这种载体只能将其 DNA 整合到旺盛分裂细胞的染色体，因而不适合于那些不分裂的细胞；而且由于病毒自身含有病毒蛋白及癌基因，有使宿主细胞感染病毒和致癌的危险性。人们将病毒基因除去，仅留外壳蛋白，成为缺陷型病毒，降低了感染和致癌的风险，同时保留了其进入靶细胞的能力。

（2）DNA 病毒载体：DNA 病毒包括腺病毒、腺相关病毒、猴空泡病毒 40、单纯疱疹病毒等。1993 年美法等国成功采用腺病毒载体进行了心、肺、脑、肝内胆管和肌肉组织的体内基因转移。复制缺陷型重组腺病毒载体有以下优点：①可感染分裂和非分裂的细胞，并能大量表达基因产物；②病毒颗粒相对稳定，易于浓缩和纯化；③可有效转导多种靶细胞并持续表达；④已用于基因治疗的 Ad5 无致癌性。⑤可以成功地运载 48 000bp 的基因，而其他病毒载体只能运载 7 000bp 以下的基因。这些优点显示了腺病毒载体的广阔应用前景。

2. 非病毒载体（nonviral vector）　有裸 DNA、脂质体、阳离子聚合物、壳聚糖和多肽等。应用非病毒载体向体外培养的细胞转运核酸已经相当成熟。与病毒载体相比，非病毒载体具有低免疫原性、低毒性、操作简便等优点。目前在临床试验上，非病毒载体的应用呈现上升的趋势。

质粒是最简单最常用的一类裸 DNA。质粒是存在于细胞质中的一类遗传成分，这种遗传成分独立于染色质,可进行自主复制。质粒不仅存在于细菌中,也存在于一些真核细胞中。质粒载体一般是由细菌中能够自主复制的环状质粒改造而成,能够重组外源 DNA 分子。质粒载体一般采用物理法、化学法、融合法和基因枪法导入靶细胞。对于基因治疗,要求质粒载体不仅包含哺乳动物细胞表达的调控元件,而且包含在细胞内包装并能进行复制和表达的元件。用质粒载体携带进入靶细胞的外源 DNA,几乎不整合到真核细胞基因组中,会随时间推移而减少,所以通常目的基因只能在很短时间内表达,对于需要治疗基因稳定表达的很多疾病并不适用,需要进一步研究来解决这一关键问题。但是,在组织工程研究中,往往只需要目的基因的短时表达,因为质粒载体与病毒载体相比具有更好的安全性,质粒载体的应用有广阔的研究前景。

(三)靶细胞的选择

由于用生殖细胞进行基因治疗涉及伦理问题,一般采用体细胞作为靶细胞。靶细胞的选择可以是表现疾病的细胞,也可以是在此疾病的发生、发展中起主要调控作用的细胞,如免疫细胞等。靶细胞应具有易于从体内取出,并能在体外培养扩增,易于导入外源基因并能稳定表达外源基因,寿命较长或有自我更新能力等特点。根据疾病的性质,可选择不同的靶细胞,如干细胞、上皮细胞、成纤维细胞、肝细胞以及肿瘤细胞等。

(四)目的基因导入靶细胞的基因转移方法

将目的基因导入靶细胞的方法有物理法、化学法、融合法、基因枪及病毒载体法五种方法,前三种方法基因转移效率低,在短时间内难以得到基因治疗所需要的转化细胞数量,在基因治疗中的实际应用受到限制。基因枪技术转移效率较高,但仍然不如病毒载体法。病毒载体法在合适条件下可达到极高的转移效率,因而倍受重视和广泛采用。现将基因转移方法分叙如下:

1. 基因转移的物理法 包括显微注射法及电穿孔法。

(1)显微注射法:将目的基因溶液吸入玻璃显微注射器中,在显微镜下注射器针头刺破细胞膜,刺入核内后,将目的基因直接注入受体细胞核中。这种方法的技术操作难度很大,基因转移效率很低。

(2)电穿孔法:是指在高场强电脉冲作用下,使细胞膜上瞬间出现微小的孔洞。外源性目的基因可通过这种瞬间小孔而进入细胞。电脉冲时间和电场强度的优化非常重要,因为过高的场强和过长的电脉冲时间会不可逆地伤害细胞。目前,采用此法时细胞的最高存活率仅为 50% 左右。

2. 基因转移的化学法 包括磷酸钙共沉淀法、DEAE 葡聚糖法等。

(1)磷酸钙共沉淀法:此法是将目的基因的 DNA 与氯化钙溶液混合的溶液,逐滴加入到磷酸缓冲液中,形成包含 DNA 且极小的不溶的磷酸钙颗粒。这种颗粒被靶细胞捕获进入细胞内,从而使导入的外源性目的基因在细胞中表达。此法为基因转移的经典方法,常被采用。

(2)DEAE 葡聚糖法:此法是将目的基因的 DNA 与 DEAE 葡聚糖混合后形成 DNA/DEAE 葡聚糖复合物,再加入靶细胞悬液中,或先用 DEAE 葡聚糖处理细胞,然后再加入目的基因 DNA,进而将外源性目的基因导入靶细胞。

3. 基因转移的融合法 是指将外源 DNA 以脂质体包装或通过细胞融合,从而导入靶细胞内的方法。

(1)阳离子脂质体介导法:在优化条件下将阳离子脂质体试剂加入水中时,可以形成微小的(平均直径约 100～400nm)单层脂质体。这些脂质体带正电,可以靠静电作用与带负电的 DNA 和细胞膜表面结合。加入外源 DNA 后,带负电的 DNA 自动结合到带正电的脂质体上,形成 DNA-阳离子脂质体复合物,从而将被俘获的 DNA 导入靶细胞。

(2)细胞融合法:采用聚乙二醇(PEG)等细胞融合剂,使携带目的基因 DNA 的供体细胞与受体细胞融合,从而达到将外源基因转移至靶细胞的目的。

(3)原生质体融合法:待转染的重组体 DNA 往往先在原核细胞中大量扩增,然后将含有特定重组体 DNA 的细菌用溶菌酶处理除去细胞壁,释放出原生质体,再加入预先用 PEG 处理的靶细胞,使原生质体与靶细胞混合,从而将外源 DNA 导入。

4. 基因枪技术 又称为微粒轰击技术。其基本原理就是通过动力系统将吸附有外源 DNA 的金属颗粒,以一定的速度射入靶细胞,金属颗粒吸附的 DNA 释放到细胞内,从而达到基因转移的目的。使用此法可同时向多个细胞转移多个外源基因,可大大提高基因转移效率。此法既可用于培养细胞的基因转移,也可在组织、器官中实现基因转移,同时避免了病毒载体可能引起的副作用,具有广阔的应用前景。但基因枪技术使用的设备和试剂较为昂贵,穿透组织较浅,限制了此项技术的广泛使用。

5. 基因转移的病毒载体法 不同的病毒载体由于结构及构建方式等方面不同,病毒载体的扩增、适宜的受体细胞等方面也存在差别,选用何种病毒载体,需查阅相关资料。病毒载体之所以能有效地转移基因,从而在基因治疗中获得应用,有如下特点:

(1)动物病毒基因组中具有能够被真核细胞识别的有效启动子序列。这些启动子能够引发组装的外源基因表达。

(2)多种动物病毒感染敏感的包装细胞后,能持续地复制,使其基因组拷贝数达到相当高的水平,从而使插入的外源基因,在很短的时间内,实现有效的扩增。

(3)有些动物病毒具有控制自己复制的顺式和反式作用因子,这些因子经过基因改造后,可成为能在细胞内长期高拷贝,保持外源基因的复制型质粒特性。

(4)有些动物病毒能高效稳定地整合到宿主细胞的基因组中。利用这一特点,可以提高外源基因导入宿主细胞染色体的效率。

(5)病毒的外壳蛋白能够识别细胞受体,从而高效地将外源基因导入宿主细胞。用病毒外壳蛋白包装重组质粒 DNA 后形成假病毒颗粒,可构成一种高效的转化体系。

第二节 基因强化组织工程

一、基因强化组织工程的概念和基本原理

基因强化组织工程(gene-enhanced tissue engineering)是结合了基因工程技术与组织工程原理和方法的一种新兴的组织工程方法,它利用基因工程技术将编码特定功能因子的基因转入种子细胞或生物活性基质材料,使转染细胞或基因活化基质(gene activated matrix,GAM)表达目的基因,表达产物能在体内促进种子细胞的增殖、分化及发挥正常的生理功能,最终构建出具有特定修复功能的人工组织或器官。

按照基因转移的技术路线可将基因强化工程分为两种:①间接体内法(ex vivo)是指从体内获得种子细胞,在体外将目的基因转入该细胞,经体外筛选、鉴定、培养、扩增后与材料复合,再植入体内病损部位发挥效用;②直接体内法(in vivo)是将目的基因略加修饰或包裹后直接注射或与基质材料复合后植入体内适当部位转染特定细胞群体而获得有效表达来达到治疗目的。间接体内法的方法比较经典,安全且效果易控制,但技术复杂。直接体内法方法操作简便,但目前该技术尚未成熟,存在疗效短、免疫排斥、安全性等问题。目前,基因强化组织工程常采用间接体内法的方法,主要涉及对种子细胞的基因改造技术。

组织工程种子细胞的基因改造技术有 4 个基本要素:①目的基因的获得;②基因载体的选择;③靶细胞的选择;④基因转移技术的选择。

组织工程对于种子细胞的基因改造首先要考虑的是要达到什么目的,例如将绿色荧光蛋白基因在种子细胞中表达做示踪研究,那么这个绿色荧光蛋白基因就称"目的基因"。还要选择一个合适的载体,把目的基因和载体分别用酶切开,并用酶使之连接,连接后的重组体并无独立繁殖能力,所以要用基因转染技术把重组体转化到细胞中去,使目的基因在细胞内表达(参见本章第一节)。

二、基因强化组织工程的应用

(一)皮肤

皮肤是人体最大的器官,由于其位置表浅,而易于接受基因治疗。表皮与真皮细胞也易于获取,并能在体外扩增,也易于进行转基因操作。在所有的组织工程化组织中,组织工程化皮肤制备技术最为

成熟,并在国内外都最早实现了商品化而应用于临床。转基因后的细胞最容易以组织工程化皮肤的形式植入体表,因此皮肤是开展基因治疗的好场所。

组织工程皮肤替代物通常含有表皮细胞或真皮成纤维细胞,或者同时含有这两种细胞。这些种子细胞可先转染某种治疗基因,然后再构建具有三维结构的组织工程化皮肤。当将这种皮肤替代物植到体表并存活后,通过基因表达产生特定的治疗性蛋白质。对于治疗皮肤遗传病或者促进皮肤创伤、烧伤的愈合,通常要求这些治疗性蛋白质在局部发挥作用。而有些治疗性蛋白质可分泌到血液中,通过血液循环治疗血友病或糖尿病等系统性疾病。

使用反转录病毒载体将治疗基因转移至表皮细胞的方法,已被用于治疗大疱性表皮松解症和板层状鱼鳞病。研究者也用这种技术将一些生长因子(如 PDGF、KGF 等)的基因转入表皮细胞,观察这种转基因细胞是否能促进创伤愈合。也有研究将促血管生成因子转入种子细胞,用来促进组织工程皮肤在体内的血管化。

遗传修饰的组织可以通过向血液循环中分泌治疗性蛋白质,治疗系统性疾病。由于皮肤位置表浅,遗传修饰的组织工程皮肤易于植入,而一旦发生副作用,也容易将其移除,因而在采用基因修饰方法治疗系统性疾病时,皮肤也是理想的传递治疗基因的靶组织。早期的研究采用重组反转录病毒载体将人生长激素或凝血因子基因转入人表皮细胞,将这些细胞植入免疫缺陷动物体内,发现这些细胞表达了有功能的蛋白质,并将这些蛋白质分泌到实验动物的血液循环中。另一些研究者开始尝试用这种方法治疗代谢性和系统性疾病。

(二)软骨

由于软骨的细胞成分单一,组织工程软骨较早应用于临床,但软骨细胞在体外培养过程中去分化现象仍是困扰研究者的难题之一。目前已开始探索通过向软骨细胞或其前体细胞转染促软骨细胞表型表达的信号因子基因的方式来达到维持软骨细胞表型表达的目的。在软骨组织工程中转染细胞的信号因子包括转化生长因子 β(TGF-β)、骨形态发生蛋白(BMPs)、胰岛素样生长因子(IGF)等。

TGF-β 能促进软骨细胞合成 DNA 和蛋白多糖,提高软骨细胞胶原 mRNA 水平,抑制软骨中基质金属蛋白酶的表达,从而抑制胶原等细胞外基质的降解。TGF-β1 和 TGF-β2 均具有诱导骨髓间充质干细胞向软骨细胞分化并表达Ⅱ型胶原和蛋白多糖的能力。用人 TGF-β1 基因转染 BMSCs,移植修复羊关节软骨缺损,发现转基因细胞逐渐转化为成熟的软骨细胞并分泌软骨基质,形成透明软骨样结构,而未转染细胞不能很好地转化为成熟的软骨样细胞,最终形成纤维软骨样组织。通过脂质体介导将 TGF-β2 基因,转染体外单层培养的软骨细胞,转染后产生的 TGF-β2 使软骨细胞保持多角形,经过 6 周的传代培养仍能保持软骨特异性基质Ⅱ型胶原的表达。

BMP-7 能使间充质前体细胞向损伤部位迁徙,促进其向软骨细胞分化并产生软骨特异性的细胞外基质。Mason 等用反转录病毒载体将 BMP-7 基因转染入兔自体骨膜源性间充质干细胞,发现转染细胞能够合成和分泌 BMP-7,将转染细胞与 PGA 材料复合后植入兔膝关节软骨缺损处,4、8、12 周后取出手术部位组织发现:①基因强化组关节修复处 8 周后出现了透明样软骨,至 12 周已完全修复;②与单纯细胞组和空白对照组相比,基因强化组在透明样软骨下方形成了软骨下骨,更接近正常关节软骨的结构;③基因强化组在修复处有Ⅱ型胶原、Ⅰ型胶原、蛋白多糖的表达。但 BMPs 调控间充质干细胞向成软骨细胞分化的调控机制还有待进一步探讨。

胰岛素样生长因子 -1(IGF-1)是在软骨发育调节中最重要的生长因子之一,能促进软骨细胞增殖,并促进软骨细胞合成Ⅱ型胶原和蛋白多糖,维持软骨细胞的表型。Madry 等将转染 hIGF-1 的基因的关节软骨细胞种入支架,在生物反应器中培养后,植入裸鼠皮下,形成含有蛋白多糖和Ⅱ型胶原的软骨样组织。

目前在基因强化的软骨组织工程研究中,如何调控相关生长因子适时序贯地表达,以及共转染后的生物学机制值得进一步探讨。

(三)骨

目前,基因强化的骨组织工程主要有两种:基因活化基质和细胞转染法。

1. 基因活化基质　将含有骨诱导蛋白因子（如 BMPs、TGF-β 等）基因的载体直接与骨基质材料复合后植于骨缺损部位，在原位转染细胞以达到修复骨组织缺损的目的。将含有甲状旁腺激素基因的质粒与骨基质混合后形成基因活化基质（GAM），然后将 GAM 植于狗腓骨缺损局部，发现外源基因在局部表达可达数周，并有新骨形成修复了骨缺损，而植入单纯骨基质材料的对照组未能在相同时间内修复骨缺损。

2. 细胞转染法　GAM 法不易控制基因载体在体内的有效剂量和作用时间，而体外细胞转染法在这方面具有优势。具体方法首先是在体外将携带了骨诱导蛋白因子基因的载体转染种子细胞，然后将这些转染细胞种植于聚合材料或天然骨基质，形成复合物，再植入体内骨缺损部位，发挥组织修复功能。用含 BMP-2 的腺病毒载体转染鼠干细胞系 W-20 细胞后，将转染细胞与支架材料复合后，移植于免疫缺陷鼠股骨缺损处，手术后基因强化组的组织修复处的转染细胞分泌 BMP-2，促进了骨的修复。

（四）肌腱、韧带

肌腱与韧带组织工程的种子细胞来源有限，且体外培养扩增困难，不能满足组织工程对种子细胞量的要求，因此国内外学者尝试采用基因工程技术转染腱细胞或成纤维细胞。体内外实验证明，转染细胞不仅能分泌目的基因编码的蛋白因子，而且具有较强的增殖活性。目前已发现具有促进肌腱和韧带生成的生长因子包括 BMP-12、PDGF、TGF-β、EGF 等。Nakamura 等将荷载有 PDGF-B cDNA 的脂质体植入大鼠的韧带损伤处，发现手术 4 周后局部 PDGF-B 表达增强，并有新血管生成和胶原沉积。目前已通过转基因技术建立了可长期连续传代培养的转化人胚腱细胞（transformed human embryonic tendon cells，THETC）系，THETC 系的建立对于肌腱组织工程种子细胞生物学特性、细胞永生化模型以及支架材料的筛选等研究具有特殊意义。

（五）血管

由人工材料制成的血管，在植入体内后常激活机体凝血过程，形成血栓，造成管腔狭窄甚至闭塞，最终导致移植失败，尤其是小口径人工血管（直径 <6mm），这一问题更为突出。为此，国内外研究者先后采用了材料表面改性、内皮细胞种植等策略。在此基础上，最新发展了人工血管内皮细胞基因强化的策略，将基因工程技术与内皮细胞种植技术相结合，在提高人工血管通畅率及抗血栓能力的同时，还赋予它新的性质和功能。自 Wilson 证明内皮细胞基因修饰的可行性以来，研究者已将 β- 半乳糖苷酶、组织纤溶酶原激活物、血管内皮细胞生长因子等基因转入内皮细胞获得成功。刘启功等成功地用腺病毒载体将 VEGF cDNA 导入兔血管内皮细胞，与支架材料复合后行经皮腔内冠脉成形术，结果表明转染内皮细胞不仅能促进血管内皮细胞增殖，还能抑制血小板沉积和血栓形成，避免血管平滑肌细胞过度增殖和移行，从而预防术后再狭窄的发生。

基因工程技术在人工血管的应用不应局限于抗血栓方面。血管良好的内皮 / 血液界面，使得我们可能通过对人工血管进行适当的基因修饰，使之分泌某种治疗性蛋白如促血管形成因子（用以治疗缺血性疾病）或胰岛素（用来治疗糖尿病）等。

（六）神经

目前，自体神经移植为临床修复大段神经缺损的金标准，但存在来源不足、造成新的创伤等问题，组织工程神经桥接物的研究有望解决这一医学难题。梁安霖等将编码胶质细胞源性神经营养因子（glial cell line-derived neurotrophic factor，GDNF）的质粒 DNA 复合在大鼠坐骨神经细胞外基质上，构建成 GDNF 基因活化的细胞外基质支架，植入大鼠坐骨神经缺损处。结果表明，GDNF 基因活化的细胞外基质在促进大鼠坐骨神经轴突再生和功能恢复等方面均优于单纯桥接细胞外基质组。张文捷等将 GDNF 基因转入体外培养的大鼠施万细胞，与支架材料复合构建神经桥接物，植入大鼠坐骨神经缺损处，其修复效果优于未转基因组。

三、基因强化组织工程的优缺点及展望

基因工程技术应用于组织工程领域的独特的优势：①转化细胞可持续高效表达目的基因，调控其自身及其他效应细胞的生长和分化；②转染细胞合成分泌的内源性蛋白经过适当翻译后的修饰过程，

能更有效地同细胞表面受体结合。因此其表达产物活性更高，所需产物量更小（ng 或 pg 水平），避免了反复使用大剂量（mg 或 μg 水平）外源性重组蛋白的副作用；③质粒 DNA 和病毒载体制备容易，稳定性好，半衰期长，打破了传统给药的途径，可通过直接在体内特定部位持续给药来达到治疗目的；④免疫排斥反应亦可望借此技术得以解决。例如 TGF-β 的免疫抑制作用比环孢素 A 还强，同时它又可以调节软骨、骨等多种组织细胞的增殖分化，将其转入相关细胞中，不仅能获得所需功能，而且能抑制免疫排斥反应。然而，要将这种方法应用于临床还需要进一步解决诸多问题：

（1）携带外源性基因的种子细胞要经过一系列的处理程序如培养增殖和基因转染，因此，能否方便地获得适宜的细胞并在体外快速扩增达到一定数量，是这一方法应用的关键，目前在组织工程中常用的骨髓间充质干细胞，获取较为不易，体外扩增速度慢，尤其它在骨髓细胞中所占比例随年龄增长而降低，年老个体要获得足够数量的 BMSCs 就十分困难。

（2）基因转移对细胞的生物学特性有所影响，例如 Baer 研究表明基因转移后的内皮细胞在体外的增殖能力减弱。

（3）人为调控目的基因在体内的表达，以获得疾病治疗的最适时间，最适血药浓度，例如骨组织缺损修复只须新骨形成过程的短时间骨诱导蛋白的表达。对于植入体内人工血管的抗血栓作用就需较长时间的抗凝因子的生成。

（4）目前所用载体主要是瞬时表达类型的普通质粒和腺病毒载体，其表达时间长短有较大的随机性，常受到质粒崩解、细胞数目等因素的影响。而反转录病毒载体的永久整合亦会造成外源基因在局部过度表达，涉及生物安全性问题。

虽然，在基因强化组织工程领域的研究目前尚未取得实质性的重大突破，还有许多问题急需解决，但随着分子生物学技术、干细胞研究以及生物材料工艺的完善，通过选择更佳的转染基因、更合适的种子细胞和支架材料，必将使组织工程的应用潜力大大增加，成为一种非常有希望的治疗方法。

（王　军）

第七章

生物反应器

第一节　生物反应器的原理

　　生物反应器是利用酶或生物体（如微生物）所具有的生物功能，在体外进行生化反应的装置系统；是一种生物功能模拟机，如发酵罐、固定化酶或固定化细胞反应器等。生物反应器是生物反应过程中的关键设备，它的结构、操作方式和操作条件对生物技术产品的质量、转化率和能耗都有着密切关系。用于污水生物处理的曝气池或厌氧消化罐也可作为生物反应器的一类。实际上干细胞和组织工程的生物反应器可以称为一种培养系统，可进行监测和控制培养变量，如 pH，温度，氧气和二氧化碳浓度，以维持细胞均匀的物理化学环境，以及支持在需要时用于细胞黏附（贴壁细胞）。

　　生物反应器是组织工程策略中非常重要的组成部分。生物反应器提供可控的营养物质和生物信号模拟刺激，从而达到调控细胞的生长，分化和组织形成。目前，生物反应器已广泛应用，如：用于诱导多能干细胞、间充质干细胞及红细胞等类型细胞的大量扩增。生物反应器系统的严格控制和高度可重复的环境因素可用来调节干细胞分化和组织形成。应用于组织工程的生物反应器通过提供多种不同类型的刺激，模拟组织体内的微环境，进而促进细胞的高活力。生物反应器的设计是一项多学科交叉的系统工程，设计中要充分考虑能进行有效的细胞、组织培养，这需要工程学和生命科学工作人员的密切配合。细胞生长的微环境包括生理环境和力学环境。细胞在体外的培养过程中，模拟体内的微环境，促进细胞的黏附、增殖、分化和基质的分泌。应用于组织工程的生物反应器应满足：①生物反应器的型式和结构能模拟体内的生物环境，便于细胞支架复合物的安装，具有生物力学刺激的环境，能方便地对细胞支架复合物施加适当频率和大小的应力作用，能保证细胞支架复合物不受污染；②生物反应器能进行细胞或组织的大规模的扩增及批量的生产；③生物反应器能保证细胞支架复合物各部分充足的营养供应及代谢产物的排出；④生物反应器能提供准确的参数控制，如 pH 值、温度、压力、剪切力、调控分子、氧气及二氧化碳的浓度等，能根据培养的要求调节并保持恒定；⑤便于清洗和消毒，使用中便于培养液的更换及培养物的获取。无论在人体内或在反应器中，力学环境对细胞的形态功能、基因表达、信号传递、生长、增殖、凋亡等都有十分重要的影响。

　　通常，细胞培养的方法主要为贴壁培养法和微载体悬浮法。贴壁培养的细胞是在二维条件下生长，不能较好地模拟体内力学环境，大多无法维持其在生物体内的形态，且分化程度较差。而微载体悬浮法能提供三维的生长力学环境，更有利于细胞的生长，成为现已常用的有效方法之一。动物细胞没有细胞壁，所以对剪切力特别敏感。根据规则流场的剪切敏感性研究表明：动物细胞能承受的最大剪切力为 $1 \sim 5Pa$。研究表明：机械剪应力水平在 $0.3 \sim 1Pa$ 时，细胞将受到破坏且成活率降低；剪应力在 $0.092Pa$ 时，细胞才能增殖但形态学和功能会受到影响；$0.001Pa$ 时达到最佳的细胞生长水平而对于悬浮培养的动物细胞剪切力的破坏主要是由气泡破裂造成的。生物反应器作为组织工程中重要的载体，目前主要从生物力学、三维培养、传质、环境条件和物理因素等方面展开研究。

第二节 生物反应器的分类

伴随细胞生物学、发育生物学、机械工程学、材料学和生物力学等多学科多领域的不断交叉渗透，医学生物组织工程中，逐步已建立了适合各种组织和器官再造的生物反应器技术。如施万细胞活性的组织工程周围神经复合材料的构建；组织工程血管的构建；组织工程骨和软骨的构建。目前常用的生物反应器主要有以下几种类型：

1. 膜式生物反应器 膜式生物反应器的主要原理是通过一个起传质作用的透析性膜进行气体交换。在世界范围内已经广泛应用。用于组织培养旋转式生物反应器都是通过膜来进行气体交换的。膜式生物反应器可使气液交换分开，避免反应器内气泡和流体剪应力的产生；细胞或组织留在反应器内，反应器连续灌流；采用膜包埋技术，适合培养容易受到剪应力破坏的细胞。

2. 机械搅拌式生物反应器 大多数商业 FDA 批准的生物药物是使用这种类型的生物反应器生产的。广泛用于微生物和动物细胞培养。旋转瓶和搅拌罐生物反应器是最广泛使用的搅拌系统。在该种生物反应器中，叶轮用于促进混合，产生均匀的培养系统。生物反应中广泛使用的机械搅拌式生物反应器的主要原理是通过叶轮或桨式搅拌器转动搅拌培养液，从而提高传质能力，为细胞培养提供一定的氧浓度和均匀的营养分布的环境，有利于细胞保持天然形态，并维持其新陈代谢在正常的生理范围。但由于细胞没有细胞壁的保护，对剪切作用十分敏感，直接的机械搅拌很容易对其造成损害，因此传统的用于微生物的搅拌反应器用作细胞的培养显然是不合适的。所以，细胞培养中的搅拌式反应器都是经过改进的，包括改进供氧方式、搅拌桨的形式及在反应器内加装辅件等。

（1）供氧方式的改进：一般情况下搅拌式反应器还常伴有鼓泡，为细胞生长提供所需氧分。动物细胞对鼓泡的剪切也很敏感，所以人们在供氧方式的改进上做了许多工作。笼式供氧是搅拌式动物细胞反应器供氧方式的一种，即气泡用丝网隔开，不与细胞直接接触。反应器既能保证混合效果又有尽可能小的剪切力，以满足细胞生长的要求。北野昭一报道了一个经过改进的搅拌式动物细胞反应器，整体呈梨形，搅拌装置位于反应器底部，在搅拌轴外装了一个锥形不锈钢丝网与搅拌轴一起转动。轴心处的鼓泡管在丝网内侧鼓泡，丝网外侧的细胞不与气泡直接接触。

（2）搅拌桨的改进：搅拌桨的形式对细胞生长的影响非常大，这方面的改进主要考虑如何减小细胞所承受的剪切力。有人对搅拌桨的形式作了改进，并在反应器内加装了辅件，实验证明改进后的反应器适用于对剪切力敏感的细胞进行高密度培养。反应器采用了一个双螺旋带状搅拌桨，顶部的法兰盖上安装了 3 块表面挡板。每块挡板相对于径向的夹角为 30°，垂直插入液面。挡板的存在减小了液面上的旋涡。这个反应器维持了较小的剪切力，实验中用于昆虫细胞的培养，最终的培养密度达到 6×10^5 个 /ml，成活率在 98% 以上。

3. 气升式生物反应器 气升式生物反应器以气体为动力代替了叶片的机械搅拌，通过导流装置，形成气液混合物的整体有序循环，器内分为上升管和下降管。在反应器底部安装一个气体喷嘴，空气或氧气在上升管内从下部上升，在上升过程中达到气体交换的目的。并由下降管下沉，形成循环。由于其结构简单，不需搅拌，产生的剪切应力相对较小，对细胞的损伤小，较搅拌式生物反应器更适合细胞的培养。气升式生物反应器造价低，易于清洗，不易染菌，能耗低，结构简单，操作方便；湍动温和而均匀，剪切力小；无机械运动部件，细胞损伤极低；反应器内液体循环量大，细胞和营养成分能均匀分布于培养器中。但是要求的通气量和通气压较高，使空气净化工段的负荷增加。对于黏度较大的发酵液，溶解氧系数较低，气泡产生和湮灭会损伤细胞。气升式生物反应器中剪切力主要由气泡上升带动的涡流以及气泡破裂时产生的张力组成，所以通过控制气泡大小及密度来促进细胞培养。相对于搅拌式，气升式的力学环境更适合于组织工程的细胞培养，其改进方向主要是优化控制和混合度。

4. 旋转壁式生物反应器 旋转壁式生物反应器是一种水平旋转的、无气泡的膜扩散式气体交换的培养系统，是具有代表性的微重力反应器。其由内外同心圆筒组成，内柱表层由可以进行气体交换的半透膜构成，内外柱之间充以培养基质和预先种植了细胞的微载体和支架。其主要工作原理是培养器的两筒绕水平轴或垂直轴旋转,从而带动其内的培养液和培养物作绕轴运动,创造动态培养环境,通过气液两相膜进行气体交换。

反应器中培养液的驱动是以其本身的重力及液体与筒壁的相互作用产生。它不同于机械搅拌、气液推动等传统驱动模式,较好地减少了机械剪切和气泡,满足了组织工程中对细胞的剪切力相对较小的要求。因此,培养细胞更接近自然条件下生长的细胞。另外,当反应器水平运转时,在浮力、离心力、培养液带动的共同作用下,培养物在反应器中处于微重力环境,使三维生长更加容易。由于培养液在反应器中进行层流,从而使其中的气体和养分交换更加充分。

第三节　生物反应器的应用技术

一、接种细胞

1. 种子细胞的种植　组织工程化按照构建不同工程化组织,选择合适的种子细胞制备细胞悬液。常用的种植方法有点状注射法、吸附法、凝胶法、细胞悬液浸泡等方法。细胞经多次传代后将发生老化,在选择细胞时,要注意选择合适的代次。为了使研究更具有可比性及同一性,在研究中,最好选择同一批次的同一来源的细胞完成全部研究过程。

2. 种子细胞与支架材料共培养　种子细胞与支架材料共培养可分为静态培养、动态培养和动静结合培养 3 种模式。如组织工程血管的构建。最初研究将内皮细胞、平滑肌细胞和成纤维细胞种植于支架后将其在体外静态环境下培养,或将其植入肌肉内或皮下组织内,形成不完全的在体状态,可培育出的血管壁具有内、中、外膜的 3 层结构。但动物体内移植后发现,内皮细胞在血流冲击下容易脱落,机械强度不够。生物反应器动态培养可弥补以上种种不足,很大程度改善血管的功能。

二、力学条件

力学条件影响组织构建过程中多个环节。包括对特定组织,具体的力学因素如何影响组织的生长发育;在组织生长的不同阶段,力学因素所起的调节作用有何不同;不同组织所需要的在体或离体的力学特性;不同的工程化组织需要什么力学特性;对于不同的组织应该优先确保哪些力学特性;如何评测工程化组织的特性和功能;以及工程化组织植入体内以后与周围组织的相互作用对其发展有何影响等一系列重要的基础性科学问题。

三、细胞增殖和分化的生物反应器

基于干细胞治疗各种疾病的良好前景,需要专门的细胞制造部门提供用于细胞治疗的同种异体细胞。针对监管机构制定的基础设施要求和严格的标准,对于传统医院和治疗中心提供的具有可验证特征的高质量的细胞,花费成本过高;且由于细胞疗法通常需要应用大量细胞($10^8 \sim 10^{10}$)才能有效;而使用标准细胞培养装置扩增大量细胞将需要巨大的空间,目标很难实现。基于以上因素,需要工业级的生物反应器。该反应器能够支持具有受控微环境,标准化和培养条件均一性,超高密度细胞悬浮培养物的生物反应器,以产生同源的干细胞或特异性细胞群。几种类型的生物反应器已经用于生产大量特定表型的目的细胞。

1. 贴壁成体干细胞的扩增　许多用于治疗的细胞是贴壁生长的,难以在悬浮培养物中生长,从而为扩增大量细胞提出了新的挑战。生物材料技术与生物反应器结合,支持高密度生物反应器条件的发展。对于黏附细胞,可以通过在灌注系统,包封或微球(也称为微载体)中使用中空纤维来实现悬浮培养,从而增加了悬浮生物反应器的表面积。该方法目前已用于间充质干细胞的分离和扩增。研究表明,诸如骨髓来源的间充质干细胞的贴壁细胞可以在蛋白质包被的微球上培养。以这种方式生长的细胞可以保留其功能和活力。通过这种策略,可以将细胞培养物的体积扩大到 $10^2 \sim 10^3$L 的数量级。如:商品化的 Mobius(EMD Millipore)搅拌槽生物反应器,能够培养 50～2 000L 的体积。维持代谢物均匀分布需要一定的叶轮速度,其产生的湍流和剪切力将诱导干细胞的自发分化。为了减轻这种影响,研究集中于优化搅拌方案或将细胞包裹在微球中。尽管这些策略有望为商业上提供可获得的治疗细胞,但试剂和生长因子的高成本限制工业级的生物反应器在科研中的应用。

目前,报道用于间充质和脂肪干细胞生物反应器的最大体积为3L。尽管有研究数据表明,使用50L体积生物反应器采用分级搅拌和提供营养策略,在11d内能够安全有效地让细胞进行43倍的扩增,但与在传统条件下培养的细胞相比,这些细胞保留了三系多能性,包括CD44和CD90的表型标记。然而,这些研究在其培养基中均使用了生长因子和动物血清。针对在细胞培养中迄今为止还没有超生理浓度的生长因子的特定培养基的现状,对其开发和利用将促进经济上可行的工业规模培养。此外,目前尚缺乏来自这些大规模生物反应器中培养所产生的细胞体内实验数据。

另一种增强间充质和脂肪来源干细胞治疗效果的策略是将它们作为自组装聚集体提供。这些细胞球体表现出增强的存活和组织形成特性。关于生物反应器对间充质干细胞聚集动力学和球体尺寸的影响,最近有人已经通过使用商业上可获得的WAVE Bioreactors™进行研究,其供温、搅拌和一次性袋用于扩增细胞。使用实验和建模的组合证明:可以获得具有大小分布严格控制的增强治疗特性的细胞聚集体。

2. 诱导多能干细胞的扩增 目前用旋转培养瓶,旋转壁生物反应器,搅拌槽生物反应器和WAVE Bioreactors™中的悬浮聚集体培养物等已成为胚胎干细胞扩增或诱导多能干细胞扩增的主要手段。聚集培养被认为是更能接近模仿多能干细胞的天然微环境(内细胞团)。由于它们的高分化能力,必须严格调节多能细胞的微环境条件。包括聚集体的大小,以维持未分化的表型。由化学和机械调控的聚集体尺寸等。

最后,必须以标准化方式评估来自生物反应器的细胞产物,以确保质量控制。国际细胞治疗协会和欧洲血液与骨髓移植协会发布了用于鉴定细胞产品的联合质量指南。这些指南可能包括细胞表面标记分析,蛋白质组学,功能分析和无菌试验等。

四、功能组织器官培养的生物反应器

组织工程生物反应器促进了大型3D组织移植物的开发。为了生产大体积的活体移植物(厘米大小),这些系统通过连续的流动提供关键物质的输送,克服营养物和氧气的扩散限制,并防止代谢废物的积累,避免了细胞的饥饿和死亡。组织工程生物反应器具有潜在的自动化及适合大规模的生产的优点,这将在未来组织工程移植物转移到临床中起重要作用。

针对每种特殊类型的组织结构和生产过程(例如,骨,血管,软骨,心肌和肝脏)必须设计特定功能的生物反应器,这需要生物和工程条件,以解决可靠性、重现性、可扩展性和安全性问题。

1. 血管生物反应器技术 在血管组织工程中,研究最多的是灌注式生物反应器,它将培养液直接灌注到有种子细胞的三维支架材料的孔隙中,从而使得支架材料表面和内部孔隙的传质都得到了改善。直接灌注的影响主要取决于培养液流动速度和培养物的发育阶段。因此,一个最优化的用于培养三维工程化组织的灌流式生物反应器,必须具备营养物质和代谢产物传质之间的动态平衡,新合成细胞外基质在支架材料内的保持力及流体在支架材料孔隙里的剪切应力。

血管生物反应器主要应用生物力学因素,模拟人体血管搏动及血流冲刷作用,主要用于体外构建组织工程化血管的装置。它主要由两部分组成,即反应器部分和控制系统部分。其中反应器部分由培养室、硅胶管、储液罐组成。它主要用来盛装培养液、提供细胞材料复合物培养的场所及实现对其进行力学刺激。控制系统部分则由控制器、蠕动泵、加载装置及电磁阀等元器件组成,主要完成对反应器的自动控制,控制力学刺激模式,用以模拟真实的体内环境。

组织工程血管的构建和优化关键需要正常生理压力的刺激,早期的生物反应器是靠蠕动泵提供正压力,搏动效果不明显。随着科学研究的发展,在血管组织工程中使用的生物反应器普遍采用压力反馈自动调节,通过控制反应器后端阻力产生不同水平的压力和流体曲线。但在压力累积过程中,有可能引入了其他物理干扰,引起精度下降;同时,在材料内部容易产生紊流,造成对细胞的损害。

　　灌流压力在支架材料内的分布不均匀，压力的不同，造成了传质效果不同，从而引起细胞的生长情况出现差异。如果流体从支架材料的一侧流向另一侧，那么首先接触压力侧的细胞将会受到更大的应力作用，这些细胞将分泌出比较厚的细胞外基质。如何改善支架材料的结构和生物反应器的灌流方式使其提供均匀的应力，这将是生物反应器优化设计的研究内容之一。通过计算机建模软件来评估培养室入口的几何形状，根据计算结果，再调整弯曲导管的半径和长度就可能降低支架材料内的紊流。

　　在构建组织工程血管中，应力对血管细胞的生长增殖具有一定的促进作用。由血流压力形成环形张力可以刺激平滑肌细胞生长、增殖与分化；促进细胞定向排列，增加胶原和弹力蛋白含量，从而增加所构建血管壁生物力学性能。由血液流动产生的剪切力对内皮细胞的自我适应性生长和 F- 肌动蛋白的表达都有一定的促进作用。

　　到目前为止，组织工程血管的研究主体仍处于实验阶段，现有的临床应用仅仅是少量的尝试性探索。只有从应力与生长关系出发，在体外完全模拟出新生血管的相同环境，才能使培养的组织按照其时间、空间特异性正确的表达与分化，正常的生长。同时，解决体内移植的组织相容性等问题，才能形成可生长性、可塑形性和高度顺应性的组织工程血管。血管组织工程研究中缺乏具有良好传质特性、利于细胞接种、可提供适宜力学环境的专用组织工程生物反应器。大部分血管生物反应器研究都集中在搏动装置的设计和力学加载，缺乏对血管内血液流动状况和受力情况分析，并致力于支架材料和硅胶管的逻辑设计。通过对组织工程生物反应器内流动的传质、血管支架材料构型与流动的耦合作用、细胞和支架复合物的应力应变分布分析，进行反应器内培养条件的优化，将是理想的血管生物反应器设计研究的发展方向之一。

　　2. 心肌组织生物反应器技术　　再生医学应用于终末期缺血性心脏病领域是从心肌细胞移植起步的，经过多年的努力，细胞移植已经进入Ⅰ期临床试验阶段。但是研究中发现，单纯的细胞治疗存在明显的不足：①在病灶区移植细胞出现游走现象，难以停留在待修复区聚集；②移植细胞与宿主心肌组织之间结构和功能整合存在困难；③细胞移植适用于小范围、轻度的心肌损伤的治疗；④移植细胞出现颗粒化现象，大量死亡，导致细胞移植成功率降低。同时，对于大片心肌梗死的室壁瘤患者而言，单纯点状的细胞移植不能修复大片的梗死组织，而且移植细胞也很难在大面积无血供的瘢痕区内存活，所以体外构建组织工程心肌成为继细胞移植之后新的心肌再生医学的研究热点。

　　在组织工程中，生物反应器的作用至关重要，其与细胞（或其与支架结构物）规模化扩增、细胞在基质上高密度、均匀化生长、营养物的供给和代谢物的移出等重要物质传递过程、以及对细胞所施加的力学等物理作用密切相关。在组织工程化培养中，特别是培养物尺寸较大的情况下，"组织空化"现象成为一个十分难以解决的问题。氧气和可溶性营养物质的输送成为体外培养三维组织最严重的制约因素。心脏是全身灌注率和耗氧率最高的器官之一，因而对氧气和营养物质的要求更为苛刻。

　　移植的心肌细胞，在体外培养时，需要专门的细胞培养环境。通过控制环境条件保持细胞的扩增和分化的一致。由于最终设计的不同产品，这些特化的细胞需要的培养环境差别很大。但同一产品制备中，必须提供一个统一标准的环境，保持细胞的活力，进而用于后续的治疗。搅拌式生物反应器极大地提高了心肌细胞培养密度，同时克服了静态培养引起的物质传输的限制，此方法改善了细胞接种率和心肌组织构建物的发育。与搅拌式生物反应器比较，旋转壁式生物反应器产生的流体剪切较低，还可提高营养物质的传输率。在心肌细胞悬液和小型组织工程化心肌构建中，旋转壁式生物反应器可拉长心肌细胞，增强心肌细胞间的连接并构建成机械性能足够的心肌组织结构。该系统采用直接灌注的方法，解决了细胞浸润和不均匀的接种和分布的难题，实践证明，可以提高心肌细胞的存活，生长和功能。

　　3. 软骨组织工程生物反应器技术　　软骨缺损或损伤一直是外科修复治疗的难题，组织工程技术能够结合细胞学和工程学原理对受损组织进行生理性修复，是目前最理想的修复方法。应用这一技术，目前已能成功地修复高等哺乳动物的各类软骨缺损，但种子细胞来源不足，体外构建技术不成熟等问题严重阻碍了软骨组织工程的产业化发展及临床应用。干细胞研究的深入发展为解决软骨种子细胞问题提供了新途径。因此，体外构建技术成为软骨组织工程向临床应用过渡的关键。目前体外软骨构建技术主要存在组织"空心"、力学强度差以及难以精确塑形等问题。生物反应器的出现及其在软骨组织工程中的应用为解决这些问题带来了希望，因为它能模拟体内微环境，为细胞生长传输物质，并可施加各种力学刺激，从而弥补体外培养条件的不足。

软骨组织的结构及功能特性决定了构建软骨必须要有相匹配的生物反应器。软骨组织结构简单，主要由软骨细胞及软骨基质（主要是Ⅱ型胶原和蛋白多糖）构成，不含神经、血管及淋巴管；培养条件要求不高，软骨生物反应器相对容易研制。从功能角度讲，在体内软骨主要发挥抗压、缓冲震荡和维持外型等功能，这些功能都与力学刺激直接相关。因此，要构建功能性软骨就必须通过力学刺激对其进行训练，这也有赖于生物反应器的参与。其次，体外软骨构建技术的优化也离不开生物反应器。三维立体培养和高密度接种是体外软骨构建技术的主要特点，这些技术方法虽然提高了细胞的"群体效应"，但同时也造成物质传输障碍，形成构建组织内部的"空心"现象，这一问题依赖简单的体外培养无法解决。此外，单纯体外培养构建的软骨尚存在力学强度差和难以精确塑形等问题，这些问题的解决同样离不开生物反应器。

许多研究表明软骨的各项功能均与力学刺激密切相关，力学刺激对软骨的发育和成熟至关重要。因此，软骨生物反应器的设计都是围绕软骨所处的力学环境而展开的。目前研究最多的是关节软骨的力学环境。在日常活动（站立、行走及跑跳）中，关节软骨主要经历周期性的流体剪切力、静态液压力或直接压缩力作用。与此相适应，关节软骨自浅至深分为浅表区、中间区、深区及钙化区，这种结构具有抗压和抗剪切功能，能够满足日常活动需要。所以，设计良好的软骨生物反应器都应该能对构建的软骨施加上述一种或几种力学刺激，以达到力学功能训练的目的。除力学刺激外，软骨生物反应器的设计还必须同时满足体外软骨构建技术的其他要求，如物质传输的稳定性和可控性，应力大小、频率、CO_2和氧分压、pH值等的精确控制，以及操作简单方便、不易污染、使用寿命长等特点。

4. 肝脏生物反应器技术　最简单的肝脏生物反应器应包括构建培养液循环系统，培养液系统流过单层的肝细胞或肝细胞与其他类型的细胞共培养体系，如循环系统可以设置在如胶原等细胞外基质材料的内部或者表面。肝脏生物反应器是一个封闭系统，由接种肝细胞后的多聚材料形成包囊，管接循环介质，培养液贮存器，捕捉气泡的除泡器，以及可以氧化培养液的增氧器组成。研究证明形成包囊的多聚材料可以促进细胞粘贴，并且其多孔性有利于细胞接触以及营养交换，能为细胞黏附生长提供更广阔的空间。培养液循环系统可以增加细胞团中心细胞摄入营养和氧气，帮助其排除代谢废物和二氧化碳，明显降低细胞团中心细胞的死亡率。基于以上优点，肝细胞可以在生物反应器中长期存活，并保持细胞色素 p450 和肝细胞产物如白蛋白分泌的功能。更重要的是通过在生物反应器的培养，为组织工程肝脏未来应用所需的体内外特殊参数检测提供了前景。

尽管生物反应器通过给予细胞刺激取得非常好的细胞应答，但有时这些刺激也会对细胞造成一定的负效应和损伤，在不同组织器官的构建过程中需要进行综合的分析与平衡，确保得到预期的组织工程产品。

五、体内生物反应器

尽管使用生物反应器可以制备组织工程整个移植物植入缺损部位进行缺损修复，但是长期的离体培养变为临床转化过程存在许多实际障碍。大体积移植物通常缺乏完整的脉管系统，妨碍了其移植后的活力是主要的限制原因。为克服这些瓶颈问题，"体内生物反应器"的替代方法被科研人员采用。与上述系统不同，尽管使用"生物反应器"术语，但体内生物反应器并没系统的设计或研发新设备，也没有硬件。其主要指身体内的"口袋"袋（例如，网膜或肌瓣），通过外科手术将生物材料或未成熟组织工程化构建体植入口袋内，并孵育一段时间。成功与否很大程度上取决于手术专业知识和操作技术。在这些装有组织工程移植物的口袋内，利用身体的再生能力使移植物完全血管化。该方法的主要优点包括，移植物周围存在天然细胞因子和其他微环境因素，植入物内建立了新生血管和神经组织的，以及免疫相容性。体内生物反应器的技术主要应用于临界尺寸的骨移植。最近的几项研究已经证明使用预制的骨移植物，通过其在肌肉或网膜中延长植入、原位培养或血管化；或者通过与大动脉吻合的方法，这种情况下即使不使用移植的干细胞或生长因子也是可行的。

（范　军）

第八章

3D 打印与器官制造

第一节 概 论

生命是一系列物理化学过程的综合体,其中人类作为地球上的一个物种存在。人体从微观到宏观根据结构和功能可划分为细胞、组织、器官和系统几个不同层次或水平。细胞是人体中最基本的结构和功能单位。在胚胎阶段干细胞分化形成组织、器官和系统。人体中有四种基本组织:上皮组织、结缔组织、肌肉组织和神经组织。几种功能相同或相似的组织连在一起形成有特殊功能的器官,完成一种至几种生理功能。几个功能相同或相似的器官按一定的次序相互配合形成系统。人体中有九大系统:运动系统、神经系统、内分泌系统、循环系统、呼吸系统、消化系统、淋巴系统、泌尿和生殖系统。这些系统相互协调使各种复杂生命活动顺利进行。

一、组织与器官构建的区别

细胞经过分化形成许多形态、结构和功能不同的细胞群。生物学中把形态相似、结构和功能相同的细胞群叫做组织。而把不同的组织按一定次序联合起来构成的具有一定生理功能的结构叫做器官。

组织与器官之间存在本质上的区别。这种区别主要表现在组织是具有同一来源,同一结构,同一性质的一类细胞与细胞外基质一起构成并且具有一定形态结构和生理功能的细胞群体。而器官是多种不同细胞的总和,由基本组织按照一定的方式有机地组合在一起共同完成某一种或多种特定生理功能。同一组织可作用于不同器官,而同一器官功能可由不同组织共同作用完成。这种结构、组成和功能上的差别决定了组织与器官体外构建方式的区别(表8-1)。

表8-1 组织与器官的区别

区别	不同点	举例
概念不同	组织是同一来源相同或相似细胞的集聚体;器官是不同细胞或组织构成的实现同一功能的集合体	血管内皮组织中仅含血管内皮细胞;肝脏器官中含肝实质细胞、胆管上皮细胞、窦内皮细胞、星状细胞、枯否氏细胞等
细胞/细胞外基质不同	组织由同一种细胞/细胞外基质(包括形状和功能)组成;器官由至少两种以上不同细胞/细胞外基质组成	内皮组织由内皮/细胞外基质组成;肝脏由六种以上细胞/细胞外基质组成
进化程度不同	组织处于细胞组合水平;器官处于组织组合水平	心脏的进化程度远高于心肌组织
形成方式不同	组织可由一种或几种数量有限的细胞生长、分裂、分化而成;器官由多种不同细胞积聚而成	神经组织主要由神经元组成;眼睛通常是球状,其中充满透明的凝胶状的物质,有一个聚焦用的晶状体,还有一个可以控制进入眼睛光线多少的虹膜。
体外制造工具不同	组织可由简单材料成形工具制造;器官很难用传统的成形方法成形	肝组织可通过在三维(3D)支架上种植肝细胞形成;肝脏则需要通过复合多喷头生物3D打印机等特殊设备构建

续表

区别	不同点	举例
生理功能不同	组织所执行的生理功能比较单一；器官所执行的生理功能比较复杂	存在于眼睛中的神经组织具有接受刺激和传导兴奋的功能；眼睛是一个可以感知光线的感觉器官，通常有很多简单的小眼面组成，通过把光投射到对光敏感的视网膜成像，在那里，光线被接受并转化成信号并通过视神经传递到脑部

二、器官制造

（一）器官制造的定义

器官制造（organ manufacturing）的定义包括两方面的含义。从广义的角度讲就是用于代替病损器官结构和功能的天然器官的模拟体或人工装置的制造。该模拟体可以含细胞也可不含细胞。可以暂时性也可永久性地代替身体某些器官主要功能。从狭义的角度讲就是利用先进成形技术，将多种细胞（包括干细胞、成体细胞等）及其他生物材料（包括高分子材料、生长因子等）组装成有生理功能的可替代或修复病损天然器官的过程。

与传统的机械零件加工 / 制造技术不同，器官制造使用的材料是具有新陈代谢功能的细胞及其他生物材料，如细胞外基质、生长因子、天然 / 合成高分子等。器官制造一个突出特征就是它包含了一系列原始（即初始或加工）材料的物理、化学性质的改变。如果在整个制造过程中初始材料的性质没有发生任何改变，这种过程只能称之为"制备（fabrication）"或"加工（processing 或 machining）"。

因此，器官制造是在体外构建和培养具有生物活性的天然器官替代物。常需要模拟人体器官中多种组织结构和功能特点，加工后的三维（three-dimensional，3D）实体是适合细胞生长、分化、通信的动态复杂空间结构。这种结构中包含了多种细胞间、细胞与基质材料间、细胞与信号分子间的相互作用过程，是一种具有生命特征的活的物体。如果将细胞和细胞外基质材料视为一种特殊的加工材料，从几何原型看，器官实质上就是多细胞材料在一特定的 3D 结构体中非均质分布。器官制造旨在通过现代科技手段完成多细胞结构体的体外模拟构建，实现缺损器官的再生修复作用。器官制造涉及生物学（尤其是干细胞）、材料学、物理学、化学、信息学、制造学和医学等多学科领域的知识与技术（图 8-1）。其中生物材料（biomaterials）是指用于生物（主要是人体）组织和器官的诊断、修复或增进其功能的一类材料，即用于取代、修复活体组织和器官的天然或人工材料。从某种意义上讲，细胞及其调节因子（如生长因子）都属于生物材料范畴。换句话讲，细胞本身就是一种特殊的生物材料。生物材料经常被直接或者经过改造之后用于临床医学中。不同生物材料可被整合在一起，作为一个活体或者部分活体结构应用于生物医学中，以实现、增强或者代替病损组织和器官的正常功能。

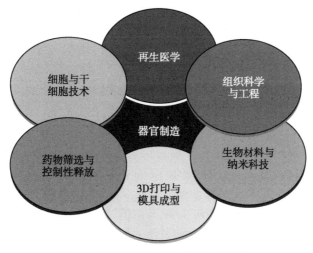

图 8-1　器官制造与其他学科之间的关系

（二）器官制造的意义

器官是由多种组织有序排列形成的有特定功能的结构体，是人体的重要组成部分，参与许多重要生理功能，如合成、分泌、感觉、支撑、排泄、解毒等。简单器官，如耳朵、鼻子、膀胱等至少含有三种以上不同组织。复杂器官，如肝脏、心脏、肾脏等，由大量不同类型细胞和细胞外基质材料组成，不同类型细胞在 3D 空间具有特定的分布和排列方式。通常，器官的结构特征适应其功能需求。一些感觉器官如眼睛、耳朵、鼻子、舌头和皮肤，一般出现在身体外部并易被发现。而内脏器官，如肝脏、心脏、肾脏、肺、胃，由皮层包裹并由血管和神经系统控制。内脏器官在结构和功能上联系非常密切，如，胃的主要功能是接受食物和初级消化；脾脏进一步消化、吸收和转移营养；肝脏具有解毒、代谢、分泌胆汁、免疫防御等功能；肺的主要功能是气体交换，即氧与二氧化碳的交换，同时也是人体重要的造血器官；心脏的作用是推动血液流动，向各器官种的细胞提供充足的血流量，以供应氧和各种营养物质，并带走代谢产物（如二氧化碳、尿素和尿酸等），使细胞维持正常的代谢和功能；膀胱储存尿液和周期性排尿。内脏器官的相互配合使所有生理功能协调发展并使机体保持健康状态。

由于疾病、创伤和老化引起的器官损伤和功能障碍，严重危害人体健康和生命质量。据统计，1995—2009 年之间全世界有 2.57 千万成人和 75 万儿童患有胃、肝、肺癌。目前，对于器官缺损或功能衰竭的患者而言，细胞移植能在一定程度上起到修复作用，但由于移植途径、细胞数量、局部微环境以及免疫排斥反应等因素的限制，至今未能在临床上广泛使用。体外透析、支持系统虽能完成肝脏、肾脏的部分过滤、净化、解毒功能，但难以提供连续的治疗效果，无法代替人体器官的全部生理功能，使用寿命只有几小时到几天（最多十几天）。器官移植是公认的最佳治愈手段，但同时受到供体严重短缺、同种异体的排斥反应、术后免疫抑制剂的副作用、以及昂贵的医疗费用等种种限制。如在美国，2013 年约有117 040 患者需要进行器官移植，但供体只有 28 053 个。现阶段全世界每 1.5h 有一位需要器官移植的患者因等待而死亡。除了巨大的经济负担和免役排斥反应外，供体短缺已成为器官移植最主要的限制因素。实现缺损器官的快速制造和再生修复，是人类有史以来的梦想和医学研究中持续关注的热点。

在传统制造工程中，将不同材料放到空间相应位置上对于零部件的设计和加工有着深远的影响。类似地，将不同生物材料（包含不同类型细胞）精确地放到与某一器官相对应的位置上对于器官的体外设计和构建会产生深远的影响。如在一个内脏器官肝脏中，至少有六种以上不同类型细胞（肝实质细胞，胆管上皮细胞，卵原细胞，星状细胞，窦内皮细胞和枯否氏细胞）与血管网络中的内皮细胞构成一个整体肝小叶结构。肝脏的最基本组成单元为肝小叶，直径一般为 500μm。在肝小叶中，肝细胞、毛细胆管、血窦和相当于毛细淋巴管的窦周隙（狄氏间隙）协同作用才能实现肝脏的合成、分泌、解毒、储存等生理功能。这种多细胞 / 组织结构的空间异质排列方式是复杂器官制造的基本要求，也是目前技术的难点。

（三）人工器官发展史

人工器官的概念由来已久。如美国犹他大学医师威廉（考尔夫（Willem Kolff）1943 年发明了"人工肾"，即血液透析仪。1957 年又开始了"人工心脏"的研究，1982 年成功地将 7 型"人工心脏"植入 61 岁患者体内，使患者生命延续了 112d。这些"人工肾""人工心脏"等统称为"人工器官"。

以"人工心脏"为例，其中有一个重要的组成部分，即"心脏瓣膜"脏包括主动脉瓣，三尖瓣，二尖瓣）的研究已经历了四个发展阶段。1960 年，Harken 首次采用人造球笼式机械瓣膜进行主动脉瓣置换获得成功。同年，Starr 成功地进行球笼式瓣膜在二尖瓣原位置换手术。此后，Starr 和 Edwards 又对球笼瓣膜在设计上进行了改进，Starr-Edwards 球笼瓣问世，开创了第一代可用于临床的人造心脏瓣膜。最早的人造机械瓣膜的基本结构为"活塞式"，瓣口由金属环构成，一个圆形球体位于瓣环血流出口。在瓣口开放期间球体离开瓣口，血液绕过球体的四周向前流动，在瓣口关闭期间球体作为一个活塞完全堵住瓣口。球体由硅胶制成，瓣环上装有金属支架笼罩，以防球体脱位，所以称球笼式机械瓣膜。球笼式机械瓣膜投入临床应用后，诸多缺点暴露出来，如笼罩高大、整体重量重、血流动力学改善差等。

针对上述缺点 1964 年出现了第二代碟笼式人造心脏瓣膜。其基本原理为中心碟片活塞式，阀体多数采用透镜状的碟片，活动受垂直于血流轴的平面调整，开放时过瓣血流通过其小的侧孔。无论在静息或活动时，其跨瓣压差很大，碟片的活动容易受一些小的因素所干扰，如血栓、瓣下结构、心内膜等，导致瓣膜机械障碍。由于碟片与笼架所选用的材料不合适，会导致某些型号的碟片边缘磨损或支架断裂事故。虽然尽管历时数年，第二代碟笼式有了很大的修改，但这种瓣膜仍很不理想，目前已被全部弃用。这一代人造心脏瓣膜开创了低瓣膜膜架设计的先例，为今后侧倾碟瓣发展，不论是单叶或双叶，都奠定了基础，在人造心脏瓣膜的发展史中，留下了重要的一笔。

20世纪60年代末期，机械瓣膜出现两项重大改革：① Debakey将球笼式机械瓣膜的所有暴露部分均用热解碳镀层，热解碳硬度高、无渗透性、不吸水、不变形，化学性能稳定、不破坏血液成分，而且致血栓作用很小；②瓣叶设计的改进，将球形机械瓣膜改为倾斜式碟瓣，这样大大地减少了人工机械瓣膜在瓣口中心的阻力。

1969年，以 Bjork-Shiley 瓣为代表的侧倾碟瓣问世，无论从结构设计及材料的选用方面，均迈出重大的一步，以后出现的众多侧倾碟瓣，其基本结构均相似。因此，侧倾碟瓣的问世，标志着人工机械瓣膜的研究进入了第三代。它的改进型侧倾碟瓣，至今仍为常用的人造心脏瓣膜。侧倾碟瓣临床应用中，无论是血流动力学改善程度，还是与人工心脏瓣膜有关的合并症发生率，均较满意。

20世纪70年代末期，瓣叶的设计又出现了新的突破，即将单叶碟瓣改为双叶碟瓣。1980年以 St.Jude Medic 双叶碟瓣为代表的问世，标志着人工机械瓣膜的研究进入了第四代。双叶瓣的启闭原理接近自然瓣，为中心血流，明显改善了血流动力学性能及流场，使与瓣膜有关的并发症降低到一个新的水平。常见的双叶瓣有 St.Jude Medical，ATS，Sorin Bicarbon，CarboMedcs 等。这类机械瓣膜的叶片对血流影响更小，几乎不造成阻力，其血流方式相当于自然心脏瓣膜的中心血流方式。此后，世界上有多种双叶瓣先后问世。最明显的区别是：70年代以前换瓣手术的手术死亡率较高，二尖瓣与主动脉瓣置换术死亡率约为20%，晚期死亡率为25%。80年代以后，换瓣手术发展到成熟阶段，其手术死亡率已降为4%以下，以往复杂的多瓣膜置换手术、巨大心室换瓣术、二次手术、换瓣加搭桥已成为常规手术，并取得良好的效果。根据近年大量的临床随访结果，双叶机械瓣膜的血流动力学性能优良，与瓣膜有关的并发症发生率低，是目前临床应用最广和首选的人造瓣膜。但机械瓣膜固有的缺陷依旧存在，只是程度有所降低，如何使人工机械瓣膜的缺陷指标降低到更小甚至是消除，仍是目前人工机械心脏瓣膜研发的重点。

目前临床上使用较广泛的机械型人工器官包括：①人工肺（氧合器）模拟肺进行 O_2 与 CO_2 交换的装置，通过氧合器使体内含氧低的静脉血氧合为含氧高的动脉血。②人工心脏（血泵），代替心脏排血功能的装置，结构与泵相似，能驱动血流克服阻力沿单向流动。人工心脏与人工肺合称人工心肺机，于1953年首次用于人体，主要适用于复杂的心脏手术。③人工肾（血液透析器），模拟肾脏排泄功能的体外装置，1945年开始用于临床，已延缓了无数患者的生命。人工肾由透析器及透析液组成，透析器的核心是一层半透膜，可允许低分子物质如电解质、葡萄糖、水及其他代谢废物（如尿素）等通过，血细胞、血浆蛋白、细菌、病毒等则不能通过，从而调节机体电解质、体液和酸碱平衡，维持内环境的相对恒定。主要应用于急、慢性肾衰竭和急性药物、毒物中毒等。

特别需要指出的是机械型人工器官目前只能模拟相应器官1～2种维持生命所必需的重要功能，尚不具备原生物器官的一切天赋功用和生命现象。在过去的几十年中机械型人工器官拓宽了疾病治疗的途径，增加了患者获救的机会，已经并仍在继续使越来越多的患者受益。中国近年来在机械型人工器官研制方面也取得了一些成绩。如电子喉，总重20g，发音清晰，音量可控，且男女声可辨。随着科技水平的不断进步，含细胞有生物活性的半机械型和生物型人工器官受到越来越多的重视，并已成为未来科学发展的主流和趋势。

（四）人工器官类型

人工器官根据材料组成可分为三类：①机械（或物理）型人工器官；②生物机械（或中间、半机械）型人工器官；③生物型人工器官。

1. 机械型人工器官 机械型人工器官由无生物活性的金属或非降解型高分子聚合物组成。如，1982年美国犹他大学医疗中心 Devris W 博士带领其团队创建的首个机械型"人工心脏"。之后，机械型"人工肝""人工肾""人工肺"逐步应用于临床，完成衰竭器官的部分功能或作为器官移植前的辅助治疗手段。机械型人工器官常应用于体外，使用寿命有限。

2. 半机械型人工器官　20世纪末，随着人类医疗水平的提高半机械型人工器官被应用于临床。半机械型人工器官由无生物活性的金属或高分子聚合物与有活性的细胞一起组成。如"体外肝支持系统"或"人工肝支持系统"，主要由生物反应器、机械泵、氧合器等部件组成，细胞可以在其中存活。氧合器一般由中空纤维膜包裹动物来源的细胞组成。利用细胞的新陈代谢功能，如蛋白质合成与解毒，达到血液净化等目的。1987年日本学者Marsumura等首次报道了用兔肝细胞进行血液透析并成功治疗一例肝功能衰竭患者。此后，该研究一直在不断深入。目前国内外研究主要集中在复合式中空纤维膜改进方面。该膜可由多聚砜和醋酸盐置于同一多聚碳酸盐外壳中制得。

3. 生物型人工器官　生物型人工器官主要由可降解高分子材料和细胞组成，在结构和功能上更接近天然器官，能够完全代替和修复病损器官。生物人工器官按细胞来源可以分为自体人工器官和异体人工器官两类。在自体人工器官中患者自体细胞被分离和利用。异体器官中的细胞来源于他人或动物体。与机械型和半机械型人工器官相比，这类人工器官是最理想的器官再生修复替代品，也是科技发展的必然趋势。

三、3D打印技术

传统的工业制造技术，如锻压、铸造、车削，只能制备几何形状简单的长方体、圆柱体、球体等多孔结构。成形效果主要依赖于操作者的熟练程度，制备效率低下，不同批次之间质量差异悬殊，无法完成复杂形状的精密成形。随着科技的发展，各种先进的制造手段，如3D打印（three-dimensional printing，3DP），逐步应用于人体器官包括血管网络的构建。

（一）3D打印概念

3D打印，又名快速原型（成形）（rapid prototyping，RP），快速制造（rapid manufacturing，RM），固体自由成形（solid freeform fabrication，SFF）或增材（添加）制造（additive manufacturing，AM）[American Society for Testing and Materials（ASTM）F2792-10 "Standard Terminology for Additive Manufacturing Technologies"，2010]，指一种3D结构体打印的各种过程，是一系列快速原型技术的统称。

3D打印是指在计算机控制下利用离散 - 堆积的原理将一立体结构分成若干层（包括点、线、面），在计算机3D数字模型（computer-aided design，CAD）的驱动控制下，将材料层层堆积成形。其中的离散 - 堆积的原理可以概述为，首先对一立体结构的3D数字模型进行点、线或面分层处理，得到立体结构的二维截面数据信息。也可对所获得的二维截面继续进行线或点的离散得到相应的数据信息，然后以特定的方式生成与离散的点线面形状一致的材料单元，按照数据信息定义的位置逐个将点线面进行层层堆积，直至完成实体模型建立（图8-2）。

因此，3D打印只是快速成形制造（rapid prototyping manufacturing，RPM）技术的一种形式。其基本原理是叠层制造，由快速原型机在X-Y平面内通过扫描形式形成工件的截面形状，而在Z坐标间断地作层面厚度的位移，最终形成3D制件。或者是把一个通过设计或者扫描等方式做好的3D模型按照某一坐标轴切成无限多个剖面，然后一层一层的打印出来并按原来的位置堆积到一起，形成一个实体的立体模型。

3D打印是20世纪80年代中期发展起来的一种新型材料成形技术。这种技术集信息技术、材料技术和制造技术于一身，可实现材料制备、成形的一体化，加工柔性大，成形精度高，成形过程稳定高效，既能满足大批量的生产的需求，又能实现个性化制造的要求，在组织工程、器官制造和再生医学等领域受到越来越广泛的关注。其实质就是将计算机中设计的3D模型分层，得到许多二维平面图形，再利用各材质的相转变特性，如粉末烧结、流体凝固、熔融挤出等，将二维图形逐层打印堆叠成为3D实体。

3D打印是一种高度柔性的材料加工方法，是制造复杂3D实体，尤其是个性化复杂器官的最为有效的手段之一。相对于传统锻压、铸造、车削等制造方法，3D打印可以很容易控制加工实体的内部结构和外部形态，通过不同材料单元的层层堆积控制，制造出任意复杂曲面、结构、形状和功能的物件。

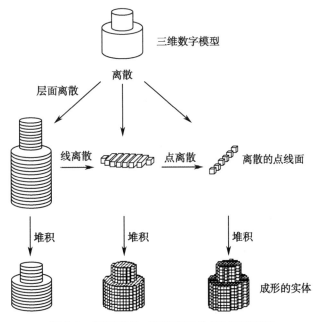

图 8-2　基于离散 - 堆积原理的 3D 打印过程

（二）从 3D 打印到生物制造

离散 - 堆积成形原理早在 3D 打印之前就已出现，直到 20 世纪 80 年代才被广泛开发、利用。如 20 世纪 60 年代英国科幻小说家 Clarke AC 首先在其作品中提出了 3D 打印设想。1983 年美国人查尔斯·美赫尔（Charles Hull）受激光固化树脂现象的启发，将离散 - 堆积成形原理与数控加工技术结合，发明了液态树脂固化或光固化（stereolithography，SLA），即立体光刻技术。1984 年查尔斯·赫尔就立体光刻技术申请了美国专利，发明了第一台 3D 打印机。1986 年查尔斯·查赫尔在加州成立了 3D Systems 公司，大力推动相关的业务。2014 年 Charles Hull 被提名欧洲发明家奖。

2003 年底清华大学器官制造中心，利用离散 - 堆积的快速成形原理建立了首台挤压式生物 3D 打印机，并将活细胞组装成大尺度活体组织。由此，3D 打印技术迅速蔓延到组织工程、能量系统建模、高通量药物筛选、病理模型及手术导板建立等多个领域。无论是设备的先进程度、材料的生物相容性、产品的用途等居于世界前列（图 8-3）。

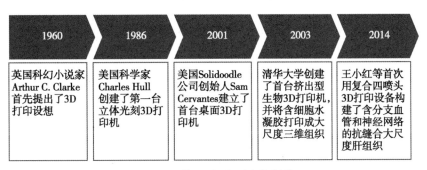

图 8-3　从 3D 打印到生物制造

（三）3D 打印步骤

3D 打印的关键步骤一般分为三个阶段：建模（modeling），打印（printing）和修整（finishing）（图 8-4）。

建模（modeling）一词来源于拉丁文的"Modulus"，意思是尺度、样本、标准等模型产生的过程。也是通过手工、计算机辅助模型（computer-aided design，CAD）软件或扫描仪分析和采集实体外观形状数字信息的过程。其中手动过程与塑料艺术品雕刻类似。通过这些数据，可以获得 3D 模型。简单地讲，建模就是人们为了某种特定目的而对认识对象所作的一种简化的概括性的描述。值得强调的是：建模不仅包括模型的建构，也包括模型的应用和发展等复杂过程，是人的心智活动与客观世界相互作用的过程，也是多种科学方法综合运用的过程，既包括模型这种方法，也包括假说、类比、实验等方法。

打印（printing）：是一层一层材料堆积的过程。一般在打印前应将 3D 模型通过分层软件（stereo lithography，STL）分成薄片，并产生适用于打印的 G-code 文件。目前市场上已有一些共享分层程序，如 Skeinforge，Slic3r，KISSlicer，Fab@home and Cura。

修整（finishing）：打印后的后续工作，如去除多余粉末、支撑，高分子材料交联、表面打磨等。

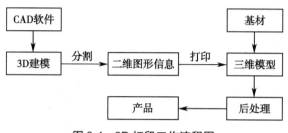

图 8-4　3D 打印工作流程图

（四）3D 打印分类

在过去的 30 年中，尤其是近十年来随着计算机、材料等学科的蓬勃发展 3D 打印技术已取得了长足的进展，出现了数百种不同的快速成形工艺。这一技术已在世界范围内被公认为不可或缺的一种材料加工和成形手段，从最简单的塑料玩具到波音公司的精密飞机零件生产，从产品开发到器官制造已渗透到诸多领域并得到广泛应用。现在，人们可以在网上下载各种各样的 3D 打印软件，用 3D 打印机打印各种玩具、摆件，甚至人体模型等。

3D 打印技术种类繁多，分类方法也因材料性能、成形原理、能源形式等有许多种。其中按材料的物理性能可划分为：①流（液）体材料增材制造系统（liquid-based AM system）；②固体（丝状）材料增材制造系统（solid-based AM system）；③粉末材料增材制造系统（powder-based AM system）三大类。每一大类下面可包含许多小类。

第二节　生物 3D 打印

传统的 3D 打印技术，成形材料多为塑料、金属、光敏树脂等，不适宜细胞生存。近年来，生物 3D 打印（bioprinting）迅速兴起并在生物制药产业得到广泛应用。对于器官制造而言，生物材料活性的保持对 3D 打印设备和工艺有了特殊要求，因而产生了生物 3D 打印等特殊名词和意义。

一、生物 3D 打印概述

（一）生物 3D 打印概念的提出

生物 3D 打印（3D bioprinting）是指利用 3D 打印技术将细胞等生物材料固定在空间某一位置上并保持细胞等生物材料的活性和功能。

2003 年，美国 Boland T 课题组利用商业打印机将细胞打印成准 3D 结构。同年，清华大学机械系王小红团队创建了第一台挤出型生物 3D 打印机，首次将细胞等生物材料打印成大尺度活体组织。在此后的十几年时间内该团队在生物、3D 打印与器官制造等领域取得了系列成果。如 2005 年该团队率先发表论文，将细胞打印成大尺度 3D 结构，并形成功能组织（如肝组织、骨组织、软骨组织）；2007 年该团队创建了首台挤出型双喷头生物 3D 打印机用于含分支血管模板的血管化肝组织构建；2009 年该团队率先将脂肪干细胞通过 3D 打印技术培养出血管化脂肪组织，并将细胞冻存与打印技术相结合，创造出可长期储存和运输的人工组织器官；2010 年该团队利用有自主知识产权的双喷头低温 3D 打印机制造出含合成高分子和天然高分子两个材料体系的可与体内血管系统相连的大尺度器官；2013 年该团队创建了复合三、四喷头生物 3D 打印机，并用于含分支血管和神经网络的复杂器官，如血管神经化肝脏、乳房的快速制造。该团队所采用的明胶基水凝胶，即"生物墨水"，被国际上许多课题组所采用，如美国北卡罗莱纳威克森林医学院 Atala A 课题组和哈佛大学 Lewis JA、Khademhosseini A 等课题组。

（二）生物 3D 打印分类

根据成形原理生物 3D 打印技术基本上分为三大类：即喷射成形（inkjet-based printing），挤出成形（extrusion-based printing），激光 / 光引导成形（laser/light-based printing）。

1. 喷射成形技术　喷射成形技术主要指基于印刷的油墨喷射系统。其中包括 3D 打印（3DP）系统和蜡基系统，可完成液体材料微滴喷射成形和粉末状蜡质基底材料黏结成形。3DP 系统主要通过商用或家用打印机，如惠普研发有限合伙公司（Hewlett-Packard Development Company，L.P. 简称 HP，改装而成。如 2003 年美国克莱姆森大学 Boland T 和南卡罗来纳医科大学的 Mironov V 利用改装后的喷墨打印机将生物材料及细胞打印成简单的几何形状（图 8-5）。

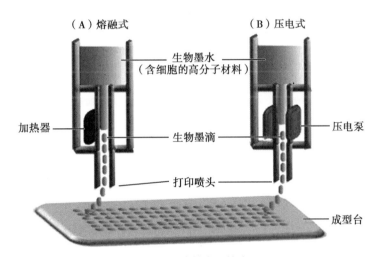

图 8-5　喷射成形技术

利用该技术，生物小分子、高分子聚合物、细胞等可以被当成"墨汁"喷射在成形板"打印纸"或热可逆凝胶上，然后再覆盖一层新的凝胶并使之固化，形成了类似面包圈的"准 3D 结构"。之后 Mironov V 等进一步改进了该技术，用于"无支架"细胞团簇成形，"scaffold-free cell aggregate printing"。该技术通过将尺寸相近的细胞团簇（或微球）喷射在一些支架上，层与层之间黏合，得到细胞融合体。基于该装置，几种不同细胞，如血管内皮细胞，已与琼脂、胶原等水凝胶成形，打印过程中有约 8% 的细胞被破坏掉。

与其同时，哈佛医学院，Lee 和他的同事们通过机器人平台，将胶原溶液、成纤维细胞和角质细胞打印成了平面状准 3D 结构用于皮肤修复。液态胶原溶液通过雾化碳酸氢钠交联形成水凝胶，为细胞悬液提供结构支撑。事实上。这项技术是上文中提到的 3DP 系统的延伸，只是后者增加了功能类似"墨盒"的注射器，用于两种细胞悬液或水凝胶的装载。使用这种方法制造的样品在每层细胞间都观察到了高细胞成活率（如角质细胞 85%，成纤维细胞 95%）。

2005 年，明尼苏达大学的 Odde DJ 利用市售喷雾器将人脐静脉内皮细胞（human umbilical vein endothelial cells，HUVEC）和小鼠胚胎成纤维细胞（NIH3T3）的细胞悬液喷射成形，提出了基于细胞喷射技术的细胞绘图概念（cell patterning via cell spraying）。此技术主要是利用掩模法在胶原上成形 100μm 线宽图案，然后在已成形细胞图案上覆盖一层胶原，制作 3D 结构。

喷射成形技术的优点：响应快、分辨率高、打印速度快、多种合成与天然高分子材料都可使用、可在细胞悬浮液中复合生物活性分子，可将几种温敏凝胶用作"生物纸"，低黏度细胞悬浮液或聚集体可以用作"生物墨汁"，细胞存活率大于 85%。对于简单小块组织 / 器官制造，这项技术是一个很好的选择。缺点是打印材料黏度必须低、机械强度差、成形高度有限、设备（包括软硬件系统）改造困难、难以形成复杂 3D 结构（包括分支血管网络等）、凝胶交联过程难以有效控制。其中单由细胞团簇（或微球）融合形成的 3D 结构体机械性能差、制备周期长。

2. 激光 / 光引导成形技术　激光引导直写（laser-guided writing，LGDW）也叫光刻直写，或立体光刻（stereolithography，SLA 或 STL）技术，是利用激光选择性地让需要成型的液态光敏树脂发生聚合反应变硬，从而造型。1999 年由明尼苏达大学的 Odde DJ 提出，通过激光束对某种液体（树脂，粉末或蜡）进行光聚合，或对粉末状材料进行择性烧结，从而达到对含细胞材料的有序排列（图 8-6）。

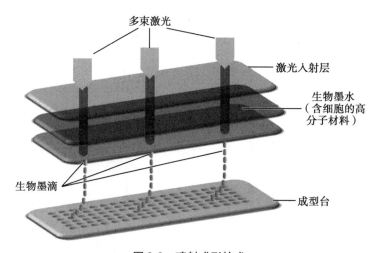

图 8-6　喷射成形技术

该技术采用光压力推动并沉积细胞，以实现细胞的高精度空间定位。通常有两种不同的成形策略：①激光聚焦于悬浮细胞上后可产生气泡，气泡在光压作用下在液体中流动，并沉积到目标面，移动激光光束，可沉积出一条细胞组成的线段；②激光被耦合入空心光纤中，细胞经过几个毫米（mm）长度的空心光纤，传输到目标表面。经过以上沉积的细胞仍有活性、保持正常形态、黏附并分泌代谢产物。基于该技术，胚鸡脊细胞在培养液中被引导，并沉积于玻璃表面，形成设计的团簇。如人脐静脉内皮细胞（HUVEC）在 matrigel 基质上成形为血管状结构，与肝细胞的共培养之后，形成类似于肝血窦样的管道结构。到目前为止，人的脂肪干细胞（human adipose-derived stem cells，hASCs）、间充质干细胞（mesenchymal stem cells，MSCs）等已用于激光引导直写，形成组织样微细结构。当多种细胞集聚在一起时形成"微器官"样结构。

激光 / 光引导直写的优点：精度较高，可以操纵微米（μm）级的生物材料，也是目前报道的唯一可以操作单个细胞的方法。缺点是激光引导过程中细胞会因受热和受力变形。虽然这种变形可通过在"生物墨汁"中加入高分子材料而降低。但利用此技术构造一个 3D 结构体远比成形一个平面图案困难得多。不是单纯量的变化就一定引起质的突变。有限的细胞及生物材料吞吐量使该技术在构建宏观 3D 结构体中受到了很大的制约。

3. 挤压成形技术　挤压成形技术包括喷嘴 / 注射针头 / 笔尖挤压、组装或沉积系统，如压力辅助制造（PAM）、熔融沉积成形（FDM）、低温沉积制造（LDM）、生物绘图（3D bioassembly，3DB）等。是指利用溶 / 熔材料的流体特性通过喷嘴 / 注射器 / 笔尖进行物理或化学沉积（图 8-7）。

2004 年亚利桑那大学的 Smith CM 等开发了一种生物材料挤压成形技术（3D bioassembly）。该技术包括一个 XY 坐标定位系统及平台，一系列 Z 方向的材料沉积喷头（数目可增至多个，每一个配有专门控制摄像头），一个光纤源（照明成形部位，并促使光固化多聚物成形），每个喷头有独立的铁电加热温控,成形平台有水套温度控制,另外还有一个压电雾化喷头。基于此技术,混合于聚环氧乙烷/聚环氧丙烷中的人成纤维细胞,通过正压挤出喷头成形于聚苯乙烯台面上,形成二维平面图形,细胞存活率约 60%。其中悬浮于可溶性 I 型胶原中的胎牛大动脉内皮细胞(BAECs),经过 25 号针头挤出,成形于亲水的对苯二酸聚乙烯平台上,细胞存活率约 86%。体外培养 35 天后,图形仍保持原有形态。

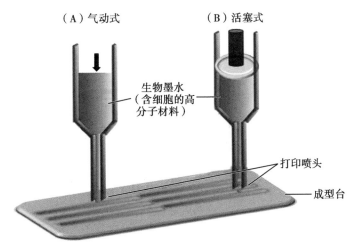

图 8-7 挤压成形技术

从 2003 年起,清华大学机械系器官制造中心创建了几个系列的全自动化和半自动化器官制造技术。其中包括一系列载细胞水凝胶挤压成形技术。由螺杆挤压装置将料桶中的流体材料挤压到运动平台上,通过天然或合成高分子材料的相变作用层层堆积成形。其中明胶基天然高分子材料在一定温度范围内由溶胶向凝胶转变,细胞与明胶基热可逆水凝胶混合后被装入无菌注射器(或料桶)中,通过重复操作 3D 定位系统,在一定的环境温度下以容积驱动的挤压单元被挤压到成形板上,层与层之间的黏合作用,构成含有活细胞的 3D 结构体。3D 结构体中的高分子材料在 3D 打印后可进行化学交联,维持结构体在体外长期培养或体内植入时的相对稳定性。

明胶基水凝胶材料能与不同类型动物细胞组装成各种形状的 3D 结构,应用于能量系统代谢模型的建立、高通量药物筛选和复杂器官制造领域。该技术自论文发表起已显示出强大的生命力。2014 年美国北卡罗莱纳威克森林医学院 Atala A 课题组将其中的明胶基高分子材料变换了一种组合方式,如利用明胶/透明质酸/纤维蛋白原/甘油,打印细胞,用于骨、软骨等组织成型。此技术在生物医学、尤其是器官制造方面具有其他技术无法比拟的优势(表 8-2)。近几年来已被迅速扩展到药物筛选、能量代谢模型、病理分析等多个领域。2012 年,3D 打印成为制造业的新趋势和科技界的热点。该年 4 月,英国著名杂志《经济学人》报道称"3D 打印将推动第三次工业革命"。

表 8-2 生物 3D 打印与传统组织工程技术在器官制造方面的优缺点

技术	优点	缺点
组织工程	多种生物材料可供选择;细胞和生物大分子可以复合,形成高强度三维(3D)结构	支架结构依赖性;3D 结构的不准确性;批次间重复性差;难以获得高密度、均匀分布的多层细胞结构;难以控制复杂组织结构;难以形成可植入型分支血管网络。
3D 打印	不同设备对材料性能有不同要求;多种材料可供选择;多种细胞、生长因子、信号分子、基因可与天然高分子水凝胶复合,并一体化成形;自动、迅速、方便、准确、精致、重复性强;易规模化生产;分支血管/神经/淋巴网络等特殊结构可控制性强,包括内部盲孔、100% 贯通大孔等	机械设备依赖性

挤压成形技术的优点：适用成形原材料广泛，对原材料的成分、品牌、形态和规格无限制，可以根据用户要求自行设计或选择。包括高分子、金属、陶瓷等溶液、胶体、悬浮液、浆料或熔融体。是目前器官制造领域应用最广泛的3D打印技术（图8-8）。

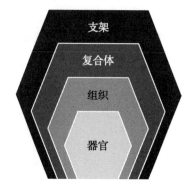

图8-8　生物3D打印在医学工程中的应用

二、器官3D打印技术

（一）器官3D打印基本要求

总体上讲，不同的3D打印技术在器官制造方面有不同的要求。对典型的生物人工器官制造而言，最主要的核心问题就是能够复制或塑造天然器官的关键物理结构（主要是机械和环境）、化学组成和生理特性。要制造一个全功能天然器官替代品，必须首先解决下列5个基本问题：①一个可以将多种生物材料，包括异质细胞、生长因子及其他生物活性因子，按预定结构组合在一起的强有力的建筑工具，如多喷头3D打印设备；②一个功能齐全的软件系统是全自动化完成复杂几何形状，包括分支血管/神经网络构建的首要条件；③大量的无免疫或低免疫源性细胞，尤其是多潜能干细胞和生长因子；④可植入生物相容性天然与合成高分子材料，如明胶、PLGA，聚氨酯（PU）等，支持多细胞生长、异质组织形成、多种组织协调、抗缝合等性能；⑤能够实现目标器官的主要生理功能，如细胞/组织生长的多重环境，植入体内后具备抗凝血、抗缝合等性能，具备自我更新、生长能力。

（二）器官3D打印的步骤

器官3D打印内容主要包括3D结构建模、成形技术或工具准备、生物材料制备、多种细胞（或干细胞/生长因子）组装和后续培养（包括多种组织协调、成熟）等几个方面。这些方面相互联系、相互依托、相互促进。

器官3D打印过程一般包括下列四步：①3D结构建模。利用计算机辅助设计（computer-aided design，CAD）软件构建所要制造的目标器官蓝图。②生物材料准备。提取、筛选自体或者是异体组织细胞，如脂肪干细胞、骨髓间充质干细胞、肝细胞和施万细胞等，在体外进行大量培养和扩增。③3D结构构建。利用先进成形技术，如多喷头3D打印，将多细胞/细胞外基质材料、干细胞/细胞外基质材料/生长因子等与合成高分子支架材料组合在一起形成复合结构体，同时利用物理、化学因素等使3D结构稳定，维持细胞活性。④后续培养（后熟作用）。利用生长因子将3D结构中干细胞诱导分化成不同类型细胞，经过后续培养使3D结构中多细胞定向排列形成特定功能组织和器官。其流程如图8-9所示。

必须强调的是：细胞在打印后的3D结构体中进行生长、迁移、分化、组合，伴随着"生物墨水"中天然高分子基质材料逐步降解，新的细胞外基质逐渐生成。近年来生物3D打印出现一种有趣的现象，即将细胞等生物材料与不可降解高分子材料、金属等，包括导电材料、电路等一起打印。这种杂化的"半机械型（或半生物型）人工器官"在生物医学领域有独特的作用。尤其是涉及血管、神经网络外围的支撑材料，在人体器官修复、重建的过程中可降解也可不降解，以人体的需要为最终目的。

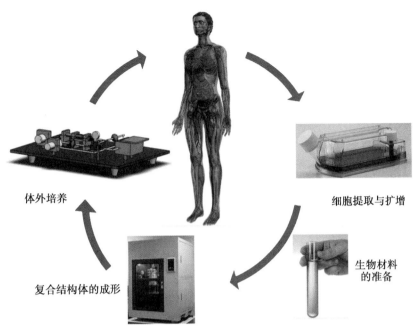

图 8-9　器官制造流程示意图

（三）器官 3D 打印分类

生物 3D 打印只是器官制造的一种方式，但不是唯一方式。器官制造可按照材料类型、工作原理等有多种分类方式。依照器官制造的分类方式，器官 3D 打印也可以多种多样。依照自动化程度，器官制造目前可归结为三大类：全自动化、半自动化和手工操作。这三类技术在生物人工器官制造方面各有优、劣势（表 8-3）。其中器官 3D 打印技术主要归属于全自动化和半自动化两类。

1. 全自动化

（1）自动化（automation）：指在没有人直接参与的情况下，机器设备、系统或生产管理过程通过自动检测、信息处理、分析判断等，自动地实现预期操作、目标或过程。

（2）自动化的概念：全自动化（fully automation）是指机械设备启动后，完全不需人工操作、控制，即可自行完成制造各个环节和过程的工作状态。

自动化的概念有一个动态发展过程。过去，人们对自动化的理解或者说自动化的功能目标是以机械的动作代替人力操作，自动地完成特定的作业。这实质上是自动化代替人的体力劳动的观点。后来随着电子和信息技术的发展，特别是随着计算机的出现和广泛应用，自动化的概念已扩展为用机器（包括计算机）不仅代替人的体力劳动而且还代替或辅助脑力劳动，能自动地完成特定的作业。

（3）自动化的内涵：自动化的广义内涵至少包括以下几点：①在形式方面，制造自动化有三个方面的含义：代替人的体力劳动，代替或辅助人的脑力劳动，制造系统中人机及整个系统的协调、管理、控制和优化。②在功能方面，自动化代替人的体力劳动或脑力劳动仅仅是自动化功能目标体系的一部分。自动化的功能目标是多方面的，已形成一个有机体系。③在范围方面，制造自动化不仅涉及具体生产制造过程，而是涉及产品生命周期所有过程。

随着科学技术的发展各种全自动化 3D 打印技术已应用于生物医学领域，在产品结构设计、材料选取、组织 / 器官形成等方面取得了一些成绩。其中数字计算机（numerical computer，NC）/ 计算机数控（computer numerial control，CNC）已使机床数字化，能与 CAD 计算机辅助制造（computer aided manufacturing，CAM）结合，形成"反馈系统"，使生产效率提高 60% 以上。

2. 半自动化　半自动化（semi-automation）是指部分不靠人工而由机器装置操作，或在人的干预下自动进行工作循环的一种生产方式。

在半自动化生产过程中，工作机械完成一次工作循环之后，自动关断操作，所有的机构退回起始位

表 8-3　全自动化、半自动化、手工操作技术在器官制造方面的优劣势

器官制造技术	异质多细胞材料组装方式	优势	劣势	代表图形
全自动化生物三维（3D）打印	自底向上	自动化、易变化、精致、可按比例扩增、精确、重复性好、细胞存活率高、可免除机体免疫排斥反应等	不同设备打印出的 3D 结构中细胞密度不同、机械依赖性强	
半自动化组合模具	由内向外	复杂、精致、易变、3D 结构可按比例扩增、精确、重复性好、细胞存活率高、可免除机体免疫排斥反应	模具依赖性强，成形效率较低	
脱细胞基质重构	由外向内	保留天然器官原形、细胞外基质成分等特殊结构	多种细胞复合困难，血管完全内皮化极难，免疫原性等难以完全去除	

置，由工人卸下加工好的零件（或成品），装上新的毛坯（或原料），重新开动工作机械，再次重复自动工作循环。

器官半自动化制造也可利用 3D 打印模具完成，其余的部分由人工操作。以王小红教授发明的旋转组合模具为例，分支内模具、底模具和上模具都可由熔融挤出型工业 3D 打印设备完成，涉及含细胞水凝胶组合过程由人工分步操作。这种制造方法已应用于血液一进一出的血管化肝组织的体外快速构建，并取得了显著的成绩。

3. 手工操作　手工操作（hand manipulation）指非机器设备批量生产而是由人工制作。手工操作是最原始的一类制造方法。在第一、二次产业革命之前，工业化刚刚兴起时，手工一词一度成为生产率低下、质量参差不齐的代名词。然而，在当代工业生产高度发达的年代，有人厌倦了由工厂流水线生产出的毫无差别和特色的产品，手工制作又恢复了活力。

传统组织工程策略在多孔支架上种植细胞就是一种典型的手工操作方式，产品之间缺乏连续性、重复性和准确性，产品质量多由工人的熟练程度来掌握。近年来发展起来的在脱细胞基质材料上重新种植细胞是组织工程发展的一个必然趋势。但在器官制造方面仍然存在着诸多不确定性、不可控性和不可能性。

（四）器官 3D 打印现状

目前，器官 3D 打印技术经历了从理论探索到实验研究阶段，已有部分产品进入临床实验和临床应用。人体器官个性化制造已成为必然趋势。由于目前技术水平有限，大多 3D 打印产品只能模仿器官

尤其是复杂器官的部分结构和生物学功能,离个性化制造和器官整体修复还有一定距离。有些 3D 结构需要经过干细胞诱导分化、脉动培养等后续工作才能具备特定的机械强度和生理功能。

三、器官 3D 打印材料

器官 3D 打印是利用 3D 打印技术将多种细胞和其他生物材料构建有生物活性的人工器官。在器官 3D 打印过程中生物材料选取是不可或缺的一个环节。生物材料的细胞相容性、机械性能和可加工性能直接影响到目标器官的建模、形态、结构和功能。与其他可植入生物材料类同,用于器官 3D 打印的生物材料一般应满足下列要求:良好的生物相容性、来源充足、理化性能稳定、易储存消毒、适当的降解速度及可塑性等。

(一)用于器官 3D 打印的高分子材料

用于人体器官 3D 打印的高分子材料主要包括:天然高分子和合成高分子两类。通常情况下天然高分子材料,如胶原、明胶、纤维蛋白原、海藻酸钠、壳聚糖、透明质酸等,具有良好的生物活性和相容性。合成高分子,如聚乳酸(poly lactic acid, PLA)、聚乙醇酸(polyglycolic acid, PGA)、聚氨酯(polyurethane, PU),具备优异的机械性能和无免疫原性。这些材料可以单独使用,或根据需要进行组合(图 8-10)。

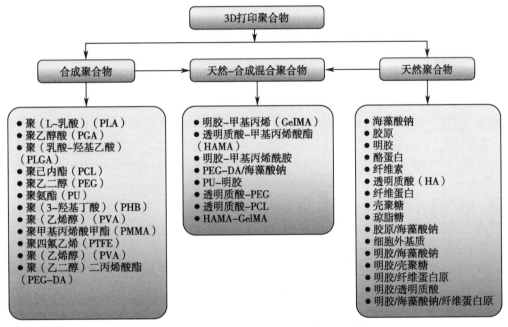

图 8-10　可用于器官 3D 打印的高分子材料

当高分子材料被构建成 3D 结构用于细胞寄住和交流场所时,细胞的生存状态,如分裂、分化等,将主要依赖于高分子材料的特性。高分子材料在器官 3D 打印方面的作用主要表现在:①定义人工器官的形态、大小和构型,维持 3D 打印结构的稳定性,给细胞提供生长和交流的多尺度环境;②抵抗外力,对器官整体结构维持起重要的机械支撑作用;③给细胞提供必要的营养、水和氧气,用于生物活性因子,如生长因子和冻存因子,的控制性释放,以控制细胞的生长、分裂和分化等。

在器官 3D 打印过程中高分子材料在外界刺激,如温度、光、pH、电力、磁力、交联剂等的作用下,有一个溶胶态向凝胶态转变的过程。这一过程能够对 3D 结构的层层堆积起着决定性的作用,也对 3D 打印设备和工艺提出了很严格的要求。高分子材料的一些加工参数,如温度、有机溶剂含量和缺水等都可能对细胞活性造成负面影响。高分子材料的流动性可因具体设备做相应的调整。其中合成高分子材料常溶于有机溶剂,对细胞有一定的毒副作用。这些材料主要用于临时替补性假体、含细胞水凝胶支架和药物控制性释放等方面。天然高分子材料由于在化学成分、亲水性、柔软性以及高含水性方面与细胞外基质成分相似,与细胞具有良好的相容性,通常作为细胞 3D 打印的基质材料。这些材料一般溶于水等无机溶剂，形成可流动的溶液或溶胶，在打印过程中或打印后可以通过一定的方法交联，使 3D 结构稳定，给细胞提供良好的生长、分裂和分化环境，在生物 3D 打印中发挥着非常重要的作用。

一般情况下不同高分子材料有不同的打印特性。每一台 3D 打印设备对打印材料都有特殊要求。在某种程度上，材料的加工特性决定了 3D 打印设备的特殊功能。其中天然高分子材料常作为细胞载体与细胞混合后进行打印。常用的天然高分子材料如胶原、明胶、纤维蛋白原、海藻酸钠、壳聚糖和透明质酸，除了应有良好的生物相容性、生物可降解性外，还具备可加工、可储存、可调节的物理、化学和生物学特性。其他一些天然高分子材料，如右旋糖、淀粉、树脂、琼脂、多肽等也已被用于器官 3D 打印。

水凝胶是一种水溶胀的由一种或多种单体聚合而成的高分子网络结构，是一类高分子材料的总称，在器官 3D 打印方面应用越来越广泛。各种水凝胶，尤其是摩尔含水量易操作的天然或合成高分子溶液是细胞打印基质材料的最佳选择。如上所述，明胶水凝胶就是一种熔点在 28℃左右的、生物相容的、可降解的、柔韧且有力的、易操作和改性的、能防止大分子任意扩散的最常见的细胞打印基质材料。哺乳动物细胞与细胞外基质成分中含量非常丰富的胶原，可作为明胶的一种很好的替代品。常用于细胞包埋和药物控制性释放的，遇二价阳离子发生交联反应的低毒性海藻酸钠，在某种特殊工艺条件下也可以用作细胞打印的基质材料。

值得强调的是细胞外基质成分（extracellular matrices，ECMs）在细胞 3D 打印过程中和打印之后除提供必要的机械支撑外，其中所含的生物化学信号对细胞的生存、移动、分裂、分化起重要作用。许多模拟细胞外基质成分的天然高分子材料组合已用于不同细胞 3D 打印。这些细胞外基质材料中的微孔可以促进营养扩散和细胞迁移。细胞 3D 打印过程中细胞外基质材料温度通常控制在 1～37℃之间，以防止过冷和过热对细胞造成伤害。打印后的三维结构在体内植入前后，尤其是用于软组织和器官再生修复时，需要适当的稳定性和通透性，以维持细胞的生理活性。将不同高分子材料，尤其是天然高分子和合成高分子材料，组合在一起已证明是一种卓有成效的生物 3D 打印技术，尤其是对复杂器官制造而言。

近年来，生物 3D 打印技术方兴未艾，新的生物 3D 打印材料在不断涌现。如清华大学化学系刘冬生教授课题组与英国瓦特大学舒文淼（Will Shu）等合作，用 DNA 水凝胶进行活细胞 3D 打印。其研究成果发表在《德国应用化学》（Angew. Chem.，Int. Ed. DOI：10.1002/anie.201411383）上并配以"媒体推介"（Press Release）重点报道。该项成果被 2015 年 2 月 26 日出版的 *Nature* 关注，*Nature* 评价该材料是"一种非常有前景的打印三维组织和人工器官的材料"。

（二）明胶基细胞 3D 打印基质材料

明胶（gelatin），是一种没有固定的结构和相对分子量，由动物皮肤、骨、肌膜、肌肉等结缔组织中的胶原部分降解而成的白色或淡黄色、半透明、微带光泽的薄片或颗粒。是一种无色无味，无挥发性、透明坚硬的非晶体物质，可溶于热水，不溶于冷水，但可以缓慢吸水膨胀软化，可吸收相当于自身重量 5～10 倍的水。明胶溶液的一个重要的特性就是在 28℃左右有一个溶胶 - 凝胶（sol-gel）相转变过程，在 3D 打印过程中通过凝胶逐层固化叠加，形成稳定的网络结构。

王小红提出了明胶基细胞 3D 打印基质材料。这些材料包括明胶 / 壳聚糖、明胶 / 海藻酸钠、明胶 / 透明质酸、明胶 / 海藻酸钠 / 壳聚糖、明胶 / 海藻酸钠 / 纤维蛋白原、明胶 / 海藻酸钠 / 纤维蛋白原 / 甘油等。其特殊的温敏性使得明胶基水凝胶可以被逐层控制打印。所有类型细胞都可以包埋在明胶基水溶液中进行 3D 打印、构建复杂器官。打印过程对细胞几乎没有任何伤害作用。甘油、右旋糖、二甲基亚砜等生物活性因子都可以直接加入明胶基水凝胶中，起到冻存、增润等目的。当环境温度超过 20℃时，明胶基水凝胶在培养液中是不稳定的，需要通过高分子交联以维持 3D 打印结构。其中分支血管网络可通过在其外围包裹一层有抗缝合强度的合成高分子材料实现。

（三）海藻酸钠等对 3D 打印结构稳定性作用

海藻酸钠是由植物褐藻提取出的一种可溶于水的阴离子多糖，常作为离子敏感型水凝胶广泛应用于微囊技术、药物释放和生物 3D 打印中。海藻酸钠的一个典型特征是与二价阳离子,如钙(calcium)、锶(strontium)、钡(barium),螯合反应形成结构比较稳定的水凝胶。其中海藻酸钠与钙离子的聚合反应是可逆的。当聚合物放在培养液中时,钙离子会析出使 3D 结构逐渐松散开来。为了解决这一问题,王小红教授与其学生在明胶基细胞打印基质材料中复合可交联的其他高分子材料,如壳聚糖、纤维蛋白原、海藻酸钠等。除了离子交联固化外,海藻酸钠水凝胶还可以被光固化或酶固化。但是海藻酸钠的组织相容性不如动物源性明胶、胶原、纤维蛋白原等。有的学者为了增强海藻酸钠水凝胶的生物相容性,在其水凝胶中接枝肽段 RGD 等。

(四)用于器官 3D 打印的细胞

器官制造过程中需要大量细胞。用于器官 3D 打印的细胞可以归属于特殊生物材料范畴,根据来源可分为自体细胞和异体细胞两类,根据分化能力分为成体细胞和干细胞两大类。成体细胞,如施万氏细胞、内皮细胞、平滑肌细胞、肝细胞等,在器官制造过程中常存在来源和数量的限制。其中内皮细胞和平滑肌细胞是大动脉血管的构建的主要成分。内皮细胞在血管系统构建中有突出的作用,如抗凝血、降低血液伤害、抑制管腔狭窄等。平滑肌细胞主要是为血管抗缝合与抗压作用提供可塑性和必要的张力。干细胞,如脂肪干细胞(adipose-derived stem cells,ASCs)、骨髓干细胞(bone marrow mesenchymal stem cells,BMSCs)、胚胎干细胞(embryonic stem cells,ESCs)等,因为具有较强的自我复制和多向分化能力,已被认为是器官制造中的理想细胞。在器官 3D 打印过程中,细胞类型的选取通常决定了所构建器官的类型,在器官制造过程中具有非常重要的意义。其中利用自体细胞可以避免人工器官植入患者体内后引起的免疫排斥反应。

需要特别指出的是:在过去的 20 多年中分化能力较强的 ESCs 常被用于发育生物学、再生医学、细胞移植治疗、药物发现等研究领域。由于伦理问题 ESCs 在器官 3D 打印方面受到很大的影响。近年来,一些成体干细胞,如 ASCs 和诱导多能干细胞(iPSCs)已获得越来越多的青睐和重视。

ASCs 可以从哺乳动物上皮组织中大量获取,除了可分化为心肌细胞、内皮细胞、平滑肌细胞外,还能分化为脂肪细胞、软骨细胞、肝细胞、胰细胞、神经细胞和成骨细胞等。王小红将 ASCs 复合在各种天然可降解高分子水凝胶中用于器官制造。通过打印参数调整,使挤出成形的细胞存活率达到 100%。打印过程对 ASC 的分裂、分化没有负面影响。打印后 ASCs 可被诱导成不同细胞、组织,位置效应非常明显。其中生长因子可在打印前复合在高分子基质材料中,也可在打印后以"鸡尾酒"式复合在细胞培养液中。从此实现了多种组织可以在同一 3D 结构中协同共存,特别是血管网络中大小血管的一体化制造。

iPSC 近年来发展很快,能克服细胞来源问题。在适当的条件下 iPSC 具备分化成所有细胞的能力。近年来,鼠、兔、猪、猴、人的诱导多能干细胞系已经构建成功。有些科研工作者选择 iPSC 作为疾病模型、药物发现、能量代谢、细胞治疗、甚至器官制造的重要工具细胞。到目前为止,有关 iPSC 和再生医学的研究在快速增长,给有效治疗终末期器官衰竭带来更多的机会和希望。相应地,论文发表的数量和政府部门的支持也在急剧增长。

(五)用于器官 3D 打印的生长因子

生长因子主要用于调节 3D 打印结构中干细胞的生长、分裂和分化。生长因子可以是蛋白质、氨基酸、维生素、糖和无机盐等。可以单独使用,也可以组合形式出现。可以混合在细胞 3D 打印的细胞外基质材料中,也可复合在打印后细胞培养液中。由于共轭效应在某些特定环境下生长因子组合的效果常常大于单个生长因子的作用。如,用于内皮化的生长因子组合有血管内皮细胞生长因子(vascular endothelial cell growth factor,VEGF)和碱性成纤维细胞生长因子(basic fibroblast growth factor,b-FGF);用于平滑肌细胞诱导的生长因子组合有肝细胞生长因子(hepatocyte growth factor,HGF)、血小板源性生长因子(platelet-derived growth factor,PDGF)和 bFGF。生长因子使用时应尽量避免恶劣环境导致失活。由于生长因子的半衰期比较短,在细胞 3D 打印过程中可以使用微囊技术对生长因子进行控制性释放,以达到预期效果。

四、器官 3D 打印进展

（一）器官 3D 打印整体形势

在过去的十几年，国际上许多科研小组分别对商用 3D 打印技术进行了改造，以实现含细胞材料的 3D 受控组装。但得到的结构大多数都是准三维平面几何图形，难以形成大尺度复杂器官。清华大学机械系器官制造中心率先将快速成形技术应用于生物制造、器官打印、药物筛选、能量建模等领域。

近年来，国际国内器官 3D 打印技术如雨后春笋、蓬勃发展。新的 3D 打印设备与材料不断涌现。伴随着人们对生命体的物质本质、生物体的微观结构和新陈代谢机制等的深入系统认识，有生理功能的器官体外制造已经成为现实。由于能从临床成像技术如磁共振成像（MRI）、电脑断层扫描（CT）获取数据或者直接采用患者的个人具体数据应用于 3D 打印技术，生物型人工器官及机械型器官模型 3D 打印在生物医学领域受到越来越广泛的关注。其中新型打印材料包括光固化的聚乙二醇双丙烯酸酯（PEGDA）和明胶甲基丙烯酸（gelatin methacryloyl，GelMA）水凝胶等。打印分辨率达 50μm，细胞存活率达 85%，存活超过 5d。

（二）器官 3D 打印实例

王小红课题组自行开发了多套数据重构软件，在生物材料包括细胞成形载体框架结构设计、几何建模制造工艺、3D 打印设备开发方面进行了深入细致的研究，率先开发出溶液与凝胶挤出与喷射沉积成形的单、双、多、复合喷头生物 3D 打印设备和工艺。利用快速成形制造中离散 - 堆积的概念，把数字化的人体组织器官几何结构转化为有特定生物活性的组织器官。例如结合肝脏、大段骨组织解剖学 X 光断层扫描（CT）图像的特点，使用轮廓边缘检测、图像采样和边界提取的方法，根据人体器官，如肝脏、骨骼中存在分支血管和多种组织的特点，开发了多种器官 CT 数据三维重构软件，在预处理、图像边界提取、图像采样、图像显示、器官结构的空隙梯度设计等模块上独具特色。在肝脏、骨、软骨、耳、牙等快速构建等方面都取得了系列创新性成果。

1. **单喷头细胞打印技术**　2003 年，清华大学机械系器官制造中心自主研发了第一代细胞 3D 打印设备，即单喷头细胞打印机，又名细胞直接三维受控组装仪。该设备主要包括数控及路径扫描、螺旋挤压 / 挤出、成型环境和成型台四个功能模块，可用于各种细胞 3D 打印。首次将载细胞水凝胶打印成大尺度三维立体结构，并对细胞打印基质材料进行了大规模的筛选，对细胞（如肝细胞、软骨细胞及心肌细胞）打印后的三维结构的稳定性进行了优化，确定了适合所有细胞打印的明胶基水凝胶基质材料，如明胶 / 海藻酸钠、明胶 / 壳聚糖、明胶 / 透明质酸、明胶 / 纤维蛋白原、明胶 / 海藻酸钠 / 壳聚糖、明胶 / 海藻酸钠 / 纤维蛋白原等。其中由计算机 CAD 模型控制的网格状三维立体结构，给细胞提供了贯通的营养通道。细胞在打印后的明胶基水凝胶基质材料中生长、繁殖，建立起通信、联系，形成有生理功能的"活体组织"，由此解决了大尺度组织器官的营养供应和代谢物排除等技术难题（图 8-11/ 文末彩图 8-11，图 8-12）。

由于明胶溶液在 28℃左右有一个溶胶 - 凝胶（sol-gel）相转变过程，含细胞明胶基水凝胶材料在 28℃下从 3D 打印机喷头挤出后能直接"黏附"或"凝固"在成形板上，通过层层堆积形成相对稳定的三维结构。进而，将打印结构中的高分子材料进行化学交联或聚合，使三维结构稳定性进一步"加固"，为器官制造提供了可靠的保护和支撑作用。

图 8-11（文末彩图 8-11）是利用第一代单喷头细胞打印机组装起来的肝细胞和脂肪干细胞。肝细胞分泌物在显微镜下清晰可见，细胞之间能建立起联系并长时间表达生物学功能。即形成了功能组织，其中三维结构中的海藻酸钠可通过氯化钙（$CaCl_2$）交联、纤维蛋白原通过凝血酶聚合。由计算机控制的网格状管道结构可以为打印后的细胞及组织存活提供营养和氧气，类似于"血管系统"，便于营养物质和氧气的扩散。通过调节打印参数，该 3D 打印过程本身对细胞的伤害作用可降到最低点甚至忽略不计。即细胞在明胶基基质材料中的成活率可达到 100%。

2007 年王小红利用"位置效应"和"鸡尾酒式"生长因子组合等方法，将 3D 打印结构中脂肪干细胞顺序诱导成内皮组织和脂肪组织，使复杂器官制造途径多样化。其中生长因子的加入方式有许多种。

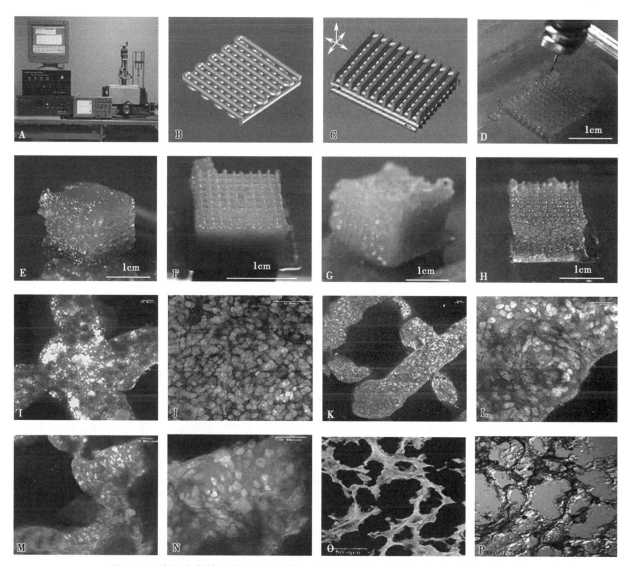

图8-11 清华大学第一代单喷头细胞打印设备及肝细胞和脂肪干细胞的受控组装

将干细胞、生长因子和细胞外基质成分混合在一起模仿器官发育时的微环境已成为器官制造的主要途径。这种"位置效应"和"鸡尾酒式"诱导方式对三维结构中干细胞活性维持和器官形成具有非常重要的意义。此外,利用此技术可以很方便地将脂肪干细胞和胰岛组装起来建立能量代谢模型,并用于高通量药物筛选和病理模型研究(图8-12)。脂肪干细胞因此被认为是人体器官3D打印的比较理想的一种细胞来源。

明胶基天然高分子材料在挤出型细胞3D打印技术中有两方面突出作用:一方面在打印时将细胞、生长因子等"支撑"起来,防止其"塌陷""走形"。另一方面在打印后将细胞、生长因子等笼络在一起,防止其被溶液"冲散""瓦解"。

2. 双喷头器官打印技术 对于挤压式生物3D打印设备而言,喷头的个数决定了可同时打印的细胞的数目。通过增加喷头的个数和选择适当的打印参数,多种细胞类型和生物材料体系可被整合在同一个3D结构中,形成含多细胞/组织的复杂器官。

2008年,清华大学机械系器官制造中心在第一代细胞打印的基础上,创制了双喷头器官3D打印设备。该设备包括数控及路径扫描、螺旋挤压/挤出、成型环境、支撑台和通风照明五大功能模块。借此建立了多分支3D血管网络数字模型,将两种细胞/基质材料组装成含分支血管模板的3D结构,并用于后续脉动培养(图8-13、图8-14)。确立了细胞在宏观/介观层次上受控组装与微观层次自组装相结合的器官制造的新理念、新技术和新路线。

伴随着计算机软硬件系统的升级换代，该中心对复杂器官，如肝脏中分支血管网络的构建进行了大量深入而细致的工作。图 8-13 是利用双喷头快速成形设备对肝细胞和脂肪干细胞同时打印的结果。分支血管网络构建是血管化实体器官 3D 打印的必经之路。由两种细胞建立起来的药物筛选模型比之前单种细胞平面或 3D 培养又大大向前迈进了一步（图 8-14/ 文末彩图 8-14），使药物反应更接近体内的真实状态，在大大提高药物筛选效果的同时，节约了实验动物数量。

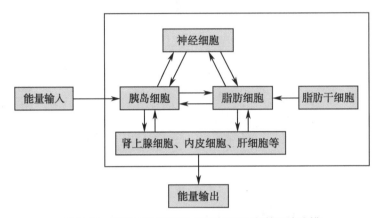

图 8-12　细胞 3D 打印技术用于能量代谢系统建模

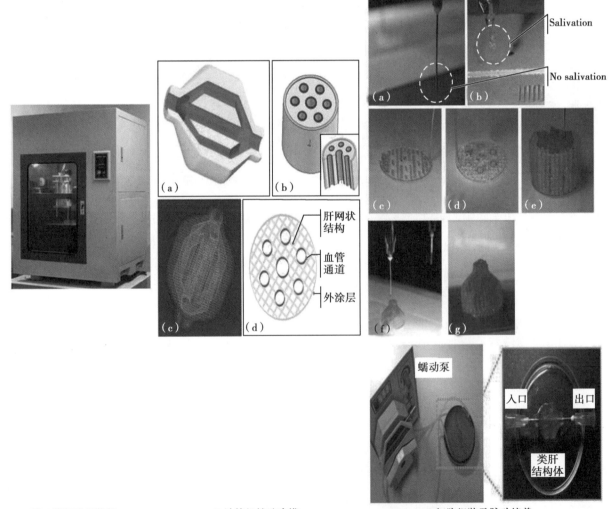

A 第二代细胞组装仪　　　　　　　　B 计算机辅助建模　　　　　　　　C 细胞组装及脉动培养

图 8-13　第二代双喷头器官打印设备及对肝细胞和脂肪干细胞的组装

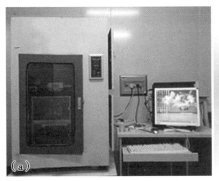
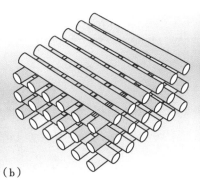
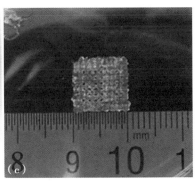

图 8-14　用双喷头 3D 打印设备建立的肝细胞 / 脂肪干细胞药物筛选模型

3. 细胞组装与冻存技术的结合　2009 年王小红课题组在细胞打印的基质材料中复合细胞冻存液（如甘油、右旋糖酐 40、二甲基亚砜），使人工组织和器官获得了在低温（-80℃）下长期保存的能力。一方面便于节省财力、物力，另一方面便于相关产品的储存和运输。随着冻存剂的加入，明胶基高分子水凝胶的物理化学性能发生一系列改变。包埋在水凝胶中的细胞能有效避免 3D 结构在冻存和复苏阶段冰晶形成。这一技术在未来器官制造和产品保存中具有非常重要的理论和实践意义。

4. 双喷头低温成形技术　2007 年，清华大学机械系器官制造中心创建了包括数控及路径扫描、螺旋挤压 / 挤出、成型环境、支撑台和通风照明五大功能模块的双喷头低温成形设备，首次将天然高分子与合成高分子两个不同材料体系，通过 3D 打印复合在一起。与称为"内骨骼"或"内支架"的天然高分子明胶基基质材料相比，合成高分子材料则可被称为"外骨骼"或"外支架"（图 8-15/ 文末彩图 8-15），给含细胞明胶基天然高分子材料提供强有力的"支持"和"保护"作用。这种"双保险"功能使所构建的 3D 结构可与体内血管系统相连接，具备了抗缝合强度的同时免于短时间被体液"冲刷"或"吞噬"掉，具有较长时期的稳定性。一般合成高分子，如聚氨酯、聚乳酸与聚乙醇酸共聚物（PLGA），机械强度明显高于明胶基天然高分子材料，在体内降解速度相对缓慢。

5. 多喷头生物 3D 打印技术　人体器官，尤其是内脏器官，如肝脏、心脏、肾脏、胃等含有大量的不同类型细胞以及细胞外基质。这些细胞和外基质材料具有解剖学的空间分布，尺寸较大，而且需要血管、神经等支持和调节。由于单喷头、双喷头 3D 打印技术在复杂器官制造方面存在许多局限性，特别是不能实现同时含血管和神经网络的多种细胞复杂结构体的受控组装和快速构建，开发多喷头 3D 打印技术已成为器官制造的前沿和必然趋势，也是实现复杂器官制造的一个重要环节，是对材料加工技术的重要拓展。这些技术，旨在通过特定的工艺和设备，在数字模型的驱动下，将不同细胞、细胞外基质材料和调节因子排列在不同的空间位置，各细胞与细胞外基质材料和调节因子间建立起有机联系，最终构建出含有多种组织结构和特殊生理功能的器官替代物（图 8-16～图 8-18，文末彩图 8-17）。

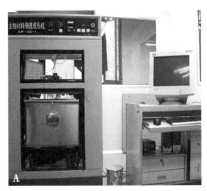
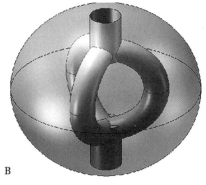
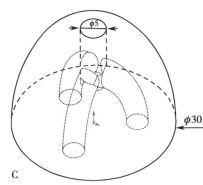

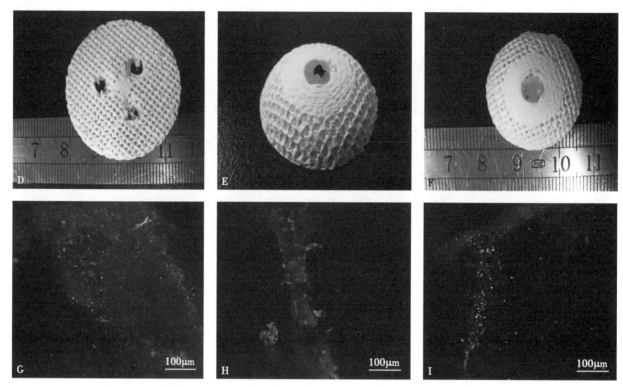

图 8-15　血管网络建模与制造，绿色标注血管平滑肌细胞，红色标记血管内皮细胞。

　　2009 年，清华大学机械系器官制造中心在单喷头细胞打印、双喷头器官打印、低温成形等技术的基础上率先开发了四喷头低温成形仪（图 8-16）和复合四喷头 3D 打印设备（图 8-17）。该设备能同时将一种合成高分子支架材料和三种细胞 / 基质材料打印成带分支血管、胆管网络的可植入人工肝脏，使生物人工器官制造全自动化成为可能，同时解决了生物人工器官的抗缝合强度等问题。

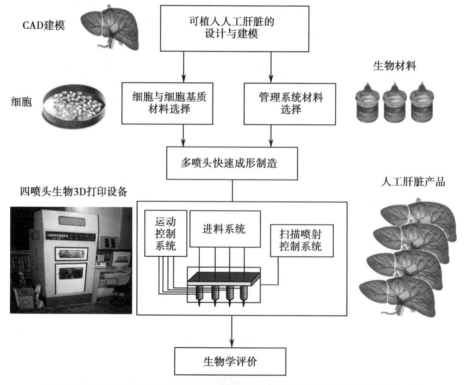

图 8-16　利用四喷头 3D 打印技术制造含血管和胆管网络的生物型人工肝

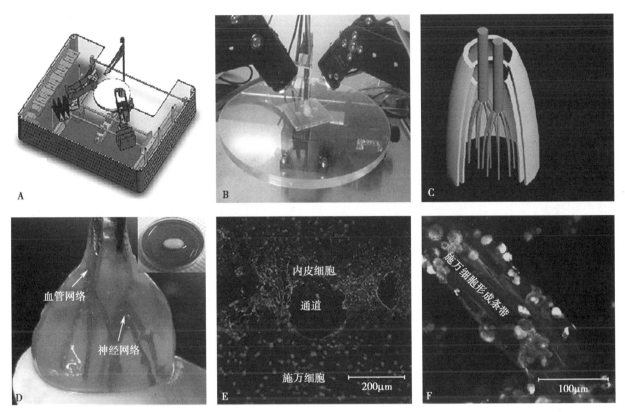

图 8-17　复合四喷头 3D 打印技术制造同时含分支血管和神经通道的人工肝

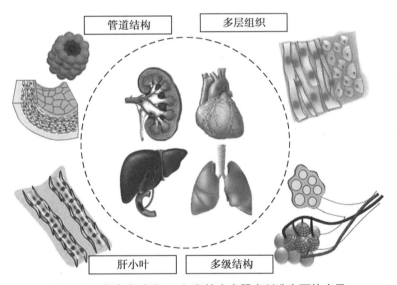

图 8-18　复合多喷头 3D 打印技术在器官制造方面的应用

第三节　器官 3D 打印的前景和挑战

一、器官 3D 打印的前景

　　近年来 3D 打印作为一项朝阳产业在国内外蓬勃发展，利用 3D 打印技术进行复杂器官制造是一项极富挑战性的工作，它扩大了现代成形制造领域的学科内涵，拓宽了材料加工技术的应用领域，已在细胞移植、组织工程、药物筛选、个性化器官制造等几大热门领域展现出巨大的科学价值和非常广阔的应

153

用前景。由于器官结构的精细性和复杂性，目前的 3D 打印复杂器官还有一些细节问题亟待解决。

复合多喷头 3D 打印技术在器官制造中的优势主要表现在下列几方面：①复杂性。任何复杂的 3D 几何形状都可以被设计和制造。当一个复杂 3D 制造过程被转变成一系列 2D 堆积过程时，3D 打印已见证了其奇迹般的功效。3D 打印特别适合传统方法不易成形的盲孔、曲面等复杂结构体的制造。②自动化。从器官设计，CAD 建模到成形制造，整个过程由数字信息执行，可以非常简单、准确和高效。③灵活性。利用复合多喷头 3D 打印技术可对各种异质结构体迅速组装。尤其是面向个体患者的个性化修复治疗很容易被实现。④方便性。由 3D 打印系统构建的组织器官 CAD 模型易于被科研工作者和医生接受，方便临床应用。

未来器官 3D 打印的发展趋势将体现在以下几个方面：①多种技术之间的融合、配合应用。现有的 3D 打印技术、工艺都存在一定的优点和缺点。随着技术和理念的进步，技术间相互融合能够克服彼此缺点，实现优势互补，如快速成形与微流体技术的结合使我们能更深入地了解细胞融合与组织形成的机制和要素。另外，采用面曝光技术也会提高某些材料成型速度和微细结构的精度。②细胞 - 材料 - 结构一体化成型。人体器官都是由多种细胞和细胞外基质材料构成的具有特定形态和功能的结构体，尤其涉及分支血管和神经网络。一体化成型能够实现多种细胞高密度定点种植，实现多种生理功能的协调统一，如载细胞水凝胶由机械性能较好的合成高分子保护，能使三维结构体在体内外长期稳定、抵御外力冲击、液体侵蚀等。③提取 - 培养 - 储存一体化进行。器官制造需要大量细胞，其中使用患者自体干细胞比成体细胞更有优势，而成体细胞也可以与干细胞一起使用。细胞提取、培养、储存一体化进行能够有效避免细菌污染、提高细胞增殖速率等。如利用生物反应器中特殊的温度、微重力和营养成分，能够有效调节细胞的活性和生长周期等。

器官制造的终极目标是利用器官移植手段来检验人工器官的可行性和实用性，即检验器官制造产品的人体相容性、匹配度、修复能力等。复杂人工器官的功能发挥，还包括血管、神经网络与体内循环、神经网络的对接，甚至包括免疫系统的参与和调节。完善的外科手术是人工器官体内植入的必要前提。除了外科手术技能外，人工器官本身的属性是否符合预期设想，涉及多种生物材料的优化、细胞活性保持和生理功能实现等。器官制造的产品除了被用于器官修复外，还可用于药物研发、病理分析和发育探索等，大量节约医疗界，特别是制药业的实验动物成本。作为一项高新科技产业，3D 打印技术必将在未来的器官制造、再生医学等领域发挥越来越重要的作用。

二、器官 3D 打印面临的挑战

从生物学角度，动物体组织超过 $1mm^3$ 必须要有血液供应才能维持生长，否则就会由于缺氧 / 营养引起组织坏死。因此，体外构建体积超过 $1mm^3$ 的器官时必须首先解决新建组织的血供问题，满足深层细胞新陈代谢对氧气和营养物质的需求和代谢产物排出的需求，也就是血管网络的构建问题。而多分支血管网络的构建已是几十年来制约组织工程向器官制造方向跨进的首要技术瓶颈问题。

到目前为止，不同的生物 3D 打印技术在器官制造方面有各自的优劣势。如，打印材料多样性是喷射成型技术的主要优点，可用于动物体内直接成型，但设备软硬件升级常受到制约。挤出成型技术的优点是用于个性化器官制造的细胞与细胞外基质成分可高度统一，分支血管和神经网络容易通过计算机建模控制；缺点是材料的选择范围有限，载细胞水凝胶机械性能较差。现有的生物 3D 打印技术在实体器官制造方面普遍存在下列缺陷：①细胞打印密度有限，3D 结构体中组织形成困难或新生组织生长速度缓慢。传统的 3D 打印技术难于解决复杂器官制造中对高密度细胞排列组合的要求。②多种功能难协调统一。多种细胞，尤其是干细胞，组装后与天然器官中细胞的生长环境相差甚远，直接影响到细胞 - 细胞相互作用，以及相关组织形成和特异性组织功能的发挥。③大尺寸实体器官构建困难。对于含多种细胞的实体器官，特别是心、肝、肺、肾等，现有的生物 3D 打印技术还不够成熟。④复杂结构设计理念缺乏。尽管市场上金属、塑料等材料 3D 打印设计已蜂拥而出，但对含多种细胞的复杂器官的设计还非常肤浅。⑤供体细胞数量有限。器官制造需要大量细胞。目前的细胞提取培养技术，包括干细胞诱导、生物反应器等很难满足多种细胞的快速供应问题。⑥多维度发展缓慢。不同于金属、塑料零件成型，复杂器官中不同细胞对特定环境、结构和功能有特殊需求，需要综合考虑时间（4D）、环境（5D）、甚至记忆（6D）等多种因素。目前，这方面的研究相对滞后。

由于人体器官在几何形状和材料组成上的异质特性，复合多喷头 3D 打印技术将成为未来器官 3D 打印的主流方向。在复杂器官制造方面，3D 打印取代传统模具制作将是大势所趋，对于传统医疗器械市场发展起到锦上添花的作用。器官 3D 打印商业化运作刚刚开始，它顺应了医疗行业的个性化、精确化。未来，器官制造的生产模式也将从传统的流水线走向个体化定制。另外，目前国际国内还没有针对人体器官 3D 打印相应的法规和行业标准。美国材料试验学会（ASTM）2010 年建立的 3D 打印行业标准，只对 3D 打印的定义分类进行了规定，没有对细节部分展开标定。不同器官 3D 打印和使用应该有不同的标准，人体器官 3D 打印法规的建立需要科研界、医疗界与法律界的共同努力和推动。

（王小红）

第九章

微囊及生物材料免疫隔离技术

微囊作为一种细胞载体，在移植到宿主体内后，能够为细胞提供三维生长环境，维持细胞活性及功能。同时，微囊还能为细胞提供免疫屏障，实现免疫隔离，但又不影响营养物质、氧气及代谢产物的递送，从而有望解决细胞在移植后易遭受宿主免疫排斥的问题，为长期稳定释放有效成分来治疗相关疾病提供了新的途径。目前，细胞微囊化技术用于治疗糖尿病、肝脏疾病、退行性骨疾病及阿尔茨海默症等方面已有大量的研究，但细胞微囊化技术从动物实验的成功到真正临床广泛应用还有很长的路程。本章将对目前常用的微囊化材料，细胞微囊化制备方法及其在生物医学领域的应用进行系统的介绍。

第一节 概 述

细胞治疗作为一种新兴的医疗技术，为治疗多种疑难杂症，如糖尿病、肝脏疾病、退行性骨疾病、阿尔茨海默症、癌症以及与基因相关的疾病等，提供了新的有效手段。但细胞移植后引起的宿主免疫排斥反应是限制其临床应用的最大障碍。近年来，研究发现通过微囊化技术将活细胞封闭包埋在选择透过性聚合物基质或者膜中，形成球状微囊，保护细胞免受机体免疫系统的破坏，即实现免疫隔离（图9-1）。

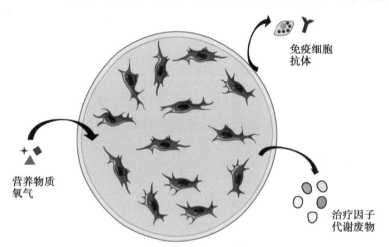

图 9-1 细胞包埋技术示意图

（引自：Wang J Z, Ding Z Q, Zhang F, et al. Recent development in cell encapsulations and their therapeutic applications[J]. Mater Sci Eng C Mater Biol Appl, 2017, 77: 1247-1260.）

细胞微囊化技术的起源可追溯到1933年，Vincenzo Bisceglie把肿瘤细胞包埋起来移植到猪体内，发现移植后的细胞并没有受到机体免疫系统的破坏。1965年加拿大麦吉尔大学 Thomas Chang 教授首次提出了"人造细胞"（Artificial Cell）的概念，他证明通过成滴技术将哺乳动物的活细胞包裹在选择性半透膜内，不仅起到免疫屏障作用，也为长期释放细胞分泌的活性物质提供了良好的环境及可行性，这是因为选择性半透膜仅允许小分子营养物质及代谢产物自由通过，阻止大分子如免疫球蛋白、抗体等进入。这一概念的提出引起了广泛的关注，为细胞移植技术开辟了新的道路。1980年，Franklin Lim 和

Anthony Sun 首次使用海藻酸钠 - 聚赖氨酸 - 海藻酸钠（Alginate-Polylysine-Alginate，APA）微囊结构包埋具有生物活性的猪胰岛用于 1 型糖尿病大鼠的治疗。研究发现这种微囊在植入后能够有效地减少胰岛遭受免疫系统的攻击，同时能够缓解大鼠高血糖情况。这一结果为微囊化技术在细胞治疗领域的应用带来新的突破，开创了更广阔的应用前景。

第二节　细胞微囊化常用材料

微囊化技术通常是指将具有特定功能的细胞包埋到微囊状结构中，用于递送营养或生长因子治疗相关疾病或修复受损组织（图 9-2）。微囊材料在稳定性、力学性能、生物相容性、耐久性和扩散效率等性质上的平衡是保证细胞的长期活性，以及其用于慢性疾病治疗的前提。理想的细胞微囊化技术需要具备以下几个条件：①微囊材料具有优异的生物相容性；②形成的微囊具有稳定的机械性能；③适宜的通透性，既有利于生物活性因子的释放，又能保证细胞的养分供应及代谢产物的排放；④微囊尺寸适中，大小均一，细胞可以完全包埋在微囊内部，不发生外泄的现象，通常所使用的微囊的粒径介于 100～700μm 之间。目前常用的细胞微囊化的材料包括天然高分子和合成高分子材料两类。

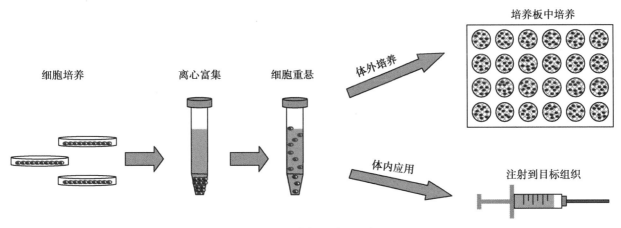

图 9-2　细胞包埋过程示意图
（引自：Sundararaghavan H G，Burdick J A. Cell Encapsulation[J]. Comprehensive Biomaterials Ⅱ，2017：154-174.）

一、天然高分子材料

常用的天然高分子材料主要包括海藻酸盐、透明质酸、壳聚糖、琼脂糖、纤维素和胶原蛋白等多糖、蛋白类材料。由于它们具有良好的生物相容性，因此常用于细胞包埋。

（一）海藻酸盐

海藻酸盐是一种从褐藻或马尾藻中提取的天然阴离子高分子，是一种由 β-D- 甘露糖醛酸（M）和 α-L- 古洛糖醛酸（G）基团无规嵌段聚合而成的线性多糖。海藻酸盐可以与二价阳离子（如，Ca^{2+}、Sr^{2+} 或 Ba^{2+}）交联形成相应的海藻酸盐水凝胶。海藻酸盐对不同二价阳离子具有不同的亲和性，其亲和性强度依次为：$Pb^{2+} > Cu^{2+} > Cd^{2+} > Ba^{2+} > Sr^{2+} > Ca^{2+} > Co^{2+}$，$Ni^{2+}$，$Zn^{2+} > Mn^{2+}$。其中，$Ca^{2+}$ 和 Ba^{2+} 是最常用的二价阳离子，其他二价阳离子，如 Pb^{2+}、Cu^{2+}、Cd^{2+}、CO^{2+}、Ni^{2+} 等，虽然也可以使海藻酸盐溶液交联形成凝胶，但由于它们大多具有细胞毒性，通常不被用来包埋细胞。海藻酸盐水凝胶的良好生物相容性，温和的凝胶化过程和可降解性，使得海藻酸盐水凝胶成为最常用的细胞微囊化材料之一。其中，使用海藻酸盐水凝胶包埋具有胰岛素分泌功能的细胞来治疗糖尿病的研究最为广泛。另外，它还被用于包埋其他分泌型细胞或重组细胞来递送治疗性活性分子，如激素类或人类凝血因子Ⅸ等。除此之外，还被应用于制备生物人工肾、人工肝和人工甲状旁腺等。然而，由于海藻酸盐自身的免疫原性使其不能有效躲避机体的免疫反应，因而不能维持长期的治疗效果。

为了增强海藻酸盐水凝胶微囊结构的稳定性,研究人员通常使用阳离子聚合物包埋海藻酸盐水凝胶,形成层层自组装(Layer by layer,LBL)结构。聚 -L- 赖氨酸(Poly-L-lysine,PLL)是研究较多的阳离子聚合物。此外,聚乙二醇(Polyethylene glycol,PEG)、戊二醛、壳聚糖、琼脂糖、聚烯丙胺、聚 -L- 赖氨酸和聚乙二醇的二嵌段聚合物等也已经应用于制备具有 LBL 结构的海藻酸盐水凝胶。但阳离子涂层的厚度会对分子的扩散产生干扰,影响微囊的成功应用。据报道,海藻酸盐水凝胶外层 PLL 涂层厚度会直接影响胰岛对葡萄糖的响应能力。一般来讲,PLL 层的厚度不能超过 4μm,且不应浸于浓度高于 0.1% 的 PLL 溶液中超过 10min。其次,在应用涂层时还需考虑孔隙对渗透性的影响,因为较低的渗透性可能使包埋的细胞出现营养不良或微囊中有毒废物积累导致细胞死亡的情况。WikStrom 等发现一种可以根据不同的交联度预测海藻酸盐凝胶膜渗透性的模型。研究表明,当微囊渗透性小于 0.04/h 时,表面会积累大量的蛋白质,使具有毒性的废物积累,最终导致细胞坏死。

共价交联是改善海藻酸盐水凝胶稳定性的另一种策略,其中光交联是最常见的方法。然而,这种方法在包埋过程中可能会对细胞的活性及功能造成不可逆的损伤。这是因为光引发剂会产生具有细胞毒性的自由基。而另一种共价交联海藻酸盐的方法是在其分子中引入醛基或羟基,这些基团可以通过化学交联其他聚合物来稳定微囊结构,并提供足够的渗透性质。然而,直接在海藻酸盐羧基上合成酯的方法有可能导致羧基的消耗,从而使其不能凝胶化形成微囊。

另外,材料的纯度是影响海藻酸盐生物相容性的一个重要因素。这是因为所有天然高分子,包括海藻酸盐,本身都含有具有免疫原性的杂质,如蛋白质、内毒素和多酚等。当这些分子扩散到微囊表面时,可以引起强烈的宿主免疫反应,如炎症反应和异物反应。海藻酸盐的纯化对于包埋细胞的存活尤其重要,提纯后的海藻酸钠能够在一定程度上减弱免疫反应。

目前,除了包埋胰岛之外,海藻酸盐包埋细胞还应用于多个领域,包括干细胞治疗,软骨损伤治疗,心脏组织工程和神经系统疾病。在一项研究中,研究人员将基因修饰的间充质干细胞(mesenchymal stem cell,MSC)包埋在海藻酸盐 -PLL 微球中并注射到胶质母细胞瘤中,因为基因修饰的细胞能够释放血管生成抑制剂,移植后可以观察到肿瘤体积显著缩小。

(二)透明质酸

透明质酸(hyaluronic acid,HA)是一种天然的非黏着性多糖,存在于大多数结缔组织中,包含交替的 *D*- 葡糖醛酸和 *N*- 乙酰葡糖胺结构。通过修饰可以对透明质酸进行改性,使其具备各种功能。例如,由于透明质酸的高亲水性和水合作用,其对细胞无黏附性。为改善其与细胞的相互作用,最常用的策略是在凝胶中掺入细胞黏附多肽,如精氨酸 - 甘氨酸 - 天门冬氨酸(RGD),一种普遍存在的促细胞黏附多肽,并通过改变肽的浓度调控透明质酸对细胞的黏附性。其次,使用甲基丙烯酸酯对透明质酸的羟基进行修饰,通过光交联可形成用于细胞包埋的水凝胶。通过改变甲基丙烯酸化的程度可以控制水凝胶的机械和降解特性。另外,还可以通过引入可降解的酯键,对透明质酸的降解特性进行调控。因此,由于透明质酸凝胶的多功能性,现已经广泛用于软骨组织工程、神经组织工程、药物递送和细胞微囊化等领域。

透明质酸主要用于包埋细胞外基质(extracellular matrix,ECM)中富含透明质酸或糖胺聚糖(glyco-saminoglycan,GAG)的细胞,如软骨和上皮细胞。此外,由于透明质酸凝胶化过程可以通过化学方法控制,经常用来开发能对任何形状的缺陷进行填充的可注射水凝胶。即将预先还有细胞的透明质酸溶液原位注射到缺陷部位,然后聚合成凝胶包埋体,将不规则的缺陷充分填充。Chung 等使用透明质酸水凝胶来包埋不同来源的软骨细胞,在植入体内后,发现能够产生 ECM 和新生软骨。同时,他们发现细胞来源直接影响产生的 ECM 的性质和组成。具体而言,在移植后,包埋关节软骨细胞的移植物没有显著的软骨新生或移植物的压缩模量增强的情况。相反,包埋耳蜗软骨细胞的移植物表现出显著的软骨新生,且压缩模量有一定的增加。然而,Zou 等则认为透明质酸还存在一些问题,如会下调骨生成相关基因的表达,材料的模量太弱等。

此外,由于透明质酸具有良好的顺应性,其水凝胶也已经被用于神经疾病的治疗。由于神经元不会自我修复,因此移植是一种理想的修复方法。然而,移植的神经细胞在体内生存力低。Pan 等发现用透明质酸构建包埋神经细胞的移植物可以维持神经细胞存活率。透明质酸水凝胶能够促进神经祖细胞分化为神经元和神经胶质细胞用于中枢神经系统修复。另外，还有其他研究人员在透明质酸水凝胶包埋体中附加了各种促进分化的因子以增加神经祖细胞的分化和活性，从而对神经系统进行修复。

（三）壳聚糖

壳聚糖是一种聚阳离子线性多糖，广泛存在于甲壳类动物的外骨骼中。商用壳聚糖是由甲壳素脱乙酰化得到的，当 N- 乙酰化程度在 55% 以上时可称为壳聚糖。壳聚糖不溶于水，可溶于酸性溶液中。有研究表明通过在其糖残基上修饰功能性蛋白可用于包埋肝细胞和神经细胞。例如，将 PC12 细胞（一种来自大鼠嗜铬细胞瘤的多巴胺能神经细胞系）包埋于壳聚糖中可用于治疗帕金森综合征。另外，还有研究显示将明胶与壳聚糖结合，可以提高壳聚糖基质的力学性能和生物性能，可将其应用于胰岛移植治疗 1 型糖尿病。还有研究者将小鼠胰岛瘤细胞（NIT-1）包埋在琼脂糖微球中，与壳聚糖 / 明胶溶液形成层层自组装结构，注射到大鼠皮下。术后通过尾静脉取血来记录非空腹血糖水平，结果表明与单纯琼脂糖组相比，琼脂糖 - 壳聚糖 / 明胶自组装组能更好地保护细胞功能并且维持大鼠血糖水平正常。壳聚糖也被研究者被用于修复神经损伤，将骨髓基质细胞来源的施万细胞包埋在壳聚糖凝胶中并植入大鼠坐骨神经缺损模型中。结果表明，施万细胞可以促进周围神经系统中的细胞增殖并且具有诱导轴突再生的功能。在这项研究中，与不含细胞的壳聚糖凝胶相比，含施万细胞的壳聚糖包埋体显示出更高的再生轴突数量和长度；且在移植四个月后，壳聚糖凝胶能够完全降解。此研究表明壳聚糖不仅能促进轴突生长，而且还显示出防止纤维化的能力，这对于神经损伤后轴突的重建十分重要。

（四）琼脂糖

琼脂糖是从红藻中提取的线性多糖，是琼脂中不带电荷的中性组成成分。主要由 β-D- 半乳糖基和 3,6- 脱水 -L- 半乳糖重复单元通过 1→3 连接结合而成。琼脂糖在 90℃ 条件下可溶于水，降温到 35～40℃ 时可形成半固体凝胶。琼脂糖微球可通过温度诱导的悬浮凝胶化技术制备，将细胞 / 琼脂糖溶液在 37℃ 下通过喷嘴加压，可喷出琼脂糖微球，并在 4℃ 下固化形成细胞微囊。该制备方法简单易操作，但所制备的微囊尺寸分布较宽，且制备过程中的高剪切力可能会影响细胞活性。有研究证明，使用琼脂糖微球可有效减弱机体对异种胰岛移植物的免疫排斥作用，并能提供模拟细胞外基质的微环境以维持胰岛活性及其胰岛素分泌功能。此外，琼脂糖也被用来包埋 PC12 细胞，结果表明琼脂糖 -PC12 细胞微囊在移植后 5 周内均能递送多巴胺，没有严重的免疫排斥反应。

琼脂糖凝胶的免疫保护性质还可以通过调节琼脂糖浓度来控制。有研究表明用 5% 琼脂糖能形成具有一定免疫隔离作用的微囊，并能有效延长植入小鼠或犬体内的胰岛活性。但此浓度下的琼脂糖凝胶不能阻止免疫球蛋白 G（IgG）的渗透，因此在移植后琼脂糖内的细胞存活时间仍有限。增加琼脂糖的浓度，从 5% 到 7.5%～10%，或者利用其他聚合物在琼脂糖微囊表面形成涂层，如聚烯烃和羧甲基纤维素（carboxymethylcellulose，CMC）涂层，均可增加其在体内的移植时间。有研究表明使用 5% 琼脂糖和 5% 聚苯乙烯磺酸（polystyrol sulfon，PSS）的混合物制成的微囊在植入后会引起强烈的免疫反应，而当在聚溴烯和 CMC 溶液中孵育后，可以显著提高微囊的机械稳定性和生物相容性。这是因为单独的 PSS 可能会激发宿主免疫反应；当琼脂糖 /PSS 微囊外层的表面形成聚离子络合物时，可抑制 PSS 与机体的接触，从而减弱免疫反应的发生。

还有研究表明，琼脂糖与具有促细胞黏附功能的聚合物混合，可提高琼脂糖凝胶中细胞的活性及功能。例如，与琼脂糖微囊相比，胶原蛋白 - 琼脂糖微囊包埋的胰岛，具有更好的治疗效果，在移植后能够缓解糖尿病大鼠的高血糖症状，调节血糖。琼脂糖 / 聚苯乙烯磺酸混合凝胶也对胰岛存活具有积极作用。其凝胶微球在移植到小鼠体内后，能够维持 38d 的正常血糖。

（五）纤维素

纤维素是绿色植物、藻类以及真菌细胞壁的结构成分。它是由 β（1→4）-D- 葡萄糖单元的线性链组成的多糖，一些细菌也能分泌纤维素形成细菌纤维素膜。纤维素具有生物可降解性，可用于一些组织的修复。然而，因为哺乳动物体内缺少水解 β（1→4）连接键的水解酶，在动物和人体内纤维素降解会受到限制。此外，由于纤维素在水以及大多数有机溶液中是不溶的，研究人员试图开发出水溶性的纤维素衍生物用于细胞免疫保护。常见的纤维素衍生物有硫酸纤维素钠（sodium cellulose sulfate，NaCS）和羧甲基纤维素（carboxymethylcellulose，CMC）等。

NaCS 是纤维素磺化反应的产物。将 NaCS 聚阴离子溶液滴入聚二烯丙基二甲基氯化铵（Poly diallyl dimethyl ammonium chloride，PDADMAC）聚阳离子的溶液中，可以通过界面聚电解质络合产生机械性能稳定的微囊。在生理条件下，细胞可以分散在 NaCS 溶液中，并且在微囊形成期间被包裹在液芯内。据报道，这种方法不会影响细胞的活性和功能。NaCS-PDADMAC 微囊已成功地包埋杂交瘤细胞，将单克隆抗体递送到小鼠中。

CMC 是一种含有羧甲基（-CH$_2$-COOH）的纤维素衍生物。该衍生物通常作为基质分子来提供微囊的机械稳定性和免疫保护作用。比如，高黏度 CMC/ 硫酸软骨素 A- 壳聚糖具有类似于海藻酸盐 - 聚 -L- 赖氨酸微囊的渗透性能和机械强度；温敏性壳聚糖 /CMC 水凝胶已被应用于软骨细胞的包埋。但是，由于分子间的相互作用较弱且水含量较高，使得这类水凝胶机械性能较差。为了改善这种情况，Ogshi 等人制备了含有苯酚基团的 CMC，通过辣根过氧化酶催化苯酚过氧化反应得到水凝胶。用该水凝胶包埋哺乳动物细胞，24h 后存活率为 80%。虽然凝胶的机械性能有所增强，但该反应需要在 H$_2$O$_2$ 存在的条件下进行，而且所得的微囊粒径不均一，在 60~220μm 之间。考虑到 H$_2$O$_2$ 的有害影响，实际应用时需考虑加快凝胶化时间和降低 H$_2$O$_2$ 含量。此外，还有研究表明纤维素移植到体内后，会引起免疫反应，限制了纤维素的应用。

（六）胶原蛋白

胶原蛋白是哺乳动物组织的主要成分，具有良好的生物相容性，可以在 37℃ 条件下自组装形成凝胶，是早期 FDA 批准的组织工程产品 Apligraf® 的主要成分。到目前为止，已经发现了 29 种类型的胶原蛋白分子，其中，五种最常见的胶原蛋白为 I 型、II 型、III 型、V 型和 XI 型。I 型胶原蛋白是人体中含量最高的，超过 90%。此外，胶原蛋白结构中还含有多个细胞黏附多肽序列，包括 RGD 等，因此被广泛用于促进贴壁型细胞（如干细胞、肝细胞和成纤维细胞等）的黏附与增殖。但是由于其自身的免疫原性，在植入后也会引起轻微的免疫反应，并诱发潜在的过敏反应。

此外，胶原蛋白的机械性能较弱，稳定性差，渗透性难以控制。因此，为了增加其机械性能，胶原基质微囊一般被制备成核壳结构，内层为胶原蛋白，外壳为带有负电荷的高分子，例如，由甲基丙烯酸 2- 羟乙酯（2-hydroxyethyl methacrylate，HEMA）、甲基丙烯酸（methacrylic acid，MAA）和甲基丙烯酸甲酯（methyl methacrylate，MMA）组成的三聚体。在制备过程中，为防止胶原溶液凝胶化，通常在 4℃ 条件下将细胞悬液与胶原蛋白混合，再将溶液滴加到带负电荷的三聚体分子的溶液中以形成聚电解质复合物微囊，随后将微囊在 37℃ 下孵育 1h 使胶原凝胶化，最后通过沉淀法收集微囊。结果表明，与纯胶原蛋白相比，这种方法包埋细胞可以有效提高细胞的存活率和功能。

目前已有文献报道使用胶原蛋白包埋细胞用于神经修复，胰岛移植和促血管新生等方面。在神经修复方面，有研究表明使用胶原蛋白基微囊可促进神经前体细胞或神经元分化及生长，还可以促进胚胎干细胞分化为神经细胞系。另外，还有研究者使用胶原包埋同种异体胰岛用于 1 型糖尿病的治疗，可有效减少机体对胰岛的免疫排斥作用，维持包埋胰岛的活性和功能。此外，Schechner 等人在体内使用胶原 - 纤连蛋白凝胶与人脐带静脉内皮细胞（HUVECs）混合，在移植 31d 后，形成良好的血管网络。

二、合成高分子材料

合成高分子材料相对于天然高分子材料具有一些独特的优点，例如可以更好地控制材料性质，包括力学性能，降解速率和孔隙率，还可以根据需要设计引入功能基团。通过化学修饰，可以使这些材料的适用于特定的组织工程应用。目前已有几种合成高分子材料被用于细胞微囊化技术，包括聚乙二醇、聚丙烯酸酯、聚富马酸及复合材料等。

（一）聚乙二醇（PEG）

PEG 是由环氧乙烷与水或乙二醇逐步加成聚合而成的聚合物，是一种惰性生物材料。当在 PEG 末端引入甲基丙烯酸酯或丙烯酸酯基团时，加入适当的光引发剂可诱发快速光交联，形成 PEG 基水凝胶。由于 PEG 基水凝胶具有生物相容性，生物惰性，并可以通过化学改性来控制材料性质，因此在细胞微囊化领域被广泛使用，如包埋间充质干细胞、胰岛、软骨细胞、成骨细胞、血管细胞、神经元细胞等。目前已有几种植入体系使用 PEG 涂层来降低免疫反应。

PEG 本身不具有细胞黏附性，但可用细胞黏附肽进行修饰或用具有细胞黏附性质的天然生物材料进行复合来调控细胞黏附性。其中，改善细胞黏附性最简单方法是添加 RGD 或各种其他合成多肽序列来促进相应的功能。例如，层粘连蛋白衍生的多肽（IKVAV，YIGSR，RGD，IKLLI，LRE，PDSGR）可以与 PEG 复合，增强包埋细胞的活性和功能。在另一项研究中，可降解的丙交酯单元与 PEG 结合，使水凝胶的网格尺寸随移植时间延长而发生改变。这种凝胶包埋的神经祖细胞（NPCs）显示出良好的活性和增殖能力，并且凝胶的降解性能和机械性质均可以控制。有研究表明，有些促炎细胞因子，如肿瘤坏死因子 -α（tumor necrosis Factor-α，TNF-α）的扩散会导致包埋的细胞凋亡或功能丧失。将 PEG 水凝胶与包含细胞因子拮抗剂的多肽序列结合，可实现对促炎因子的隔离。

PEG 水凝胶在用于细胞包埋时还具有多功能性。在一项研究中，研究者将人脐静脉内皮细胞（Human umbilical vein endothelial cells，HUVECs）和一种小的生物活性肽胸腺素 b4（thymosin b4，Tb4）共同包埋在基质金属蛋白酶（matrix metalloproteinase，MMP）结合的 PEG 凝胶中。在该系统中，凝胶可以控释 Tb4，从而促进 HUVECs 的附着及诱导血管样网络形成。Tb4 可以促进 HUVECs 中 MMP-2 和 MMP-9 的分泌，同时 MMP-2 和 MMP-9 又可以引发 Tb4 的释放和促进血管化，进一步增强 HUVECs 的功能；该 PEG 基水凝胶不仅可以实现免疫隔离和细胞因子释放，还可以促进血管形成。

（二）聚丙烯酸酯

聚丙烯酸酯及其衍生物是一类热塑性聚合物，主要包括聚甲基丙烯酸甲酯（polymethyl methacrylate，PMMA），聚丙烯酰胺（polyacrylamide，PAM）和聚甲基丙烯酸羟乙酯（poly 2-hydroxyethyl methacrylate，PHEMA）等。其中，PHEMA 是广泛应用的细胞微囊化材料，目前已用于包埋肝细胞、成纤维细胞、PC12 细胞、人肝癌细胞、杂交瘤细胞和胰岛等。

使用不同的丙烯酸单体，可以制成不同形状和理化性质的微囊。但大多数由聚丙烯酸酯制备的微囊对水溶性营养物质具有较低的膜渗透性，而且细胞在 PHEMA 中不黏附以及微囊化过程中需要使用有机溶剂，会影响细胞的正常增殖、功能和存活率。针对细胞在 HEMA 中不黏附的问题，研究人员通过在 HEMA 微囊中复合其他材料来促进细胞的黏附，如琼脂糖、壳聚糖、胶原等。在一项研究中，胶原 -HEMA 复合材料被用于生物人工肝装置中的肝细胞包埋系统。将肝细胞包埋在具有胶原核和 HEMA 外壳的微囊中，成功制备了机械强度可控的双层微囊。该微囊可有效释放和传递营养物质、废物和治疗因子，增强所包埋的肝细胞的活性和功能。此外，聚丙烯酸酯凝胶材料的力学性质可控，经常用于注射以填充不规则形状的缺陷，如骨组织工程。将山羊 MSC 包埋在丙烯酸化聚（磷酸 6- 氨基己基丙二醇酯）中，山羊 MSC 可在骨基底培养基中生长，显示出良好的生物活性和矿化能力。

虽然聚丙烯酸酯材料具有较好的生物相容性，能包埋大多数哺乳类动物的细胞，但包埋体在体内和体外的性能存在差异。有研究表明，HEME 和 MMA 的共聚物具有较好的生物相容性和渗透性，但 HEMA-MMA 包埋体仅能维持包埋的细胞存活 3 周，随后细胞存活率会显著降低。这可能是因为植入物在移植后会引起免疫反应，导致细胞死亡。研究者在植入的 HEMA-MMA 微囊的表面发现有纤维蛋白原、免疫球蛋白 G、纤维连接蛋白的黏附。HEMA-MMA 包埋的肝癌细胞在异体和异种移植中发生严重的宿主反应，导致移植到大鼠体内 7d 后细胞死亡。其中单体乙二醇二甲基丙烯酸酯（ethylene glycol dimethacrylate，EGDMA）可能是导致生物相容性降低的原因。为改善这一情况，在另一项研究中，研究人员使用 HEMA-MMA 包埋能够产生血管内皮生长因子（VEGF）的工程细胞时，不仅可以实现免疫隔离，还能有效促进血管形成，提高包埋细胞的存活率。这主要是由于此工程细胞被包埋时，释放的 VEGF 的分泌促进了血管的形成，局部血管化改善了细胞周围环境，增加含氧量，改善包埋细胞的存活率。

（三）聚富马酸

近年来，聚富马酸因结构中含有易于降解的可聚合乙烯基和酯键，受到了研究者的广泛关注。而且聚富马酸降解产物是天然的富马酸盐，对机体无危害，因此是一种具有潜力的细胞包埋材料。通过对聚富马酸材料化学改性可使其具有热交联，可注射，快速降解等性质。在一项研究中，将热交联形成的聚富马酸衍生物，低聚（乙二醇）富马酸制备成可注射，可生物降解的细胞包埋系统，并应用于整形外科。研究表明包埋在该材料中的骨髓间充质干细胞表现出良好的细胞活性和分化功能，移植 28d 后在整个支架中发现矿化基质。

此外，还可以通过选择合适的交联剂量身定制各种组织工程应用所需的力学性质和降解性。例如，有研究者使用可注射聚（内交酯 -co- 环氧乙烷 -co- 富马酸盐）水凝胶包埋骨髓间充质干细胞，其凝胶化特征可以通过调节交联剂分子中的基质金属蛋白酶衍生肽与亚甲基双丙烯酰亚胺的比率进行控制。细胞包埋在该材料中能够向成骨分化并生成矿化基质。该材料具有优于天然材料的优势，其机械性能和降解性质可控。此外，该材料可注射，适用于不同形状的骨缺损治疗，使其与其他合成材料相比也具有一定的优势。

（四）复合材料

复合材料可以结合多种材料的优点，从而可为特定应用定制各种所需的细胞微囊化产品。在一些情况下，具有生物活性的天然聚合物和合成聚合物形成的复合材料可以在不需添加其他多肽黏附位点的情况下直接使用。与仅使用一种材料相比，复合材料可以提供更好的多孔结构，力学控制，可控凝胶时间和细胞黏附位点。

透明质酸常用于制备用于软骨组织工程中的复合材料。例如，Liao 等人利用透明质酸对软骨的保护性能和胶原蛋白对成胶及停留时间的控制能力，将透明质酸和胶原的复合材料用于软骨组织工程。他们发现在最佳的透明质酸浓度下，与仅使用胶原蛋白相比，能够显著促进细胞增殖和基质合成。但若透明质酸浓度过高，则这种作用降低。他们认为这是由于空间位阻和链缠结阻碍了软骨细胞附着和物质扩散。另一项类似的研究表明，相对于单独使用纤维蛋白，纤维蛋白 / 透明质酸复合物凝胶包埋软骨细胞产生的软骨样基质显著增加，可减缓凝胶降解速率。

胶原蛋白也经常被用于赋予复合材料生物活性和细胞黏附性。例如，胶原蛋白与聚氨酯组成的复合材料可用于软骨组织工程。相对于无胶原蛋白的包埋体，有胶原蛋白的包埋体中的细胞具有更高的活性和更均匀的分布，GAG 的合成能力增加 3 倍，Ⅱ型胶原和聚蛋白多糖基因表达增加 2～6 倍，且可以维持软骨细胞的表型。

此外，研究人员还对 PEG 复合材料做了很多工作，其中 PEG- 明胶和 PEG- 纤维蛋白复合材料均展现了一定的实用性，良好的生物相容性和可调控性。在 PEG 和纤维蛋白的混合支架中，纤维蛋白作为主体，使材料保留生物活性，通过控制 PEG 的含量来调节材料的结构特性如力学性质和孔径。此外，还可掺入光引发剂进行交联，用这种材料包埋平滑肌细胞，平滑肌细胞显示出良好的细胞活性和高度的物理结构可控性。此外，Rizzi 等人使用了类似的方法，将合成基因工程蛋白质聚合物与 PEG 结合以形成能够进行化学控制的、具有生物活性的复合材料。

第三节　细胞微囊化制备方法

除选择适宜的材料外，稳定且易于操作的细胞微囊化制备技术也是至关重要。在本节中主要概述了目前关于细胞微囊化的一些常用制备方法，包括静电喷球包埋技术、振动喷射 / 液流切割包埋技术、乳液包埋技术、微流控包埋技术和微纤维包埋技术。

一、静电喷球包埋技术

静电喷球包埋技术是一种有效的、易于操作而又不会带来额外污染的微球制备方法。例如，将海藻酸钠溶液（质量分数 1%～3%）装填于注射器内，针头处加有高压电（如 20kV），二价离子溶液作为凝固浴，形成稳定的电场引导液滴喷入溶液中固化形成微球，如图 9-3 所示。电压的变化会影响液滴表面的电荷聚集并且以 $(1 - U^2/U_{cr}^2)$ 为系数降低表面张力，其中 U 指的是施加的电压，U_{cr} 指的是溶液喷射的临近电压，$U < U_{cr}$。方波脉冲信号会打断喷射液流形成均一大小的液滴，其大小比非静电喷球技术（直接挤出）得到的微球要小很多。但限制其应用的问题在于大规模化生产比较困难。例如，直径为300μm的微球需要以5ml/h的速度来喷出。因此，该技术扩大规模需要使用多个针头以及更大的接收器才能实现。

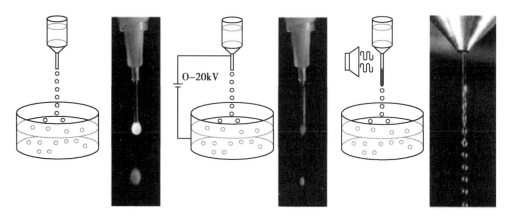

直接滴加形成液滴　　　　　静电喷球　　　　　振动辅助喷球

图9-3　喷球技术从简单滴加到静电辅助喷球以及振动辅助喷球的发展

（引自：Steele J A，Hallé J P，Poncelet D，et al. Therapeutic cell encapsulation techniques and applications in diabetes[J]. Advanced Drug Delivery Reviews，2014，67-68（1）：74.）

二、振动喷射包埋技术/液流切割包埋技术

通过振动装置使悬浮有细胞的喷射液流断裂形成单独的液滴，这种方法即为振动喷射包埋技术（图9-4）。按照公式：$f = u_j / \lambda$ 和 $\lambda = 4.058 d_j$，其中 u_j 和 d_j 是喷射液流的线速度和直径，λ 是振动波长。喷射出的液流在特定频率下产生共振，导致液流断裂从而形成均一直径的液滴，所得液滴的直径一般为针头直径的两倍。振动喷射包埋技术的优势在于可以提高小直径微球的生产速率，是一种微球扩大化生产的有效方法。但是其缺点在于振动衰减效应的产生，而且喷射液体的黏度不能超过200mPa·s。此

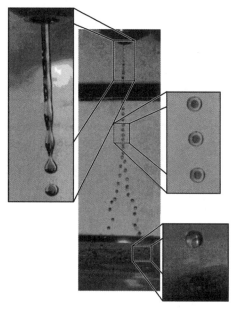

图9-4　液流通过共振被打断并形成液滴

（引自：Steele J A，Hallé J P，Poncelet D，et al. Therapeutic cell encapsulation techniques and applications in diabetes[J]. Advanced Drug Delivery Reviews，2014，67-68（1）：74.）

外，还可以利用细线旋转轮切割高黏度液流来制备高黏度含细胞液体的微球，这种方法叫做液流切割包埋技术。这种方法的缺陷在于高剪切力会损坏大的细胞或者细胞簇，并且难以保证无菌条件。

三、乳液包埋技术

乳液包埋技术通常是将液滴形成和交联这两个步骤分开来进行的一种制备微球的方法。例如，水相和油相以 3:1 的比例混合进行乳化，分散相为水相，包含海藻酸盐、$CaCO_3$ 复合物及细胞，通过搅拌形成油/水乳液的海藻酸盐液滴。乳化液可以稳定存在 15min，通过加入乙酸降低体系 pH 至 6.5 时，$CaCO_3$ 复合物释放出 Ca^{2+} 离子，从而使海藻酸盐液滴发生离子交联形成球形微囊并将细胞包埋至其中。该方法只要在制备过程中给予适当的搅拌，提供稳定的乳化状态，就可以被用于大规模微球的制备。该方法的主要缺点是微球粒径分布比较分散。

同滴加法（外部交联）相比，乳液法（内部交联）得到的海藻酸钙微球在密度分布上存在着差异。乳液法得到的微球密度分布比较均一，因为在酸化后 Ca^{2+} 在微球内是分布较为均匀。而滴加法得到的微球外部更加坚固而内部密度较低，这是因为微球形成时 Ca^{2+} 或 Ba^{2+} 向微球内部的扩散导致的。Hoesli 等人对乳液包埋技术进行了优化，他们利用 1.5% 的海藻酸钠溶液、加速乳化以及酸化的方法来制备微球，这种方法制备出的微球直径约为 750μm，包埋胰岛 MIN6 细胞的存活率高达 90%，包埋原始胰腺组织的存活率达 71%（图 9-5）。

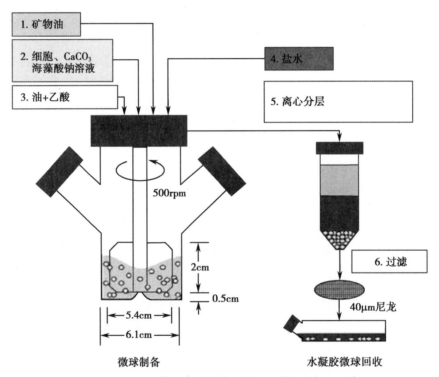

图 9-5 Hoesli 等人设计的哺乳动物细胞乳液包埋系统
（引自：Steele J A，Hallé J P，Poncelet D，et al. Therapeutic cell encapsulation techniques and applications in diabetes[J]. Advanced Drug Delivery Reviews，2014，67-68（1）：74.）

四、微流控包埋技术

微流控技术是一种在物理、化学、工程学、微加工与生物技术等基础上发展起来的在微米级结构中操控微尺度液体的技术。由于其对微尺度流体精确的操纵、处理与控制，近年来微流控技术在制备功能化和结构化的微囊载体材料方面，突显了传统制备技术无法比拟的优越性。负载细胞的水凝胶前体溶液流体通常进行层流流动，与非混溶相接触时，受到非混溶相施加的力被剪断成滴，通过后续固化形成包埋细胞的微囊体。该技术可以通过改变水凝胶前体的流速来制备球形、圆柱形或中空纤维包埋材料（图9-6）。制备方法只要分为两种：流动聚焦法和T-形微通道法（flow-focusing and T-junction bead formation）。

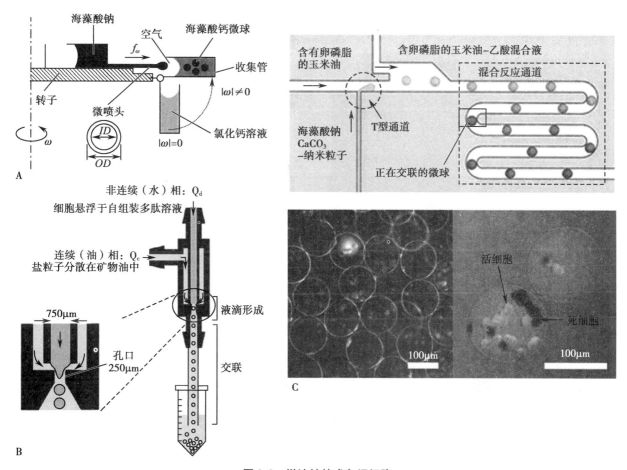

图9-6 微流控技术包埋细胞

（引自：Kang A，Park J，Ju J，et al. Cell encapsulation via microtechnologies [J]. Biomaterials，2014，35（9）：2651-2663.）

微流控包埋细胞技术的优点是通量高，细胞包埋尺寸均匀且可调节。然而，这一技术存在细胞活性低的问题。因为非混溶相可能无法传递营养物质而影响细胞活性。另外，如果在该过程之后没有适当洗涤，则会导致细胞死亡。Jiang等人开发了一种基于微流控的细胞包埋技术，将聚乙二醇降冰片烯（polyethylene glycol norbornene，PEGNB）用于细胞包埋。使用流动聚焦微流控装置将细胞包埋在PEGNB液滴内，然后收集并使PEGNB快速聚合，细胞在包埋30天后中依然保持高细胞活力。

五、微纤维包埋技术

微纤维包埋技术是使用同轴流动的预聚物和交联剂在微通道中形成纤维并将细胞包埋在其中的一种微流控纤维纺丝法（图9-7/文末彩图9-7）。该方法类似于湿法纺丝，交联剂直接通过同向流体供应。细胞可以被包埋在微纤维中，并且制备成3D支架。纤维形状易于构建多孔3D组织结构有利于营养输送和氧气扩散。微纤维包埋技术的主要优点是，通过调节流速，可以控制纤维的直径，并且该方法可包埋多种细胞，且不会对细胞活性和功能产生严重的损害。微纤维纺丝是最适合于制备细胞包埋纤维的技术，因为该技术不需要高压或高温条件，可以连续地制造纤维。

微纤维包埋法最常用的生物材料是海藻酸盐。与透明质酸、壳聚糖、琼脂和纤维蛋白等材料相比，海藻酸盐比较经济且容易成胶。聚二甲基硅氧烷（Polydimethylsiloxane，PDMS）基微流控芯片和玻璃基微流控芯片已被用于微流控纤维纺丝。这两种类型的装置都可以产生同轴纺丝且容易挤压成纤维。

Suigiula 等将人肾细胞包埋在微纤维中，发现微纤维能为细胞提供充足的营养物质、氧气运输，维持较高的细胞活性。Lee 等制备海藻酸盐中空纤维用于包埋 HIV-78 细胞，来模拟组织中营养物质的中心血管。Jun 等在微纤维中包埋了胰岛以及由胰岛和肝细胞组成的三维共培养的混合球体。在小鼠体内植入实验中证明包埋细胞在植入后 1 个月内都具有胰岛素分泌功能。

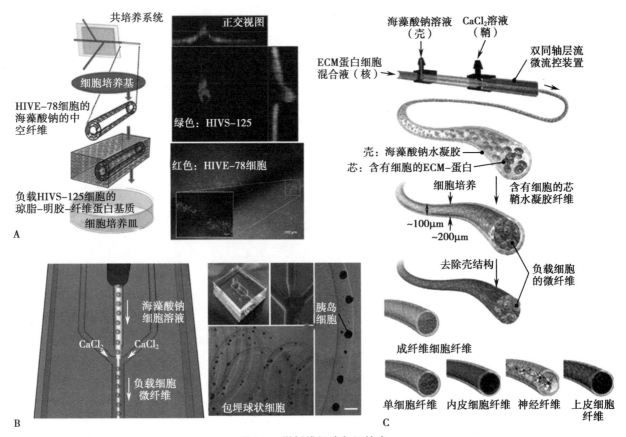

图 9-7 微纤维细胞包埋技术

（引自：Kang A，Park J，Ju J，et al. Cell encapsulation via microtechnologies.[J]. Biomaterials，2014，35（9）：2651-2663.）

第四节 细胞微囊化技术在生物医学领域的应用

一、糖尿病

糖尿病是一种以高血糖为特征的慢性代谢疾病，主要分为 1 型糖尿病和 2 型糖尿病。1 型糖尿病主要由于自身免疫系统破坏了胰腺中分泌胰岛素的 β 细胞，使患者体内胰岛素处于绝对缺乏的状态，血糖居高不下。胰岛素是体内唯一能够降低血糖水平的激素。临床上，1 型糖尿病患者主要依靠每日多次注射外源性胰岛素或使用胰岛素连续流动泵进行治疗，但长期频繁注射不仅不能防止糖尿病相关并发症的发生，还会给患者带来精神上的痛苦和经济上的负担。将分泌胰岛素的细胞包埋在微囊中，移植到患者体内，能够减少糖尿病患者对外源性胰岛素的依赖。但植入后的免疫排斥是阻碍胰岛移植技术应用于临床的关键。

包埋胰岛所用的材料主要有海藻酸盐，PEG 及胶原蛋白等。细胞来源包括同种胰岛，异种胰岛，干细胞诱导的具有胰岛素分泌功能的细胞等。海藻酸盐可为包埋的胰岛提供免疫屏障，增加胰岛细胞的存活率。研究表明，在糖尿病动物模型中使用海藻酸盐包埋的胰岛均能够对其血糖进行调节。目前，海藻酸盐材料包埋胰岛已经进入临床试验阶段，并有研究表明海藻酸盐 -PEG 和海藻酸盐 -PLL 的复合材料可以减少非特异性蛋白质吸附并且增加胰岛存活时间。

虽然海藻酸盐的纯度对于其生物相容性有一定的影响，但大量研究表明，即使是高度提纯的海藻酸盐水凝胶在移植到体内后，由于其自身的免疫原性，仍会引起免疫排斥反应。为改善海藻酸盐水凝胶体内生物相容性，研究人员进行了多方面的探索。Langer 院士团队等通过调节海藻酸钡水凝胶微球的粒径，发现在水凝胶球粒径为 1.5mm 时，能够有效抵抗异物反应和纤维囊形成。用该水凝胶包埋同种胰岛后，与 0.5mm 直径的海藻酸钡凝胶微球相比，能够有效地延长胰岛存活时间。随后，该研究团队进一步对海藻酸盐进行大量的化学改性，从 700 多种海藻酸盐衍生物中挑选出一类具有三唑基团的海藻酸盐衍生物，证明其具有优异的抗异物反应的能力。将胚胎干细胞诱导的具有胰岛素分泌功能的干细胞包埋在 1.5mm 的该海藻酸盐衍生物水凝胶球中，能够长期调控糖尿病小鼠血糖。Zhang 等受两性离子优异的抗生物黏附特征启发，提出平衡带有相反电荷的聚电解质的策略，成功制备具有优异抗生物黏附性质的海藻酸钙 - 聚乙烯亚胺水凝胶，在移植到大鼠皮下 3 个月后，仍能有效躲避免疫识别、异物反应及纤维囊的形成。将胰岛包埋在该水凝胶中，移植到小鼠腹腔，胰岛能够维持良好的活性及胰岛素分泌功能，并且在 2d 内使小鼠血糖快速恢复正常，并稳定维持至少 150d。

二、软骨损伤

随着人口老龄化、肥胖及喜好运动的人逐渐增加，由骨关节炎、退行性关节疾病及运动损伤导致的软骨损伤不断增多。因此，对软骨损伤部位进行有效的修复十分重要。软骨主要由分布在 II 型胶原和蛋白聚糖组成的致密基质中的稀疏的软骨细胞网络组成。由于可用的天然软骨细胞的数量十分有限，因此，研究人员正在开发能促进软骨细胞增殖及软骨形成的其他来源的细胞，包括成纤维细胞和干细胞等。常用于软骨组织工程的各种天然和合成材料包括胶原蛋白，壳聚糖，纤维蛋白原，透明质酸，海藻酸盐，PEG 基材料和富马酸盐基材料等。软骨损伤治疗中对材料及细胞的选择需要考虑以下因素：材料的降解可控性、细胞活性、细胞分化与增殖、ECM 的生成、营养物质 / 代谢废物的扩散、填充缺损部位的能力、与周围原生细胞的相互作用以及对缺陷提供机械支持的能力。由于软骨缺损往往是不规则的，因此可注射的微囊化材料在软骨组织工程中显得更为重要。

透明质酸（HA）和壳聚糖由于糖胺聚糖含量高，最常用于修复软骨损伤。其中，使用 HA 包埋间充质干细胞（MSC）是一种常用的修复策略，体外和体内实验证明包埋在 HA 水凝胶中的 MSCs 具有良好的生存能力和功能，且 MSC 可逐渐增殖、分化成软骨细胞。HA 天然存在于软骨中，并且能与细胞表面受体，如 CD44、CD54 和 CD168 等相互作用，有利于软骨形成。与生物惰性材料 PEG 包埋的 MSCs 相比，包埋在 HA 中的 MSCs 在体内表达更多的软骨特异性标志物。在兔软骨缺损模型中，移植 12 周后有半透明的新生软骨填满缺损部位，并且与宿主组织结合良好。此外，研究表明将绵羊软骨细胞包埋在温度响应的壳聚糖凝胶中移植到缺损部位，也表现了较高软骨缺损修复潜力。

三、神经疾病

神经系统是人体内最复杂的系统之一，需要通过材料、细胞和生长因子之间的协同作用，方可对损伤或退化后的神经系统进行修复。目前，细胞疗法已经应用于几种神经疾病的治疗，包括多发性硬化、帕金森综合征、阿尔茨海默症和脊髓损伤等。神经系统中的神经元细胞不具有增殖功能，而胚胎干细胞和祖细胞具有分化为神经元和神经胶质细胞的潜能，是理想的神经细胞来源。然而，难以精确控制神经细胞分化限制了它们的应用。研究表明软材料有利于促进神经生长，如胶原蛋白、纤维蛋白、透明质酸和 PEG 等。然而由于免疫反应导致的纤维化胶原囊的形成阻碍了神经突的再生。例如，帕金森综合征的特征是多巴胺缺乏，可导致继发性脑衰退，运动功能丧失和认知问题。研究人员将分泌多巴胺的细胞包埋并植入大鼠帕金森动物模型中，植入物可向机体不断提供多巴胺，结果显示大鼠的症状得到显著的缓解。

此外，微囊化技术还用于中枢神经系统的修复，将神经祖细胞的包埋体移植至损伤部位以促进神经突生长。例如，在 PEG/PLL 光聚合多孔水凝胶中包埋的神经祖细胞显示出高存活率，而且 55% 的细胞能够分化为成熟的神经元。这些凝胶包埋体具有在中枢神经系统中支持神经元分化和生长的潜力。还有研究表明将分泌神经营养因子的纤维细胞包埋在海藻酸盐水凝胶微球中并植入体内，与未包埋的植入细胞相比能够显著恢复中枢神经系统功能。

四、肝脏疾病

目前，肝衰竭的唯一治疗方法是肝移植，但供体肝脏短缺和免疫排斥的问题严重限制其临床应用。为解决该问题，研究者提出了两种基于细胞的疗法来治疗肝衰竭的策略：即体外生物人工肝设备（biological artificial livers，BALs）和细胞移植治疗策略。BALs 是指通过体外的生物反应器，利用人源性或动物源性肝细胞代替体内不能发挥生物功能的肝脏而发挥代偿功能。研究表明，肝细胞对材料敏感并且依赖于锚定位点。因此，细胞包埋材料的 3D 微环境十分有利于肝细胞的存活。例如，研究人员发现人胎儿肝细胞在海藻酸盐微囊中培养 4 周后可显示出成熟的肝细胞特性。除了分化和增殖外，细胞还表现出肝脏组织具有的典型的肝脏胆管。

对于细胞移植治疗方法，包埋材料的选择是其移植成功的主要因素。目前，常用于肝细胞包埋的材料包括海藻酸盐、PEG、胶原蛋白、透明质酸和纤维蛋白等。Bruns 等向肝脏注射纤维蛋白凝胶包埋的肝细胞，发现纤维蛋白凝胶是一种适宜的维持细胞活性且提供力学支撑的基质，可以改善患者的肝功能。

五、癌症

近年来，基因工程细胞被编辑后，可分泌特异性抑制肿瘤的趋化治疗因子。将这种细胞进行微囊化并用于癌症治疗有望避免现有系统给药方法存在的毒副作用，为癌症患者带来了新希望。最初，研究人员将细胞直接注射到损伤部位进行治疗，发现会引起严重的移植物宿主免疫排斥反应。为了克服这个问题，使用自体细胞进行移植是理想的解决办法，但这个过程非常耗时且难以放大。另一种方法是通过细胞微囊化包埋细胞进行移植治疗。通过定制微囊化材料对基因工程细胞进行包埋，同时直接植入到肿瘤部位，可以减少免疫反应。调节包埋材料的性质可以控制细胞分泌出的治疗因子的扩散速率。研究表明，通过使用微囊包埋细胞释放不同治疗因子，可有效抑制肿瘤。Cirone 等人设计出分泌白细胞介素 -2 的非自发性小鼠成肌细胞，并将其包埋在海藻酸盐 -PLL- 海藻酸盐微囊中。在小鼠肿瘤模型中，包埋细胞所分泌的白细胞介素 -2 可靶向 HER-2/neu 的肿瘤，从而减缓其生长，延长了小鼠的存活时间。另外，一些同种异体细胞，如内皮抑素分泌细胞，也已成功包埋在海藻酸盐微囊中。在植入后，可以使胶质细胞肿瘤体积减少 70% 以上。此外，Hao 等人对海藻酸盐微囊包埋释放 TNF-α 的基因工程细胞（J558 细胞）进行了研究，发现在植入到肿瘤部位后，可观察到肿瘤细胞逐渐坏死和退化。

（张　雷　张嘉敏）

第十章 组织工程化组织和器官的构建

第一节 人 工 骨

骨是人体内除牙釉质和牙本质以外质地最坚硬的组织,也是体内最具动力和代谢活力的器官之一,具有丰富的血供和神经支配,表现出良好的自我修复能力。骨与其邻近关节及韧带共同构成了人体的骨骼系统,具有支持软组织、保护内脏和神经系统、参与肌肉活动、调节机体钙磷代谢与存储等功能。临床上,由外伤、炎症、肿瘤、先天性疾病、废用性萎缩等因素导致骨缺损的患者通常自体骨来源有限,同时自身异位取骨又会造成二次损伤,患者往往无法接受。历经 200 多年对骨修复材料的探索实践,致力于研究并开发骨替代材料的骨组织工程学应运而生,为需要接受植骨治疗的数以万计的患者带来福音。

一、骨的基本结构和成分

骨作为一种器官,宏观结构而言,主要由骨膜、骨干和骨髓腔三部分组成(以长骨为例);微观结构上,骨组织又分为不同的组织类型和组织结构;另一方面,骨组织属于结缔组织,由骨相关细胞和细胞间质组成。

(一)骨的组织结构

骨组织主要有两种类型:编织骨(woven bone)(又称不成熟骨)和板层骨(lamellar bone)。编织骨通常出现在骨发育、重建和骨折愈合的早期,骨组织内胶原排列不规则,生物力学强度差,随着骨改建过程可逐渐被板层骨取代。板层骨内胶原纤维紧密有序,每层内胶原纤维平行排列,层与层之间排列方向各异,保证了在各个方向上的生物力学强度。板层骨进一步分为密质骨(compact bone)和松质骨(cancellous bone)两种类型。密质骨又称皮质骨,构成骨的外壳,结构致密,由骨单位(osteon)又称哈弗斯系统(Haversian system)构成。骨单位是由哈弗斯骨板和哈弗斯管组成的,与骨干长轴平行排列。观察骨单位横断面结构,可见哈弗斯管是位于中心的细管道,哈弗斯骨板约 5~20 层,围绕哈弗斯管呈同心圆排列。沿着每个片层边缘,分布着一个个小空腔,即骨陷窝,每个陷窝内含有一个骨细胞。每个骨陷窝向邻近板层的陷窝发出大量小通道,即骨小管,最后到达哈弗斯管。管内壁细胞成分根据每一骨单位的活动状态而异。松质骨又称网状骨,是由骨小梁形成的海绵状结构,疏松多孔,血运丰富,位于密质骨的内侧,长骨中的松质骨常出现在骨骺或干骺端。

(二)骨细胞与骨基质

骨组织内的细胞按照形态学一般分为骨祖细胞、成骨细胞、骨细胞和破骨细胞。在骨的生长发育过程中,这四种细胞共同完成骨的生成、吸收与改建,同时在一定条件下能够互相转化。骨细胞间质,包括有机成分和无机成分,其中有机成分包括胶原纤维和无定型的有机基质,无机质成分主要指骨中的矿物质。

1. 细胞成分 ①骨祖细胞(osteoprogenitor cells)又称骨原细胞,源自于间充质干细胞,是成骨细胞的前体细胞,主要位于骨组织表面的骨膜和骨髓基质中。骨原细胞是一种具有多向分化潜能的干细胞,在不同生理环境刺激下能够向成骨细胞、破骨细胞或软骨母细胞分化。②成骨细胞(osteoblasts)又称骨母细胞,由间充质干细胞或骨祖细胞分化而来,在骨生成和骨改建过程中起到核心作用,能够生成细胞外基质中的有机成分,诱导无机成分的形成,同时还可以控制破骨细胞的生成和活动。成骨细胞首先要在黏附部位分泌和沉积细胞外基质中的有机成分,这种新沉积的、未矿化的细胞外基质被称为类骨质(osteoid)。随后成骨细胞释放基质小胞,启动矿化过程:基质小胞内富含钙结合蛋白,钙、磷在小胞内聚集,生成晶体,由 $CaPO_4$ 沉淀最终转变为羟基磷灰石晶体。之后小胞破裂,晶体在有机成分诱导下在细胞外继续沉积。③骨细胞(osteocyte)是骨组织中数量最多的细胞,位于骨陷窝内,由成骨细胞转化而来。骨细胞胞体呈扁卵圆形,有许多细长的突起,伸进骨小管内。骨细胞的功能与细胞年龄有关,幼稚期骨细胞的形态类似于成骨细胞,功能活跃,能够产生细胞外基质。随着骨陷窝周围细胞间质的钙化,年轻的细胞失去了产生细胞间质的能力,成为较成熟的骨细胞。随着骨细胞逐渐成熟,细胞内粗面内质网和高尔基复合体逐渐减少,而线粒体增多,胞质易被甲苯胺蓝染色。成熟期的骨细胞能够释放柠檬酸、乳酸、胶原酶和溶解酶,引起骨细胞周围的骨吸收,与破骨细胞引发的骨吸收同时存在,此种现象称骨细胞性骨吸收。④破骨细胞(osteoclasts)是多核骨髓细胞,是唯一有能力降解和吸收矿化骨组织的细胞。在破骨细胞吸收骨基质有机物和矿物质的过程中,基质表面变得不规则,形成近似细胞形状的陷窝,称为 Howship 陷窝,破骨细胞即存在于该陷窝内。抗酒石酸磷酸酶是破骨细胞的标志性酶之一。

2. 细胞间质成分　成人骨组织的细胞外间质又称为骨基质(bone matrix),其中有机物占骨干重的30%～40%,主要为胶原蛋白、非胶原蛋白(如骨钙蛋白、骨桥蛋白、骨黏连蛋白等)、无定型基质(如糖胺聚糖、蛋白多糖等)。其中Ⅰ型胶原是骨骼中的主要结构蛋白,约占有机质的90%,骨内绝大部分细胞都能依附其表面,还能维持骨的强度和韧性。胶原纤维的直径一般随年龄的增长逐渐增粗,显得更密集。骨基质中的无机物成分占干重的60%～70%,主要是钙、磷、钾等无机分子组成的无机物。骨中的无机物主要以结晶的羟基磷灰石和无定型非结晶钙磷固体形式存在。骨盐的结晶晶体小,内部结构不规则,以结晶的羟基磷灰石和无定形的胶体磷酸钙形式分布于有机质中,显示出很强的抗压力效能。有机质和无机质的比例随年龄而变化,随年龄的增加,有机质减少,无机质增多。

(三)骨膜与骨髓腔

骨膜(periosteum)是由致密结缔组织构成的纤维膜,具有丰富的血液供应和神经支配。骨膜分为骨外膜和骨内膜,包在骨表面的称为骨外膜(periosteum),在传统概念上一般分为浅表的纤维层和深面的生发层。纤维层较厚,细胞成分较少,主要为粗大的胶原纤维,交织成网,有些胶原纤维穿入骨质的外环层骨板,称为 sharpey 纤维或穿通纤维,起到固定骨膜和韧带的作用。生发层较薄,与骨表面紧密相连,其中细胞和血管丰富,而纤维成分较少,排列疏松。生发层具有成骨能力,其组织成分随年龄和功能活动改变。另外,有研究证实,在纤维层和生发层之间还存在中间层,其中细胞主要为具有多向分化能力的细胞,主要存在于人体骨骼快速生长期。骨内膜(endosteum)为一薄层结缔组织,被覆于骨髓腔面、哈佛管内及骨小梁表面,主要由扁平细胞组成,具有一定的成骨和造血功能。成年后的骨内膜细胞呈不活跃状态,骨损伤时可恢复新生骨功能。

骨髓腔(medullary cavity)位于骨干内侧,容纳骨髓(bone marrow)。骨髓中含有的基质细胞成分具有增殖分化为成骨细胞的潜能,对骨的修复再生具有重要意义。尤其是骨髓间充质干细胞,作为关键的骨组织工程种子细胞已广泛应用于各种骨缺损的修复重建中。

二、骨的发生、生长发育和损伤修复

人体内所有骨组织的生成都始于间充质细胞的聚集,间充质细胞密集的部位将直接或间接地转化为骨。出生时已初具成体骨的形态和功能,出生后仍继续生长和发育,并进行内部改建,直到成年才能停止增长和增粗,但内部改建是终生持续的,其改建速度随年龄递减。

(一)骨的发生

骨的发生有两种形式:一种是膜内化骨(intramembrane osteogenesis),即骨直接发生于间充质增殖密集形成的原始结缔组织膜内;另一种是软骨内化骨(endochondral osteogenesis),即在间充质分化形成的软骨雏形内成骨。虽然两者成骨方式有所不同，但基本过程一致，形成的骨组织也基本无差别，即两个方面：第一，骨基质细胞中胶原与其他有机成分的合成；第二，无机盐的沉积，即钙化。

1. 膜内化骨 膜内化骨存在于锁骨、头盖骨及部分面颅骨的发生过程中，某些中轴骨和四肢骨的成分也与膜内化骨有关。在膜内化骨的最初阶段，间充质细胞增殖、聚集，同时伴有血管增生，形成原始结缔组织膜。膜内的间充质细胞首先转化为骨祖细胞，然后大部分转化为成骨细胞，并产生钙化基质。出现成骨细胞群的部位是最早形成骨组织的部位，称作骨化中心（ossification center）。骨化中心的骨小梁呈放射状扩散，相互连接成网，形成海绵状初级松质骨。松质骨网眼内有毛细血管和与血管伴行的原始结缔膜组织，为骨原细胞和成骨细胞不断供给营养物质。随着骨质的增加，在骨的表面形成含有大量成骨细胞的膜，不断产生新的骨质填充骨小梁间隙，形成不规则的原始的哈弗斯系统最终转化为皮质骨。内部骨则持续以松质骨的形式存在。

2. 软骨内化骨 软骨内化骨存在于四肢骨、躯干骨和部分颅底骨的发生过程中，也存在于骨折正常愈合过程中。在此过程中间充质先形成软骨即分化成软骨雏形，然后在软骨雏形内骨化，软骨被骨组织替代。①软骨雏形的建立：大量间充质细胞聚集，在多种因素作用下转化为软骨细胞，软骨细胞分泌细胞外基质，形成透明软骨，表面被软骨膜覆盖。这种由软骨细胞、细胞间质和软骨膜组成的结构称为软骨雏形，是骨将要发生的部位。②软骨周骨化：发生于软骨雏形的中段，特点是血管长入和骨领形成。在外周血管长入的情况下，局部微环境中氧浓度增加，软骨雏形中软骨膜深层的骨原细胞生长分化为成骨细胞，在软骨膜深面形成类骨质，继而钙化为骨组织，称为骨领（bone collar）。骨领围绕软骨雏形中段，表面的软骨膜改称为骨外膜。骨外膜中的成骨细胞不断生长，使骨领增粗增长，经过不断改建成为骨干的骨皮质。③软骨内化骨：在骨领形成的同时，软骨雏形中央的软骨细胞停止分裂，转变为成熟的软骨细胞，并开始分泌碱性磷酸酶，使周围的软骨基质钙化。由于缺乏营养，成熟的软骨细胞逐渐退化死亡，软骨基质随之崩解，软骨陷窝变成较大的间隙，这些腔隙是软骨雏形内部最早成骨的部位，称为初级骨化中心（primary ossification center）。骨外膜的血管主干连同间充质细胞、骨原细胞、破骨细胞等构成骨芽，穿通骨领进入退化的骨化区。随之，骨原细胞分化为成骨细胞，整齐地排列在残存的软骨基质表面，形成新骨。破骨细胞从中间开始溶解吸收钙化的软骨基质，形成许多不规则腔道，即初级骨髓腔。初级骨髓腔不断扩大融合，形成骨髓腔。同时骨领也不断增长和增厚，从而形成骨干。次级骨化中心（secondary ossification center）出现于软骨雏形两端的软骨中心部位，与初级骨化中心不同的是，次级骨化中心内的血管除来自软骨，并且内部的骨化从中央向四周扩展，不断代替软骨，骨生长发育完成后，在表面留存的薄层软骨构成软骨关节。骨干两端为骨骺，在骨骺和骨干之间的一层软骨称为骺板（epiphyseal plate）或生长板（growth plate），在16～20岁时，骺板完全骨化，长骨不再生长，在长骨纵切面上可见到位于骨骺和骨干之间的骨化线状痕迹，称为骺线（epiphyseal line）。

（二）骨的生长和改建

骨的生长都伴随部分原有组织被吸收与新骨的形成，这样可以使骨在生长期保持一定的形状。长骨骨干的加长主要与骺板软骨不断向两端生长和骨化有关，长骨骨干的加粗主要与软骨周骨化和腔内不断溶解吸收有关。骨的改建是终生进行的，幼年时骨的生成大于吸收，成年时的改建逐渐趋于平衡，老年时骨质吸收则大于其生成，骨质变得疏松。

（三）骨损伤的修复

骨折愈合是一个复杂的再生过程，主要通过膜内化骨和软骨内化骨两种过程联合的形式来完成的，大致分为三个阶段：第一阶段是血肿形成，同时出现炎症状态的改变；第二阶段包括血管生成、软骨形成、软骨消散、骨形成过程；最后是较为漫长的塑形期。

1. 血肿机化期 骨折后，由于骨内外膜以及骨膜血管的断裂，局部形成血肿，炎性细胞浸润，并逐渐发生坏死。间质细胞伴随外周血管向血肿内移行，并分化为成纤维细胞和吞噬细胞。随着血肿内红细胞的破坏，纤维蛋白渗出，血肿机化并演变为肉芽组织，称为纤维性骨痂。

2. 骨痂形成期 大约3～4周时，骨折部位的骨外膜开始增生变厚，骨外膜的内侧生发层细胞增殖，产生骨样组织，即膜内化骨；断端间和髓腔内由于血肿机化而形成的纤维组织逐渐转化为软骨组织，软骨细胞经过增殖、变形、钙化而骨化，即软骨内骨化。成骨细胞产生的新生骨质逐渐取代上述纤维性骨痂。开始形成的骨质为类骨质，钙盐不断沉积后形成编织骨，即骨性骨痂。此时形成的编织骨结构疏松，骨小梁排列紊乱，仍达不到正常的功能需要。

3 骨痂改建塑形期　6 周左右，骨痂的范围和密度逐渐加大，骨折间隙消失。随着肢体的活动和负重，在应力轴线上的骨痂不断得到加强和改造。在应力轴线上以外的骨痂，则逐步被清除，使原始骨痂逐渐改造为永久骨痂，恢复了正常的骨结构。

当外伤、炎症、肿瘤等原因导致骨缺损较大时，需应用骨替代材料进行骨修复手术。骨替代材料大致分为天然骨衍生材料和人工骨替代材料两大类，其中天然骨衍生材料包括自体骨、同种异体骨和异种骨三大类，人工骨替代材料包括天然骨替代材料和人工合成骨替代材料。当应用自体骨、同种异体骨和异种骨等天然骨衍生材料进行骨修复时，宿主骨床中的细小血管迅速长入移植骨，同时将血管周围的间充质细胞带入其中，与移植骨表面的细胞一起造骨，最终移植骨坏死并逐渐被吸收，宿主成骨细胞在坏死骨的残余物上沉积成骨。当应用人工骨替代材料进行骨修复时，天然高分子材料主要通过诱导成骨的方式促进新骨形成，即通过促使周围间充质细胞分化为成软骨细胞和成骨细胞，进一步形成软骨和骨组织；而人工合成材料主要是通过传导成骨的方式实现骨生成的作用：在人工骨植入物周围的宿主骨痂通过爬行而汇合，将植入物包裹起来，使之起到充填和连接骨缺损的作用，人工骨中微孔结构的存在则有利于周围毛细血管和细胞的长入，促进新骨的形成。

关于骨移植材料中新骨的形成机制，目前有以下三种学说：①成骨细胞学说：新骨来自移植骨中的成骨细胞，即在缺乏血供时，移植骨通过宿主骨营养扩散的作用，仍能在短期内成活且具有成骨能力；②爬行替代学说：移植骨坏死吸收后，由宿主骨床中的成骨细胞和结缔组织化生形成的骨所代替；③骨诱导学说：骨组织损伤后，骨细胞和细胞基质释放出某种物质，诱导移植骨周围幼稚结缔组织形成成骨细胞，从而生成新骨。

三、骨修复材料发展的历史沿革

人工骨移植材料的发展离不开科学技术的日益提高，其发展的历史正是遵循了实践—认识—再实践—再认识的规律，经过近 200 年漫长的探索和发展过程，才获得了现如今的成就。

骨修复材料有着悠久的历史，我国古代民间已经流传"柳枝接骨"。早在 16 世纪，国外就有人开始不断尝试应用金属材料、牛骨、象骨等进行骨移植修复。世界上首例有文献记载的骨移植修复术是在 1668 年，荷兰外科医生 Job Van Meekeren 应用犬骨组织对一位士兵的颅骨缺损进行了异种骨移植修复，后因违背基督教教义被强制取出。1820 年，Phillip von Walther 完成了第 1 例自体骨（颅骨）移植手术。1878 年，苏格兰医生 Macewen 完成了首例新鲜同种异体胫骨的移植，但由于当时组织保存标准尚不明确，同时移植骨来源有限，多为截肢获取的新鲜骨，并未能获得满意的临床效果。

直到 20 世纪初，自体骨移植技术才得以迅速发展。1909 年，Axhausen 提出了经典的现代骨移植理论基础，即自体骨移植"先为原位发生期，后为诱导期"的两阶段骨再生理论。1919 年，美国 Albee 报道了 1 600 例成功的自体骨移植病例，从此自体骨移植成为国际公认的骨科常规手术和骨移植"金标准"。异体骨移植的成功稍晚于自体骨移植，最早以大段骨移植形式出现，解决了自体骨短缺而难以实现大骨量移植的难题。20 世纪 50 年代，各发达国家纷纷建立骨库，临床应用飞速发展，基础研究也不断进行。1965 年，Urist 利用脱钙骨基质发现并提取出骨形态发生蛋白（bone morphogenetic proteins，BMPs），从而确立了骨诱导学说在骨移植、骨再生修复中的重要地位。辐照和冻干技术的引入也丰富了异体骨产品的种类，使异体骨移植成为继自体骨移植后的首选。异种骨来源丰富，但由于宗教、伦理和免疫排斥等原因，一直未得到广泛开展。为消除异种骨的免疫原性，20 世纪以来出现了冻干骨（Boplan 骨）、煅烧骨（Pyrost 骨）和脱蛋白骨（Kiel 骨、Bio-Oss 骨和 Oswestry 骨）等不同类型的异种骨。由于自体骨来源有限、同种异体骨和异种骨存在免疫原性及疾病传播的风险等，人工合成骨替代材料逐渐引起学者们的关注，成为骨移植替代材料的研究热点。20 世纪 50 年代开始，磷酸钙粉剂或陶瓷制品因降解后的钙、磷可被局部骨缺损区利用，加速成骨的作用，受到临床广泛的关注。20 世纪 60 年代，可降解高分子合成材料开始步入骨修复替代材料的研究领域。70 年代，多孔珊瑚羟基磷灰石、磷酸盐材料、玻璃陶瓷人工骨等相关研究相继获得成功。直到 80 年代之后，人工骨的基础研究和临床应用开始得到迅速发展。截至目前，我国人工骨修复材料的研发和临床应用同样获得了许多令人瞩目的成绩。清华大学材料系崔福斋教授课题组历时 6 年多研制成功的"NB 系列纳米晶胶原基骨材料"，已于 2002 年 11 月获得我国国家药品监督管理局用于临床人体实验的许可，2004 年 3 月份获得国家市场监督管理总局的三类植入产品试生产注册证，成为我国首个可以在市场上公开销售和应用的纳米医药产品。课题组仿照骨生成的原理，采用自组装方法制备出纳米晶羟基磷灰石 / 胶原复合的生物硬组织修复材料，使复合材料的微观结构更接近于天然骨的多孔结构。另外，2014 年，中国自主研发的第一款专业口腔植骨材料"骼瑞"骨粉打破了瑞士盖氏公司 Bio-Oss 进口骨粉在国内的垄断格局，它是一种天然煅烧异种骨修复材料，采用特有的低温煅烧工艺，主要针对牙槽骨缺损、颌骨缺损等口腔颌面部骨移植的修复。

四、骨组织工程

1995 年，Crane 等首次提出了骨组织工程的概念、研究方法、研究现状及发展前景，引起了广大学者的关注。发展至今，骨组织工程的应用研究已经在整形外科、口腔科、骨科等多个领域蓬勃开展，骨组织工程的研究以组织工程三要素为主线逐步深入发展，分别包括骨组织工程的支架材料、骨组织工程的种子细胞和骨组织工程相关的生物因子。

（一）骨组织工程的支架材料

理想的骨组织工程支架材料应满足以下要求：①良好的生物相容性；②良好的生物降解性，材料最终为受区的骨组织完全取代；③易加工成形，并具有一定强度，移植后能保持原状；④材料表面易于细胞黏附且不影响其增殖分化。

迄今为止，较常见的支架材料包括，金属类、磷酸钙类、硫酸钙类、合成高分子聚合物类、天然高分子聚合物类、天然骨衍生材料、生物活性玻璃等。

1. 金属类支架 金属被用作生物材料的历史相对较久，曾用于各种与骨相关的研究中。应用钛、镁或不锈钢等金属材料制成的关节假体、钢板和螺钉等骨替代物早已在临床上得到广泛的应用。近年来，金属材料仍是研究的热点，因为具有强度高、可塑性强、不易变形等无法取代的优势。然而，许多金属的杨氏模量远远高于天然骨组织，这可能导致周围骨组织的吸收。降低金属支架硬度的一个常见的解决方案是增加其孔隙率，这也提高了支架内血管形成的潜能。然而，金属支架也存在许多不足之处，如不可降解性、金属疲劳、离子释放和感染的风险等。金属的不可降解性是限制其作为骨组织工程支架材料的主要缺点，组织内金属的长期存在将对机体愈后埋下许多隐患。

2. 磷酸钙类支架 主要有 β- 三磷酸钙（β-Tricalcium phosphate，β-TCP）、羟基磷灰石（hydroxyapatite，HA）、两相钙磷酸盐（biphasic calcium phosphate，BCP）、磷酸八钙 octacalcium phosphate，OCP）等。β- 三磷酸钙材料由于其与原生矿化阶段骨结构相似，最早应用于骨再生的体外研究中。1920 年，Albee 等首次将 β- 三磷酸钙材料注射入犬阶段性骨缺损处，证实了 β- 三磷酸钙具有较强的骨引导作用，同时其抗压和抗拉的能力与松质骨非常相似。而 β- 三磷酸钙最主要的不足之处是其吸收的速率大于新骨生成的速率，其能否继续用于骨组织工程支架中尚有待进一步研究证实。

由于骨细胞外基质中的无机元素由羟基磷灰石晶体组成，所以骨组织工程中许多研究致力于制备不同密度、孔径、强度的羟基磷灰石支架材料。它最大的优势就是钙磷比最接近于天然骨组织，同时具有较强的骨引导作用，而其成骨能力却较弱，骨原细胞的植入可以较大程度地提高其成骨能力。单独应用羟基磷灰石的吸收速度较慢，但质地很脆。近年来的研究显示，羟基磷灰石与其他化合物（如胶原蛋白、聚乳酸、聚乳酸聚乙醇酸共聚物等）的联合应用可有效提高成骨细胞黏附、增殖和分化的能力。

由于羟基磷灰石和 β- 三磷酸钙支架材料具有各自的不足与相对互补的特性，人们尝试将两者结合在一起来弥补单独使用的不足，两相钙磷酸盐支架即是由不同比例的羟基磷灰石和 β- 三磷酸钙构成的。β- 三磷酸钙可以促进离子的释放，而羟基磷灰石可以提高材料的机械性能。同时，通过改变两种材料的比例,可以制备不同孔径和强度的支架材料,凸显了个性化支架制备的优势。

磷酸八钙是类似于羟基磷灰石的生物前体结构,与两相钙磷酸盐相比,具有更强的成骨能力,同时其表面微观结构更有利于成骨细胞的黏附。研究证实,它与胶原蛋白的结合应用可以有效提高骨再生的能力。

3. 硫酸钙类支架 硫酸钙作为一种合成骨移植材料已有超过100年的历史,至今仍作为骨黏合剂和扩张器被广泛应用于骨修复中。将硫酸钙材料与体内骨膜或骨内膜直接接触移植时,它可以引导毛细血管和成骨细胞的植入。更重要的是,硫酸钙支架材料具有纳米级的结构,促进成骨细胞的黏附,同时抑制炎症的产生。

4. 合成高分子聚合物类支架 合成高分子聚合物类支架已经成为骨组织工程中的非常常见的支架材料,主要是由于它们的可调控性,在合成聚合物支架的制作过程中,可人为地控制其降解速率,调整机械性能,并制备出复杂的形状。其中,主要的合成高分子聚合物类支架材料包括如聚乳酸(polylactic acid)、聚乙醇酸(poly glycolicacid)、聚乳酸聚乙醇酸共聚物(PLGA)、聚己内酯(polycaprolactone,PCL)等。合成高分子类支架材料另一重要的优势是其可降解性,可以较容易地通过体内降解途径及时清除。然而,高分子聚合物支架材料的降解速度较快,聚乳酸、聚乙醇酸等材料的降解会引起局部酸性的环境,引发不良的周围组织反应。这些限制促使学者将目光更多地投向了天然高分子类支架材料。

5. 天然高分子类支架 常用的天然聚合物支架材料包括胶原蛋白、丝素蛋白、海藻酸、透明质酸和壳聚糖等。它们具有优越的化学相容性、低免疫原性和促进细胞生长的能力,而且天然高分子支架的孔隙率、负载电荷和机械强度都可以通过优化聚合物浓度和制备条件而进行适当的调节。天然聚合物具有一系列配体,可以促进成骨细胞的黏附。胶原蛋白是一种广泛应用于骨组织工程的天然高分子类材料,胶原水凝胶具有生物可降解性,高孔隙率,低抗原性,易于与其他材料结合使用等优点。同时,胶原蛋白在促进骨原细胞分化过程中起着关键作用,促进细胞生长和矿物质的生成。除了胶原蛋白,丝素蛋白同样是极具潜力的天然高分子类支架材料,具有优良的机械性能、生物相容性、可降解性和多向加工的性能。另外,丝素纤维支架能够促进间充质干细胞的成骨分化作用,并保持损伤局部蛋白质的生物活性。另一种常见的天然聚合物材料是壳聚糖,壳聚糖是甲壳素的脱乙酰形式,是一种丰富的自然资源,最常见的来源是甲壳类动物的骨骼。许多研究结果显示,与其他天然的合成聚合物相比,壳聚糖在促进细胞黏附增殖和成骨细胞分化方面具有更强的能力。另外,壳聚糖可促进骨传导作用,增强骨矿化能力,并具有抗菌、止痛、止血等特性。但是高分子聚合材料本身机械强度低,欠缺对骨组织的支持作用,常与其他高强度材料以一定比例混合使用。

6. 天然骨衍生材料 应用各种处理技术制作的同种异体或异种骨可作为骨组织工程的支架材料,如煅烧骨、脱钙骨、脱蛋白骨、脱细胞骨等,这些材料均去除了骨组织中原有的细胞成分,抗原性大大降低,同时保留了天然的细胞外基质网状支架结构。不同种属动物之间的骨组织结构具有高度同源性,使得异种骨植入后,很容易被宿主骨细胞取代而降解,可满足骨组织工程对基质材料生物降解性的要求。

组织工程同种异体或异种骨支架的制备方式主要包括高温煅烧、冻干、脱脂、脱蛋白和脱钙等。①利用高温煅烧的方法制备的煅烧骨(sintered bone)主要成分是高纯度羟基磷灰石,在微观结构上保留了原骨的骨小梁、小梁间隙及骨内管腔系统等结构,具有一定的孔隙率。但由于高温煅烧时去除了胶原等有机成分,所以煅烧骨的力学强度较低,脆性较大。虽然具有较强的骨传导能力,但它不具备诱导成骨功能,临床上通常与胶原或骨形态发生蛋白复合,以提高强度或成骨能力。②脱钙骨基质(demineralized bone matrix,DBM)是对同种异体或异种骨进行酸处理,脱去矿物质后留有胶原蛋白、骨生长因子及非胶原的复合产物。脱钙骨基质中含有骨形态发生蛋白,它能与骨基质内的胶原紧密结合,可诱导间充质细胞分化为成骨细胞,所以脱钙骨基质具有较强的诱导成骨能力。脱钙骨基质具有一定的力学强度,但由于保留了骨基质中的生物活性蛋白成分,仍有一定的抗原性。1973年,Urist对异种脱钙骨进行化学处理,首次制备了异种骨基质明胶(DBG)。异种骨基质明胶是对动物的新鲜骨组织进行了脱钙、脱脂、脱蛋白等化学处理,其细胞成分及95%的非胶原蛋白和脂质类被去除,保留了骨基质等成骨活性物质,具有更强的骨诱导能力。③ 1937年,Orell首次将脱蛋白骨基质(deproteinized bone matrix)

应用于临床，目前常用的制备脱蛋白骨的方法有 Oswestry 骨制备法、Kiel 制备法、氯仿甲醇磷酸盐过氧化氢乙醇法、过氧化氢乙醚法等。脱蛋白骨基质抗原性很弱，具有理想的天然多孔结构，是承载生物因子的良好载体，但机械强度差、缺乏诱导成骨的能力，其中骨形态发生蛋白、生长因子和胶原等活性物质的含量均偏低。④脱细胞骨基质（decellularization bone matrix）是由同种异体或异种骨组织经过不同的脱细胞方法，如物理法（如冻融、超声、机械震荡等）、化学法（如酸、碱、非离子型去污剂、离子型去污剂、醇处理等）、生物法（如 DNA 酶、RNA 酶、蛋白酶处理等）得到保留了骨组织细胞外基质结构而去除了细胞成分的天然衍生骨支架材料。脱细胞后骨结构中保留的主要成分是胶原和无机物，虽然组织中的蛋白成分具有一定的免疫原性，但由于骨组织的抗原性 90% 来源于骨组织内的细胞成分，所以其免疫原性较新鲜骨明显下降，这使得脱细胞骨在体内更有效地存活，更利于取代自体骨组织。

根据天然骨衍生材料的来源，骨修复材料可分为自体骨、同种异体骨和异种骨三大类。①自体骨由于其优异的骨传导、骨诱导及成骨性质，拥有理想的生物相容性及三维结构，一直以来被视为骨缺损修复材料中的金标准，但骨量有限、额外的失血量和取骨区的潜在并发症等仍是限制自体骨应用不可避免的障碍。②同种异体骨是自体骨的有效替代品，无传染性、免疫性疾病等。通过简单的冻干处理即可被广泛应用于各种病因导致的骨缺损中，然而具有免疫原性的同种异体骨可能会阻碍细胞黏附和分化，存在延期愈合和感染的风险。③异种骨来源广泛，但由于种属间抗原的差异性，必须采用人工处理方法避免移植后可能发生的免疫排斥反应，此外，潜在的致病性和相关伦理问题也有待解决。异种骨在生物活性和骨诱导能力方面存在不足，复合促成骨的生物因子能够加强骨诱导能力，进而促进骨愈合，已成为目前异种骨的研究热门。相信随着相关研究和技术的不断深入，复合异种骨会获得更大的关注。

7. 生物活性玻璃　1969 年，由 Hench 首次研制出可以替代人工骨的生物活性材料——生物活性玻璃，是由氧化钠、氧化钙、二氧化硅和磷组成的固体材料。生物活性玻璃与宿主骨之间的相互作用主要取决于硅含量，理想的生物活性玻璃材料中有 45%～52% 的二氧化硅。当二氧化硅在接触体液分解后，形成一个硅层，羟基磷灰石便在其上沉积，骨 - 材料界面便产生较活跃的化学反应，提供了一个丰富的骨传导环境。这些羟基磷灰石晶体与成骨细胞在交界面上产生的胶原纤维黏合在一起，形成了高强度的紧密结合的界面。生物活性玻璃具有良好的生物相容性、生物活性和生物降解性，并能促使干细胞向成骨细胞转化，具有骨诱导作用。

（二）骨组织工程的种子细胞

过去曾尝试应用未添加细胞或因子的空支架来修复各类骨缺损，但收效甚微。当植入特定细胞后，则可以通过调节氧张力、pH 值、生长因子、机械因素等控制细胞的增殖分化，促进骨组织的形成。骨组织工程中常见的种子细胞主要包括骨髓来源间充质干细胞、脂肪干细胞、牙髓间充质干细胞、诱导性多能干细胞、人脐静脉内皮细胞、骨膜来源干细胞、骨小梁骨祖细胞等。

1. 骨髓间充质干细胞（bone mesenchymal stem cells，BMSCs）　1970 年，Friedenstein 等首次定义了骨髓间充质干细胞。由于该种细胞较易获取、数量多、易于培养、保留有分化潜能，在骨组织工程中应用极为广泛。诱导骨髓间充质干细胞向成骨细胞表型方向分化时，培养基中需添加的物质包括地塞米松、β- 甘油磷酸酶和维生素 C 等。同时，其成骨分化的能力受某些外界环境条件的影响，如细胞接种密度、微环境中存在的细胞因子、流体流动等物理因素、激素作用等。动物研究显示，骨髓间充质干细胞不仅能有效促进新骨形成，同时对血管生成亦有很大帮助。目前临床上已有应用骨髓间充质干细胞来治疗骨缺损的例子，包括节段骨缺损修复、脊柱融合、颅骨缺损等。

2. 脂肪来源干细胞（adipose-derived SCs，ASCs）　脂肪组织是由胚胎间质细胞衍生而来的，而每克皮下脂肪中干细胞的含量却是骨髓间充质的至少 100 倍，而且纯度更高，提取时对患者损伤最小。当脂肪来源干细胞在含有地塞米松的培养基中生长时，培养基中的碱性磷酸酶（ALP）活性和基质钙化得到增强，多种成骨相关基因的表达相应提高。脂肪来源干细胞对外界环境的耐受能力较强，如在低葡萄糖、低氧的环境中，脂肪来源干细胞同样可以向成骨细胞方向分化。人脂肪干细胞的来源相当丰富，而且极易获取。从脂肪组织中分离出来的克隆细胞可以长期保存中，并能保持较高的细胞活性和分化潜能。另外，与骨髓间充质干细胞相似，脂肪来源干细胞同样有助于植入区的血管再生。

3. **牙髓间充质干细胞**（dental pulp-derived stem cells，DPSCs）　牙髓间充质干细胞是通过对拔除智齿中的牙髓细胞外基质进行酶解而获取的，具有较强的成骨潜能。牙髓间充质干细胞与骨髓间充质干细胞有许多共同点，如它们的细胞表型。牙髓间充质干细胞凭借其良好的成骨潜能、增殖能力及易于分离的特点，是骨组织工程中极具应用前景的种子细胞。

4. **诱导性多能干细胞**（induced pluripotent stem cells，iPSCs）　诱导性多能干细胞是 2006 年由 Shinya Yamanaka 利用病毒载体将四个转录因子（*OCT3/4*、*SOX2*、*KLF4* 和 *c-MYC*）同时转入分化的小鼠纤维母细胞中，使其重新编程而得到的类似胚胎干细胞的一种细胞类型。诱导性多能干细胞在骨组织工程的研究中具有巨大的研究价值，因为它们无关伦理问题，免疫原性低，同时可以无限增殖，最重要的是，可以通过对患者自身的诱导性多能干细胞的传代为患者实现个性化的细胞移植方案，进一步拓宽了骨组织工程的研究领域。

5. **人脐静脉内皮细胞**（human umbilical vein endothelial cells，HUVECs）　人脐静脉内皮细胞是从人脐带中分离出来的分化成熟的细胞。许多研究报道，人脐静脉内皮细胞与间充质干细胞联合应用，以促进组织血管网络的建立和扩增。另外，当人脐静脉内皮细胞与骨髓间充质干细胞联合应用时，ALP 的表达和新骨形成同样得到增加，提示人脐静脉内皮细胞与成骨细胞之间具有协同作用，促进了血运再生的同时，提高了成骨细胞的成骨能力。

6. **骨膜来源干细胞**（periosteum-derived stem cells，PSCs）　与骨髓间充质干细胞不同的是，在口腔颌面外科手术中，骨膜来源干细胞可以更容易地从患者颌骨的骨膜中提取。但是比较骨膜来源干细胞、骨髓间充质干细胞和脂肪干细胞三者的成骨能力，仍没有确切的研究证据表明哪种细胞的骨形成能力更强。

7. **骨小梁骨祖细胞**（trabecular bone progenitor cells，TBPCs）　近期研究表明，从骨小梁中分离出来的祖细胞具有很强的成骨潜能。但和间充质干细胞不同的是，这些骨小梁骨祖细胞没有特定的细胞表型。研究显示，与骨髓间充质干细胞相比，骨小梁骨祖细胞更容易获取，也更容易预测其增殖能力，而且骨小梁骨祖细胞表现出更强的 ALP 表达及更多的新生骨量，而且骨形成的时间更早，可能为骨组织工程提供了另一种替代骨髓间充质干细胞的极具前景的种子细胞。

（三）骨组织工程的生物因子

骨折愈合过程是由多种多样的细胞生物因子通过一系列复杂有序的作用而完成的级联反应。如何将细胞这些生物信号分子的作用按照自然生理规律充分地发挥出来对缺损处骨组织的有效修复至关重要。参与骨再生的主要生长因子家族包括成纤维细胞生长因子（fibroblast growth factors，FGFs）、骨形态发生蛋白（bone morphogenetic proteins，BMPs）、血管内皮细胞生长因子（vascular endothelial growth factors，VEGFs）、胰岛素样生长因子（insulin-like growth factors，IGFs）和转化生长因子 β（transforming growth factor β，TGFβ）。在骨组织工程中涉及的生物因子主要包括三大类：①成骨相关生长因子；②血管生成相关生长因子；③炎性生长因子和细胞因子。

1. **成骨相关生长因子**　骨组织修复的基础是骨祖细胞的发生并向成骨细胞方向的分化，随之通过膜内成骨和软骨内成骨两大最基本的骨发生方式以及破骨细胞和成骨细胞的平衡改建逐步形成最终的骨。其中，成骨细胞的一个关键作用是沉积细胞外基质中的有机成分，如纤维蛋白、糖蛋白、蛋白聚糖和糖胺聚糖等。上述糖胺聚糖与生长因子的相互作用对骨组织形态的形成过程至关重要。这些成骨相关生长因子主要包括：血小板衍生生长因子（platelet-derived growth factors，PDGFs）、TGFβ、FGFs、IGFs 和 BMPs。其中，BMP 信号通路是目前在骨再生领域研究最广泛的一种生长因子家族。在所有 BMPs 家族蛋白中，研究结果最确切的主要是 BMP-2、BMP-4 和 BMP-7。事实上，BMP-2 和 BMP-7 已经通过美国 FDA 批准并可以应用于临床上骨再生的相关手术，包括胫骨骨折手术、脊柱融合术等。BMPs 在骨折愈合初期发挥重要的作用，当骨祖细胞和间充质干细胞向骨损伤处募集时，BMPs 促使它们开始向成骨细胞方向的分化。BMP-2 在其中的作用尤为重要，直接促进碱性磷酸酶和骨钙素等成骨标志物的表达。另外，IGF-1 是在破骨细胞吸收骨折处骨基质时被释放出来的，它作为一种有丝分裂因子可以刺激胚胎细胞的生长和分化，从而刺激成骨细胞的生长和增殖。基质细胞衍生因子（stromal-derived factor，SDF-1）是早期骨折修复阶段干细胞募集和迁移的关键因素，同时可以增加新生骨的密度。PDGFs 可以促进骨生成，是细胞进入骨折部位的主要初始信号之一。bFGFs 不仅可以促进骨损伤部位血管的生成，还可以增加骨细胞的数量，同时它也是促进间充质干细胞分裂的一种有丝分裂素。

2. 促血管生成相关生长因子 骨修复处未建立有效的血管化网络或局部缺血是导致骨愈合失败的主要风险因素之一，血管不仅能够向骨损伤处提供氧气和营养物质，而且是输送成骨细胞的一个渠道，在促进细胞分化方面发挥积极的作用，也是软骨内骨化的必要条件。主要的促血管生成因子包括 PDGFs、BMPs、FGFs 和 TGFβ。FGFs 通过促进内皮细胞和成骨细胞的增殖而诱发血管生成，其中，FGF-2 在血管生成、伤口愈合和组织修复中起着关键作用。VEGFs 是骨形成过程中血管生成的关键调节剂，VEGFs 的表达在骨折后早期达到峰值。骨折后，骨损伤区域呈现低氧状态，能够直接被缺氧诱导因子感知，随之促进 VEGFs 的转录，进而促进新生血管化。事实上，VEGFs 是通过刺激内皮细胞的增殖和迁移而形成管状血管的，它同时可以促进骨形成相关细胞的募集和生长。然而，VEGFs 可以诱发血管通透性的改变，而导致全身低血压和水肿，因此需要对 VEGFs 的应用剂量和速度进行适当的控制。

3. 炎性细胞因子 骨折部位的血管破裂会导致血栓的形成，同时引发炎性反应，炎性反应是骨折修复的第一个阶段，在骨折发生后的第一天即发生。炎症细胞通过多重促炎性信号分子被吸引到血栓中，这些分子是由血小板在体内释放出来的。事实上，炎性细胞因子的关键作用是促进淋巴细胞、浆细胞、巨噬细胞和破骨细胞的侵入。主要的炎性细胞因子包括肿瘤坏死因子 α（tumor necrosis factor-α，TNF-α），FGF-2，白介素 -1（interleukin-1，IL-1），白介素 -6（interleukin-6，IL-6）和巨噬细胞集落刺激因子等。

另外，由于细胞外存在的酶的降解作用，加之较弱的组织渗透作用和未受调控的迁移方向，外源性生长因子到达靶器官或组织的可能性较小。尤其在损伤的骨组织处的炎性环境是酸性和低氧的，由中性粒细胞和巨噬细胞为主，加速了外源性生长因子的损耗。为了提高生长因子在体内的作用，我们需要从骨的发生和骨损伤修复的自然生长和愈合规律中获取解决问题的灵感。多种生物因子的供给在时间、空间和剂量等因素上符合体内自然规律的要求对组织工程骨修复的效果起到关键作用，而这又对骨组织工程控释支架材料的研发提出了更高的要求。

（四）常用的组织工程骨构建技术

组织工程骨的构建技术主要是研究如何将种子细胞、生物因子有效地接种于结构优良的生物支架上，以利于体外培养分化成骨的过程。近年来，较常见的几种组织工程骨构建技术如下：

1. 静电纺丝技术 静电纺丝技术是应用不同聚合物溶液，通过静电力的作用制造纳米纤维的过程。随着纳米技术和聚合物材料的发展，制造新型骨支架材料的方法也随之产生，即通过远程设计来模拟生态系统而制备的支架材料。纳米纤维支架可有效地提高 ALP 的活性，而 ALP 的含量可以间接反映成骨的能力。这些纳米纤维可由多种材料组成，如聚己内酯、聚左旋乳酸 / 明胶 / 羟基磷灰石、聚左旋乳酸 /β- 三磷酸钙等，它们均显示出提高成骨细胞 ALP 活性的能力。另外，静电纺丝的纳米纤维支架材料具有特定的分子特性，可以在植入前将细胞或各种生长因子与其结合在一起。由于静电纺丝纳米纤维支架材料通常是较脆的，所以尝试将成骨细胞附着于支架上，通过成骨细胞的矿化作用提高其完整性和机械稳定性。近年来，应用静电纺丝技术制备组织工程骨支架的方法已得到广泛的应用，合成支架的新材料层出不穷，为新型组织工程骨支架的研发提供了无限的可能。

2. 3D 生物打印技术 随着计算机技术地进一步发展，3D 打印技术对组织工程发展的贡献不可估量，使组织工程骨支架材料的空间微结构得到了有效地控制。3D 打印支架的结构是由计算机辅助设计（computer-aided designing，CAD）模型所决定的，它被加载到 3D 打印机上，通过计算机辅助制造技术（computer-aided manufacturing，CAM）实现支架的快速制备。近年来，3D 生物打印作为一种新兴技术，使细胞在支架材料上均匀分布和复杂组织器官的构建成为可能。它可以将水凝胶、细胞、生物因子在计算机自定义模式下，从下往上混合构建出复杂的组织结构，我们把这种由水凝胶、细胞、生物因子组成的混合物形象地定义为"生物墨水（bioink）"。常用的水凝胶包括胶原蛋白、海藻酸或透明质酸，因为它们提供了一种类似于细胞外基质的环境，同时也提供了生物可降解的优势。常用的细胞类型包括骨髓间充质干细胞、牙髓间充质干细胞和脂肪干细胞，而脐静脉干细胞和内皮祖细胞可用于促进血管新生。然而，生物墨水虽然为细胞提供了足够仿真的细胞外环境，但维持它们的生存能力仍然是这项技术的一个关键挑战。另外，水凝胶缺乏足够的机械强度是该项技术的另一重要限制因素。

3. 生物反应器技术 2005 年，生物反应器技术的出现使生物支架、干细胞和生物因子在体外的联合应用研究及模拟体内组织或器官的内环境成为可能。生物反应器是为制造某种特定的生物产品而设定的一种系统装置，不同生物反应器对温度、湿度、营养、灌流系统具有不同的要求。通过生物反应器系统各种参数的探索和确定，可以实现组织工程化骨移植物生产的自动化和规模化。但这种体外生物反应器仍没有解决血管化的难题。随着骨诱导性生物材料异位成骨研究的深入，Steven 等提出"体内生物反应器"的概念，生物体内某些特定的组织或器官间隙内，如骨膜下、脂肪、肌肉、皮下等，具有异位成骨的功能，认为体内生物反应器调用了机体自身的创伤愈合机制，利用体内多潜能干细胞获取骨组织所需的细胞群和生物分子信号。

（五）骨组织工程研究中存在的问题及未来展望

尽管骨组织工程是目前研究的热点，但也毕竟属于一门新兴学科，相关研究尚处于探索阶段，仍存在许多尚待解决的问题：①骨组织工程支架材料的优化：如何研制出可以兼顾支架硬度和弹性的、具有多孔微观结构的、可以精准控制支架尺寸的、具有适宜降解速度的、能够支持负载生物因子精准释放的、更仿真的支架材料？如何研制出能够支持血管组织长入的支架，使骨移植物尽快血管化，以保证移植到骨缺损区的组织细胞能够成活并获得足够的营养物质？如何解决天然同种异体和异种支架的抗原性问题？②种子细胞和支架材料的组装：支架材料中有机成分和无机成分的最佳构成比例、组装方式和内部微观结构的设计，以及支架材料和种子细胞在体外如何模拟体内环境共培养的问题是目前亟待解决的问题。③局部微环境：越来越多的证据表明，炎性反应以及炎性反应中活跃的免疫细胞和免疫细胞分泌的炎性因子对骨折愈合的成功具有重要的作用，炎性反应的衰减会导致骨折延期愈合，甚至假性愈合。所以，还需将更多的精力投入在移植物植入后局部微环境的改变，以及如何利用调节微环境的办法更好地促进组织工程骨再生的效果。④生物因子用量的精准控制：为了更安全有效，应进一步优化生物因子的用量、应用时间、应用顺序及联合应用的方案。支架材料的降解性能对生物因子的实际释放情况亦具有很大影响，如何平衡支架材料的降解时间和生物因子合理有效的释放时间同样是有待解决的重要问题。⑤干细胞及生物因子作用的分子机制研究：组织工程人工骨如何促进骨缺损区骨再生的分子机制尚有待进一步阐明，为寻找具有良好的骨诱导性的新型生物材料打下坚实的理论基础。

骨移植一直是人类几个世纪以来不断深入研究和探索的重要课题，直到今日，临床上对大范围骨缺损的治疗仍是医学界面临的重大难题。人工骨的研究和发展为骨缺损的修复提供了更多替代自体骨材料的选择，骨组织工程学是建立在天然材料提纯、人工材料合成、细胞培养、移植技术等基础上的一门交叉学科，它的发展涉及材料学、细胞生物学、组织学、免疫学、生物力学、生物化学、生理学、分子遗传学等多种学科知识的融会贯通，是最有希望实现科研成果转化的新兴学科。骨组织工程的兴起和发展将会彻底转变传统医学对骨缺损的治疗理念，为人类医疗事业的飞速发展做出巨大的贡献。

第二节 人 工 皮 肤

一、正常皮肤结构功能及损伤后修复过程

皮肤指身体表面包在肌肉外面的组织，是人体最大的器官，是与外界接触的屏障，主要承担着保护身体、排汗、感觉温度和压力的功能。皮肤是由表皮层、真皮层、皮下组织三个部分组成。

表皮是皮肤的最浅层，由浅到深可分为角质层、透明层、颗粒层、棘层和基底层。基底层是表皮细胞中分裂和增殖能力最强的一层细胞，由于基底层细胞的不断分裂、增殖，使表皮层不断更新换代。棘

层在接近基底层的细胞也有分裂、增殖能力，参与表皮的更新换代。颗粒层介于死亡的角质细胞与分裂增殖能力旺盛的表皮细胞之间。位于最表面的角质层，由角质细胞组成，是皮肤与外界接触的门户。表皮和真皮之间是呈波浪状界面的基底膜，把两者紧密联结起来。基底膜为一层富有微孔的半透膜，营养物质、氧气及神经末梢均可从此通过并进入表皮。

真皮位于表皮和皮下组织之间，含有胶原、网状、弹力三种纤维和皮肤附属器，从组织结构上来看，可分为上部的乳突层和下部的网状层。真皮向表皮内指状伸入，成一形态和功能单位，即为乳突层。乳突层中胶原纤维较细且疏松，向各个方向分布。该层富含毛细血管网、淋巴网和神经末梢感受器。取皮至该层时，出血点似针尖样细小，愈合后不留或留下浅表瘢痕。网状层组织致密，胶原纤维粗而密，交织成网，外绕弹力纤维及网状纤维，平行于皮面排列。这些坚韧组织结构，增强了皮肤的屏障作用，该层血管较少，但口径较乳突层粗，出血点呈斑点状，该层损伤愈合后瘢痕明显。在真皮中分布着能合成胶原组织的成纤维细胞，以及有游走吞噬作用的组织细胞、肥大细胞等。

皮下组织由脂肪组织和疏松结缔组织构成，胶原纤维束形成小梁，将脂肪组织分隔成小叶，纤维梁中富有血管、纤维、神经、淋巴管等。汗腺、毛囊等皮肤附属器可见于此层。皮下脂肪的厚度随性别、年龄、部位及营养状况而异。脂肪组织的柔性及疏松结缔组织赋予了皮肤在此层的滑动性。但在人体颈部、足底、手掌等部，纤维小梁向真皮及筋膜延伸，因连接紧密而使这些部位滑动性较小。皮下脂肪不仅有隔热和缓冲外力的作用，而且也是人体营养储藏所在，当碳水化合物不足时，可由脂肪组织氧化来供应体能。

（一）皮肤的生理功能

人体的皮肤与其他器官和组织一样，具有相应的功能，参与全身的功能活动，以维持机体和外界环境的对立统一，维持人体健康。

1. 屏障作用 皮肤对于机械性、物理性、化学性及生物刺激具有保护作用。正常人通过皮肤的水与电解质的丢失是非常少的，若角质层被破坏，水和电解质的丢失会增加 $40\sim100$ 倍。在角质层完整、皮肤干燥情况下，细菌一般不易进入皮肤。皮肤表面偏酸性，不利于细菌在其表面生长繁殖。皮肤有防止机械损伤的作用，表皮层由于胶原纤维的伸展性，使皮肤具有一定的抗牵张能力，具有保护深层组织的功能。

2. 感觉作用 皮肤中有极丰富的神经纤维网及各种神经末梢，可将外界刺激引起的神经冲动，通过周围神经、脊髓神经后跟神经节、脊髓丘脑前束（触及压觉）和脊髓丘脑侧束（痛及温度），传至大脑皮层中央后会产生感觉。皮肤除了感受触、压、痛及温度等感觉外，还可感受许多复合感觉，如干、湿、光滑、粗糙、坚硬、柔软等，使机体能够感受外界的多种变化，以避免机械、物理及化学性损伤。

3. 调节体温作用 皮肤对保持正常体温，以维持机体的正常功能起着重要的作用。皮肤的体温调节功能是由三种机制实现的，包括毛细血管的舒张与收缩，真皮及皮下脂肪层的厚度以及汗腺的分泌量。由于皮肤的这一功能，使人体在任何环境下，始终能保持较为恒定的温度。

4. 吸收作用 皮肤主要通过表皮和附属器发挥吸收作用，角质层在体表形成完整的半透膜，可吸收物质通过该层进入真皮。正常皮肤可吸收少量水，及单纯水溶性物质如维生素 C、B 等，葡萄糖、蔗糖等不吸收，电解质吸收不显著，但少量阳离子如汞、钠、钾等可通过角质层细胞间隙进入人体内。脂溶性物质如维生素 A、D、K 及睾酮、黄体酮皮质类固醇激素等可经毛囊、皮脂腺吸收。

5. 分泌和排泄作用 正常皮肤有一定的分泌和排泄功能，主要通过汗腺和皮脂腺来进行，前者排泄汗腺，后者分泌皮脂，形成表皮脂质膜，可润滑毛发、皮肤。

（二）皮肤损伤后修复过程

皮肤位于身体表面，易于受到损伤，皮肤损伤的常见原因包括烧伤、创伤、感染等等。皮肤创伤愈合是指由于遭受外力作用，皮肤组织出现离断或缺损后的愈合过程，包括各种组织的再生和肉芽组织增生、瘢痕组织形成的复杂过程，表现出这些过程的协同作用。轻度的皮肤创伤仅限于皮肤表皮层，重度皮肤损伤有皮肤和皮下组织断裂，并出现伤口。前者可通过上皮再生愈合，后者由于创伤严重，皮肤自身无法修复愈合常需人工干预治疗，如行皮肤缝合手术及植皮等。皮肤附属器（毛囊、汗腺及皮脂腺)如遭完全破坏，则不能完全再生，而出现瘢痕修复。

1. 伤口的早期变化 伤口局部有不同程度的组织坏死和血管断裂出血，数小时内便出现炎症反应，表现为充血、浆液渗出及白细胞游出，故局部红肿。早期白细胞浸润以中性粒细胞为主，3d 后转为巨噬细胞为主。伤口中的血液和渗出液中的纤维蛋白原很快凝固形成凝块，有的凝块表面干燥形成痂皮，凝块及痂皮起着保护伤口的作用。

2. 伤口收缩 2～3 日后边缘的整层皮肤及皮下组织向中心移动，于是伤口迅速缩小，直到 14d 左右停止。伤口收缩的意义在于缩小创面。不过在各种具体情况下，伤口缩小的程度因伤口部位、伤口大小及形状而不同。

3. 肉芽组织增生和瘢痕形成 大约从第 3 天开始从伤口底部及边缘长出肉芽组织填平伤口。毛细血管大约以每日延长 0.1～0.6mm 的速度增长。其肉芽组织中没有神经，故无感觉。第 5～6 天起纤维母细胞产生胶原纤维，其后一周胶原纤维形成甚为活跃，以后逐渐缓慢下来。随着胶原纤维越来越多，出现瘢痕形成过程，大约在伤后一个月瘢痕完全形成。可能由于局部张力的作用，瘢痕中的胶原纤维最终与皮肤表面平行。

4. 表皮及其他组织再生 创伤发生 24h 内，伤口边缘的基底细胞即开始增生，并在凝块下面向伤口中心迁移，形成单层上皮，覆盖于肉芽组织的表面。当这些细胞彼此相遇时，则停止迁移，并增生、分化成为鳞状上皮。健康的肉芽组织对表皮再生十分重要，因为它可提供上皮再生所需的营养及生长因子。如果肉芽组织长时间不能将伤口填平并形成瘢痕，则上皮再生将延缓；在另一种情况下，过度生长的肉芽组织高出于皮肤表面，也会阻止表皮再生，因此临床常需将其切除。若伤口过大（一般认为直径超过 10cm 时），则再生表皮很难将伤口完全覆盖，往往需要植皮。

二、皮肤修复技术及材料研究进展

传统的皮肤修复技术包括皮肤移植和皮瓣移植等等。无论是皮肤移植和皮瓣移植，都需要从患者自身切取皮肤或者皮瓣，都会面临供区的再次损伤，会在供区形成明显的瘢痕。而大面积烧伤患者往往会出现皮源的紧张，危及患者生命。因此，组织工程皮肤的研究发展迅速，组织工程化皮肤已经应用于烧伤、慢性皮肤溃疡、营养不良型大疱性表皮松解症、白癜风、光化性紫癜、外伤及外科继发性难以修复的皮损等等。

利用组织工程原理研制人工皮肤是近些年来皮肤创面修复研究中的一个重要方向。组织工程皮肤不仅覆盖创面，促进皮肤的恢复和生长，而且组织支架中的活性细胞还能诱导分化细胞，永久性代替已损伤或丧失功能的皮肤。20 世纪中期，Winter 等研究者尝试应用聚酯膜、聚丙烯等材料，随后的七八十年代，人们开始对聚合物的透气性、吸收性等理化特性进行深入研究，进而研发出透明聚合物膜、膜片水凝胶、海绵泡沫等材料。根据体表创面修复材料的功能和应用效果，修复材料可分为传统敷料、生物敷料及人工合成敷料以及组织工程化皮肤三类。

传统敷料是具有编织结构的材料，是迄今各类创伤修复中应用最广泛的一类敷料，如棉花、棉纱等为原料制成的纱布。纱布均匀吸收液体的能力较强，可有效防止局部积液，但因此易引起伤口感染，揭去时容易粘连创面而损伤新生肉芽组织，影响愈合。传统敷料难以达到良好的创面修复效果。

生物敷料在体表创伤修复中得到广泛应用，可分为动物皮敷料和生物组织衍生敷料。动物皮敷料的来源广泛、成本较低、储存和消毒较为方便。猪皮与人的皮肤有较高的组织同源性，临床上常用此类皮治疗大面积深度烧伤创面。这种敷料能降低创面渗出，减少体内水分蒸发和控制感染。我国通过基因转染技术导入人体免疫耐受相关基因，成功研制出基因转染猪皮，用于封闭体表创面，防止创面微生物感染和体液蒸发，促进创面愈合。

以胶原、壳聚糖为原料衍生而成的敷料具有安全无毒，无过敏反应的优点。胶原是细胞外基质的主要成分，大量存在于动物组织中，被用作敷料的主要基础材料基于胶原的生物敷料在创面修复中最终降解为机体修复所必需氨基酸，为创面修复提供营养物质。壳聚糖广泛存在于蟹壳、昆虫外壳等中，生物相容性好，临床实验表明其能缩短创面愈合时间，明显减轻疼痛。

以高分子材料为原料的人工合成敷料种类繁多。体表创面在合成敷料覆盖下，形成适宜创面生长的环境，能加速创面坏死组织自溶性清创，同时促进组织修复和再上皮化。薄膜型敷料可覆盖在皮肤上作为保护层，代表产品有 Tegaderm、Dermafilm 等；泡沫型敷料对液体具有较大吸收容量，对伤口有良好保护功能，加入药品后还可促进伤口愈合，但无法自行粘贴，且敷料孔隙大，易受细菌污染，如 Ivalon 等；水凝胶型敷料是在可渗透的聚合物衬垫上使用水凝胶材料，该类敷料可保持创面湿润，能连续吸收渗出液，有温和的冷却作用，在大量吸收渗出物后，胶体膨胀易导致敷料与伤口分离，如 Duoderm、Comfeel 等。

三、组织工程皮肤研究进展

组织工程皮肤是最早被开发的组织学产品，也是世界上第一种获得 FDA 批准，被应用于临床上的组织工程产品，可分为表皮修复材料和真皮修复材料。

表皮修复材料包括表皮细胞膜片和表皮细胞 - 载体复合膜片。目前，自体表皮细胞移植临床上多用于治疗大面积烧伤患者，同种异体表皮细胞移植膜片多用于大面积烧伤，大疱性表皮松解症以及慢性静脉溃疡等的治疗。然而，表皮修复材料由于缺乏真皮结构，使用上受到极大限制，现阶段开展的表皮修复材料的研究更多的是作为构建全层皮肤的基础。表皮细胞膜现已逐步淘汰，双层组织工程皮肤产品被认为是具有干细胞的临床转化产品，用于三维立体人工皮肤替代物的研究。

在真皮修复材料中，真皮结构可以为创面修复提供牢固的机械保护，并决定人体皮肤的外观特征，在愈合、生长、抗菌和防御外伤方面起重要作用。脱细胞真皮基质（AlloDerm）是经一系列化学处理的方式，保留了皮肤的基底膜和胶原纤维的正常结构及真皮内各种细胞外基质成分。其抗原性低，血管化速度快，缺点包括宿主会产生体液免疫反应。国内以猪皮为原料研发的脱细胞猪真皮组织工程支架材料具有良好的细胞相容性和组织相容性，体外复合皮肤成纤维细胞，得到组织工程化皮肤，移植后成功修复了动物皮肤缺损创面。曹谊林等采用传统组织工程技术在猪的模型上构建出了全层皮肤组织，组织学检测发现构建的皮肤具有上皮和真皮两层结构，且具有完整基底膜。

合成基质真皮替代物能提供皮肤支架材料，为细胞提供生长繁殖、新陈代谢以及物质交换的场所，有利于真皮替代物更好地发挥作用。以胶原为主体材料，发展出以组织学工程学技术为特征的人工皮肤替代材料，如 Dermagraft、Integra 等。Integra 人造皮肤是目前最为广泛应用的一种人工真皮替代物，可用于急性重度半厚或全厚皮肤烧伤以及烧伤后皮肤重建，此外，它也可应用于慢性不愈合创面以及皮肤病变的重建。Dermagraft 材料是采用 Cooper 法在聚乳酸网上植入冷藏保存的新生儿异源性的包皮成纤维原细胞。这类皮肤替代物的优点在于其具备良好的抗撕裂性，易于操作且没有排斥反应。金岩等从降低免疫排斥方面入手，采用免疫原性较低的胎儿皮肤为细胞来源，构建了全层组织工程皮肤，内含基底膜、细胞间桥、桥粒、角质层及上皮钉突等结构，使其接近于正常的皮肤。

我国组织工程皮肤代表产品为安体肤，为同种异体的成纤维细胞种植在牛源性Ⅰ型胶原蛋白基质上，在符合人源性表皮细胞体外三维培养成含活细胞、有真表皮结构的人工皮肤。其 2007 年在中国首次获得注册证，用于烧伤创面的治疗。

组织工程皮肤即运用组织工程技术及生命科学的原理和方法，在无细胞的生物材料中引入待定的种子细胞，通过一定的组织构建技术形成更加接近人体组织结构的生物活性替代物，通常包括种子细胞、支架材料、生长因子三个基本条件。

理想的组织工程皮肤应具备以下特点：①能覆盖并封闭创面，减少热量、蛋白质和电解质丢失；②具有良好的黏附性，材料与组织细胞间有良好的界面关系；③移植成功率高，被受体永久接受且易成活；④组织相容性良好，无明显炎症反应、免疫反应和细胞毒性；⑤不干扰创面的正常愈合机制，能消除分泌物，防止感染、粘连及瘢痕形成；⑥安全无毒，无免疫原性；⑦经济易得，皮肤体外构建所需时间能满足临床实用性需要；⑧便于储存运输，价格低廉。近年来，随着组织工程技术的发展和完善，组织工程皮肤既可作为基质植入宿主体内并生长，又可作为含化学成分的促生长物质促进创面愈合，是临床上用于皮肤创伤修复和愈合的新治疗手段。

1. 支架材料 组织工程皮肤的支架材料是指可使细胞生长为一个完整组织的框架材料。根据来源不同,支架材料分为天然及合成材料两大类,天然材料分为天然多糖聚合物及天然蛋白质。天然多糖聚合物,包括细菌纤维素、壳聚糖、透明质酸等;天然蛋白质,包括丝素蛋白、纤维蛋白凝胶、胶原蛋白等。人工合成材料主要有聚乳酸、聚羟基乙酸、聚乙二醇、聚乳酸-羟基乙酸共聚物、聚对苯、聚羟基丁酸戊酯、甲酸丁二酯等。目前的研究热点在于开发新材料运用于支架中、联合两种或者两种材料以上作为支架。

使用支架材料进行皮肤创伤修复时,不得不考虑的问题是异物反应的存在,包括炎症、感染、血栓形成及栓塞。因此,理想的支架材料应具备以下条件:①生物相容性良好;②生物可降解性良好且速率可控;③不会引起炎症反应;④具有可塑性和一定的机械强度;⑤具有一定尺寸的三维多孔结构。此外,支架材料应满足一定的力学性能及抗压性,能与机体紧密贴合,且不会对机体造成机械损伤。理想的支架材料应该类似于机体的细胞外基质,不仅能够支持细胞的黏附、增殖和成熟,并且能促进创伤的愈合、肉芽组织的形成、纤维化、血管化和上皮再生。

2. 种子细胞 组织工程皮肤的种子细胞是指能够发育成皮肤组织或其细胞成分的培养细胞。目前,组织工程皮肤中种子细胞的主要来源是患者的自体细胞、异体细胞和异种细胞。来源于患者自身的种子细胞具有低免疫原性和疾病传播率,而且具有再生为新的皮肤组织的能力,用其修复皮肤创伤的效果最为理想。种子细胞一般具有以下几个特征:①易获取;②增殖能力强;③能在体外进行扩增;④具有生物可降解性。目前种子细胞一般为表皮细胞、成纤维细胞、干细胞等。

(1)表皮细胞:表皮细胞来源于胚胎外胚层。角质形成细胞是表皮的主要组成细胞,属于终末分化细胞。自1975年建立了人表皮细胞的体外分离和扩增技术,对表皮细胞体外培养的研究持续不断。但随着传代次数的增加,细胞老化且增殖能力逐渐下降,因此无法保持稳定组织供应,如何克服大规模培养问题是目前研究的焦点。

(2)成纤维细胞:成纤维细胞是皮肤组织损伤后主要修复细胞,主要是通过分泌多种细胞外基质及细胞因子等成分完成修复功能,目前人为调控成纤维细胞的生物学功能是研究的热点之一。上皮角质形成细胞与成纤维细胞构建皮肤模型时,细胞生长因子分泌增加,可促进创面恢复。组织工程皮肤的构建加入成纤维细胞更加接近正常的皮肤结构。

(3)干细胞:干细胞是一类多潜能细胞,具有自我更新的特性和无限增殖能力,经诱导后可以定向分化。干细胞在皮肤损伤修复过程中发挥的作用包括以下几种:①其中具有多分化潜能的细胞可向上皮细胞表型转化;②可作为血管再生时内皮细胞的前体细胞;③可表达特异性胶原蛋白,促进创面重塑;④可促进色素再生;⑤可促进毛囊再生。间充质干细胞、脂肪干细胞等均可作为构建皮肤组织工程皮肤的种子细胞。

1)间充质干细胞:又称多潜能基质细胞,是属于中胚层的一类多能干细胞,主要存在于结缔组织和器官间质中,是构成骨髓微环境的主要细胞成分之一,具有自我更新、自我复制、无限增殖及多向分化潜能,可通过分泌细胞因子,减少炎症、减少细胞凋亡,促进内源性组织器官的增殖及进行免疫调节,从而作为种子细胞达到修复组织器官的效果。其取材方便、培养容易、增殖力强、低免疫原性、外源基因转染表达稳定的特点,在适宜的微环境下可分化为表皮细胞及皮肤附属器细胞,还可促进新生血管形成,加速创面愈合。

2)脂肪干细胞:是近年来从脂肪组织中分离得到的一种具备自我更新能力及多向分化潜能的干细胞,遗传背景稳定,体内植入后免疫排斥少,是一种比较理想的种子细胞。其取材范围广泛,来源充足,易于在体外培养扩增,无致瘤性,在一定诱导条件下可向成骨细胞并分泌多种促进血管生成因子及细胞成熟相关的细胞因子,具有多种生物学活性,参与组织细胞的生长、再生和重建,已成为继间充质干细胞后新的研究热点。

3. 生长因子 组织损伤后,修复过程的各个阶段都有生长因子的参与和调控,与创面愈合关系较为密切的生长因子有:血小板源性生长因子(Platelet-derived growth factor, PDGF)、转化生长因子β(transforming growth factor-β, TGF-β)、碱性成纤维细胞生长因子(recombinant human basic fibroblast growth factor, bFGF)、血管内皮生长因子(vascular endothelial growth factor, VEGF)、表皮细胞生长因子(epidermal growth factor, EGF)等。这些生长因子在损伤修复过程中形成一个复杂的网络,目前认为生长因子的作用机制主要为:①趋化作用;②促进细胞增殖;③促进伤口的血管化;④调节细胞外基质的产生和降解;⑤诱导邻近细胞合成细胞因子。

(1) PDGF:是最早被发现的生长因子之一。它的生物学活性广泛,作用于靶细胞膜上的相应受体,产生一系列生物学效应。其可影响细胞的趋化作用,能趋化炎症细胞和组织修复细胞到达创面,促进血管内皮细胞、成纤维细胞及上皮细胞进行有丝分裂、增殖,促进细胞外基质的合成,影响细胞凋亡,从而促进血管再生、细胞基质形成和重建,促进伤口愈合。在创面组织中,PDGF 含量的高低及生物活性的变化常常会影响修复治疗和修复后组织改建。研究表明,PDGF 不仅可加速皮肤伤口的愈合,更有助于慢性难愈性溃疡的修复。

(2) TGF-β:是具有多功能的细胞因子,在创伤修复过程中,TGF-β 通过影响多种细胞的趋化、增殖和分化过程,从而参与创伤后上皮再生、间质增生和血管形成,在炎症的修复、内环境稳态的维持等方面起重要功能。在已知的细胞因子中,TGF-β 被认为在创面愈合和组织纤维化过程中起着非常重要的调控作用。在创面愈合过程中,存在 TGF-β 表达一过性升高,当创面再次上皮化后,TGF-β 水平下降,创面局部肉芽组织被改建成为成熟的瘢痕。

(3) bFGF:其可趋化成纤维细胞并促进其增殖的作用故命名。它作为重要的创伤愈合因子,通过改变细胞的趋化性,诱导或抑制细胞特殊蛋白的合成或分泌,从而调节内分泌或神经功能。bFGF 可促进新生血管的形成,促进血管平滑肌细胞、内皮细胞增生,参与炎症或修复。bFGF 在诱导胶原蛋白表达的同时还可增加 TGF-β 表达,通过相互作用明显增加组织局部胶原蛋白含量。在一定浓度范围内,bFGF 具有促进成纤维细胞增殖能力,且与其浓度成正比。在损伤修复早期,bFGF 可促进一系列细胞参与炎性反应,若其持续作用于成纤维细胞和内皮细胞,会使肉芽组织过度生长,最终促进瘢痕增生。

(4) VEGF:其是促进血管内皮细胞生长最有效的细胞因子。研究发现,VEGF 在腺病毒载体介导下能持续释放,具有刺激胶质细胞和成纤维细胞向创面迁移、促进胶原沉积及上皮形成的作用,从而显著缩短皮肤组织再生的时间。

过去的研究注重单一材料与单一组织之间的再生关系及作用,现如今付小兵提出了"生物材料构建微环境诱导多种损伤组织同步修复再生"这一科学概念,即基于 3D 结构等多种复合成分同步构建多种组织。3D 生物打印技术方面的问题依靠生物功能方法,生物工程方法可用来精确构建组织和器官的细胞内和细胞外组分,即精确控制每一层中生物材料、生化药剂和活细胞等功能性成分的定位,一层一层打印形成 3D 结构。实现修复与再生的着力点落于如何使得材料所构建的三维微环境与修复再生所需微环境相结合,从而达到技术突破。然而,由于人体组织器官形态和功能的复杂性,要做到成功模拟皮肤与皮肤附属器(汗腺、毛囊、皮脂腺等)仍有漫长的路要走。

目前随着组织工程技术的飞速发展,工程化皮肤替代物、干细胞疗法、生物 3D 打印技术制备皮肤类似物,组织工程皮肤已开发了多种新产品,为临床各类皮肤缺损修复提供了新的治疗思路与途径。目前组织工程皮肤仍存在免疫排斥、异物反应、感染、人工皮肤缺乏毛囊、皮脂腺、汗腺和血管等皮肤附属器。如何构建真正意义上的"皮肤",研制出更接近生理状态的永久性创面覆盖物仍是组织工程皮肤研究的重点。

第三节 人 工 肝

一、肝脏组织结构、功能及自我修复能力

肝脏是人体新陈代谢的一个最大实质性内脏器官,在体内具有去氧化、储存肝糖、分泌蛋白质、合成尿素等"生化加工厂"作用,是人体消化系统中最大的消化腺,起着分泌胆汁、解毒净化等重要生理功能。在医学用字上,常以拉丁语字首 Hepato- 或 Hepatic 来描述肝脏或肝脏的。

（一）肝脏结构

1. **肝脏位置、重量** 肝脏位于人体的上腹部，在横膈之下方，右肾前方，胃的上方。大部分位于右季肋区和腹上区，小部分位于左季肋区。平均重达 1.5kg（约在 1～2.6kg 之间），为一红棕色人体实质性器官。

2. **肝脏解剖结构** 肝脏呈一不规则楔形，右侧钝厚而左侧扁窄，借助韧带和腹腔内压力固定于上腹部。如图 10-1 所示，肝脏大部分位于右侧季肋部，小部分超越前正中线达左季肋部。外观可分膈、脏两面，膈面光滑隆凸，大部分与横膈相贴附，其前上面有镰状韧带，前下缘有经镰状韧带游离缘连接脐切迹的肝圆韧带。向后上方延伸的镰状韧带与向左、右冠状韧带相连接。冠状韧带的前后两层及上下两层向左、右伸展形成左、右三角韧带。在右冠状韧带前后叶之间，肝膈之后部没有腹膜被覆，直接与膈相贴的部分称肝裸区。其脏面有两个纵沟和一个横沟，构成 H 形。右纵沟由胆囊窝和腔静脉窝组成，其后上端为肝静脉进入下腔静脉处，即第 2 肝门所在。其后下端为肝短静脉汇入下腔静脉处，此为第 3 肝门所在。左纵沟则由脐静脉窝和静脉韧带组成。横沟连接两纵沟，为第 1 肝门所在。在横沟右端伸向肝右方，常见一侧沟，称右切迹。从这些沟内容易分离出门静脉、肝动脉和肝胆管的分支，同时这些沟又是肝脏分叶的脏面标志，故对肝脏手术有重要意义。

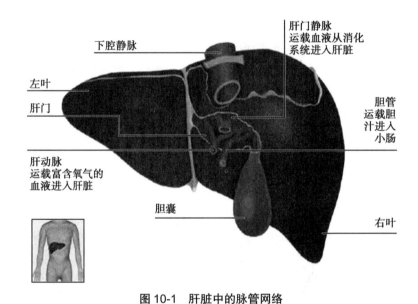

图 10-1　肝脏中的脉管网络

3. **肝脏脉管网络** 肝脏是人类腹腔中最大的器官之一，成年人的肝脏一般重 1 500g，其中的脉管网络非常发达，每分钟流经肝脏的血液量为 1 000ml 以上。

肝脏由肝实质和一系列管道结构组成。肝内有两个不同的管道系统，一个是 Glisson 系统，另一个是肝静脉系统。前者含门静脉、肝动脉和肝胆管，三者被包裹在结缔组织鞘（glisson 鞘）内，经肝脏面的肝门（第 1 肝门）处出入肝实质内。三者不论在肝门附近或是肝内，都行走在一起。肝静脉系统即肝内血液的流出道，它的主干及其属支位于 Glisson 系统的叶间裂或段间裂内，收集肝脏的回心血液，经肝脏后上方的腔静脉窝，即第 2 肝门，注入下腔静脉。尚有一些短小肝静脉注入肝后侧的下腔静脉，称第 3 肝门。

在肝的脏面有肝胃韧带和肝十二指肠韧带，前者亦称小网膜。后者向上直达肝门横沟，内含门静脉、胆总管和肝固有动脉等。其三者关系类似倒"品"字形，门静脉居后，胆管在右前方，肝动脉居左。近肝门处三者主干分支点以肝管最高，紧贴肝门横沟，门静脉稍低，肝动脉则最低，较易解剖分离。另外在右侧肝的脏面还有肝结肠韧带和肝肾韧带。

肝脏的血液供应非常丰富，接受两种来源的血供。一是门静脉，主要接受来自胃肠和脾脏的血液；另一是腹腔动脉的分支肝动脉。门静脉与肝动脉进入肝脏后，反复分支，在肝小叶周围形成小叶间动脉和小叶间静脉，进入肝血窦中，再经中央静脉注入肝静脉。

4. 肝小叶　肝脏的表面有一薄层致密的结缔组织构成的被膜。被膜深入肝内形成网状支架，将肝实质分隔为许多具有形态相似和功能相同的基本单位，称为肝小叶（图 10-2）。肝小叶是肝结构和功能的基本单位，呈多角形棱柱体。在肝小叶中轴有一纵行中央静脉，肝细胞以中央静脉为中心形成索状，向四周略呈放射状排列，形成肝细胞索（板）。肝细胞相互吻合成网，肝细胞索之间网眼为窦状隙和肝血窦。肝血窦腔内有库普弗（即枯否氏）细胞，具有吞噬功能。肝细胞间的管状间隙构成毛细胆管。相邻两肝细胞之间有胆小管。胆小管可将肝细胞分泌的胆汁汇集至肝小叶周边的小叶间胆管内。

成人肝脏约有 50 万～100 万个肝小叶，约 1mm×2mm 大小。因此可以说：肝小叶是由肝细胞、毛细胆管、血窦和相当于毛细淋巴管的窦周隙（狄氏间隙）共同组成。

5. 肝脏细胞　肝脏中除了血管内皮细胞外至少含有 5 种以上不同类型细胞：①肝实质细胞即肝细胞（hepatocyte, hepatic cells, liver cells）；②非实质细胞，包括星状细胞（hepatic stellate cell, HSC），也叫贮脂细胞（fat-storing cell, FSC，Ito 细胞）；③血窦内皮细胞；④枯否氏（Kupffer）细胞；⑤陷窝细胞等。

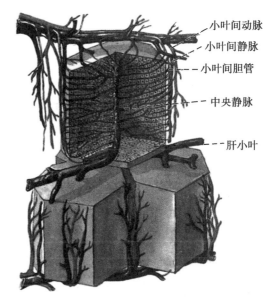

图 10-2　肝小叶结构模式图

小叶间动脉
小叶间静脉
小叶间胆管
中央静脉
肝小叶

肝脏是由肝细胞组成，肝细胞体积小，肉眼看不到，必须通过显微镜才能看到。人肝约有 25 亿个肝细胞。约 5 000 个肝细胞组成一个肝小叶，因此人肝的肝小叶总数约有 50 万个。肝细胞为多角形，直径约为 20～30μm，有 6～8 个面，不同的生理条件下大小有差异，如饥饿时肝细胞体积变大。每个肝细胞表面可分为窦状隙面、肝细胞面和胆小管面三种。肝细胞内含许许多多复杂的细微结构，如细胞核、细胞质、线粒体、内质网、溶酶体、高尔基体、微粒体及饮液泡等。

肝细胞：呈多面体形，直径约为 20～30μm。细胞核呈圆形，位于细胞的中央，其内有一个或多个核仁。电子显微镜下细胞浆内可显示各种细胞器和包含物，如线粒体、高尔基体、溶酶体、内质网、糖原、脂滴和色素等。细胞核内有染色质，由螺旋结构的 DNA 和蛋白质组成。主要特征：①有三种功能面：血窦面→胆小管面→细胞连接面。细胞间有紧密连接、桥粒、缝隙连接。②细胞器发达。其中粗面内质网合成白蛋白、纤维蛋白原、凝血酶原、脂蛋白和补体等血浆蛋白。滑面内质网参与生物转化和代谢，如胆汁合成、脂类代谢、糖代谢、激素代谢和有机异物的转化。高尔基复合体参与蛋白的加工和胆汁排泌。线粒体、溶酶体和过氧化物酶体丰富。③肝细胞核含糖原、脂滴、色素等内涵物，主要由 DNA 和组蛋白等组成。DNA 是遗传的物质基础，具有复制遗传信息的功能。

肝细胞的线粒体很多，每个细胞大约有 1 000 个左右，遍布于胞质内。肝小叶不同部位肝细胞内线粒体的大小和形态不完全一致，在正常生理条件下，多为圆形和卵圆形，直径 0.4～0.8μm。线粒体的共同基本形态结构特征是外被双层界膜——外界膜和内界膜，内界膜向线粒体内部伸展转折，形成许多嵴。内界膜将线粒体分隔为内、外两室，外室介于内、外界膜之间，内室则位于内界膜之间，其中充满基质。

肝星状细胞的名称有多种多样，如肝贮脂细胞（fat-storing cell, FSC）、脂细胞（lipocyte）、维生素 A 贮存细胞（vitamin A-storing cell）等。早在 1876 年，德国 Carlvon Kupffer 在使用氯化金染色法研究肝脏的神经系统时无意中发现肝血窦周围有呈星状形态的细胞，将其命名为星状细胞（sternzellen）（图 10-3）。

1898 年，Kupffer 用印度墨水对兔肝进行染色时，观察到能吞噬墨水颗粒的肝巨噬细胞，也就是后来人们为纪念 Kupffer 而命名的 Kupffer 细胞。因为同样为星状形态，Kupffer 误把肝巨噬细胞和星状细胞混为一谈，认为星状细胞就是肝巨噬细胞。这种观点在当时得到了广泛的认同。直到 1951 年，日本学者 ToshioIto 通过光学显微镜发现人的肝窦周围有一种富含脂质小滴、并且有网状纤维包绕的细胞，并将之命名为伊东细胞（Ito Cells）或贮脂细胞（fat-storing cells）。1958 年，Suzuki 用银染色法在 Disse 腔内观察到这种星芒状的细胞，发现其突起与肝脏内的自主神经末梢相连系，他认为这种细胞能将来自肝内自主神经的冲动传递给肝实质细胞，并将其称为"间质细胞"。1966 年，Bronfenmajor 证实了伊东细胞的发现，又给该细胞起新名叫脂细胞（lipocytes）。1971 年，KenjiroWake 采用电镜，结合氯化金染色法和苏丹红染色法发现 Ito 所描述的伊东细胞和 Kupffer 所发现的星状细胞原来是同一类型的细胞，并指出上述细胞既不同于肝窦内皮细胞，也不是肝内的巨噬细胞。这种细胞富含维生素 A 和脂质小滴，其中脂质小滴发出的自体荧光，以及这种细胞能被氯化金染色的特性都与维生素 A 的存在有关。至此，人们才揭开了这种星芒状细胞的真实面目，并开始了对其功能的研究，逐渐发现了它与肝纤维化的关系。1995 年，国际上正式将其命名为肝星状细胞（HSC，图 10-3）。

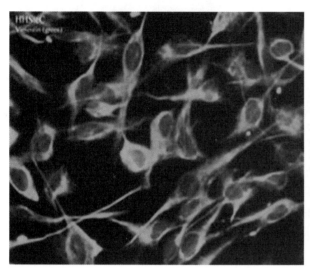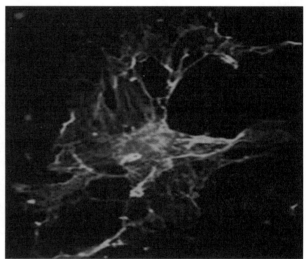

图 10-3 肝脏星状细胞

HSC 存在于 Disse 腔中，呈梭形或多边形，胞质内有多个富含维生素 A 的脂滴，其细长的突起向外延伸环绕在血窦内皮细胞外面，是体内储存视黄醛衍生物的首要部位。在正常肝脏中，星状细胞处于静止状态，不表达 α 平滑肌肌动蛋白（α 滑肌肌动），增殖活性低，合成胶原能力低，其主要功能是贮存视黄醛类。

HSC 占肝脏固有细胞总数的 15%，占非实质细胞的 30% 左右，是细胞外基质（extracellular matrix，ECM）的主要来源。当肝脏受到炎症或机械刺激等损伤时，HSC 被激活，其表型由静止型转变为激活型。HSC 激活并转化为肌成纤维细胞样细胞（MFC），各种致纤维化因素均把 HSC 作为最终靶细胞，激活的 HSC 一方面通过增生和分泌细胞外基质参与肝纤维化的形成和肝内结构的重建，另一方面通过细胞收缩使肝窦内压升高。

肝血窦（hepatic sinusoid），肝血窦是相邻肝板之间的腔隙，是一种特殊的毛细血管。肝血窦的窦壁由肝细胞的细胞膜构成，故肝血窦的通透性较大，有利于肝细胞与血流之间进行物质交换。肝血窦内有肝巨噬细胞（又称为枯否氏细胞，Kupffer cell），有较强的吞噬能力，为肝内重要的防御装置。在电镜下观察，肝血窦内皮细胞与肝板之间有一狭窄间隙，称窦周隙（disse 腔）。其内充满血浆，是肝细胞与血浆之间进行物质交换的场所。窦周隙内还有贮脂细胞（ito 细胞），主要贮存维生素 A 并产生细胞外基质（ECM）。Ito 细胞是肝脏的间质细胞，是纤维细胞的前身，属结缔组织的细胞。

（二）肝脏功能

1. 肝脏的重要性 肝脏担负着重要而复杂的生理功能。肝脏对来自体内和体外的许多非营养性物质如各种药物、毒物以及体内某些代谢产物，具有生物转化作用，通过新陈代谢将它们彻底分解或以原形排出体外，这种作用也被称作"解毒功能"。

肝细胞内有许多与氨基酸代谢有关的酶，如谷丙转氨酶（简称 GPT）等，正常情况下，这些细胞内的酶很少进入血液，但当肝脏病变时，细胞的通透性增加或细胞遭破坏，这些酶就大量进入血液，使血液中 GPT 等的活性增高，临床上医生常利用测定血清谷丙转氨酶活性的高低来帮助诊断肝炎。某些毒物经过生物转化，可以转变为无毒或毒性较小，易于排泄的物质。但也有一些物质恰巧相反，毒性增强（如假神经递质形成），溶解度降低（如某些磺胺类药）。

肝脏的生物转化方式很多，一般水溶性物质，常以原形从尿和胆汁排出。脂溶性物质则易在体内积聚，并影响细胞代谢，必须通过肝脏一系列酶系统作用将其灭活，或转化为水溶性物质，再予排出。

患肝炎时，肝炎病毒侵入肝细胞核内，病毒基因可以与肝细胞核中去氧核糖核酸相结合（整合）。一旦整合，乙肝表面抗原（hepatitis B surface antigen，HBsAg）即难以清除，致使 HbsAg 长期携带。此外，去氧核糖核酸还可能以自己为模板合成信使核糖核酸（mRNA），从而控制细胞质中各种相应蛋白质的合成。肝细胞核如果明显受损，就意味着整个肝细胞崩解毁灭。

2. 肝脏生化反应类型　肝脏作为人体中最主要的药物代谢器官，生物化学反应可分为下列四种形式：①氧化作用：如乙醇在肝内氧化为乙醛、乙酸，再氧化为二氧化碳和水。这种类型又称氧化解毒；②还原作用：某些药物或毒物如氯霉素、硝基苯等可通过还原作用产生转化，三氯乙醛在体内还原为三氯乙醇，失去催眠作用；③水解作用：肝细胞含有多种水解酶，可将多种药物或毒物如普鲁卡因、普鲁卡因酰胺等水解；④结合作用：是肝脏生物转化的最重要方式，使药物或毒物与葡萄糖醛酸、乙酰辅酶 A（乙酰化）、甘氨酸、3′- 磷酸腺苷 -5′- 磷酸硫酸（PASA）、谷胱甘肽等结合。

有的学者根据特有的酶系统，将其分为两型，即Ⅰ相反应（通过氧化、还原、羟化、硫氧化、去胺、去羟化或甲基化等生物化学反应，包括混合功能性氧化酶，有时还能使无毒物质变为有毒，如异烟肼的乙酰化）和Ⅱ相反应（如微粒体的二磷酸尿核苷葡萄糖转移酶促使某些物质与醛糖酸结合生成醛糖酸盐，便于从胆汁和尿中排出）。

由于肝内的一切生物化学反应，都需要肝细胞内各种酶系统参加。因此，在严重肝病或有门脉高压、门 - 体静脉分流时，应特别注意药物选择，掌握剂量，避免增加肝脏负担。

长期服用某种药物，可以诱导相关酶活性增加，而产生"耐受性"或"耐药性"，又因相关酶特异性差，产生"交叉耐药性"或药物协同作用，引起不良后果。

正常人血胆红素 80%～85% 来自衰老红细胞血红蛋白，其余来自肝内非血红蛋白的亚铁血红素（如肌红蛋白分解）和骨髓未成熟红细胞破坏（无效性红细胞生成），又称旁路胆红素，意指为亚铁血红素代谢的一个支流。

从单核吞噬细胞和肝细胞内形成的非结合胆红素（间接胆红素），具有脂溶性，易透过血 - 脑屏障、胎盘、肠和胆囊上皮等，干扰细胞代谢功能，必须与血浆中白蛋白结合（直接胆红素），才能使其失去原有的脂溶性。

肝细胞对胆红素的摄取、结合和排泄过程中，任何一个环节发生障碍，均可使血胆红素增高，引起黄疸。胆红素进入肝细胞后与胞质内的 Y 和 Z 蛋白相结合，可以防止向外逆弥散。某些药物可以干扰胆红素与白蛋白的结合，竞争肝细胞膜受体，或竞争 Y 蛋白，阻碍肝细胞对胆红素的摄取、结合和代谢。新生儿由于血 - 脑屏障发育不全，血浆白蛋白较低，肝细胞内 Y 蛋白仅为成人浓度 4%～21%（出生后 5～15 个月才达成人水平），后者是新生儿生理性黄疸的重要原因。

3. 肝脏生理功能　肝脏的主要生理功能可归纳为下列几类：①分泌胆汁：胆汁能乳化脂肪，增加酶对脂肪分解作用的面积，促进脂肪的消化吸收。②参与物质代谢：肝脏对糖代谢的主要作用是维持血糖浓度的恒定；由消化道吸收的氨基酸通过肝脏时，其中 80% 的氨基酸在肝内进行蛋白质合成、脱氨和转氨基等作用；肝脏是脂肪运输的枢纽，还能利用糖和某些氨基酸合成脂肪、胆固醇和磷脂。③与红细胞的生成和破坏有关：肝内可合成为红细胞发育成熟所必需的维生素 B_{12}，肝参与促红细胞生成素的合成。在胎儿时期，肝是红细胞发育的生成场所之一，婴儿出生后，肝成为破坏红细胞的重要场所，肝内的巨噬细胞能吞噬衰老、受损或形态异常的红细胞。④与血浆蛋白及多种凝血因子的合成有关：血浆蛋白中的全部白蛋白和 80% 的球蛋白在肝内合成；多种凝血因子如纤维蛋白原、凝血酶原等也在肝内合成。与凝血有关的维生素 K 及抗凝血的肝素也全部或部分地在肝内合成。⑤与血液循环有关：肝脏血管经常贮存相当分量的血液，是体内贮血库之一，当肝静脉出口受阻时，肝内会淤积大量血液，严重时会影响回心血量，造成血液循环功能障碍。⑥与激素代谢有关：肝是多种内泌腺所分泌的激素失活的主要器官，如肾上腺皮质激素和性腺激素等都在肝内失活。⑦解毒作用：肝脏是人体主要的解毒器官。外来的或体内代谢产生的有毒物质都要经肝脏处理，变成毒性较小或溶解度大的物质，随胆汁或尿液排出体外。

正常肝脏的脂肪含量很低，因为肝脏能将脂肪与磷酸及胆碱结合，转变成磷脂，转运到体内其他部位。肝功能如减弱时，肝脏转变脂肪为磷脂的能力也随而减弱，脂肪不能转移，便在肝脏内积聚，成为"脂肪肝"。脂肪积聚过多时，更可能发展为肝硬化，产生一系列症状。

（三）肝脏的自我修复能力

1. 肝脏再生能力　肝脏是人体中唯一再生能力很强的器官（图 10-4）。在失去大约 25% 的肝脏时，其余的肝脏组织可以补偿性再生成为一个全肝。这主要是启动静息状态的肝细胞重新进入细胞周期（即肝细胞从静态 G_0 阶段到 G_1 期，并进行有丝分裂）。也有一些证据表明二潜能（bipotential）干细胞，叫做卵圆细胞（oval cell）存在肝门管区一带的小而圆的细胞，具有干细胞的性质。这些细胞能够分化成任何胆管细胞或参与后期对胆管细胞（cholangiocytes）的构建。这主要是由于肝细胞重新进入细胞周期（IE 肝细胞从静止的 G_0 到 G_1 期进行有丝分裂）所致。也有一些证据显示，肝干细胞，即卵圆细胞（O 与急性；v-lo-siT），黑林管，即胆小管，在肝小叶边缘汇集形成短小管道，也存在这些干细胞。这些细胞能分化成肝细胞或胆管上皮细胞。

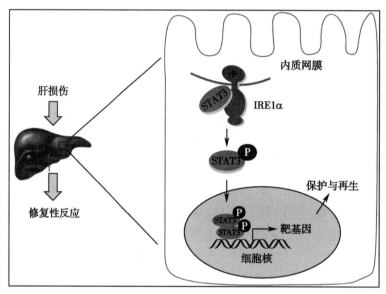

图 10-4　肝脏再生

大部分肝切除（partial hepatectomy，PH）或肝损伤后，肝细胞数量急剧减少，各种反馈信号刺激处于 G_0 期的肝细胞进行增殖，残肝细胞通过细胞增殖由基本不生长状态转变为快速生长状态，以补偿丢失、损伤的肝组织和恢复肝脏的生理功能。这个过程称为肝再生（liver regeneration，LR）。同时，刺激肝脏再生的人体信号系统可精确感知再生肝的大小，适时停止肝再生。

肝脏再生包括肝实质细胞再生和肝组织结构的重建。肝细胞在再生中起重要作用。体内多种细胞因子和生长因子通过不同机制进行调控。TNF-α（肿瘤坏死因子 -α）及 IL-6（白介素 -6）可激活 G_0 期肝细胞，在生长因子 HGF（肝细胞生长因子）和 TGF-α（转化生长因子 -α）等作用下进入细胞周期，细胞周期蛋白依赖激酶（cyclin CDKs）系统则促进肝细胞进入 S 期增殖，细胞凋亡及 TGF-R 等参与终止再生调控。对肝脏再生调控机制的研究，不仅丰富了对肝损伤和术后再生修复机制的认识和了解，同时也为其他器官的移植开辟了新的前景。

2. 肝脏代谢性补偿 正常情况下,肝脏中大部分肝组织由高度分化的肝细胞组成。这些高度特化的肝细胞承担着肝脏许多任务,包括储存维生素和矿物质,清除毒素,帮助调控血液中的脂肪和糖。

正常成年人肝脏的细胞是一种长寿命细胞,平常极少见分裂增殖。若将肝脏切掉一半,或者当受到严重的创伤,残余的肝细胞迅速出现活跃的分裂增殖,可以看作是肝脏损伤后的一种修复与适应性代偿反应,使丢失的部位迅速被肝细胞团补充。成体肝细胞在体内会老化凋亡。随着这些细胞凋亡,需要新的健康肝细胞进行补充,使肝脏体积、重量、功能等基本维持平衡。

肝细胞死亡后会有新的细胞补充,补充来源一直缺乏定论。2015 年美国休斯霍华德医学研究所(howard hughes medical institute,HHMI)科学家发现肝干细胞来源于肝中央静脉周围的一串细胞。Nusse 与其同事将他们的研究结果发布在 *Nature* 杂志上。图 10-5(文末彩图 10-5)显示,肝干细胞主要来源于肝内血管。这种干性细胞逐渐分化为肝细胞等,代替已凋亡的成体细胞。

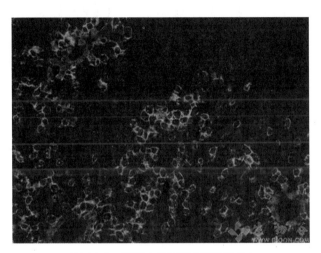

图 10-5 肝脏中的肝干细胞(红色)

二、人工肝的研究与应用

1. 人工肝概念 人工肝脏简称为人工肝(artificial livers)。传统意义上的人工肝,又称为体外人工肝支持系统(artificial liver support system,ALSS),或人工肝血液净化装置。本质为半机械型人工器官。作为独立的人工器官存在的历史并不长。人工肝的研究始于 20 世纪 50 年代,1956 年 Sorrentino 证明了新鲜肝组织匀浆能代谢酮体,巴比妥和氨,首次提出了"人工肝脏"的概念。

2. 人工肝分类 按照所使用材料类型,人工肝可分为机械型、半机械型、生物型三类。其中机械型人工肝中不含活性细胞。半机械型中含部分活性细胞,但寿命有限。生物型人工肝中含多种异质细胞和可降解高分子材料,甚至金属元素。

3. 人工肝技术 人工肝技术,即人工肝血液净化技术,是指血浆置换和血液吸附技术,即溶解在血液中致炎物质或毒素被吸附到具有丰富表面积的固态物质上藉以从血液中清除炎症物质和毒物。因此,人工肝技术是一种利用血液净化技术暂时替代肝脏功能,使肝细胞得以恢复再生,并最终挽救患者生命的医疗技术。它专门用于血液排毒,采用"换血"的方式把病患血浆中的毒素排掉,即是把患者含有毒素的血浆换成健康的血浆,每一次约换掉全身 50% 左右的血浆。

我国人工肝脏研究起步较晚。中国工程院院士、浙江大学医学院附属第一医院传染病诊治国家重点实验室主任李兰娟和她的科研团队从 1986 年开始从事这一领域的研究,其研究成果曾多次获得国家科技进步奖,并得到国际社会的广泛认可和高度评价。来自浙江大学附属一院的临床统计显示,运用人工肝技术后,该院的急性、亚急性重型肝炎治愈好转率由 21.1% 显著上升至 88.1%,慢性重型肝炎治愈好转率由 56.6% 显著上升至 84.6%。通过治疗,患者的肝功能显著改善,血浆内毒素和病毒载量明显下降,意识障碍消失或明显好转。

与传统的肝病治疗方法不同，人工肝支持系统能够暂时性地取代受损的肝脏行使各项功能，包括清除肝脏内的黄疸和乙肝病毒等。目前，该技术已成为全国各大医院抢救危重患者有效的方法。一方面能显著降低急性、亚急性重型肝炎患者的病死率；另一方面能有效地控制病情，为患者等待供体赢得时间。

国内应用的人工肝技术是一整套包含血浆置换、血液透析、血液滤过、血液/血浆灌流、分子吸附循环系统、连续性血液净化治疗等方法联合应用治疗重型肝炎的技术。临床医生根据患者病情选择单用或联合应用以上技术（图 10-6）。

入院后重型肝炎患者均接受常规检查和综合内科治疗。治疗组同时给予人工肝支持系统治疗，根据病情选用血浆置换、血液灌流、血液滤过、血液透析、血浆吸附等方法单用或联合应用。如伴有肝性脑病时，选用血浆置换加血浆灌流；伴有肾衰竭时，选用血浆置换加血液透析或血

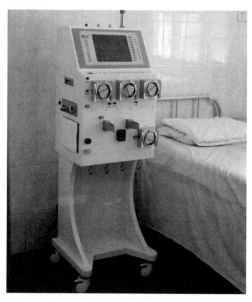

图 10-6　体外肝支持系统

液滤过；伴有高胆红素血症时，选用血浆特异性胆红素吸附；伴有水电解质紊乱时，选用血浆置换加血液滤过或血液透析；有时同时予 3 种以上方法联合应用。应根据病情决定治疗频率和次数，第 1、2 周每周 2～5 次，以后每周 1～2 次，平均 3～5 次左右，每次血浆置换量 3 000～4 600ml（50～70ml/kg），血流速度一般为 60～150ml/min，分离血浆速度为积血流速度的 15%～30%，补入血浆及代用品量，白蛋白 20～40g，血浆置换液的补充速度应与血浆分离速度保持平衡。治疗前常规应用地塞米松或 10% 葡萄糖酸钙、肝素，用量应根据患者的具体情况而定。治疗中反复监测凝血活酶时间（ACT），根据 ACT 值调整肝素量和结束时鱼精蛋白量。治疗中进行心电、血压监护，密切观察病情变化及跨膜压和动静脉压变化。

4. 人工肝主要类型

（1）血液透析

1）治疗原理：利用某些中、小分子物质可以通过半透膜的特征，借助膜两侧的浓度梯度及膜两侧的压力梯度将血液中的毒素和小分子清除至体外。

2）标准透析：膜的孔径较小，只能清除相对分子质量在 500 000～300 000 以下的小分子物质，如尿素氮、肌酐、血氨等。

3）高通量透析：应用聚丙烯腈膜（PAN）透析。该膜的孔径较大，可以通过分子量在 15 000 000 以内的物质包括游离胆红素、游离脂肪酸、芳香族氨基酸等。

4）特点：①主要以清除小分子物质为主，如应用高通量的膜可清除部分中分子物质；②纠正肝衰竭中常见的水、电解质紊乱和酸碱平衡的失调；③由于受膜的孔径影响，与蛋白结合的各种毒素难以清除；④适用于各种重型肝炎伴有肝肾综合征、肝性脑病、水电解质紊乱、酸碱平衡紊乱等。

（2）血液滤过

1）治疗原理：应用孔径较大的膜，依靠膜两侧液体的压力差作为跨膜压，以对流的方式使血液中的毒素随着水分的清除而除去，更接近于人体肾脏肾小球滤过的功能，对中分子物质的清除更为有效。中分子物质的清除不是靠膜两侧的浓度差进行弥散清除的，而是靠压力梯度随着水的清除而清除，因此，水清除的越多，中分子物质清除的也越多。在治疗中由于大量水的丢失（每次可达 20L 以上），需要同时补充大量的置换液来维持机体的液体平衡和电解质平衡，这一过程又相当于肾小管的重吸收功能。

2）特点：①主要清除中分子及部分大分子物质；②纠正肝衰竭中常见的水、电解质紊乱和酸碱平衡的失调；③适用于各种重型肝炎伴有肝肾综合征、肝性脑病、水电解质紊乱、酸碱平衡紊乱等。

（3）血浆置换

1）治疗原理：将患者的血液引出体外，经过膜式血浆分离法将患者的血浆从全血中分离出来弃去，然后补充等量的新鲜冷冻血浆或人血白蛋白等置换液，这样便可以清除患者体内的各种代谢毒素和致病因子，从而达到治疗目的。由于血浆置换法不仅可以清除体内中、小分子的代谢毒素，还清除了蛋白、免疫复合物等大分子物质，因此对有害物质的清除率远比血液透析、血液滤过、血液灌流为好。同时又补充了体内所缺乏的白蛋白、凝血因子等必需物质，较好的替代了肝脏某些功能。

2）特点：①可以清除小分子、中分子及大分子物质，特别对与蛋白结合的毒素有显著的作用。②对肝功能衰竭中常见的电解质紊乱和酸碱平衡失调的纠正有一定的作用，但治疗效果远不及血液透析和血液滤过。对水负荷过重的情况无改善作用。③采用这种方法需要大量血浆，能补充人体必要的大量蛋白、凝血因子等必需物质，但多次大量输入血浆等血制品，有感染各种新的病毒性疾病可能。④适用于各种重型肝炎患者。⑤置换以新鲜冷冻血浆（FFP）为主，可加部分代替物如低分子右旋糖酐、羟乙基淀粉等。

（4）血液灌流

1）治疗原理：将血液直接送入血液灌流器与活性炭或树脂等吸附剂充分接触，利用吸附剂的特殊的孔隙结构将血液中的毒性物质吸附并清除。

2）特点：①与常规的血液透析相比，活性炭或吸附树脂对中分子物质及与蛋白结合的物质清除率较高，肝功能衰竭患者血液中的白细胞抑制因子、抑制肝细胞生长的细胞毒性物质以及胆红素、芳香族氨基酸、酚、短链脂肪酸等均可被有效的吸附。②在临床治疗过程中易出现低血压及血小板减少，可能是由于血液内白细胞和血小板被吸附与损伤，释放出了作用于血管的胺导致了血压下降。③对水、电解质、酸碱失衡者无纠正作用。④适用于各种重型肝炎并发肝性脑病、内毒素血症及急性中毒等。血小板显著减少者不适合应用，因其可以导致血小板进一步减少而增加出血的危险性。

（5）血浆灌流

1）治疗原理：血浆灌流是应用血浆膜式分离技术，将血浆从血液中直接分离出来，送入血液灌流器中，将血浆中的各种毒素吸附后再返回体内。

2）特点：①可有效清除血液中的中分子毒素；②对血小板、红细胞等有形成分无任何破坏；③对水、电解质、酸碱失衡者无纠正作用。

（6）特异性胆红素吸附

1）治疗原则：特异性胆红素吸附治疗的本质也是血浆灌流，主要是所应用的灌流器对胆红素有特异性的吸附作用，对胆汁酸有少量的吸附作用而对其他代谢毒素则没有作用或吸附作用很小。

2）特点：特异性的吸附胆红素及少量胆汁酸等。

（7）分子吸附循环，或分子吸附再循环系统（molecular adsorbents recirculating system，MARS）。

1）治疗原理：MARS 人工肝应用现有的透析技术，模拟肝脏解毒过程，通过 MARS 膜（模拟肝细胞膜）和白蛋白透析（模拟肝脏解毒过程）选择性的有效清除体内代谢毒素（图 10-7）。MARS 治疗包括 3 个循环：血液循环、白蛋白循环和透析循环。

MARS 系统的清除毒素的过程：MARS 膜（MARS FLUX 透析器）一侧与含有毒素的血液接触，另一侧为 20% 的白蛋白透析液。体外循环的血液穿过 MARS FLUX 透析器的纤维丝。血液中的蛋白结合毒素及水溶性毒素通过 MARS 膜的转运，转移至白蛋白透析液循环回路中；透析中的蛋白以配位体结合转运蛋白形式来结合毒素；毒素通过活性炭吸附柱和阴离子交换吸附柱被清除，白蛋白透析液得以再生和循环使用；同时水溶性小分子物质，如尿素、尿酸、肌酐等通过透析回路被清除。

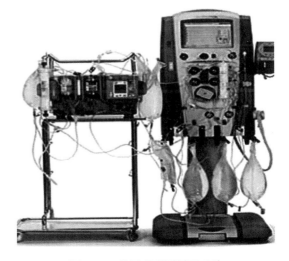

图 10-7　分子吸附再循环系统

2）特点：①有效清除蛋白结合毒素和水溶性毒素；②纠正水、电解质、酸碱平衡。

（8）连续性血液净化治疗（CBP）

1）治疗原理：连续性血液净化治疗是对连续性肾脏替代治疗（CRRT）的一种更准确的理解，其实质是24h或更长时间的连续不断地进行某种血液净化治疗肾、肝、心、肺等多脏器衰竭，以替代病损的脏器部分功能。

2）特点：因其模拟肾脏功能而缓慢、连续不断地清除水分、中、小分子代谢毒素，更符合生理状态，可以连续的保持机体内环境水、电解质、酸碱平衡和血流动力学的稳定性，消除炎症介质、改善营养支持。操作简便，可在床边进行。

3）治疗模式有：CVVHD、CVVHF、CVVHDF、HVHF、CAVHD、CAVHF、CAVHDF、改良的日间CRRT等。

4）适应证：各种重型肝炎伴有肝肾综合征、肝性脑病等多脏器衰竭及水、电解质紊乱、酸碱平衡紊乱等。

值得强调的是目前临床上应用的人工肝或人工肝支持系统作为肝移植前的过渡手段。虽能完成过滤、净化、解毒等部分功能，但难以提供连续的治疗效果，也无法代替人体肝脏的全部生物代谢作用，使用寿命也只有几小时到几天（最多十天）。随着科学技术的不断发展，人们对可植入型人工肝脏的期望越来越高。利用现代高科技手段、在体外仿生制造可植入型人工肝脏已成为众多肝病学者探索治疗肝脏疾病的重要方向。

三、组织工程化人工肝

组织工程是美国国家科学基金会于1987年正式提出和确定的一个新学科领域，寄希望于利用细胞、支架、生长因子等要素构建组织甚至器官。

传统组织工程利用在多孔支架上种植细胞等技术构建组织器官，但是在大尺度、多细胞、分支血管/神经/淋巴网络构建中遇到了一系列瓶颈问题。

2003年"器官制造中心"在清华大学机械系成立，王小红教授将快速成形原理应用于生物材料快速成形，利用生物、化学、物理、机械、材料、信息、医疗等多学科背景知识，开辟了多个系列的全自动化、半自动化生物3D打印技术，如复合多喷头3D打印技术和旋转组合模具法，使各种生物人工器官制造成为现实。

已利用有自主知识产权的单、双（室温和低温）、复合四喷头生物3D打印技术将多种高分子材料和细胞组装成带分支血管/神经网络的可植入型血管化肝组织，其中血管内腔内皮化达到100%。利用自制的抗缝合可降解聚氨酯（PU）与含细胞水凝胶一起组装，分支血管可与宿主体内血管网络相吻合。其中以明胶/海藻酸钠/纤维蛋白原为基质材料的3D打印结构中脂肪干细胞可通过不同生长因子组合在不同时间段被分别诱导成内皮细胞层、平滑肌细胞层、脂肪细胞层，使干细胞在3D结构中的转化率可根据需要进行人为调控，促进了组织工程化人工肝研究的快速发展。

第四节　人工肌腱

一、正常肌腱概述

（一）肌腱的结构

肌腱是连接骨骼肌与骨骼的致密结缔组织。肌肉借助肌腱附着于骨骼，通过肌腹的收缩和肌腱的牵拉，带动骨骼产生运动。如指屈肌腱、跟腱等。

肌腱（图10-8）是由胶原分子组成的多层次结构，这些胶原分子汇聚在一起，依次形成胶原原纤维、胶原纤维、腱束和肌腱，这些结构都平行于肌腱的长轴排列。胶原纤维聚集成一束，形成腱束。腱内膜（endotenon）是包裹腱束的一层薄的疏松结缔组织，其表面有血管伴行。腱内膜有利于胶原纤维群的相互滑动。许多由腱内膜包裹的腱束聚集，外侧包裹致密的胶原纤维网，形成肌腱。该致密胶原纤维网，称为腱外膜（epitenon）。这种复杂的内部超微结构赋予肌腱良好的拉力和弹性，同时防止肌腱在机械应力下发生损伤和纤维分离。

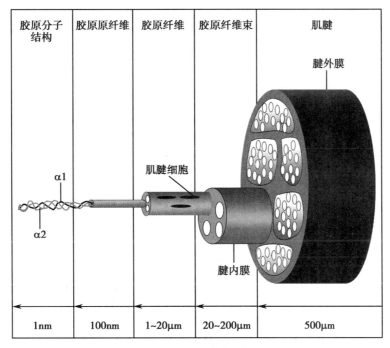

图 10-8   肌腱的结构

肌腱细胞（tenocytes）是正常肌腱组织的主要细胞成分。肌腱细胞和成腱细胞（tenoblasts）占肌腱总细胞含量的 90%～95%。终末分化的肌腱细胞呈梭形，细胞核细长，胞质突起黏附在胶原纤维上；而成腱细胞的形状更为丰满，有一个大的卵形核。终末分化的肌腱细胞增殖能力非常有限，而成腱细胞增殖活跃。成腱细胞与肌腱细胞之间的鉴别是基于细胞形态特征，目前尚缺乏标记基因进行精确分离。肌腱其余 5%～10% 的细胞由软骨细胞、腱鞘滑膜细胞、毛细血管内皮细胞和小动脉平滑肌细胞等组成。

肌腱的细胞间质由胶原蛋白、弹性蛋白、蛋白聚糖、糖蛋白和水组成。肌腱干重的 65%～80% 是胶原蛋白，其中 I 型胶原蛋白成分最多，占总胶原的 95%。弹性蛋白只占肌腱干重的 1%～2%。同时，肌腱中还有 III 型胶原，以及少量的 V、VI、XII、XV 和 XVI 型胶原。蛋白聚糖包括核心蛋白多糖、双糖链蛋白多糖、纤维调节蛋白和光蛋白聚糖等。

肌腱湿重的 60%～80% 是水，而蛋白聚糖和糖蛋白等大分子有良好的水结合能力，提高了肌腱的弹性，使肌腱更好地抵抗剪切力和压缩力。

（二）肌腱的营养与代谢

肌腱是一种少血供、低代谢的组织，其营养主要来自营养血管和滑膜组织的弥散作用，通过血管和滑膜调节代谢活动。血管包括肌腱表面的血管和肌腱内的血管。肌腱表面血管来源于肌腹与肌腱的结合部、肌间隙血管网、腱系膜根部血管弓和长、短腱纽等。肌腱内的血管来源于肌腹内血管的延续。鞘管区内的肌腱位于滑液系统中。滑液是由鞘管的滑膜细胞分泌的透明或微黄色的黏性液体，其主要成分是透明质酸、蛋白质和电解质。滑液不仅是鞘内肌腱的营养来源，更为肌腱的滑动提供润滑作用。

（三）肌腱损伤的愈合

肌腱损伤后愈合的确切机制尚不完全清楚。被广泛接受的观点是，在肌腱损伤修复过程中，通常发生外源性愈合和内源性愈合。外源性愈合主要发生在愈合的早期阶段，成纤维细胞和炎症细胞从外周组织迁移到损伤部位，增殖并形成粘连。随后发生内源性愈合，肌腱自身的细胞被激活并迁移到损伤部位,进行增殖、修复,并重建血管网络。

健康的肌腱由于细胞少、血供少和非常低的代谢率,导致其再生能力相对较差。肌腱损伤后,往往伴随着不完全愈合、慢性疼痛及肌腱退行性改变。

二、肌腱移植材料

肌腱损伤是骨科常见病,如跟腱断裂等。临床上主要选择自体肌腱和同种异体肌腱作为肌腱替代物,但两者各有优缺点。于是人们对肌腱替代物进行了一系列的试验与研究,试图寻找更适合的肌腱替代物。

理想的肌腱移植的替代材料需满足以下的条件:无毒;良好的生物相容性,异物反应小;合适的生物力学强度;不易发生粘连、老化和降解;易消毒;易获得。

随着组织工程的发展,异种肌腱和人工肌腱也被提出作为肌腱的替代材料。异种肌腱是动物肌腱经过处理所得,可减少免疫排斥反应的发生。而人工肌腱作为移植材料,相继采用过尼龙、碳纤维、PLGA 等材质。当异种肌腱和人工肌腱复合干细胞与细胞因子时,能更好地修复肌腱。

(一)自体肌腱

目前临床上公认自体肌腱是比较理想的移植材料。应用自体肌腱能较早的发生血管再生和胶原蛋白重构,更快愈合。但取材来源有限,供区存在并发症。

(二)同种异体肌腱

同种异体肌腱移植是目前修复肌腱缺损的主要移植材料,尤其适用于多条肌腱缺损。相对于自体移植,同种异体移植的手术创伤小,不存在供区损伤;手术时间短;可根据需要随意取材。但仍面临疾病感染、免疫排斥反应、价格昂贵等问题。

(三)组织工程化肌腱

肌腱的组织工程化是利用工程学和生物学的原理再生肌腱,以修复肌腱损伤。其过程是将种子细胞和支架材料相结合,在生长因子作用下,在体内或在体外培养,最终形成组织工程化肌腱。

1. 种子细胞　近几年,用于组织工程肌腱研究的种子细胞主要有肌腱干细胞、骨髓间充质干细胞、脂肪间充质干细胞。肌腱细胞曾经也作为种子细胞,但由于它是一种分化程度很高的细胞,体外培养时增殖相对缓慢,已被肌腱干细胞取代。

(1)肌腱干/祖细胞(TSPCs):2007 年 Bi 团队,首先证明存在肌腱干/祖细胞。肌腱干细胞是肌腱中少量的具有多向分化能力、能自我更新和自我复制的细胞群。不同种属都存在肌腱干细胞/祖细胞。

肌腱干细胞与骨髓间充质干细胞相比,它表达一些与肌腱相关的基因,包括肌腱调节蛋白、Scleraxis(Scx)、软骨寡聚基质蛋白和肌腱蛋白 C(TN-C)。其他间充质干细胞常见的表面标志物,TSPCs 也能检测到。TSPCs 表达 Sca-1、CD44、CD90、CD90.1、CD105、CD146、strol-1、Oct-4 和 SSEA-1,但不表达 CD18、CD31、CD34、CD45、CD106、CD117、CD144 和 Flk-1。

目前尚不完全清楚 TSPCs 在肌腱生长和愈合中的确切作用。TSPCs 作为肌腱组织自身的细胞,在移植到肌腱缺损时能更好地适应肌腱微环境,优先分化为肌腱细胞。比如,Chen 等将大鼠 TSPCs 与壳聚糖海绵膜结合,修复大鼠跟腱缺损。TSPCs 对于了解肌腱细胞生物学以及治疗肌腱疾病具有重要的应用价值。

肌腱干细胞 TSPCs 的分离与培养方法,以 3 周龄的大鼠为例。

1)取跟腱组织,小心剔除腱周结缔组织。将组织剪碎,加入 3mg/ml Ⅰ型胶原酶(溶于 PBS),37℃消化 4h。

2)离心(1 000r/min,5min,4℃)去除消化液,加入培养基,经过 70 目细胞过滤筛过滤,种植于培养皿上,37℃,5% CO_2 条件下培养。

3)细胞达到 30%~60% 融合度时,传代;以 10 个 /cm^2 的细胞密度种植于 10cm 的培养皿上,培养至单克隆细胞长出,即得 TSPCs。

4）当细胞密度达到 80%～90% 融合度时，胰蛋白酶消化，1∶5 传代。后续实验使用第 2～4 代细胞。

5）通过流式细胞术检测特异性表面抗原；碱性磷酸酶染色证明成骨分化；番红 O 染色证明成软骨分化；油红 O 染色证明成脂分化；天狼星红染色证明成肌腱分化。

（2）间充质干细胞

1）骨髓间充质干细胞（BMSCs）：骨髓间充质干细胞可以分化成多种结缔组织，包括骨、软骨、肌腱等。由于 BMSCs 是低免疫原性的，同种异体移植后较少发生免疫排斥反应。Qin 等发现机械刺激能诱导骨髓间充质干细胞的形态学改变，增加肌腱相关基因的表达，并利用 BMSCs 复合脱细胞肌腱片，修复肩袖肌腱。Yu Hou 等用 BMSCs 作用在家兔跟腱损伤模型中，术后跟腱的强度和弹性得到显著提高。

BMSCs 可从骨髓抽吸物中获得，如髂嵴或长骨。获取过程痛苦，且骨髓中间充质干细胞含量较低。

2）脂肪间充质干细胞（ADMSCs）：脂肪间充质干细胞，由于其易获得、患者痛苦小、产量高，成为很好的选择。适宜的刺激因素能诱导脂肪干细胞向肌腱组织分化，比如生长因子诱导。ADMSCs 在肌腱修复中，能调节肌腱炎症反应。Carvalho 等发现将 ADMSCs 联合血小板浓缩液，可以预防病变的进展，促进胶原纤维生成，减少炎症浸润。

2. 支架材料　组织工程化肌腱中，支架材料是目前研究最广泛的。随着材料进入实验与应用，优缺点随即显现，于是不断有新的材料应运而生。人们始终在探寻一种适合的支架材料，同时具有：无毒，良好的生物相容性及降解性，有合适的机械强度，无免疫原性，耐磨损，易消毒。支架材料分为：天然支架材料、人工合成支架材料和复合支架材料。而支架材料的表面修饰，是针对目前某些材料的缺点进行改进，极大地改善材料性能。

（1）天然支架材料：天然支架材料，可分为两类：脱细胞基质材料，如脱细胞肌腱、猪小肠黏膜下层等；其他天然衍生材料，如丝素蛋白、人发角蛋白等。

1）脱细胞基质材料：主要是不同来源的脱细胞组织，包括脱细胞异种肌腱、脱细胞猪小肠黏膜下层等。自体肌腱和同种异体肌腱的来源有限，因此长期以来人们寄希望于动物组织和器官。然而，异种组织器官引起的免疫排斥反应阻碍其应用，于是异种组织的研究主要以降低免疫排斥反应为目的。

①脱细胞异种肌腱：现在脱细胞肌腱组织经常作为支架的选择，它保留肌腱原有的超微结构、生化成分和生物力学性能。异种肌腱的抗原性主要存在于细胞表面，如果能够有效地去除细胞，其抗原性会得到极大的降低。肌腱的脱细胞方法包括物理方法和化学方法。物理方法，如反复冻融、超声清洗脱细胞；化学方法利用化学试剂脱细胞，如十二烷基硫酸钠（SDS）和脱氧胆酸钠。

在体外，脱细胞肌腱切片能够促进成纤维细胞的增殖和依附。在兔跟腱损伤模型中，脱细胞肌腱的组织相容性好，移植排斥反应轻，生物力学性能强。

②脱细胞猪小肠黏膜下层：猪小肠黏膜下层作为组织工程常见材料，应用广泛。研究表明，猪小肠黏膜下层的细胞外基质能够作为肌腱替代物。猪小肠黏膜下层保留多种具有生物活性的生长因子，如转化生长因子 β、血管内皮生长因子和成纤维细胞生长因子，可能有助于细胞在支架上的增殖和迁移。众多实验表明，脱细胞小肠黏膜下层能有效修复肌腱，植入物的力学性能随组织重建的过程逐渐增强，趋近于天然肌腱的力学强度，无明显的免疫排斥反应或炎性反应。

2）其他天然衍生材料：广泛存在于动植物体中或可从自然环境中直接得到的天然高分子材料，如丝素蛋白、人发角蛋白、壳聚糖、胶原蛋白和透明质酸等。它们具有良好的生物相容性、自身及其降解产物无毒、不易引起免疫排斥反应等优点。

①丝素蛋白：蚕丝丝素是一种无毒、无刺激的天然有机高分子材料，主要由甘氨酸、丙氨酸和丝氨酸以高度重复的多肽链组成。丝素蛋白具有较高强度和韧性；去除丝胶蛋白后生物相容性好；体内降解速度缓慢，其降解产物不仅对组织无害，还对周围组织有营养与修复作用。在研究中，丝素往往与其他材料或者细胞复合出现。如丝素 - 胶原支架，能促进肌腱再生。

②人发角蛋白：1988 年，黄凤鸣等首先将未经特殊处理的人发植入动物体内替代肌腱，实验发现其组织相容性好，无免疫排斥反应，拉力强，但不能发生腱化，易粘连。1995 年，刘连璞等将人发进行

药物处理，命名为 109HH 人工腱。经处理后的人发肌腱，最终会被组织逐渐吸收，同时有肌腱细胞和胶原纤维替代形成新的自体肌腱，它和肌腱的缝合部位能够腱性愈合，不形成粘连。

（2）人工合成的支架材料：20 世纪初，人工合成材料作为肌腱修复的代用品，逐渐出现在科研和临床应用中。1909 年，德国学者 Lange 等最早应用丝线支撑人工肌腱。后相继使用过尼龙、碳纤维、硅橡胶等材料。这些支架材料易获得，理化性质稳定，无毒，无抗原性。但植入体内难以与受体肌腱愈合，不能被自体组织取代，不能成为体内的永久性肌腱，因此未能成为肌腱的替代物。

聚乳酸（PLA）和聚乙醇酸（PGA）在 20 世纪 80 年代成为人工支架材料的主要选择。PLA、PGA 可在体内降解为人体正常代谢所需的乳酸、水和 CO_2，对人体无毒无害。但 PLA、PGA 的力学强度不够，因此出现了 PLA 与 PGA 共聚物聚乳酸 - 乙醇酸（PLGA）。PLGA 通过改变 PLA 与 PGA 的比例控制其强度及降解速度，从而提高了机械性能和柔韧性。但 PLGA 亲水性差，对细胞的吸附力弱。

LARS® 人工韧带，由法国 Laboureau 应用聚酯材料设计而成，可用于修复跟腱、前后交叉韧带等。采用编织多孔结构，纤维小孔为 30～50μm，有利于组织长入。它可作为永久性软组织支架，诱发肌腱生长，取代损伤肌腱，成为新生肌腱。LARS 简化了手术方法，缩短了手术时间，术中即可获得足够的抗拉强度，术后可早期活动，较少发生免疫排斥反应。

（3）复合支架材料：单纯材料理化性质存在局限，研究者将多种材料经过适当工艺处理，形成复合材料，从而克服单纯材料的缺点，更能发挥复合材料的优势。如，蚕丝 -PLGA 编织支架。

蚕丝丝素纤维具有良好的力学性质、细胞亲和性及生物相容性。但又由于其降解缓慢，新生组织无法及时取代。而 PLGA 具有良好的生物相容性和抗张强度，其降解速率又可通过改变 PLA 与 PGA 的比例得到控制。蚕丝与 PLGA 混合编织，使其既有丝素蛋白的机械性能，又能通过 PLGA 调节降解率；既为修复后的肌腱提供足够力学强度，又能为后期细胞增殖和胶原形成提供空间。类似于此类的研究有许多，研究者努力寻求性能更好的支架材料，如壳聚糖 - 胶原 - 聚乳酸 - 藻酸盐支架、胶原 - 壳聚糖支架等。

到目前为止，尚无法确定哪一种支架材料是肌腱组织工程中的最佳材料，它需要多学科的紧密结合和不断探索。

（4）支架材料的表面修饰：很多材料虽然无毒、无害，能部分或全部降解吸收，但仍存在问题，比如无法使种子细胞易于附着，易产生粘连等。要克服这些缺点，除对材料本身进行深入研究外，还可以对支架材料表面进行修饰。支架材料表面修饰，指采用物理、化学等方法对材料表面进行修饰，从而改善材料的性能。

目前，对支架材料表面进行修饰，主要是将一些蛋白、多肽及生长因子等不同成分固定在材料表面，使材料表面形成一层过渡层。如，利用透明质酸与润滑剂的复合物对肌腱移植物表面进行改性，减少肌腱手术的术后粘连。Guo 等在 PLGA 薄膜表面涂覆具有生物活性的新型磷酸钙盐，从而促进腱 - 骨愈合。

3. 生长因子 肌腱细胞的分裂增殖及调控总是在一些生长因子作用下进行的，如 bFGF、TGF-G、IGF-1。

转化生长因子 -β（TGF-β）在肌腱愈合的各个阶段都发挥作用。它刺激外源性细胞迁移，调节蛋白酶，终止细胞增殖，刺激胶原蛋白的产生。实验发现，TGF-β 修饰的骨髓间充质干细胞，修复大鼠髌腱时，能促进 SCX 表达和胶原蛋白的生成；修复兔跟腱时，能促进基质重塑，促进 I 型胶原生成，增加跟腱的弹性和抗拉力。

骨形态发生蛋白 BMP-12，BMP-13 和 BMP-14 是不同类型细胞向肌腱分化的强诱导剂。BMP-12 诱导骨髓间充质干细胞和脂肪间充质干细胞进行成腱分化，Scx、Tnmd、Col I、TN-C 等的表达呈现明显上调。血小板源生长因子（PDGF）可能在肌腱愈合后期发挥重要作用，促进细胞外基质的产生，促进组织重塑。胰岛素样生长因子 -1（IGF-1）通过刺激成纤维细胞和其他细胞在损伤部位迁移增殖，促进胶原等细胞外基质的产生。结缔组织生长因子（CTGF/CCN2）能通过诱导体外培养的 TSPCs 成肌腱分化，上调 SCX，促进 I 型胶原和 TN-C 的生成。

第五节 人 工 血 管

作为自体血管的替代物，人工血管的研制虽然已有上百年的历史，但与自体血管相比，其在理化性能或生物相容性方面仍有很大提升空间。随着材料科学的进步及组织工程学的发展，制备具有更加理想性能的人工血管已成为当前医用生物材料领域的一个研究热点。

一、血管组织结构特点及损伤后修复再生

人体自身的动静脉结构差异导致了二者具有不同的物理特征和生理功能。动脉自心室发出后将血液由心脏运送至身体各处，其管壁结构一般可划分为内、中、外三层，其中内膜包含有内皮细胞层、基底膜层、固有层、内弹力膜层；中膜包含有肌纤维和弹力组织层以及外弹力膜层；而外膜除去结缔组织外，还附有较多的营养血管、淋巴管和神经。动脉管径自中央至外周逐级递减，根据其管径大小可分为大、中、小动脉。大动脉的管壁中有多层弹性膜和大量弹性纤维，平滑肌较少，故又称为弹性动脉。而中动脉管壁的平滑肌非常丰富，故又名肌性动脉。管径在 0.3～1mm 的动脉称为小动脉，小动脉包括粗细不等的数级分支，也属肌性动脉。

静脉起源于毛细血管，从全身各器官收集血液运输回送至心脏。与动脉不同，静脉具有管壁较薄、管腔大、弹性小、内压低、血流慢的特点。根据管径的大小可分为大静脉、中静脉、小静脉和微静脉。但静脉管壁结构的变异比动脉大，甚至一条静脉的不同截段也存在较大差异。静脉管壁结构大致也可分内膜、中膜和外膜三层，但三层结构通常无明显界限，静脉壁的平滑肌和弹性组织不及动脉丰富，结缔组织成分较多。此外，与动脉明显不同，管径 2mm 以上的静脉管腔内常有瓣膜，两个半月形的薄片静脉瓣彼此相对，根部与内膜相连，游离缘朝向血流方向，防止血液逆流。

血管损伤常见于锐器伤，但随着工农业和交通事业迅速发展，冲撞碰击产生的钝性伤也会造成严重的动脉损伤，此外随着血管腔内技术的发展，医源性血管损伤日益增多。由于动脉血流速快，压力大，损伤后在短时间内即可产生大量出血，因此常常作为治疗的重点。血管内皮细胞是血液与血管壁之间的屏障，内皮细胞作为选择性屏障，具有抗凝、止血、纤溶、血液运输和调节血管活性物质代谢的作用；参与炎症反应，影响血管发生、液体平衡及血管通透性；调节血管运动张力、分泌生长因子、纤维基质增生等功能。由于血管内膜衬覆的内皮细胞层极为脆弱，而同时其又是与循环血液相互作用最为密切的部位，当内皮细胞损伤后，基底膜和/或血管平滑肌细胞暴露于血液中，与完整的内皮结构具有抗凝作用不同，这些内皮下结构暴露于循环血中会立即触发血小板募集聚合，引发凝血级联反应并导致血栓形成。除血栓形成外，血小板和巨噬细胞可通过相关的信号通路进行内皮信号传导，随后通过释放细胞因子来调节平滑肌细胞的迁移和增殖，促进新生内膜形成。由于在血管修复的过程中存在细胞因子释放、血流动力学流变、机械牵张等多种因素的动态平衡，内膜修复的结果通常会表现为不同程度的过度增生，较为严重的过度增生则导致血管狭窄形成。

二、人工血管研制与应用

人工血管的研制过程和材料学的进步息息相关。自 1897 年 Nitze 首先使用中空薄壁的象牙管作为血管替代品以来，研究者们便开始对于人工血管的不懈探索，Paye 于 1900 年用金属镁为原料制备人工血管替代人体血管，此后 Ward 和 Carrel 相继使用薄壁橡胶管以及橡胶薄片作为动脉壁的修复材料，Hufinagel 于 1947 年提出用聚甲基丙烯酸甲酯替代动脉血管，但由于易发生腔内血栓形成而未在临床推广。1950 年美国学者 Voorhees 偶然观察到留置于犬右心室的一段丝质缝线在六个月后表面出现了一层类似于血管内膜的透亮组织，他们认为这是由于细胞穿过织物间的网孔并在织物结构的内部生长，逐渐形成包覆体，从而使织物材料逐渐被机化而不致形成血栓。1952 年，Voorhees 等采用维纶材料（Vinyon "N"）研制的人工血管在动物实验中获得成功，并于第二年用于临床，后又研制出奥纶及尼龙人工血管。在前者的启发下，Julian 和 Deterling 于 1957 年研制出涤纶（即聚酯纤维）人工血管，1959 年

Edwrds 发明了聚四氟乙烯（polytetrafluoroethyle，PTFE）人工血管，其良好的生物学性能逐步淘汰了维纶、尼龙等材料，自此进入高分子化学纤维织造型人工血管时代。而随着高分子材料学的进展，Robert W. Gore 于 1969 年发明了膨体聚四氟乙烯（ePTFE），1972 年 Soyer 使用该材料制造的人工血管成功替代自体静脉，该材料仍是目前临床中广泛使用的人工血管产品主要材料。聚氨酯人工血管也是目前研发的新方向，因其特有的微相分离结构使该材料制作的人工血管具有非常优异的血液相容性，同时其孔隙率可以通过加工技术进行调节，表现出非常接近天然血管的优异顺应，目前在小口径人工血管的制备中广泛使用。已在我国境内注册人工血管产品见表 10-1。

表 10-1　我国境内注册的人工血管产品

产品名称	生产商	产品主要材质	注册证编号
膨体聚四氟乙烯人工血管	上海索康医用材料有限公司	膨体聚四氟乙烯	国械注准 20173464515
涤纶人造血管	上海契斯特医疗科技公司	聚酯纤维	国械注准 20143462016
GORE ACUSEAL Vascular Graft	W. L. Gore & Associates	膨体聚四氟乙烯	国械注进 20153462072
GORE PROPATEN Vascular Graft	W. L. Gore & Associates	膨体聚四氟乙烯	国械注进 20153463918
VascuGraft SOFT	B. Braun	聚四氟乙烯	国食药监械（进）字 2014 第 3463409 号
VascuGraft PTFE	B. Braun	聚四氟乙烯	国食药监械（进）字 2014 第 3464087 号
Vascular Graft	C. R. Bard，Inc.	膨体聚四氟乙烯	国械注进 20143466172
Distaflo	C. R. Bard，Inc.	膨体聚四氟乙烯	国械注进 20143466173
Dynaflo	C. R. Bard，Inc.	膨体聚四氟乙烯	国械注进 20143466174
Venaflo	C. R. Bard，Inc.	膨体聚四氟乙烯	国械注进 20143466175
Vascular Prosthesis	TERUM	膨体聚四氟乙烯	国械注进 20153460838
Flixene vascular grafts	MAQUET	膨体聚四氟乙烯	国械注进 20163460143
Vascular Graft	MAQUET	膨体聚四氟乙烯	国械注进 20163462037
Vascular Prostheses	TERUM	聚酯纤维	国械注进 20163462807
Vascular Prostheses	MAQUET	聚酯纤维	国械注进 20183461812
Hemashield Platinum Double Velour Vascular Graft	MAQUET	聚酯纤维	国械注进 20173460601

在人工血管尚未发明使用之前，自体静脉被认为是最早应用于临床的血管移植物，而迄今为止自体动脉（如内乳动脉、末梢游离动脉）被认为是最理想的血管替代物。一般作为移植物的自体静脉常选取表浅静脉，如大隐静脉、贵要静脉、腘静脉等，但由于自体来源的替代血管有限，且存在供区损伤等问题，自体血管移植临床应用受限，而随着高分子材料学的进步，极大地推动了人工血管的研制进程。1952 年 Voorhees 等使用维纶制作的人工血管完成了腹主动脉和腘动脉的置换手术，Schumacker 和 Muhm 等使用尼龙血管完成了相似的手术。目前临床中使用最为广泛的当属聚酯纤维人工血管（图 10-9）和 ePTFE 人工血管（图 10-10），而不同材质的人工血管根据预期用途不同还可划分为直型和分叉型人工血管（图 10-11），这两种材料的抗拉伸性能良好，

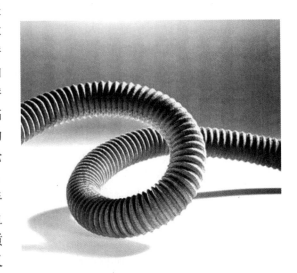

图 10-9　聚酯纤维人工血管

稳定性佳,可在体内长期留存并维持较好的通畅性。在临床治疗中,人工血管可应用于动脉性疾病,如胸主动脉、腹主动脉、髂动脉、股动脉等血管旁路术;静脉性疾病,如肺动脉、下腔静脉阻塞等置换术;动静脉系统性疾病,如急慢性肾衰竭需要血液透析时建立的可耐受反复穿刺的血液透析通路等。人工血管的出现弥补了自体血管移植受限的不足,使更多的临床患者获得了手术治疗的机会。

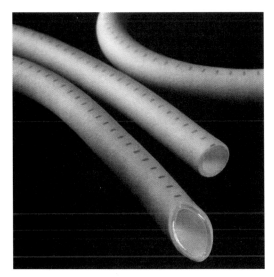

图 10-10　膨体聚四氟乙烯人工血管

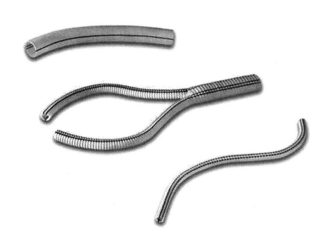

图 10-11　分叉型人工血管与直型人工血管

三、组织工程化人工血管研究

在组织工程和再生医学研究的推动下,内皮细胞、平滑肌细胞、干细胞等种子细胞与生物支架材料的结合在血管组织工程构建方面也取得了积极的进展。

(一) 种子细胞

1. 血管内皮祖细胞　血管内皮祖细胞(endothelial progenitor cells,EPCs)是血管内皮细胞的前体细胞,即能分化为成熟血管内皮细胞的祖细胞,又称血管母细胞或血管内皮干细胞,是来源于骨髓的原始细胞,与人类胚胎时期的成血管细胞和人脐带静脉内皮细胞相似,在一定条件下可诱导分化成为成熟的内皮细胞。1997 年,Asahara 等首次分离并证实成年人外周血中存在着能分化为血管内皮细胞的内皮祖细胞,并在体内证实了其血管生成能力,自此人们开始了对内皮祖细胞的多方面研究。内皮祖细胞是血管组织工程的种子细胞,它弥补了成熟内皮细胞扩增能力和细胞活力不足的限制,但内皮祖细胞的数量有限,纯化困难,体外培养周期短,鉴定困难,易分化为成熟的内皮细胞等缺点限制了内皮祖细胞在临床上的应用。近年来组织工程化人工血管的表面修饰,主要是针对内皮祖细胞的特异修饰,实现对外周血内皮祖细胞的捕捉,使血管材料植入体内后在原位实现快速内皮化。这种方法可以避免传统组织工程方法中的种子细胞来源、体外培养、内皮层脱落、产品储存等问题。

目前公认的血管内皮祖细胞主要表面分子包括 CD34,CD133,VEGFR-2,使用免疫磁珠分离,密度梯度离心法,差速贴壁分离法可以实现血管内皮祖细胞的分离培养。然而随着内皮祖细胞的培养以及逐渐分化成熟,内皮细胞的标志逐渐表现出来,vWF 和 VE-cadherin 表达率升高,CD133 表达下降,当细胞完全分化为成熟的内皮细胞时 CD133 表达阴性。由于内皮祖细胞和内皮细胞的表面标志十分相似,很难区分处以上两种细胞,此时 CD133 在区分两种细胞时起到了关键作用。

2. 平滑肌细胞　血管平滑肌细胞(vascular smooth muscle cell,SMC)是血管壁的主要成分,不仅在维持血管结构方面发挥关键作用,而且还发挥各种生物学功能。在胚胎发生期间,来自其祖细胞的血管平滑肌细胞募集是胚胎血管系统形成中的重要步骤。动脉壁中的血管平滑肌细胞大部分是静止的，但在成人中可以表现出收缩表型。在病理生理条件下，即内皮功能障碍或损伤后的血管重塑中，可发现收缩型血管平滑肌细胞转变为分泌型，促进其迁移至内膜并增殖以帮助血管内膜修复过程，目前多数学者认为移植物吻合口狭窄与平滑肌细胞过度增生密切相关。

（二）支架材料

组织工程支架是组织工程方法中组织形成的基本构架，通常为多孔结构，能够使细胞更好地长入。构建多孔支架的方法主要包括冷冻干燥法、盐析法、水凝胶技术、静电纺丝技术以及3D打印技术。

1. 天然支架材料　天然支架材料来源于自然界，常见应用于血管支架的天然材料有：胶原蛋白、纤维蛋白、明胶、壳聚糖以及脱细胞组织的组织工程材料等。天然支架材料具有来源广泛，易于获取，适宜细胞黏附、促进细胞生长、利于细胞增殖和分化，能够为血管内壁内皮化提供良好的支撑条件等优点。1986年，Weinberg等首次制备出以胶原蛋白为基底材料，表面生长血管内皮细胞的天然血管支架。自此，有大量的研究者在此基础上构建血管移植材料，但来源于动物的天然组织力学顺应性差，低于抵抗生理血压所需的极限值。构建组织工程血管最终成功应用于生物体内的最重要指标是，能够解决支架腔内或壁内细胞的营养及氧气供给问题，即实现支架自身的"血管化"。2006年，Frerich等人以明胶作为血管支架，在搏动性力作用下，进行内皮细胞种植。观察16d后发现不但内皮细胞黏附良好，而且支架内出现了许多相互连通的"毛细血管"状的网络结构。

虽然天然生物材料与细胞具有较强的亲和力，同时包含许多生物信息，能够提供细胞所需的信号，但是它们的降解速率不易控制。此外，考虑到大部分天然材料的力学性能较差，未来科研的重点应在于如何提高天然材料支架的力学强度，使其在生物体内能够长时间承受血流的冲击。

2. 人工合成支架材料　人工合成聚合物支架作为一种新型材料，具有精确的可操作性包括：聚合物分子量、外观形状、孔隙率、弹力强度和降解时间等。常见应用于血管支架的合成材料可分为不可降解合成材料和可降解合成材料两种：不可降解合成材料主要有涤纶、聚四氟乙烯和聚氨酯等，一般用于覆膜支架，不适合作为经典的组织工程血管支架；可降解合成材料主要包括聚乳酸、聚羟基乙酸、聚乙酸丙酯、聚乙酰谷氨酸等。人工合成材料从材料的合成到加工处理有好的可控性，但因缺少细胞黏附、增殖和分化所需的各种生物信号而不易被细胞识别。目前临床上需求更多的是小口径血管移植，由于血管内血流速度慢、血压低，因此对移植血管的抗栓能力有更高的要求。而涤纶、聚四氟乙烯等单纯不可降解血管支架无法取得在6mm以下口径的小血管代替物方面的满意效果。因此在构建血管支架的过程中，尤其是小口径血管支架，应用组织工程技术，可明显改善其物理和生物性能。

（三）组织工程化人工血管移植效果的评价

组织工程化人工血管移植效果的评价包括物理性能、化学性能和生物学评价，其中生物学评价是最为重要的部分。材料植入体内后与机体相互作用，通过降解产物、渗透溶出和机械作用等对机体产生局部和全身的生物学反应，而机体对这种反应的承受程度称为生物相容性。生物相容性越好即生物反应越小，反之生物反应越大则生物相容性越差。而机体自身的细胞、酶、氧化自由基等产物也会影响材料的理化性能，而机体对移植物的影响则称为材料的生物稳定性，移植物在体内的变化越小则生物稳定性越好，而变化越大则生物稳定性越差。

组织工程化人工血管借助快速内皮化来提高生物相容性，而所有的医用材料与人体接触后，均可能通过组织反应、免疫反应、血液反应和全身反应与机体互相作用。目前常见的生物相容性评价试验方法包括：细胞毒性试验、刺激试验、免疫毒性试验、全身毒性试验、热原试验、植入后局部反应试验、遗传毒性和致癌试验、生殖发育毒性试验、血液相容性试验、可降解材料的降解、吸收、代谢试验和生物源材料病毒灭活验证。每种试验验证的侧重点各有不同，但均应采用最终产品作为测试样品，即组织工程化的人工血管作为评价对象。同时为了评估这种作用结果的严重程度，世界标准化组织制定了ISO10993系列标准对生物医用材料的安全性进行评价，该标准也作为组织工程化人工血管移植效果的评价指标。

（四）组织工程化人工血管研究展望

人工血管的研制经历了从单一材料到表面改性，再到组织工程化人工血管的巨大转变，发展目标始终是如何使人工血管的物理性能、化学性能和生物性质更大程度地接近人体血管。而组织工程化人工血管的研究方向也主要集中在支架材料、种子细胞、生长信息调控三个基本要素。高分子材料学的发展在血管材料的结构设计加工以及活性修饰方面起到了重要影响，Domurado 等在 1975 年发明了蛋白质涂层方法来改善血管移植材料管壁孔隙，该方法能够浸渍和封闭涤纶织物间的所有网孔，一方面使移植材料表面形成一种具有生物蛋白涂层的光滑表面，在移植时可防止渗血；另一方面亦可与有机溶剂进行化学交联，使填充在人工血管壁孔隙间的外源性生物蛋白在移植前保持稳定，移植后利于自体细胞长入，并在人工血管的愈合过程中自行生物降解，被机体吸收。随着对该技术的不断摸索，目前临床应用的内涂层物质主要有胶原、明胶及白蛋白。此外，蚕丝粉体，壳聚糖等新型生物可降解性材料与聚氨酯共混后作为新型血管原料制备的人工血管在保证良好理化性能的前提下具有良好的生物相容性，也是未来组织工程化人工血管的研究新方向。

体外构建的人工血管在植入体内后常常出现内皮细胞攀附困难、短期内被取代、内皮细胞功能不全、血管再狭窄率高等问题。组织工程构建过程需要患者自体细胞的分离、体外扩增、与支架材料一起在体外长时间培养，易发生细菌感染，而构建的组织工程血管还存在不便储存和运输、成本高、体内外细胞活性不稳定等问题，转化为临床应用的可操作性较差。近年来，在组织工程和组织再生领域，越来越多的学者提出"体内组织工程"的概念，即强调对支架材料进行活性和功能修饰，使植入的支架材料在体内募集捕获干细胞，诱导血管新生和干细胞分化与增殖，促进组织的迅速修复和再生，使组织构建在体内完成。与传统组织工程研究手段不同之处，该方法没有细胞接种和体外培养，依靠材料调动人体自我修复能力，引导或诱导受损组织／器官再生。因此，随着细胞分子生物学的发展，细胞外信号调控以及组织再生微环境构建也将是未来组织工程化人工血管的重要研究方向。

四、血管支架产品

目前我国血管相关疾病患者群数量高达 2.9 亿，且死亡率高于肿瘤等及其他疾病，占居民疾病死亡构成的 40% 以上，其中冠心病患者约为 1 100 万。血管支架植入是治疗冠心病最有效的方法之一。传统血管支架植入体内以后不可降解，长期存留在血管中有可能会引起慢性炎症、晚期血栓及需长期进行抗凝治疗等问题。尽管成熟的药物洗脱冠脉支架晚期血栓发生率较低，但血栓发生后的死亡率高达 45% 以上。全降解血管支架具有克服传统不可降解支架负面问题的潜在优势，是近年来介入器械领域研究开发的热点。全降解血管支架可经手臂桡动脉通过微型导丝引送至冠状动脉血管狭窄位置，然后将支架扩开，撑开堵塞的血管，在血管损伤愈合的特定时间内对血管起力学支撑作用，预防血管回缩，完成血管重建后在体内被逐步降解吸收。而理想的全降解支架不仅能实现力学支撑与血管组织生理修复过程能良好匹配，还能增强血管组织的原位再生修复能力，实现病变血管的重构，从而避免永久支架引起的并发症和极晚期血栓等系列问题，最终实现病变血管组织的完美功能修复甚至结构再生。

（一）全降解血管支架产品国内外研发进展

近年来，全降解血管支架的研究热点主要集中在全降解聚合物支架与全降解金属支架。两者通过特殊材料结构和物理径向与轴向取向结构的精密控制等，利用可降解生物材料制备，已经初步显示了较为优异的临床应用潜力。2016 年美国雅培公司开发出的第一代全降解聚合物血管支架 Absorb GT1™ 在美国获批上市，虽然作为第一代产品还有很多需要进一步优化完善的地方，但这是全球首个能完全被人体吸收的全降解药物涂层聚合物血管支架，代表了心脑血管疾病介入治疗的未来发展方向。除此之外，美国 Elixir、Amaranth、REVA Medical 等公司及日本的 Kyoto Medical 等公司均积极开展了全降解聚合物支架研发。德国 Biotronik GmbH 公司的全降解镁合金支架 Magmaris 通过特殊合金控制和表面材料控制，已克服了传统镁合金材料在降解性、强度及韧性等方面的不足，在 2016 年获得欧洲市场准入，表 10-2。

在中国，全降解血管支架已被列入国务院《中国制造 2025》，得到国家政策的大力支持。包括乐普医疗、山东华安、上海微创、北京阿迈特、四川兴泰普乐等多家国内公司相继开展全降解聚合物支架产品的开发，正处于取得实质性突破的边缘。深圳先健科技公司则在国际上率先开发出全降解铁合金血管支架。北京美中双合、江苏沣沅等公司开展了可降解镁合金支架研究，表10-3。

表 10-2 国外可降解血管支架的部分研发企业

公司名称	生物可降解材料类别	获批时间
Abbott Vascular, USA	PLA	CE（2012），FDA（2016）
Elixir Medical, USA	PLA	CE（2014）
Biotronik, Germany	Magnesium-based alloy	CE（2016）
Reva Medical, USA	Tyrosine-polycarbonate	CE（2017）
Kyoto Medical, Japan	PLA	CE（2016）

表 10-3 国内可降解血管支架的部分研发企业

公司名称	生物可降解材料类别	研究阶段
乐普（北京）医疗器械股份有限公司	聚乳酸	2019年获国家食品药品监督管理局批准
山东华安生物科技有限公司	聚乳酸	完成大规模临床试验
上海微创医疗器械（集团）有限公司	聚乳酸	首次人体临床试验
先健科技公司	铁基合金	首次人体临床试验
北京阿迈特医疗器械有限公司	聚乳酸	临床试验前准备
四川兴泰普乐医疗科技有限公司	聚乳酸	临床试验前准备
江苏沣沅医疗器械有限公司	镁基合金	大规模动物实验阶段
美诺医疗集团	镁基合金	动物实验阶段

（二）全降解血管支架的材料学研究进展

目前研究开发的全降解血管支架按材料来源主要分为聚合物全降解血管支架和金属全降解血管支架。可使用的全降解聚合物材料包括左旋聚乳酸（PLLA）、右旋聚乳酸（PDLA）、消旋聚乳酸（PDLLA）、聚羟基乙酸（PGA）、聚己内酯（PCL）、聚三亚甲基碳酸酯（PTMC），以及上述材料的共聚物如聚乳酸-羟基乙酸共聚物（PLGA）和聚丙交酯-己内酯共聚物（PLCL）等。聚乳酸在体内可逐步代谢成为乳酸小分子并进一步分解为二氧化碳和水作为最终产物排出体外，具有良好的生物相容性；同时聚乳酸力学强度相对较高，因此已得到广泛应用。然而，目前以聚乳酸为代表的全降解支架距离实现理想的降解速率/力学支撑与血管组织生理修复反应过程的良好匹配尚有一定差距，这可能与以下几个方面相关：①材料的综合力学性能不足以满足血管支架的完美设计需求，如未经特殊工艺处理的 PLA 强度高但脆性大，易导致支架在植入后存在断裂的潜在风险；②材料的降解速率不完全满足要求，如常用的PLLA 完全降解通常需要 3 年以上时间，PGA 则因降解过快而无法提供血管修复完成前的理想力学环境等；③支架设计功能较为单一，更多的还是只起到机械支撑作用，支架植入后对病变血管的诱导血管组织再生修复和诱导血管重建能力不足，难以实现对病变血管结构和功能的原位再生修复。在国家重点研发计划（2016YFC1102200）的立项支持下，我们在实践中发现从分子拓扑结构、化学物理结构等多方面研究聚乳酸材料的力学性能和降解性能，采用共聚共混合梯度拉伸扩张等改进方法，结合有限元分析优化支架结构设计，及表面多功能涂层时序性量化控释技术应用，可制备和筛选出满足临床要求的具有良好径向支撑力、韧性、降解时间更优化，血管组织原位再生能力更强的全降解功能性活性物质涂层聚合物支架，此类支架具有更大后扩直径（图 10-12A）、更牢固的附着性、更小的预装直径，给医生预留操作空间，减小贴壁不良或扩张断裂的不良风险；同时具备更优化的降解周期，血管组织重构与再生可在支架植入两年内基本完成（图 10-12B）。

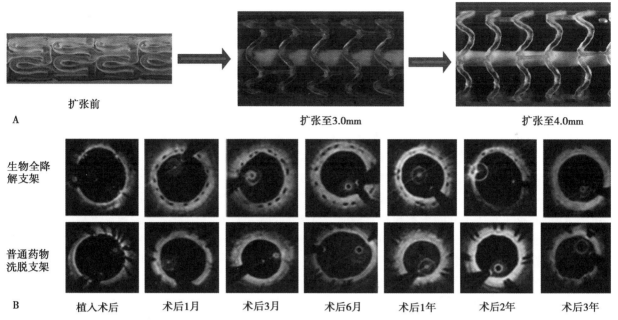

图 10-12 全降解支架具有良好的体外拉伸性能,经动物实验证实植入后可完全吸收

A. 全降解支架具有更大的扩张直径(设计尺寸为 3.0mm 的支架可像金属支架一样,扩张至 4.0mm 以上);B. 全降解支架大规模动物实验结果。

目前金属全降解支架所用材料主要集中在镁基合金、铁基合金及锌基合金。镁是人体必须的元素,其在体内可被周围组织吸收或被代谢系统排出体外。镁元素也是 ATP 酶的辅助因子,其还用于稳定细胞膜结构及参与神经信号的传递。与人体内 Mg^{2+} 浓度(0.7~1.0mmol/L)相比,一个镁合金支架降解释放的 Mg^{2+} 含量很小。镁合金因其良好的生物相容性及生物可降解性,被认为有望克服传统惰性金属基支架因长期植入引起的慢性炎症反应,晚期血栓及长期抗凝药服用的问题。Di Mario 等人通过将德国 Biotronik 公司的 WE43 支架植入小香猪体内,发现大约 6 周,支架表面就形成完整的新生内膜层,可观察到均匀的内皮细胞层覆盖,整个血管组织相较于不锈钢而言呈现血管正向重构。然而目前镁基合金支架依旧面临降解速率过快的问题,这会导致血管组织功能修复完成前,本体支架因降解速率过快造成力学支撑性能失效。因此,改善镁及其合金支架的耐腐蚀性是当前研究的一个热点,通过本体合金化(如稀土元素掺杂等)及表面改性技术(微弧氧化、脉冲电沉积、化学转化膜处理等)可提升镁合金的耐腐蚀性能。镁合金支架在体内的降解过程可以看作成是一种化学腐蚀转化的过程,有报道显示,体内服役 180d 时,镁合金的支架本体会转化为钙磷复合物,其在 OCT 下不可见,但通过超声仍能观察到支架梁外形残留物,目前其降解产物完全代谢吸收尚未见报道,钙磷复合物是否引起钙化等问题尚待追踪关注。对于可降解铁合金支架而言,铁合金由于其具有较高的弹性模量和径向支撑力,其支架可以做得非常薄,一些动物实验已评估了支架的疗效和安全性。Peuster 等第一次试验了可降解铁支架(含铁 >99.8%)的可靠性与安全性。支架被植入 16 只新西兰白兔的降主动脉,结果显示,6~18个月内没有血栓的发生,也无不良事件的发生,局部血管壁无炎性反应,平滑肌细胞也无明显的增生现象。对于可降解铁支架的评估仍需更多试验数据的支持,如磁共振成像干扰、降解周期的不均匀性和腐蚀产物需长周期代谢等潜在问题。锌合金支架因其降解速率居于铁合金及镁合金之间,近年来也成为研究热点之一。目前锌合金支架的研究还处于较早阶段,相关研究表明其呈现持续的体内降解行为,腐蚀产物和纤维层持续增厚,试验也证实其产物 ZnO、$ZnCO_3$ 及钙磷复合物等在体内基本安全。

针对目前的全降解支架研发,如何对支架本体材料及加工工艺进行优化,如何根据血管组织修复重建功能需求开发降解性能可控、力学性能优异的具有良好血管组织修复能力的全降解支架将成为未来血管支架研制与开发的主要发展方向。

（三）血管支架的表面改性研究

血管支架作为血液植介入医疗器械，其面临的组织微环境十分复杂，尤其是其置入的病理动脉粥样硬化斑块区，处于氧化应激损伤后的持续的炎症反应状态，因此支架植入后通常会面临如氧化应激损伤、炎症反应及凝血反应的刺激。从临床表现来看，早期的金属裸支架（bare metal stent，BMS）植入后易引发新生内膜过度增生，从而导致支架内再狭窄（in-stent restenosis，ISR）发生概率较高（20%～30%）；而药物洗脱支架（drug-eluting stent，DES）虽通过抗增生药物（如雷帕霉素、依维莫司等）的原位释放有效抑制 ISR 的发生概率，但是随后的临床报道发现，DES 在抑制血管平滑肌细胞过度增生的同时，也抑制了内皮细胞层的愈合，导致了晚期血栓的发生（late stent thrombosis，LST）（发生率可高达约 1.5%～2%），成为 DES 使用中的潜在严重隐患。通过系统的临床分析，药物疗效终止、缺乏内皮功能恢复的支持以及未解决的炎症反应和过度的氧化应激是导致药物涂层支架远期失效的主要原因，而且 ISR 及 LST 的发生率在不同的患者和病变特征中有很大的差异。虽然全降解支架理论上会因支架的完全降解吸收避免支架残留带来的中晚期并发症，但由于可降解支架目前依旧沿用了原有的 DES 涂层设计策略，其服役过程中仍然会面临传统 DES 导致的临床问题，因此如何赋予可降解支架诱导血管内皮再生将成为新型全降解支架研发的重要组成部分。

针对 BMS 及 DES 暴露的临床问题，越来越多的学者意识到在支架表面快速形成一层完整的具有生理功能性的内皮细胞层是解决术后并发症的理想途径。对支架表面进行功能化设计是赋予支架实现这些功能的重要手段。对支架的表面功能化修饰的目的主要基于满足支架服役的复杂的生物化学微环境的基本要求，改善血液相容性、降低炎症反应、抑制平滑肌细胞增殖以及实现快速内皮化等。采用特殊的细胞膜仿生顶层支架涂层设计，将药物非选择性抑制及原位选择性诱导快速内皮化结合，可促进血管内皮层的良性愈合。或是在支架本体与载药涂层间覆盖抗凝血 Ti-O 薄膜、材料表面肝素化和白蛋白固定、修饰 RGD 多肽序列、构建具有催化血液中 NO 供体分解释放 NO 功能的支架材料功能化修饰满足支架材料表面抗凝血、抑制平滑肌细胞过度增殖与快速内皮化等多功能需求。在材料表面实现原位内皮再生在当前的研究中扮演了重要的角色，其意义在于，可通过材料表面设计，体内原位诱导内皮细胞从周围血管组织向材料表面迁移，以及捕获血液中的内皮祖细胞到材料表面并定向分化为内皮细胞，参与血管内皮层再生。研究者们通过在材料表面引入 CD34 抗体，在血液循环中直接捕获内皮祖细胞，可用于实现快速内皮化的研究。将 CD34 抗体固定在带有肝素/胶原涂层的支架上，可显著加速细胞在支架表面的附着和内皮化进程。在雷帕霉素药物洗脱支架涂层表面固定 CD34 抗体，14d 后支架表面可形成完整的内皮层覆盖。不过，Klomp 等人在 Genous 支架 1 年期临床结果报告中指出，CD34 抗体修饰的支架，在植入后表面原位内皮化过程中还伴随着内膜增生和凝血的风险，导致不良心脏事件发生率较高。其可能原因在于，单纯的 CD34 抗体修饰支架，其表面功能较为单一，难以应对支架表面抗血栓形成的要求。

支架内再狭窄的发生是许多种类细胞共同参与、多种生物因子共同作用的极其复杂的过程，其复杂机制揭示了单纯促进内皮细胞生长而无视其他恶性细胞行为的单纯促内皮手段并不足以在体内有效抑制再狭窄的发生。然而目前报道的一些涂层设计（如修饰 ECM 分子、促细胞黏附多肽、生长因子或抗体等），并未在选择性调节内皮、平滑肌细胞的生长和表型方面提供十分有力的支撑。由于基因治疗在靶向性和持久性上的特殊性，基因洗脱支架（gene-eluting stent，GES）也应运而生，GES 也因其可能具备的作用持久、选择性内皮功能修复和减弱炎症反应等功能被寄予厚望，也是目前支架的研究热点，其核心是选择合适的基因，进行靶向递送、转染及表达，发挥调节血管组织修复进程的功能。对于 GES 而言，通过编码表达与增强内皮细胞功能相关的质粒 DNA、mRNA（如编码 VEGF 蛋白、一氧化氮合酶 eNOS 的质粒或腺病毒）或具有沉默与再狭窄相关的 TGF-β1 表达的 siRNA 等，可为预防 ISR 提供有效的手段。然而如何将抗再狭窄的功能化基因依托在支架表面，通过表面介导的基因传递手段，在血管微环境内实现有效传递并发挥功效，依然是该领域存在的挑战；此外，如何增强难转染细胞的基因转染效率（如内皮细胞），以及保护基因在持续转染的同时不被心血管微环境破坏，也是 GES 能否成功服役所需克服的难题。

上述功能化修饰大多需要在支架材料表面通过物理或化学方法获得，如支架表面等离子体处理、药物或生物因子的物理吸附或装载（喷涂、浸涂或层层自组装等）、共价固定等来实现，旨在维持药物或生物分子在支架植入后持续、稳定、高效地发挥作用。而在具体的临床应用中，如何有机整合支架涂层与这类功能化修饰，也是需要解决的重要问题。

第六节　人 工 角 膜

一、角膜组织结构特点及修复再生

（一）角膜组织结构特点

角膜（cornea）是位于眼球前壁的一层透明膜，约占纤维膜的前 1/6，从后面看角膜呈正圆形，从前面看为横椭圆形。角膜横径平均值成年男性为 11.04mm，女性为 10.05mm，竖径平均值男性为 10.13mm，女性为 10.08mm，3 岁以上儿童的角膜直径已接近成人。中央瞳孔区约 4mm 直径的圆形区内近似球形，其各点的曲率半径基本相等，而中央区以外的中间区和边缘部角膜较为扁平，各点曲率半径也不相等。从角膜前面测量，水平方向曲率半径为 7.8mm，垂直方向为 7.7mm，后部表面的曲率半径为 6.22～6.8mm。角膜厚度各部分不同，中央部最薄，平均为 0.5mm，周边部约为 1mm。

角膜分为五层（图 10-13），由前向后依次为：上皮细胞层（epithelium）、前弹力层（lamina elastica anterior，又称 Bowman 膜）、基质层（stroma）、后弹力层（lamina elastica porterior，又称 Descemet 膜）、内皮细胞层（endothelium）。上皮细胞层厚约 50μm，占整个角膜厚度的 10%，由 5～6 层细胞组成，角膜周边部上皮增厚，细胞增加到 8～10 层。过去认为前弹力层是一层特殊的膜，用电镜观察显示该膜主要由胶原纤维构成。基质层由胶原纤维构成，厚约 500μm，占整个角膜厚度的 90%，实质层共包含 200～250 个板层，板层相互重叠在一起。板层与角膜表面平行，板层与板层之间也平行，保证了角膜的透明性。后弹力层是角膜内皮细胞的基底膜，很容易与相邻的基质层及内皮细胞分离，后弹力层坚固，对化学物质和病理损害的抵抗力强。内皮细胞为一单层细胞，约由 500 000 个六边形细胞所组成，细胞长 5μm，宽 18～20μm，细胞核位于细胞的中央部，为椭圆形，直径约 7μm。角膜之所以透明，其重要因素之一是角膜组织内没有血管，血管终止于角膜缘，形成血管网，营养成分由此扩散入角膜。角膜的感觉神经丰富，主要由三叉神经的眼支经睫状神经到达角膜。角膜位于眼球的最前方，弯曲如同球面，有聚光作用。

1. 角膜上皮（corneal epithelium）　为未角化的复层扁平上皮，细胞排列整齐，有 5～6 层。表层细胞游离面有许多短小的突起，浸浴在泪液膜中。上皮基部平坦，基底层细胞常见分裂象，表明角膜上皮更新较快，并有较强的再生能力。上皮内有丰富的游离神经末梢，因此感觉十分敏锐。角膜边缘的上皮逐渐增厚，基部凹凸不平，与球结膜的复层扁平上皮相延续。

2. 前界层（anterior limiting lamina）　为无细胞的均质层，厚约 10～16μm，含胶原原纤维和基质。

3. 角膜基质（corneal stroma）　约占整个角膜厚度的 9/10，由大量与表面平行的胶原板层组成。每一板层含大量平行排列的胶原原纤维，纤维直径一致，约 35nm；胶原原纤维之间充填糖胺多糖等成分。相邻板层的原纤维排列呈互相垂直的关系，板层之间的狭窄间隙中有扁平并具有细长分支突起的成纤维细胞。角膜基质不含血管，其营养由房水和角膜缘的血管供应。上述角膜基质结构特点是角膜透明的重要因素。组成瞳仁的眼角膜，是全身知觉最敏感的一部分，特别以触觉和疼痛感最为敏感。正常的眼角膜是透明的"镜头"，上面没有血管。由于眼角膜是从泪液中获取营养，一旦眼泪所含的营养成分不够充足，角膜就变得干燥，透明度也会随之降低。

4. 后界层（posterior limiting lamina）　亦为一透明的均质膜，较前界层薄，也由胶原纤维和基质组成。后界层由角膜内皮分泌形成，随年龄增长而增厚。

5. 角膜内皮（corneal endothelium）　为单层扁平上皮。上皮细胞具有合成和分泌蛋白质的超微结构特点，胞质内还含有大量的线粒体和吞饮小泡，表明其具有活跃的物质转运功能。

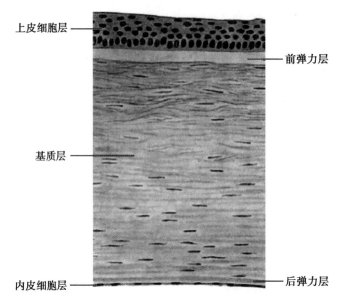

上皮细胞层 —

— 前弹力层

基质层 —

内皮细胞层 —

— 后弹力层

图 10-13　角膜的结构和组成

（二）角膜的修复再生

角膜一般分为五层，从外到内分别为：上皮层、前弹力层、基质层、后弹力层和内皮层。其中上皮层和后弹力层损伤后可以再生，其他层不能再生。如果角膜损伤位置较浅，没有超过上皮层，那就能修复如初。如果更深些，修复后会形成白色的瘢痕，瘢痕位于瞳孔区就会影响视力。

角膜是人眼睛表面一个透明的、无血管的组织，它的完整性对于正常视觉的维持非常重要。它包括了分层的上皮细胞，维持了角膜表面的完整和光滑，同时还提供一个抵抗外界应激的屏障。许多因素如机械、热、化学损伤及微生物感染等可使透明的角膜出现灰白色的混浊，从而引起视力减退，甚至失明，称为角膜病。角膜病患病率高、致盲性强，是世界上仅大于白内障，排名第二位的致盲性眼病。目前全世界约有 2 000 万人口因角膜病致盲，而我国现有角膜盲患者约 300 多万。同种异体角膜移植是目前治疗角膜病最有效的方法，但由于供体的缺乏，免疫排斥或者生物相容性，感染等问题，修复治疗难以获得很好的疗效以满足日益增加的医疗需求。边缘区域的干细胞呈现了一个替代和再生角膜上皮的能力，参与了角膜表面动态平衡过程。角膜边缘干细胞具有自我再生和多方向分化能力，并且基于羊膜的移植方法，它已经成为一种再生上皮细胞的有效手段。然而该方法需要很长的培养时间，同时，目前并不清楚供者提供的羊膜移植是否会增加感染、炎症和其他生物研究安全性。为解决上述问题，异体角膜即人工角膜需求迫切。

随着细胞治疗和组织工程的兴起，临床医学正步入一个"再生医学"的新阶段。生物材料、种子细胞和细胞因子是构建组织工程的三要素。在组织的修复过程中，种子细胞占据了很重要的成分。它们能在损伤部位聚集、增殖，同时分泌修复所需的细胞外基质。目前，作为角膜组织工程的常用种子细胞包括角膜缘干细胞（limbal epithelial stem cell，LESC）、间充质干细胞（mesenchymal stem cells，MSCS）、胚胎干细胞（embryonic stem cells，ESCs）和诱导性多能干细胞（induced pluripotent stem cell，iPSC）等。这些细胞有自己的优势，但也存在着一定的弊端。比如角膜缘干细胞获得途径不易，容易造成二次损伤。近年来，诱导性多能干细胞来源的间充质干细胞（iPSC-MSCs）表现出了干细胞一样的特性，能够分化为各类组织细胞，且在体外易获得，可视之为一种可供选择的外源性种子细胞。然而，尚无关于外源性的 iPSC-MSCs 体内移植促进角膜修复的可行性和有效性报道。

间质细胞衍生因子（stromal cell-derived factor 1，SDF-1）在各类器官修复中起到募集 CXCR4 阳性细胞的作用。既往研究表明 SDF-1 复合温敏光聚糖 / 明胶支架能够促进干细胞募集和减少炎症细胞的浸润。也有研究证实了角膜纤维细胞能够表达 SDF-1 及其受体 CXCR4；且 SDF-1/CXCR4 轴对于维持角膜缘干细胞 LESCs 的特性至关重要。这些研究暗示了 SDF-1 或许在募集干细胞促进角膜修复方面具有潜在的能力，然而目前其在角膜损伤修复中的具体作用并未被研究过。

通过支架材料复合干细胞或是生长因子/细胞因子等手段，能够促使已损伤组织的再生，为提高角膜等组织的修复质量带来了全新的机会。

二、人工角膜研制与应用进展

（一）人工角膜研制

人工角膜，是一种用医用高分子材料制成的类似人体角膜的产品。它一般包括光学镜柱和周边支架两部分。光学镜柱是用光学特性优良、物理化学性质稳定的透明材料制成，以替代病变后阻碍眼球光学通路的浑浊角膜；周边支架相当于连接光学镜柱和周边组织的桥梁，故而要求具有良好的组织相容性。2015年5月23日，由中国自主研发的全球首个生物工程角膜正式投入生产，这将改变传统的角膜移植手术中角膜供体来源奇缺的困境，为无数角膜盲患者带来光明。

光学镜柱常用材料有聚甲基丙烯酸羟乙酯（poly-hydroxyethyl methacrylate，PHEMA）、聚甲基丙烯酸甲酯（polyrnethyl methacrylate，PMMA）、硅凝胶、玻璃等；周边支架常用材料有陶瓷、氟碳聚合物、羟基磷灰石、聚四氟乙烯等。

人工角膜的片型设计中，较为成功的是 AlphaCor、Dohlman-Doan 和 Osteo-Odonto，并获得了 FDA 批准，进入临床阶段。

1. **AlphaCor 人工角膜** 20世纪90年代初期，澳大利亚 Lion 眼科研究所的 Chirila 等将 PHEMA 水凝胶制作了一体式人工角膜 AlphaCor，又称为"Chirila"角膜，并在1998年2月首次进行人体试验。随后，世界各地的临床试验陆续展开。目前，该种角膜成为临床使用最为广泛的人工角膜。AlphaCor 具有海绵状结构的支架和光学镜柱，这两部分由含水量不同的 PHEMA 水凝胶组成，互穿网络结构连接，能够承受较高压力和拉力。由于镜柱与周边支架都是采用同一种材料，且物理与化学性质相似，因此，解决了两部分的结合问题，同时也减少了结合部位发生细菌感染的概率，但发现有钙或色素的沉积。

2. **Dohlman-Doane 人工角膜** Dohlman-Doane 人工角膜为领-扣式，全部由 PMMA 构成，包括前盘、主干及后盘。Ⅰ型主要用于泪液充足、能维持眼表湿润的患者。Ⅱ型多一个前柱，突出于眼睑，用于终末期干眼患者。该人工角膜的预后因术前诊断及眼表炎症程度而不同。由于免疫排斥多次移植失败且术前无严重炎症者预后最好，而 Stevens-Johnson 综合征等预后较差。

3. **Osteo-Odonto 人工角膜** Osteo-Odonto 人工角膜是最早、也是最成功的人工角膜，由意大利科学家 Strampelli 首创，利用自体组织（牙齿和牙槽骨）作为周边支架，PMMA 作为光学镜柱。这种骨齿型特殊结构对于增加角膜耐受性，更好地与宿主结合，起到积极作用。由于术式复杂，创伤较大，因此仅在无其他办法时使用这种人工角膜。该人工角膜相对其他人工角膜的长期保留率高，有学者报道18年保留率达85%，75%的患者视力达6/12或更好。该人工角膜的主要问题在于术后视野受限、青光眼、骨齿板层溶解、无法测量眼内压等并发症。

其他人工角膜还有 BIOKOP 人工角膜、Seoul-type 人工角膜、Cardona 人工角膜、MICOF 人工角膜等。

"镜柱-支架"型由于具有黏合困难，结合部强度较差，房水渗漏等缺点，很多科学家又将目光投向了传统的"一体式"结构。美国科学家利用新型复合水凝胶 Duoptix，制作了一款一体式人工角膜，正在进行动物试验，表现良好。

（二）人工角膜的应用进展

自法国眼科医师 Pellier de Quengsy 于1789年首先提出将玻璃片植入混浊角膜以恢复视力以及 Weber 于1871年首次将一片水晶玻璃植入患者角膜，开创了人工角膜植入史以来，人工角膜的研究发展经历了200多年，经历探索、停滞、复苏和发展4个时期，无论在材料设计、制作工艺、手术技巧，还是术后处理都有新的发展。1859年，Heusser 第一次对人实施了人工角膜植入术，其植入的透明玻璃仅存留了3个月。20世纪初，同种异体角膜移植术的成功，转移了人们对人工角膜研究的热情，人工角膜的研究再次陷入低谷。60年代以来伴随着材料学和生物学技术的发展，人工角膜的研究有了突破性进展。多种高分子聚合材料和生物材料相继应用于人工角膜，特别是近10年来，有孔材料的应用大大提高了材料与受体之间的组织相容性。人工角膜植入术的设计亦日趋合理，有表面人工角膜、埋藏型人工角膜到穿通性人工角膜。人工角膜的研究经历了几个阶段，多种材料的应用，已取得很大进展。但迄今为止，临床应用的多种人工角膜材料都还达不到理想的要求。鉴于目前尚无一种一致认可的材料，对于眼部条件不同的患者，只能酌情权衡各种材料的利弊，以选择合适的材料。随着材料学和生物学技术的不断发展，新的更为理想的材料因其稳定性好、并发症少将逐步应用于人工角膜，使人工角膜植入术在临床上真正做到安全、有效，造福于广大角膜病患者。今后，人工角膜的研究重点是集中生物材料学、细胞生物学、分子生物学及临床医学专家联合攻关，选择真正生物相容性材料，改善光学镜柱和周边支架的整合，更重要的是周边支架和受体组织的整合。

三、组织工程化角膜

角膜病患病率高，在致盲眼病中仅次于白内障。角膜移植术是治疗角膜盲的有效方法，也是角膜病患者改善视功能的主要手段。但角膜供体来源匮乏，不能满足角膜病患者的需求，组织工程技术的兴起和发展则为其开辟了新的治疗途径。应用组织工程技术构建三维角膜，旨在为角膜病及眼表疾病的临床治疗提供较好的材料来源，是目前眼科界研究的热点。组织工程包括三大要素：支架材料、种子细胞和三维构建。它是由体外培养扩增的种子细胞种植于载体支架材料构建而成，力求构建物具有正常角膜的结构特征及生物学功能。然而，如何选择优良的支架材料和有效的种子细胞是目前组织工程人工角膜研究的焦点和难点。

（一）种子细胞

目前组织工程人工角膜常用的种子细胞来源于角膜缘上皮基底膜的LESC以及角膜缘基质细胞。但因细胞取材的过程中易对自体健康组织造成损害，先天性疾病或者热化学烧伤导致的角膜缘创伤患者中难以获取LESC。因此，选用其他干细胞或其他组织来源的细胞转分化为角膜细胞是目前种子细胞的主要来源。

1. 人胚胎干细胞（human embryonic stem cell，HESC） ESC具备强大增殖能力及多向分化潜能，是组织工程较为理想的种子细胞。许多学者尝试应用不同的方法诱导HESC向角膜细胞方向分化，并证实能够表达角膜上皮细胞特异性标志物CK3及CK12，取得了一定的成果，但诱导效率较低，诱导细胞是否具备角膜细胞功能尚不明确，尚处于早期研究阶段。目前已成功将HESC诱导类角膜缘上皮细胞并表达部分上皮细胞功能。

2. 成体干细胞 成体干细胞具有有限的多向或者特定分化潜能，具有较强的增殖能力，是目前较为可靠的种子细胞来源。其中研究较多的如骨髓间充质干细胞（mesenchymal stem cell，MSC）、造血干细胞、神经干细胞、表皮干细胞等，并且已成功应用于临床，取得了一定疗效。有学者应用不同方法诱导MSC向上皮细胞分化，并且能够表达一些上皮细胞标志物，尤其是MSC对角膜具有抗炎修复作用，使其在角膜应用中有着良好前景。

3. iPSC iPSC是指将成体细胞经过再编程转分化为类似ESC细胞的一类多能干细胞。最早由日本学者通过病毒载体转染*Oct3/4*、*Sox2*、*c-Myc*和*Klf4*四种转录因子至小鼠成纤维细胞实现。在随后的研究中，通过类似的方法分别诱导其他种类细胞也成功生成鼠iPSC和人iPSC。iPSC在通过分化成造血前体细胞挽救致死剂量照射小鼠研究中已经发挥类似ESC的作用。国内学者应用iPSC成功克隆出活体小鼠，证实iPSC具有与ESC细胞相同的功能特征。虽然iPSC产生的效率较低，且具体诱导机制并不明确，但开辟了一个新的ESC来源途径。iPSC的诞生给细胞领域带来了革命，任何一种成体细胞在给予适当的条件后可以向另一种细胞转分化，从而用于组织修复。目前在眼科界应用较多的是口腔黏膜上皮细胞，将口腔黏膜上皮细胞经体外培养后可以用来修复热、化学等导致的眼表创伤，促进上皮愈合，抑制炎症反应。已有研究显示，将口腔黏膜上皮细胞种植于羊膜上，有角膜上皮特异性标志物CK3的表达。移植后角膜能够保持上皮化和透明。

4. 内皮细胞 角膜内皮细胞层对维持角膜正常厚度及透明性起关键作用，足够的内皮细胞数量是保障内皮细胞功能的主要因素。Ishino 等以去上皮的羊膜基底膜为载体培养人角膜内皮细胞，移植到去除后弹力层和内皮层的兔眼角膜内，角膜厚度及透明性基本保持正常。傅瑶等以羊膜为载体培养角膜内皮细胞，比单独培养皿培养更接近正常角膜内皮细胞。Amano 分别以覆有胎牛角膜内皮细胞的人角膜基质、人工合成基质（碱处理）、猪角膜基质为载体培养人角膜内皮细胞，之后 Amano 验证了猪角膜基质为载体重建人角膜内皮细胞的可行性。

（二）支架材料

良好的组织工程角膜载体材料应具备透明度高、机械力学性能优良、生物相容性好、没有免疫排斥反应等特征。有研究发现，采用天然的细胞外基质（extracellular metrix，ECM）成分制作载体材料能够增强其生物相容性。迄今为止，用于制作角膜替代物的三维支架材料多是由胶原或纤维蛋白等经交联制备而成。

1. 胶原 角膜 ECM 主要由胶原构成，占全角膜厚度的 90%，对维持角膜的透明性至关重要。胶原作为一种结构蛋白已成为组织工程化人工角膜支架的理想材料，并在组织工程化皮肤、软骨、骨及神经等领域得到了成功应用。1993 年，Minami 等以酸溶性 I 型胶原凝胶制作了三维支架，并分别接种牛角膜基质、内皮及上皮细胞，三维构建了三层角膜结构，具有开创性的意义。1999 年，Griffith 等通过病毒感染或转染的方式建立了人角膜上皮、基质及内皮永生化细胞系，并将其分别种植于由胶原 - 硫酸软骨素支架中进行共培养，从而首次在体外构建出大体形态、透明性、组织结构及生理功能与正常人角膜近似的功能性人角膜等效物。2001 年，陈家祺等在 Minami 和 Griffith 等研究的基础上，对角膜基质重建方法进行改良，将生后≤1 个月意外伤致死的患儿角膜内皮、上皮、基质细胞培养后分别接种于重建基质中和基质表面，通过组织工程学三维培养技术共培养重建角膜组织。应用同一供体原代培养的人角膜上皮、基质和内皮细胞体外构建组织工程化人工角膜，为其进一步临床应用并减少排斥反应奠定了细胞学基础。重建的角膜可以作为正常膜体外模型，用于角膜生理、生化及病理等基础研究。2006 年，Liu 等报道了一种制备角膜基质支架的简便方法——通过交联牛 I 型胶原制备角膜支架。对支架材料的理化特性、体外组织相容性（细胞毒性、系统毒性和促进上皮细胞的增殖分化及神经的再生能力）等进行了更为详细的研究，并以其作为供体对兔及猪分别施行深板层角膜移植术，进行临床评估。理化特性方面，此支架材料的屈光系数及弥散渗透性类似正常人角膜基质，毒性试验阴性，透光性强于眼库中保存的角膜，并具有良好的机械强度，在体内、体外均能促进角膜上皮细胞的增殖、分化及神经的再生，具有较好的生物相容性。术后 6 个月，术眼与正常对照眼的角膜基质厚度无明显差异。在随后的研究中，国内外的一些学者先后采用不同的交联方法制作了胶原凝胶支架，尤以 Griffith 研究小组应用重组 III 型人胶原经 1-Ethyl3-3-dimethylaminopropyl carbodiimide（EDC）和 *N*-hydroxysuccinimide（NHS）交联制作的支架材料最为成功。研究小组用该支架进行了人角膜前板层移植，经过 24 个月的 1 期临床研究证明，受体角膜能够恢复透明，角膜上皮完全覆盖植片，眼前房、眼压、眼底均同于正常人，尤其是材料内有神经纤维和受体基质细胞的长入，充分验证了该材料作为角膜替代物的可行性。

2. 异种脱细胞角膜基质 脱细胞处理的天然角膜基质因能够保留其原有的特性和结构，为组织工程人工角膜提供了一个优良的支架来源。国内外一些学者应用不同的方法，如酶、化学、物理等手段对动物来源角膜进行脱细胞处理，取得了一定成果，并尝试进行了三层角膜构建。在前期研究中应用 0.5%SDS 对猪角膜成功进行了脱细胞处理，获得了透明度、机械力学性能及生物相容性均良好的脱细胞猪角膜基质（acellular porcine cornea matrix，APCM），并以 APCM 为载体进行了组织工程人工角膜前板层的构建，该构建物具有类似于正常兔角膜的表型，动物角膜板层移植术后 1 个月内表现出了较好的稳定性和组织修复能力。可见 APCM 在组织工程人工角膜领域具有良好的应用前景。

3. 蚕丝蛋白 蚕丝蛋白多取自于蚕茧，免疫反应性低，降解率及机械力学性能可控，具有应用于组织工程支架的潜力。丝蛋白膜经过处理能够表现出较好的透明性，而且可以被小分子物质修饰，引导细胞和其 ECM 的结构排列。研究也已证明，丝蛋白膜支持原代人角膜缘上皮细胞、基质细胞及内皮细胞的生长。上皮细胞能够在材料表面形成完整的基底膜。Gil 等应用 RGD 修饰的丝蛋白膜制作了三维角膜基质支架，表现出了较好的透明性，基质细胞在支架内有较好的活性。

4. 纤维蛋白　人纤维蛋白对细胞具有良好的耐受性，已被用作多种组织的替代物研究，尤其是人皮肤。与胶原不同的是，纤维蛋白载体材料在接种细胞后不会发生皱缩。Alaminos 等利用纤维蛋白 - 琼脂糖经接种兔角膜上皮、基质及内皮细胞构建了全层兔角膜模型。该三维构建物具有类似于正常角膜的表型和结构，但机械力学性能及透明性均较差，尚需完善构建方法以改善这种缺陷。

5. 自分泌 ECM　有学者应用维生素 C 可以刺激基质细胞生长胶原和其他 ECM 成分，经过精细组合形成 ECM 薄片，叠加后可形成三维替代物。该构建物具有类似角膜的形态，同时表达组织特异性标志物。但是这种材料的制作需要大量的非自体细胞分泌完成，若应用自体细胞生产 ECM 则需花费很长的时间，难以满足临床的需要。

随着载体材料和种子细胞研究的深入，组织工程人工角膜研究将会有较大的突破和广阔的发展前景，但也会不断面临新的挑战。我们相信，随着各项研究工作的深入，组织工程化的角膜组织最终会取得突破，有望解决目前供体材料来源匮乏的难题，给角膜盲患者带来新的希望。

第七节　人工晶状体

一、晶状体组织结构特点及修复再生

（一）晶状体组织结构特点

晶状体由晶状体囊和晶状体纤维构成。晶状体囊为一层透明的薄膜，完整地包围在晶状体的外面。前囊下有一层上皮细胞，后囊下则没有这层细胞，前囊下的上皮细胞到达晶状体的赤道部后伸长、弯曲并移向晶状体的内部，形成晶状体纤维。晶状体纤维在一生中不断增长，呈规则的排列并不断被挤向晶状体的核心部。纤维在青年时期生长较快，至老年时期生长逐渐减慢。

1. 晶状体囊　为一层有弹性的膜，各部厚度不一，前囊较后囊厚，前囊最厚部分约为 12～21μm，赤道部平均 9～12μm。前囊后面和赤道部的上皮层，为单层上皮细胞。前极部的上皮细胞为四方形，核在中央；周边部细胞为矮柱状，核呈椭圆形。赤道部细胞逐渐加长，其细胞长轴由垂直逐渐转为平行于前囊。因此赤道部上皮细胞核排列呈弓形，上皮细胞最后变成晶状体纤维。被挤向晶状体的内部。晶状体囊对化学和毒性物质有很强的耐受性。进入晶状体的营养物质及代谢产物的排除均通过晶状体囊。在调节过程中晶状体囊对改变晶状体的形态起重要作用。

2. 晶状体纤维　为同心生长纤维。其子午线切面呈现类似洋葱层层覆盖，赤道部垂直切面则似橘子的横切面。每一条纤维为六角形的带状细胞，长约 8～10mm，宽 8～12mm，厚约 2mm。周边纤维有核，排列整齐，渐向中心核即消失，而且纤维排列和形状均很规则。每层纤维在前、后极的止端排列成 Y 字形或星形，称晶状体缝。晶状体纤维之间，层与层之间均有基质联合。

3. 晶状体悬韧带　为带状纤维组织，穿插于胶状的玻璃体中，附着于晶状体囊和睫状体上，起固定晶状体的作用。每一条纤维带由许多细微的管状纤维丝构成。这些细纤维带起源于睫状突的无色素上皮细胞的基底膜内，从睫状突的侧面和沟内发出，但从不自睫状突顶部发出。晶状体悬韧带纤维向前、中部走行。聚集成不同大小和形态的纤维素，横切面上赤道部的悬韧带附着于晶状体处成烟囱状，然后向前、后晶状体囊表面走行一小段距离后附着于晶状体囊，图 10-14。

4. 晶状体上皮细胞　仅在前囊的后面和赤道部有晶状体上皮层，为单层上皮细胞。前囊下上皮细胞呈立方形，单层排列，基底部朝向晶状体囊。平铺片示其呈多角形。尽管不断形成新的上皮细胞，但有核细胞数量相对稳定。中央部分前囊下上皮细胞通常无分裂象，中央和周边部上皮细胞稍立方，部分可发生有丝分裂。赤道部上皮细胞发生分化、拉长，其增多的胞质向后囊下延伸。细胞核变扁平，随着新的晶状体纤维不断形成，已形成的晶状体纤维则向前、中央部推移，形成晶状体皮质。随着老的晶状体纤维不断移位，它们与新形成的晶状体纤维细胞核明显分开，核弓消失。最内层的纤维细胞最终失去核而形成晶状体核。

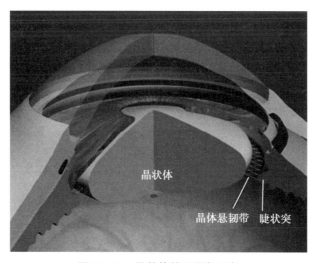

图 10-14　晶状体的位置与毗邻

（二）晶状体的修复再生

白内障是全球首位致盲性眼病，占致盲性眼病的 25%～50%；白内障也是我国致盲的首要病因，占全国盲人总数的 40%～70%。上世纪人工晶状体的发明为广大白内障患者带来了光明，白内障摘除联合人工晶状体植入术是目前治疗白内障的常规治疗方案。然而，属于假体材料的人工晶体植入后可能会引起慢性刺激导致术后并发症；另外，人工晶体不仅价格不菲，更不具备灵敏且精确的生理调节能力，甚至术后常常出现眩光症状而影响视觉质量。这些人工晶状体固有的缺陷促使人们去探索新的白内障治疗方法。近年来，再生医学发展迅猛，为多种疑难疾病提供了新的治疗思路和希望。人们通过现代组织工程学技术已经研制出多种生物性的人造组织，如人造皮肤、软骨等。如果可以诱导晶状体再生形成类似正常晶状体的结构，一方面可以避免人工晶体的诸多弊端，维持患者眼部生理及功能平衡；另一方面可以通过建立晶状体体外发育模型和病理模型，探索晶状体发育过程中各因素的影响作用，探讨晶状体相关疾病的发生机制及其防治措施。晶状体再生的成功将为白内障的防治带来里程碑性的突破。低等脊椎动物在晶状体损伤或摘除后可以再生出完整的晶状体，而高等哺乳动物的晶状体再生能力则相对较弱；在体外，晶状体上皮细胞亦可分化为具有晶状体纤维细胞特征的细胞。这些都表明，人体晶状体再生的可能性。而 ESC 和 iPSC 在体外也已能成功诱导出晶状体前体细胞和拟晶状体——一种透明折光立体结构，这些研究都为晶状体再生研究注入了新活力，带来了新希望。干细胞向晶状体的再生过程其实是在体外或体内模拟胚胎期晶状体的发育进程。因此，为了实现晶状体的再生必须首先对正常胚胎期晶状体在时间和空间上的演变和调控过程进行细致的研究。

1. 晶状体的再生机制　晶状体除了正常发育外，是否还能再生？研究人员对此进行了大量的探讨。研究发现，不同种类的动物具有不同的晶状体再生机制。在低等的两栖类动物（如蝾螈）中，晶状体通过背侧虹膜根部色素上皮细胞（pigment epithelium cells，PECs）的转分化实现再生：PECs 在晶状体切除术后开始增殖并转分化为无色素柱状细胞，进而形成晶状体泡，并最终形成完整晶状体。而在成年高等脊椎动物（如兔、鼠）中，晶状体再生则依赖于囊袋的存在，通过残留在其囊膜上的晶状体上皮细胞的增殖和迁移来实现晶状体部分再生。此外，不同物种晶状体的再生能力也有差异。一些低等两栖类动物具有较强的晶状体再生能力，蝾螈在晶状体切除后 10d 就能再生出晶状体泡，而相比之下，高等哺乳动物晶状体的再生能力则较弱。Gwon 等发现兔眼在晶状体摘除术后 3～5 周，囊袋周边部出现了再生的晶状体组织。在临床上，也观察到在白内障术后不久的儿童眼的晶状体囊膜周边部也形成部分透明的再生晶状体样结构。然而，研究也发现即使在哺乳动物实验效果最好的兔眼再生实验中，这些再生的晶状体样组织都呈无序生长，并不具备与天然晶状体类似的结构及光学性能。那么，晶状体的再生是如何调控的呢？晶状体再生和晶状体正常发育两个过程应具有诸多相似之处。在信号调节方面，各种体内外实验显示晶状体再生过程也受如 FGFs、FGF 受体和 prox1 等发育信号的调节，晶状体上皮细胞增殖的有效刺激在于细胞接触抑制的解除及 FGF 等生长因子的刺激。然而，晶状体的再生也并非是其发育过程的简单重复。可见，如何优化晶状体再生的条件，如何克服纤维细胞无序生长来获得具有生理功能的再生晶状体需要进一步深入探讨研究。

2. 干细胞在晶状体再生中的研究　除了利用自身残留的晶状体上皮细胞来再生晶状体外，近年来，ESC、IPSC 以及晶状体干细胞在晶状体再生研究中也备受瞩目。干细胞是存在所有多细胞组织里的原始且未特化的细胞，具有自我更新和多向分化潜能，在再生医学领域具有非常重要的作用。哺乳动物体内的干细胞分为两大类：ESC 与成体干细胞。ESC 取自囊胚里的内细胞团，而成体干细胞则来自各种组织。此外，2006 年日本 Yamanaka 研究小组将 Oct4、Sox2、Klf4 及 c-Myc 四个转录因子导入鼠成纤维细胞，使分化成熟的体细胞重编程，获得在表达与功能方面均与 ESC 极其相似的 iPSC。iPSC 因其来源多样、可以减轻免疫排斥反应、并且避免伦理争议等优点，成为再生医学研究的新热点。

（1）ESC 向晶状体分化：ESC 因具备在体外无限的自我更新能力，并能在特定的诱导条件下分化成各种组织特异性细胞，成为了再生医学的重点研究对象。以 ESC 为细胞来源在重建角膜和视网膜方面已做了大量尝试。已有多项研究显示，ESC 可定向诱导分化形成视网膜色素上皮细胞、视网膜神经节细胞等细胞。近年来，食蟹猴 ES 细胞及人 ES 细胞经体外培养诱导定向分化后，均形成了拟晶状体，且该小体表达晶状体特异性蛋白 αA-crystallin。值得一提的是，Yang 等采用"三阶段培养法"在体外诱导人 ES 细胞，成功获得了拟晶状体结构。研究者还对拟晶状体进行了分子水平检测，证实这些细胞表达晶状体关键调节因子和结构基因，但在蛋白质表达谱方面与人类晶状体尚有一定差异。这一成果为科研人员进一步探索体外定向诱导 ESC 分化形成晶状体组织提供了实验基础。

（2）iPSC 向晶状体分化：iPSC 重编程的开创性突破为再生医学带来了新的研究热点。由于 iPSC 具备自我更新及多向分化潜能，而且个体特异来源的 iPSC 既避免免疫排斥，又不涉及伦理道德问题，引起了科学家的高度关注，已成为细胞治疗以及组织器官再生中最有前景的种子细胞。Qiu 等利用白内障患者晶状体上皮细胞（human lens epithelial cell，HLEC）进行体外重编程，通过在 HLEC 中异位表达编码 OCT-4、SOX-2、C-Myc 和 KLF-4 这四个转录因子的基因，HLEC 被重新编程，在细胞形态与转录水平转换为 iPSC。经过"三阶段培养法"，这些 HLEC-iPSC 亦能够分化为类晶状体。目前研究显示，HLEC 来源的 iPSC 与 HESC 经过同样的"三阶段培养法"分化而成的晶状体前体细胞在形态、基因表达谱、多能标志物的表达以及体内、体外分化为三胚层的功能方面均无明显差异。然而，在向晶状体诱导分化方面，二者表现出一定差异。一些晶状体标记物（PAX6、BFSP1 和 MIP）在 HLEC-iPS 来源的分化细胞中上调的速度比 HESC 更为迅速；此外，HESC 诱导产物表达上皮间质转化标志物的水平要高于 iPSC 组，而白内障术后的后发障与晶状体上皮细胞发生上皮间质转化相关。这是否提示 HLEC-iPSC 相对于 ESC 可能更适合作为体外形成生物晶状体的种子细胞、究竟 iPSC 和 ESC 体外发育成的类晶状体在结构和功能方面还有哪些差异、以及如何进一步改进体外诱导的方法，都需要进一步的研究和探索。

（3）晶状体干细胞向晶状体分化的可能性：研究发现，成体的多种组织器官中具有成体干细胞。晶状体内是否存在晶状体干细胞？如果存在，那么晶状体干细胞在构建再生晶状体方面是否是较 ESC 和 iPSC 更为理想的种子细胞呢？晶状体不断增生的特性以及晶状体再生现象的存在提示成体晶状体干细胞的存在。Lavker 等通过 BrdU 及 3H-TdR 示踪标记分析了小鼠晶状体上皮细胞的增殖特性，提出晶状体前囊膜的中央区组织中可能存在干细胞。Marunouchi 等则提出晶状体干细胞位于晶状体生发区的紧邻区域。也有学者认为晶状体干细胞存在于晶状体以外的组织。因此，有关晶状体干细胞的探索目前尚处于初级阶段，晶状体干细胞是否存在及其定位尚无定论，尚需大量的实验证明。如何利用晶状体本身存在的成体干细胞用于再生晶状体的构建，目前仍无文献报道，也是一个亟待攻克的难题。

再生晶状体研究旨在修复或替换体内因为老化、疾病和外伤所致的不健康晶状体。虽然，体外诱导 ESC 和 iPSC 向晶状体前体细胞分化发育并形成拟晶状体已取得了一定进展，然而，未来我们面临的最大挑战在于如何改进现有的干细胞培养和诱导微环境，从而获得与人晶状体在结构和功能方面都更为相似的拟晶状体，以促进晶状体再生研究的快速发展，推动晶状体相关疾病发病机制的研究进展，探索更为有效的临床治疗新途径和新方法，从而造福无数的白内障患者。

二、人工晶状体研制与应用进展

（一）人工晶状体的研制

人工晶状体（intraocular lens，IOL）通常是指由人工合成材料制成的一种用来代替人眼晶状体的特殊透镜，它的成分主要包括硅胶、PMMA、水凝胶等。人工晶状体的形态通常是由一个圆形光学透镜和周边的支撑襻组成，光学镜头的通光口径一般为 5.5～6.0mm，支撑襻的作用是用来固定人工晶状体。一般在进行白内障手术时，医生要先将浑浊的晶状体摘除，然后植入人工晶状体以替代原来的晶状体，使外界的物体能够聚焦成像在视网膜上。由于人工晶状体具有重量轻、光学性能好、相容性良好和能生物降解等特点，患者术后一般都能适应，并无排异反应。目前人工晶状体的设计主要有：单焦点人工晶状体（single focus intraocular lens，SIOL）；多焦点人工晶状体（multifocal intraocular lens，MIOL）。

1. 单焦点人工晶状体 用的是一个简单的单透镜，由于只有一个屈光力，透镜本身无调节力，所以只能将一个区域成像在视网膜上。大多数患者使用 SIOL 时会选择看远，所以术后看书看报纸，仍然需要佩戴老花镜。在临床上观察到的人工晶状体眼的调节力，是由于睫状肌收缩，玻璃体和晶状体囊袋共同的作用，使人工晶状体能前后轻微地移动，而没有特殊襻构造的人工晶状体，需要用襻来固定，来维持人工晶状体的中心位置，且只能选择看远或看近，不能同时看清远处和近处的物体。为克服 SIOL 的这个缺点，学者们设计出了双焦点和多焦点人工晶状体。

2. 原始的双焦点人工晶状体 是利用加厚晶体光学部的周边部分来设计完成的，即在同一晶体的光学部分上，中央部分较薄，度数较小，用于矫正远视力；而周边部分较厚，度数较大，用于矫正近视力。由光学成像知识可知，在焦点上的物像是清晰的，离焦点越远，物像越模糊。因此我们在看书（30～40cm）、看电脑（60～80cm）和开车（远处）时，需要晶体进行调节，使人眼能够清晰地看到不同位置的物体。多焦点人工晶状体的设计思想就是根据光学原理在单个透镜上设计出多个焦点。利用多焦点透镜可以实现多个位置上的物体均能够聚焦在视网膜上，从而看到清晰的物，因此可以满足人们日常生活中所需要的近、中、远视力。MIOL 是在原始的双焦点人工晶状体的基础上，利用光线的衍射和折射原理，经过不断的研究和改进设计而成。根据其设计原理不同，可以分为折射型、衍射型和折衍射混合型。

（二）人工晶状体的应用进展

经过技术的不断发展，MIOL 已经成为人工晶状体发展历史上的一大进步。近年有学者研究发现，蔡司公司最新的三焦点人工晶状体 AT LISA tri 839MP 和散光矫正型三焦点人工晶状体 AT LISA tri 939 能够为患者提供非常好的远、中、近视力，双眼三焦点 IOL 植入较单焦点 IOL 可获得更好的视觉质量；另有相关研究发现，该类人工晶状体不依赖瞳孔的不对称光线分布，50% 远、20% 中、30% 近，最大可到 4.34mm 大小瞳孔，即使在光照不足的情况下，仍能够提供较好的 CS 和屈光可预测性，而三焦点 IOL 和双焦点 IOL 在术后远、近视力，视觉干扰现象方面无显著差别，但三焦点人工晶状体 AT LISA tri 在保证远、近视力的同时可实现优越的中间距离视力。对于可调节人工晶状体（accommodative intraocular lens，AIOL）来说，如美国 Tetraflex 人工晶状体，其在睫状肌收缩及玻璃体运动的影响下达到调节的目的，理论上可以达到 3D 左右的调节力，可以取得比较满意的近视力，而在松弛状态下，AIOL 趋于平面状态，可以取得比较满意的中、远视力。但也有学者报道，AIOL 的调节力随着术后时间的延长逐渐下降，术后患者的满意度不如预期高，其中反复被提到的原因是 AIOL 价格比较昂贵，而术后的实际调节力没有达到预期水平。而区域折射型多焦点人工晶状体（refractive multifocal intraocular lens，RMIOL），如美国 Lenstec 公司的 SBL-3，是一种双非球面非旋转对称折射多焦点人工晶状体，其上下两部分的屈光度数不一样，上方看远，下方看近，在前方下表面有 +3.00D 的附加度数，在眼镜平面约2.5D。它拥有一个微小楔形过渡区，把（上方）远视度数区和近视度数区分开，其中近视区所占的光学区百分比为 42%，但在瞳孔过小或者明显偏位的情况下，即使人工晶状体的位置良好，仍然会出现仅有一个光学面发挥作用。Venter 等研究表明，患者植入区域 RMIOL 后，可以获得良好的远、中、近视力；而另有研究表明，植入区域 RMIOL 能够提供大范围的功能性视力，可降低不良光学反应的发生率，在短期随访内也未发现明显并发症，至于该人工晶状体的稳定性还需要长期的随访。最为理想的人工晶状体是植入后能够与人的正常生理状态完美契合。虽然目前的人工晶状体还没有能够达到这个境界，但 MIOL 还是大大地提高了患者术后的视觉质量。但由于其光学特性的特殊性，容易导致患者术后 CS 在一定程度上下降和产生不良视觉症状，但此类现象并不十分影响患者的日常生活。随着科学技术以及手术技巧的进步，人工晶状体材料不断更新，通过临床医生和科研工作者的共同努力，理想的人工晶状体将离我们越来越近。

三、组织工程化晶状体

干细胞具有自我更新、高度增殖及多向分化的特点，主要分为胚胎干细胞和成体干细胞。胚胎干细胞移植在眼科的应用尚处于实验研究阶段，其在视网膜变性疾病及视神经病变治疗中的应用潜能逐渐成为研究的热点。越来越多的动物实验表明成体干细胞具有横向分化潜能，其自身的应用优势为难治性眼科疾病的治疗提供了新的途径。但是，由于各种干细胞都存在其缺点，很多研究目前尚处于实验阶段，并且国内在干细胞眼科领域研究还处于临床前研究阶段，从相关数据来看，用干细胞治疗眼科疾病具有广阔前景。

晶状体是眼内重要的屈光间质，其形态和功能的正常是视觉形成的必要条件。白内障是最常见的晶状体疾病，居全球致盲性眼病首位，占致盲性眼病的 25%～30%。目前常规治疗白内障的方案就是晶状体摘除且联合人工晶体的植入。人工晶体存在诸多弊端，且价格昂贵，还不具备生理调节功能。近年来，随着再生医学的快速发展，干细胞和组织工程学技术已经研制出多种人造组织，晶状体再生将为治疗白内障开辟新的途径。人们已探索出将胚胎干细胞/诱导多能干细胞在体外诱导分化为类晶状体样结构的培养方法。胚胎干细胞和诱导多能干细胞在体外也能成功诱导出晶状体前体细胞和拟晶状体——一种透明折光立体结构，这些研究都为晶状体再生研究注入了新活力，带来了新希望。目前的实验研究表明晶状体可以再生但是其生长呈无序性，与正常晶状体的生长有相似之处，但是不全相同。目前国内外的实验证明，视网膜色素上皮细胞可来源于胚胎干细胞，而视网膜神经节细胞也可以由胚胎干细胞转化而来。近年来，食蟹猴胚胎干细胞及人胚胎干细胞经体外培养诱导定向分化后，均形成了拟晶状体，且表达晶状体特异性蛋白 αA-crystallin。近年来值得关注的是，有学者以"三阶段培养法"为基础，成功地将人胚胎干细胞诱导分化为类晶状体。通过分子检测技术对拟晶状体进行验证。令人遗憾的是分化后的细胞在基因方面表达晶状体特异性标记，但是在蛋白质层面上却存在一定差异。尽管如此，此项成果仍为科研人员进一步探索在体外将胚胎干细胞定向分化成晶状体组织提供了实验基础。另外，日本学者 Takahashi 等在既往实验和理论的基础上，从多个候选基因中筛选出 4 个胚胎干细胞特异性转录因子并将其导入已分化的小鼠皮肤成纤维细胞，成功地将其重编程为类似于胚胎干细胞的多能干细胞。诱导多能干细胞具有自我更新和多向分化的潜能，且能够避免免疫排斥及伦理道德的限制，引起科学家的高度关注。国内一些学者通过对白内障患者的一些基因转录的干预和调控，重新编码其体内的晶状体上皮细胞，从而获得诱导多能干细胞。经过特殊方法的培养，这些诱导多能干细胞可以分化成类似晶状体的细胞。目前研究显示，白内障患者晶状体上皮细胞来源的诱导多能干细胞与胚胎干细胞经过以上同样的"三阶段培养法"，都能够分化为晶状体前体细胞。这种细胞无论在形态、基因谱及多能性标志物等方面都无显著性差异。但是，二者向晶状体诱导分化的过程存在一定的差异，诱导多能干细胞来源的分化细胞表达晶状体标记物（PAX6、BFSP1 和 MIP）要高于胚胎干细胞来源的分化细胞。此外，胚胎干细胞诱导产物表达上皮间质转化标志物的水平要高于诱导多能干细胞组，而白内障术后的后发障与晶状体上皮细胞发生上皮间质转化相关。这是否提示诱导多能干细胞相对于胚胎干细胞能更适合作为体外形成生物晶状体的种子细胞，究竟诱导多能干细胞和胚胎干细胞体外发育成的类晶状体在结构和功能方面还有哪些差异，以及如何进一步改进体外诱导的方法，都需要进一步的研究和探索。2016 年 3 月 9 日 *Nature* 在线报道的一篇文章表明诱导多功能干细胞可能有一天被用来为人眼提供可更换的角膜或晶状体组织。在同一天 *Nature* 在线发表的另一篇文章描绘了一种外科手术,在有白内障的患儿中激活人体自身干细胞再生功能,可产生透明的、有功能的晶状体。

第八节 人工视网膜

一、视网膜组织结构特点及修复再生

(一)视网膜组织结构特点

视网膜(retina)(图 10-15),为眼球后部最内层组织,结构精细复杂,其前界为锯齿缘,后界止于视神经乳头。视网膜由神经感觉层与色素上皮层组成。神经感觉层有三级神经元:视网膜光感受器(视锥细胞和视杆细胞)、双极细胞和神经节细胞,神经节细胞的轴突构成神经纤维层,汇集组成视神经,是形成各种视功能的基础。神经感觉层除神经元和神经胶质细胞外,还包含有视网膜血管系统。

1. 视网膜由神经外胚叶发育而成　胚胎早期神经外胚叶形成视杯,视杯的内层和外层别发育分化形成视网膜感觉层(神经上皮层)和视网膜色素上皮(retinal pigment epithelium,RPE)层。神经上皮层和 RPE 层间黏合不紧密,有潜在的间隙,是两层易发生分离(视网膜脱离)的组织学基础。

2. RPE 有复杂的生物学功能　为感觉层视网膜的外层细胞提供营养,吞噬和消化光感受器细胞外节盘膜,维持新陈代谢等重要功能。RPE 与脉络膜最内层的玻璃膜(bruch 膜)粘连极紧密,并与脉络膜毛细血管层共同组成一个统一的功能单位,即 RPE- 玻璃膜 - 脉络膜毛细血管复合体,对维持光感受器微环境有重要作用。很多眼底病如年龄相关性黄斑变性、视网膜色素变性、各种脉络膜视网膜病变等与该复合体的损害有关。

3. 视网膜的供养来自两个血管系统　内核层以内的视网膜由视网膜血管系统供应,其余外层视网膜由脉络膜血管系统供养。黄斑中心凹无视网膜毛细血管,其营养来自脉络膜血管。

4. 正常视网膜有两种血 - 视网膜屏障(blood-retinal barrier,BRB)　使其保持干燥而透明,即视网膜内屏障和外屏障。视网膜毛细血管内皮细胞间的闭合小带(zonula occludens,ZO)和壁内周细胞形成视网膜内屏障;RPE 和其间的 ZO 构成了视网膜外屏障。上述任一种屏障受到破坏,血浆等成分必将渗入神经上皮层,引起视网膜神经上皮层水肿或脱离。

5. 视网膜通过视神经与大脑相通　视网膜的内面与玻璃体黏附,外面则与脉络膜紧邻。因此,玻璃体、脉络膜、神经系统病变和全身性疾患(通过血管和血液循环)均可累及视网膜。

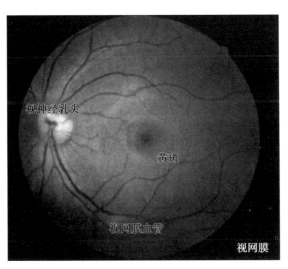

图 10-15　视网膜结构和组成

（二）视网膜的修复再生

近年来各种来源的干细胞、祖细胞和前体细胞在视网膜组织修复及再生研究中的应用备受瞩目。研究发现，视网膜干细胞、视网膜祖细胞和前体细胞，骨髓干细胞，胚胎干细胞和脑源性神经干细胞都有分化成视网膜神经细胞的能力，并且在损伤条件下这类细胞能够参与视网膜的修复和再生过程。视网膜色素上皮细胞和 Müller 细胞具有的转分化能力，也使之可能成为视网膜修复和再生的另一来源。

1. 源于视网膜组织的干细胞和前体细胞

（1）视网膜干细胞（retina stem cells，RSC）：RSC 是在神经发育过程中参与视网膜形成的一种多分化潜能中枢神经系统细胞。目前认为 RSC 主要存在于视网膜周边部的睫状缘色素上皮层或无色素上皮层。在低等脊椎动物中，RSC 始终具有细胞增殖和分化的活性，受损伤后启动信号刺激可进行干细胞的增殖及其分化过程，在特定信号调节下，能够产生相应的视网膜神经细胞，参与视网膜的损伤修复过程。Otteson 等发现，在鱼类幼年阶段视网膜内核层包含两种表型和基因型不同的细胞：纺锤形和球形的 Pax-6 阳性细胞，它们被认为是未分化的胚胎 RSC。这些细胞被称为视网膜内核层干细胞。在正常发育中，这些内核层干细胞分化成纺锤形 Pax-6 阴性细胞，称为内核层祖细胞，然后迁移到外核层并在那里形成视杆细胞。如果有视网膜损伤发生，内核层干细胞、内核层祖细胞和视杆细胞前体细胞显著增多。在哺乳动物成年期，只有睫状缘极少数 RSC 有活性且其生长和再生能力有限。Tropepe 等发现，在大鼠视网膜睫状缘，只有少数色素细胞具有未分化干细胞特性，在特定信号刺激下，其可以分化为多种视网膜神经细胞，如视杆细胞、双极细胞和 Müller 细胞等，但尚未发现可分化出视锥细胞。他们还发现，大鼠视网膜睫状缘色素上皮细胞的增殖能力能够终生保存，与其他非哺乳脊椎动物的眼生发区所发现的神经干细胞具有同源性。这说明哺乳动物的视网膜神经干细胞可能成为视网膜修复的潜在来源之一。Brenda 等通过对眼球不同区域组织进行细胞培养发现，人类 RSC 只存在于睫状体的平坦部。他们将包含干细胞和祖细胞的细胞团植入生后 1d 的 NOD/SC ID 小鼠和鸡胚眼中发现，移植的细胞可以存活、移行、增殖及分化出视网膜神经细胞，尤其是感光细胞，证实了 RSC 具有多分化潜能。这说明人类眼球中存在少量细胞（约每眼 10 000 个）具有 RSC 特性，这些干细胞可能在视网膜修复的临床应用中有重要意义。与啮齿类动物类似，在适宜条件刺激下，从人睫状环分离的睫状缘色素细胞具有活性并且能表达一定的生理功能。研究认为，睫状缘色素细胞的这种功能能够参与损伤视网膜组织的修复和再生。

（2）视网膜祖细胞：视网膜祖细胞是一种神经前体细胞，它具备自我更新、自我增殖的能力以及多向分化潜能。虽然视网膜祖细胞可分化成神经元团并分化出视网膜神经元和胶质细胞，但与视网膜干细胞相比，视网膜祖细胞具有有限的增殖能力。目前认为，视网膜祖细胞主要位于睫状缘部位，在胚胎期即具有增殖和分化能力，但这些细胞存在明显的增殖和分化局限性。Chacko 等从胚胎 17d 龄（E17）大鼠眼中摘取视网膜并酶解分离出视网膜祖细胞，将其移植入受体大鼠视网膜下间隙，发现这些细胞能够存活并分化出能够表达视蛋白（opsin）的感光细胞，但这些移植细胞不能与宿主视网膜进行融合即组织构建能力较差。Yang 等分离了胚胎 17d 龄（E17）大鼠和孕 10～13 周龄的人视网膜祖细胞，研究发现，虽然在体外培养条件下，这些视网膜祖细胞均能分化出多种视网膜神经元，但是当把这些培养细胞移植入受体大鼠后，这些细胞大多分化成胶质细胞。Moshiri 等发现，在体外培养条件下，源于啮齿类动物眼的视网膜与睫状体交界处的细胞具有定向分化成视网膜神经细胞的能力。他们发现：生后 3 个月的 ptc +/- 小鼠的视网膜边缘的细胞具有增殖活性，当这些 ptc +/- 小鼠出现视网膜变性时，这些细胞会进行增殖，一些细胞会表达视网膜神经细胞特异标志物 Chx10 和 nestin。进一步研究发现，这些增殖细胞在基因型和表型上与低等脊椎动物睫状缘的祖细胞类似。这说明哺乳动物视网膜存在祖细胞并且其在视网膜损伤条件下有增殖分化能力。

（3）视网膜前体细胞：视网膜前体细胞是有增殖和自我更新能力的多潜能细胞，能生成视网膜神经元、星形胶质细胞和少突胶质细胞。目前发现，视网膜前体细胞主要存在于睫状缘/睫状环的幼稚组织和睫状体的特定区域。研究发现，在适合的条件下，视网膜前体细胞能够分化成特定的视网膜神经细胞。Anita 等将 GFP 标记的大鼠脑源性神经前体细胞系 RN33B 细胞移植到受体成年大鼠视网膜下间隙，经过细胞分布类型分析发现，移植术后 3 周时，受体眼中只有 21% 的标记细胞分布，而在术后 8 周时，有 68% 的标记细胞分布，并且细胞能够表达视网膜神经细胞和胶质细胞的类似表型。Hanako 等研究表明小鼠 ES 细胞在 SFEB/Dkk1/Le ftyA/ 血清苯丙酸诺龙条件下培养，可以产生视网膜前体细胞。将这种前体细胞与小鼠胚胎视网膜细胞共培养，这种前体细胞能够分化出有感光细胞表型（rhodopsin + 和 recoverin +）的细胞。通过器官培养法发现，这些前体细胞来源的感光细胞大多数能融合进外核层，提示这些细胞具有较好的组织构建能力。Susanne 等将胚胎 14d 的 EGFP 转基因小鼠脊髓提取的神经前体细胞移植入野生型和基因突变导致感光细胞凋亡型小鼠眼中，在术后 1 个月和术后 6 个月观察发现，在突变型宿主体内，供体细胞的存活数量和细胞融合宿主视网膜的能力均明显高于野生型宿主。他们同时发现，在 2 种类型宿主体内，前体细胞均分化成星形胶质细胞和少突胶质细胞，但均未能分化成视网膜神经元。这些结果提示，较野生型相比，病理因素导致的突变型宿主环境可能更适于前体细胞的存活和整合。

2. 源于其他组织的干细胞和前体细胞

（1）骨髓间充质干细胞（mesenchymal stem cells，MSC）：骨髓干细胞包括造血干细胞和间充质干细胞。目前认为，这两种干细胞均具有分化成神经元的潜能。MSC 是从骨髓中分离培养的一种多潜能干细胞，它来源于中胚层发育的早期间质干细胞，是造血诱导微环境的重要组成部分。MSC 除了提供细胞外基质，支持和调节造血干细胞的自我更新和分化外，本身还具有很强的增殖力和多向分化的潜能。研究发现，在适宜条件下，MSC 可以分化出视网膜前体细胞和成熟神经细胞。Atsushi 等向生后 6d 的 rd10 小鼠玻璃体内注射成年小鼠的 MSC 和对照细胞。通过免疫组化技术观察，生后 21d 变性开始，试验组保持近似正常的血管层和感光细胞，而对照组出现严重的血管和神经元退变，两组的差别在生后 30d 最为显著。与正常小鼠比较，正常小鼠外核层主要是视杆细胞，而试验组小鼠外核层主要是视锥细胞。将 MSC 移植入成年 RCS 大鼠视网膜下腔，MSC 可以与宿主视网膜融合并能表达感光细胞特异标记物 opsin。Keizo 等将小鼠 MSC 注入视网膜光凝损伤后小鼠视网膜下腔后观察发现，供体 MSC 能够在宿主视网膜下腔分化出表达感光细胞、双极细胞和无长突细胞标记物的类视网膜细胞。

（2）胚胎干细胞（embryonic stem cells，ESC）：ESC 是指从种植前胚胎（4～5d 囊胚）的内细胞团分离培养出的具有全能性的高度未分化细胞。它是全能干细胞，具有分化为机体任何组织器官的能力。Hara 等通过玻璃体腔注射的方法，将 ESC 移植入成年小鼠视网膜内表面，移植术后 30d 时观察发现，分化的 ESC 沿着视网膜内表面形成良好的神经元细胞并进入视网膜内核层的神经元网络，在内核层发现分化的 ESC 表达视网膜神经元标记物如 NFP、PKC、syntaxin 和 β-tubulin。所以，ESC 可能参与视网膜神经组织的再生过程。Yoko 等通过转基因法将视网膜神经细胞表达的转录因子 Rx/rax 导入小鼠 ES 细胞（CCE-RX/E 细胞），在将 CCERX/E 细胞与视网膜组织共培养 2 周后发现，这些细胞能够整合入受体视网膜，大部分 CCE-RX/E 细胞分布于节细胞层和内网状层并表达节细胞和水平细胞的标记物，有些细胞甚至具有节细胞的电生理特性。

（3）脑源性神经干细胞（brain-derived stem cells，BDSC）：神经干细胞是指存在于胚胎神经系统和成年脑的某些特定部位，终身具有自我更新能力及多向分化潜能的细胞，可通过对称或不对称分裂生成新的干细胞和分化潜能逐渐变小的子细胞（称为神经祖细胞）。研究发现，在适合条件下，BDSC 可在视网膜中存活融合并分化出视网膜细胞。Mizumoto 等从胚胎和新生小鼠脑和脊髓中分离出神经祖细胞，经 GFP 标记的转基因修饰后，将神经祖细胞移植到不同的动物模型中。他们观察发现，在不同的受体动物模型（RCS 小鼠、rd 小鼠和 beta2/beta1 基因敲入小鼠）中移植细胞能够存活并与受体视网膜进行融合，部分细胞可以分化成类神经细胞。Dong 等将从胎儿大脑皮层分离的人类神经干细胞用转化生长因子 -β3 处理后，移植入受体大鼠玻璃体腔后发现，这些细胞能够移行，融合入宿主视网膜，分化出 opsin 阳性细胞。该研究证实了人类神经干细胞可以融合到宿主视网膜中，分化出视网膜细胞特别是类感光细胞。目前需要了解的是：这些细胞能否分化成真正的感光细胞，能否将光刺激转换为电信号。目前发现，移植宿主的发育状态直接影响神经干细胞的组织构建程度。Van 等发现，宿主越年轻，供体神经干细胞与宿主视网膜进行组织构建的程度就越高，神经干细胞分化成视网膜神经元的比例就越高。

3. 参与视网膜损伤修复的非干细胞类细胞

（1）RPE：胚胎期脊椎动物体内可通过转分化的方法使一些细胞参与损伤视网膜的修复和再生，但在成熟期，这种能力会消失。转分化是一种细胞转变状态，是分化末期的细胞失去终末特性而恢复到未分化状态。在此时期，细胞可被诱导分化成另一类细胞，但这种现象目前只在两栖类动物体内发现。Tsonis 等发现，成年蝾螈 RPE 在特定诱导状态下，可失去其固有特性，通过转分化过程再次进入细胞周期，分化形成神经上皮细胞。这种神经上皮细胞最终可以分化形成视网膜内的各种神经细胞。他们认为，RPE 具有转分化成其他前体细胞的潜能。

（2）视网膜 Müller 细胞：Müller 细胞是视网膜组织内最大的神经胶质细胞，主要起支持视网膜其他神经元并分泌神经营养因子的作用。目前认为，与 6 种视网膜神经元起源相似，在一定刺激条件下，Müller 细胞可作为祖细胞源，最终分化出不同的视网膜神经细胞。Fischer 等研究发现，在鸡视网膜中，Müller 细胞是视网膜神经祖细胞的潜在来源，对于局部视网膜损伤刺激，这些细胞能够进入细胞周期，去分化后形成 *Pax-6*、*Chx10* 和 *CASH 1* 阳性的细胞，最终能分化成视网膜神经元和神经胶质细胞。Andy 等发现，胰岛素和 bFGF 联合使用可使一部分 Müller 细胞表达视网膜祖细胞转录因子（*Pax6* 和 *Chx10*），并引发 Müller 细胞从视网膜边缘向周边部的移行，所以外源性神经生长因子可能刺激内源性胶质细胞分化为神经元。研究发现，一定区域内的 Müller 细胞对损伤并不均或对生长信号产生应答，但均可表达胶质细胞标志物胶质纤维酸性蛋白（GFAP），而且中部视网膜 Müller 细胞很快失去这种能力而周边部视网膜 Müller 细胞能长时间维持这种能力。这提示 Müller 细胞的转分化启动存在时间和视网膜分布区域的差异性。

二、人工视网膜研制与应用进展

（一）人工视网膜的研制

在世界上超过 45 000 000 的人失明，其中大约 10% 源于不同原因导致的感光能力缺失。人工视网膜是研究由植入假体产生电信号，刺激并激活视觉系统，从而使失明或濒临失明的患者重新获得部分有用视力。人工视网膜根据其需要实现的功能与植入的部位可以分为两类：表层型人工视网膜与外层型人工视网膜。作为一种人工器官，人工视网膜必须能够良好地适应植入的生理环境。因此人工视网膜必须满足生物相容性和长期稳定性的要求。

1. 表面型人工视网膜　表面型人工视网膜大致可以划分为三部分：眼外图像采集处理单元、眼内刺激电极单元及两单元间的联结单元。在外部图像处理装置中，首先是微型图像传感器，类似于微型摄像机，用于获取图像；其次包括一个用于图像处理的芯片和图像信息发射装置。眼内则由信息接收装置、刺激发生器和微电极阵列组成。具体的作用机制为：外部图像采集装置采集眼外图像，经信号处理单元转化为电子信号，电子信号传送到眼内的微刺激电极；微电极直接刺激与之邻近的神经节细胞及轴突，再经由视神经投射到大脑视皮层，使患者得以感知外界图像信息。由上述情况可知，眼内微刺激电极单元及两单元间联结单元是影响生物相容性与生物适应性的主要因素。目前，国内外研究人员对表层型人工视网膜的材料生物相容性与生物适应性的研究相当活跃。表层型人工视网膜材料的研究可以分为以下几个部分：微刺激电极材料、导线材料、基底材料及视网膜针材料。

2. 外层型人工视网膜　外层型人工视网膜是在具有良好生物适应性的基底薄膜上，集成含微光电二极管的微电极阵列（micro-photodiode array，MPDA）。其作用机制是：由 MPDA 接收外界光信息，转变为电脉冲，然后由微电极刺激视网膜内层依然保留视觉信息处理功能的双极细胞、神经节细胞及其他神经细胞网络结构，信号经视觉传送途径处理后，再经视神经投射大脑视皮层，患者有能力感知图像。Cesare 等采用玻璃作为衬底，用 Ti 材料制作内部传输导线。微电极由氢化非晶硅（a-Si：H）制成，与视网膜接触的前端电极部分则选用透明导电氧化物（transparent conductive oxide，TCO）材料。Hammerle 等则选用了另外一种实验方案：在微光电二极管阵列的制造中，硅晶片作为基底层，由氧化硅或者 Si3N4 制成钝化层即绝缘层,掩膜材料采用了 TiN、铂黑或金。从外层型人工视网膜的构造上我们可以看到:外层型人工视网膜与眼部组织发生接触联系的是其基底材料与电极材料。

(二)人工视网膜的应用进展

人工视网膜发展至今,实验室研究已经取得了很大的进展。但是作为一种最终推向临床的产品,它仍然存在很多问题,尤其是最关键的电极材料和基底材料的研究。目前所进行的实验结果表明,大多数材料的生物相容性和长期稳定性不能兼得;同时,至今为止所进行的实验最长为 18 个月,还没有达到临床使用的地步。要达到生物相容性和长期稳定性俱佳的目标,还需要研究人员继续结合目前先进的材料制造技术、计算机辅助设计、计算机辅助加工以及纳米技术进行大量的实验研究。人工视网膜材料对于人工视网膜性能有着极为重要的意义,它是人工视网膜研究的基础。虽然现在面临很多问题,但是相信作为人类康复工程的分支,社会医疗对人工视网膜的巨大需求,必将推动人工视网膜研究向前发展。

第九节　人工玻璃体

一、玻璃体组织结构特点及修复

(一)玻璃体的组织结构特点

玻璃体(图 10-16)为无色透明胶状体,位于晶状体后面,充满于晶状体与视网膜之间,具有屈光、固定视网膜的作用。玻璃体不是玻璃,它是人眼中类似于玻璃一样的物质。它呈无色透明、胶状的半固体,其主要成分是水,占了玻璃体体积的 99% 左右。玻璃体的前面有一凹面,正好能容纳晶状体,称为玻璃体凹。年轻时,晶状体与玻璃体能较好地紧密粘连,随着年龄的逐渐增长,晶状体与玻璃体的粘连性也逐渐变差,因此在老年性白内障手术时很容易将它们分开。玻璃体周围有一层密度很高的物质,称为玻璃体膜,并分为前后两部分:前界膜与后界膜。玻璃体内没有血管,它所需的营养来自房水和脉络膜,因而代谢缓慢,不能再生,若有缺损,其空间就由房水来充填。玻璃体因各种原因发生混浊,当看东西时,就会觉得眼前如有蚊虫飞舞。此外随着年龄的增大,或由于高度近视等原因,半固体的凝胶状玻璃体就会逐渐变成液体状,这叫玻璃体液化。玻璃体和晶状体、房水、角膜等一起构成了眼的屈光间质,并且对视网膜和眼球壁起支撑作用,使视网膜与脉络膜相贴。在外伤或手术中,一旦发生玻璃体丢失,就容易造成视网膜脱离。

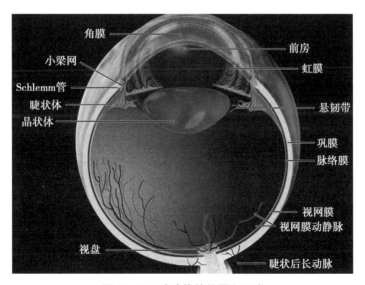

图 10-16　玻璃体的位置和组成

（二）玻璃体的修复

玻璃体是透明凝胶体，当行玻璃体切除术治疗玻璃体视网膜疾病时，术中切除玻璃体后的腔隙必须由玻璃体替代物填充，以此支撑视网膜、修复眼损伤、重建视功能并防止眼球萎缩。目前常用的玻璃体替代物缺点仍很明显，一定程度上限制了玻璃体手术的技术和效果。追求理想的玻璃体替代物对扩大眼内手术的适应证，改善玻璃体 - 视网膜疾病的治疗及预后意义大。因此，寻求理想的玻璃体替代物一直是眼科领域的研究重点，属于有趣而具有挑战性的研究领域。理想的玻璃体替代物应具备以下特性：物理性能上持久透明，便于视觉清晰，表面张力大以有效顶压；生物特性上无毒、生物相容性良好，能自我更新但不宜过快，需要时允许药物和电解质的弥散渗透等。简言之，其不仅要有人眼玻璃体的结构功能，还必须能长期安全地使用。

二、人工玻璃体研制与应用进展

（一）人工玻璃体的研制

1. 现临床使用的玻璃体替代物 现临床使用的玻璃体替代物主要有两类：气体和液体。其生物力学特性好可用于顶压视网膜贴合，但尚达不到持久填充的目的。气态替代物主要包括空气和膨胀气体如六氟化硫（SF6）、全氟丙烷（C3F8）等。空气无色无味，惰性且无毒。眼内注入 2ml 空气 5～7d 完全吸收。膨胀气体较空气重、表面张力大、维持时间长。SF6 眼内可保留 11～14d。C3F8 是眼内最常用的填充气体，它的溶解度低、吸收缓慢，眼内存留时间可达 2 个月。气体具有简便微创、耐受性好、无需取出、表面张力高且术后并发症轻微等优点，首选于单纯视网膜脱离的短期填充。但其最大问题是吸收较快使得顶压时间短，而膨胀气体与水接触会释放氟化氢致使晶状体后囊膜混浊、快速膨胀引起眼压不稳定，甚至导致视网膜中央动脉闭塞、折光率低，并且在术后要求保持特殊头位，故不宜长期作眼内填充。液态替代物主要包括全氟化碳液体（perfluorocarbon liquids，PFCLs）。PFCLs 无色透明、黏滞度低，折光率接近人玻璃体，但其比重高，长期存留后会引起乳化、青光眼、视网膜毒性损伤等。因此临床上仅在眼内手术中作为临时填充，辅助展开及固定视网膜，是玻璃体手术的"液体操作工具"。手术结束后必须尽量全部移除，不适合用作玻璃体替代物。硅油透光性好、毒性低，可牢靠顶压视网膜，有效促进视网膜复位。临床应用的黏度 1 000～5 000CS，表面张力 $50 \times 10^{-7} J/m^2$，适用于复杂视网膜疾病，如上方巨大视网膜裂孔、黄斑裂孔、伴严重增生性玻璃体视网膜病变（proliferative vitreoretinopathy，PVR）的视网膜脱离等，使部分病例能解剖复位并提高视力。但硅油长期填充眼内会发生乳化、炎症，继而出现并发性白内障、继发性青光眼、角膜带状变性甚至可移行至视网膜下和视神经，造成视神经纤维脱髓鞘而导致视力丧失。国外有报道 1 例 PVR 并发复杂视网膜脱离患者行玻璃体切除术 + 硅油填充，术后硅油进入前房粘贴于角膜内皮细胞致使高度近视、屈光参差。为避免上述并发症则需要手术取油，而这样又内在地增加视网膜脱离的风险，也会带来新的并发症，如视力下降、硅油残留引起慢性视网膜炎症等。临床常用的玻璃体替代物比重均小于水，对下方视网膜顶压效果欠佳，而重硅油（heavy silicone oil，HSO）最大的特点是密度大于水，因而可有效顶压下方及后极部视网膜。HSO 由硅油与液体氟碳化合物以不同比例聚合而成，具有与硅油相似的透明性，但 HSO 化学性质稳定，与硅油相比不易乳化。体外试验显示，相比传统硅油，HSO 可更强地抑制金黄色葡萄球菌生长，故推测 HSO 可减少眼内炎的发生率。

2. 研究阶段的玻璃体替代物 当前处于研究阶段的玻璃体替代物主要是水凝胶和可折叠囊袋式人工玻璃体（foldable capsular vitreous body，FCVB）。水凝胶一直是国内外的研究热点，分天然和合成两类，天然材料机械性能差，易生物降解；而合成材料尽管力学性能良好且稳定，但生物相容性较差。作为玻璃体替代物，水凝胶短期副作用不明显，但长期填充后会参与眼内代谢被生物降解吸收，顶压效果不持久，而且长期毒性不确定，因此，如何延长停留时间是玻璃体替代物研究的关键。从乳房假体植入的发明得到启发，研究者们设计出一种可长期填充的新式装置——FCVB。人眼玻璃体与眼内组织并非直接接触，而是由玻璃体皮层和视网膜内界膜（internal limiting membrane，ILM）组成的基底层包绕，FCVB 由球囊和引流管阀系统组成，球囊是由聚乙烯基硅氧烷和聚氢硅氧烷在计算机的精细模拟下聚合而成的弹性薄膜,厚约 0.01mm,通过直径 1mm 的引流管与引流阀连接。折叠球囊可通过微切口植入眼内,再注入流动介质如平衡盐液、硅油、水凝胶甚至药物等扩张球囊达到支撑视网膜、控制眼内压的目的,随后引流阀埋于结膜下。与直接注入相比,FCVB 避免了填充剂与视网膜的直接接触,减少了眼内毒性、乳化、高眼压及角膜病变等,相对延长了存留时间。新型 FCVB 亦可作为眼内缓释系统,通过调节囊袋薄膜的通透性,利用注入玻璃体内的营养物、细胞、药物(如蛋白激酶、磷酸地塞米松、左氧氟沙星)等可营养眼部或治疗眼部疾病。尽管硅油乳化、流体移位等问题已解决,但如何避免术眼白内障,确定合适的眼压范围,眼内营养交换、氧弥散及有效清除有害物质等问题仍亟待解决,FCVB 能否投入临床还需进一步研究。

(二)人工玻璃体的应用进展

1. 填充支撑与药物缓释载体相结合 目前临床眼内用药主要是玻璃体腔直接注射,但存在反复注射易引起眼内炎、高眼压、视网膜脱离等风险,因此研究者试图在填充玻璃体腔的同时能缓释药物治疗疾病,达到双重功效。能够长期(>3 个月)填充并用于缓释药物的理想玻璃体替代物应减少重复注射次数,并提高患者的依从性和舒适性。这方面水凝胶和 FCVB 都有相关进展,尤其是交联半聚合或聚合水凝胶,其针对难控的蛋白药物释放具有良好的流变特性和生物力学特性,可抗胶黏、抗迁移,而且能抗增殖、保护神经或发挥营养作用。

2. 细胞培养或基因治疗 玻璃体三维结构的复杂性使得材料替代极为艰难,然而有研究提示,通过基因克隆等诱导再生新的玻璃体也具有广阔的前景。Sommer 等在体外不同剂量透明质酸下培养玻璃体细胞,显示维生素 C 浓度在(0.1～3.0)mg/ml 时可通过调节胶原蛋白的积聚及影响 mRNA 的表达来增强玻璃体细胞的增殖。而无规律的细胞增殖令人难以信服,学者们又进一步利用 bFGF/TGF-β1 增强/抑制玻璃体细胞的增殖。Kashiwagi 等通过比较人和猪各自眼玻璃体细胞几种基因的表达谱研究了细胞因子诱导透明质酸的产生,监测了透明质酸合成酶的表达亚型和透明质酸产量。研究显示,人眼玻璃体细胞具有类巨噬细胞特性,可能有利于研究眼内疾病。综上可知,玻璃体细胞在体外能成功得到培养调控,为再生玻璃体带来希望。

第十节 人 工 神 经

一、周围神经损伤后的修复再生

机械性、缺血性以及代谢性原因造成的周围神经损伤是临床常见病,随着显微外科等临床治疗技术的发展,治疗效果已获得显著提高。但严重创伤、肿瘤切除、先天性畸形等因素所致的神经缺损,尤其是长段缺损的修复重建仍然是当前临床医学面临的难题。自体神经移植是修复周围神经缺损经典首选的手术治疗方法,也是衡量各种神经桥接材料的"金标准"。然而,自体神经移植可造成供体支配区神经功能障碍,且可供移植的自体神经来源有限,供区神经粗细与受区神经不匹配,以及供区神经长度不足等,限制了其临床疗效和适应证范围,故临床上亟需研究新的治疗策略。根据周围神经损伤后再生机制(图 10-17)及生物组织相容性原理,探索自体神经的替代物已成为重要的研究方向。

神经导管,又称神经再生室,是用于修复神经缺损的载体。寻找、发明和组合各种能用于神经修复的组织工程材料,制备生物活性导管,构建组织工程化神经是近年来研究热点,组织工程化神经为长段、粗大周围神经缺损的修复带来新希望。

二、人工神经修复导管研究进展

(一)神经导管桥接神经再生的机制

20 世纪 80 年代初,Lundborg 和 Varon(1982 年)最早建立神经再生室的模型(nerve regeneration chamber),用医用硅胶管桥接离断神经的两端,提供利于神经再生的微环境。神经在导管内再生的过程分为 3 个阶段:①液体充盈期(时间约为术后 1d),具有营养神经和轴突支持活性的液体充满导管

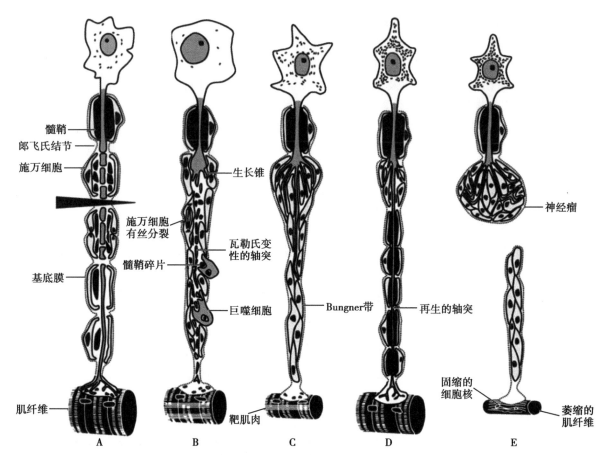

髓鞘
郎飞氏结节
施万细胞
生长锥
施万细胞
有丝分裂
瓦勒氏变
性的轴突
基底膜
髓鞘碎片
巨噬细胞
Bungner带
再生的轴突
神经瘤
固缩的
细胞核
肌纤维
靶肌肉
萎缩的
肌纤维
A　　　　B　　　　C　　　　D　　　　E

图 10-17　周围神经损伤后再生示意图（引自 Deumens et al, 2010b）

A. 早期阶段在轴索损伤（箭头）之后最初几天，局部退变性事件发生，伴随轴突和髓鞘的逆行和顺行变性。B. 中间阶段（数天至数周），Wallerian 变性以顺行模式进展完成，其中伴随巨噬细胞浸润去除组织碎片以及施万细胞（Schwann cell，SC）进行有丝分裂。轴突损伤的神经元细胞体发生染色质溶解变化和轴突切断的近端出芽。C. 大量轴突出芽，成功地穿越损伤部位（在最初的几个星期到几个月），其中一些重新进入适当的神经内膜管，并继续越过远端神经残端，在 SC 支持下，沿着 Büngner 带前行。靶器官 / 组织（骨骼肌）发生废用性萎缩。D. 成功的轴突再生，通过 Büngner 带，在神经肌肉接头处重新建立神经递质。不成功的轴突发芽，产生回缩或发生溃退。肌纤维萎缩和神经元胞体染色质溶解等现象发生逆转，建立成熟的 SC- 轴突的相互作用（包括减少郎飞氏结之间的间距）。E. 失败的再生出芽不能越过损伤部位（可能是由于物理屏障瘢痕或长段的神经缺损形成）导致神经瘤的形成。永久失神经支配的肌纤维表现出严重的萎缩，丧失其特有的条纹，细胞核固缩。

内腔；②基质桥（血纤维桥）形成期（时间约为术后 1 周），成纤维细胞从受损神经两端沿基质桥渗透，同时远端发生 Wallerian 变性，为轴突再生提供有利的环境；③细胞迁移期（术后 2～8 周），施万细胞（Schwann cell，SC）沿基质桥迁移，轴突沿基质桥从近端向远端延伸，形成髓鞘（图 10-18）。Wallerian 变性到一定阶段后，新生的 SC 有序地在基膜管内排列而形成的管状结构，即 Büngner 带。神经再生能否成功，取决于延伸的轴突能否沿着 Büngner 带，进入恰当的远端神经内膜管，准确连接原靶器官。

　　神经修复导管引导神经再生的能力可用"临界轴突延伸长度"（critical axon elongation，Lc）来表示，一般界定为轴突通过率达到 50% 时的导管内神经断端间隙的最长长度。Lundborg（1982 年）最早发现在硅胶管中神经缺损长度的微小增加会导致神经轴突通过率的急剧下降。Yannas 和 Zhang 等描绘了硅胶管内神经再生的特征曲线（图 10-19）。在这个 S 型的特征曲线上，能够在拐点记录到 Lc。

　　将各种不同导管的特征曲线与硅胶管的标准曲线相比，可以分析得出这些导管的相对性能。一般可用实验导管与硅胶管的 Lc 差值△L 表示导管引导神经再生的能力。△L 是由导管的各项参数决定的，例如材料组成成分、导管结构、通透性等。研究者依据神经再生的基本理论来优化导管参数、构建较为理想的新型导管，提高其引导神经再生的能力。

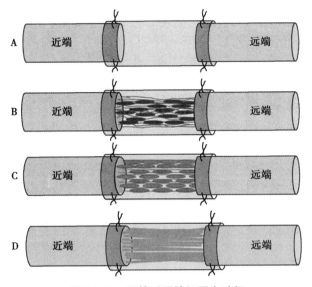

图 10-18　导管诱导神经再生过程

A. 神经切断数小时内，神经断端分泌液体，充满再生室，包括促进神经再生的水溶性因子和纤维基质；B. 在 1 周内，纤维基质桥接神经断端；C. 第 2 周，成纤维细胞、施万细胞、巨噬细胞等在富含基质的纤维中开始迁移；D. 近端轴突延长，发育成生长锥。大约 4 周时，部分轴突到达断端，形成有髓神经束。

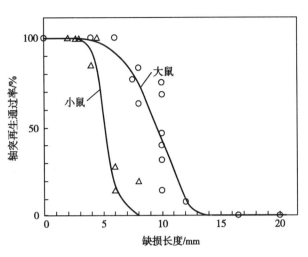

图 10-19　用中空硅胶管桥接大鼠和小鼠坐骨神经不同长度缺损，再生神经轴突通过导管比率的特征曲线

目前有关神经再生的理论有三种：

1. 神经营养理论　也就是神经远段施万细胞分泌营养因子诱导轴突再生，这个理论虽然已经被许多实验所证实，但难于解释某些实验现象，例如在神经缺损间隙有微小增加的情况下，神经轴突通过率大幅度下降。实际上，距离微小的增加不会引起营养因子浓度的急剧下降，故无法解释神经轴突通过率的骤降；并且当加入有方向性基质材料时，导管促进神经再生的能力相应增加。

2. 接触引导理论　轴突的延伸需要接触合适的基质，有方向性的导管内基质构型可以促进成纤维细胞和施万细胞增殖、迁移，进而引导轴突延伸。

3. 基膜管理论　周围神经部分缺损后，成纤维细胞首先增殖，迁移到神经缺损间隙，形成纤维缆，连接两神经断端；施万细胞随后沿着纤维缆形成柱状基膜管，大约直径 $10\sim20\mu m$。轴突延伸长入基膜管后形成髓鞘。故认为，利于施万细胞轴向迁移的导管构型，会有助于引导有髓神经纤维生长。

目前认为，导管引导神经再生的这 3 种机制是相辅相成的，不能孤立地强调某一种机制而忽视其他机制的影响。为提高导管的△L，必须综合考虑这 3 方面因素，构建具有诱导活性与引导结构的神经修复导管。

（二）神经修复导管的理想指标

一个理想的神经修复导管，需要一个合适的多孔性、生物相容性、生物可降解、神经导电性（neuro-conductive）、神经感应性（neuroinductive）、抗感染以及兼容三维生物材料支架。该工程结构也应该模拟细胞外基质结构（extracellular matrix，ECM）和孔隙度，具有理想的细胞附着和其他重要功能。

1. 良好的生物相容性　无免疫排异反应，良好的细胞亲和性及组织相容性，不产生炎症刺激及诱发炎症反应，无血液毒性。

2. 良好的生物可降解性　可控的体内降解性能，材料的降解应与神经轴突再生同步。降解太快，可导致管道膨胀，阻碍神经再生；降解太慢，则会导致神经卡压及慢性异物反应。

3. 良好的生物力学性能　有适宜的拉伸强度、硬度（环刚度）和弹性。既可支撑、防止管壁塌陷，又允许植入体内后有一定的柔韧性和可弯曲性。

4. **管道的三维结构** 构建管道三维立体结构优于空管结构,有利于 SC 和轴突贴壁定向生长。

5. **半通透性** 导管壁应有良好的孔隙率,孔隙直径范围在 5～30μm 之间最佳,>30μm 会导致炎性细胞的浸润。较好的通透性,能允许氧气弥散,有利于代谢产物的交换和神经营养物质的输送,防止炎性细胞浸润及纤维组织的长入,保护再生轴突。

6. **其他** 理想的导管还应具有良好的表面活性,利于形成良好的血运,可承载神经再生所需要素,能产生趋向引导,提供轴突生长的物质。不仅作为神经再生的临时通道,且具有促使轴突高质量修复的生物学活性。

(三)导管材料分类

周围神经导管材料包括天然生物材料和人工合成材料两大类。

1. **天然生物材料** 天然生物材料包括:①周围神经组织,如自体、异体或异种神经;②非神经组织,如静脉管、动脉、骨骼肌、羊膜、小肠黏膜下层、肌腱组织等;③天然可降解材料,如胶原、丝素、纤维素、明胶、甲壳素、脱细胞细胞外基质等。

2. **人工合成材料** 分为不可降解和可降解两类。

(1)不可降解人工合成材料:包括尼龙、硅胶、聚乙烯、聚氯乙烯、聚四氟乙烯、聚氨酯、丙烯腈 - 氯乙烯共聚物,其中硅胶管研究得最多。其优点是:①它具有生物惰性和一定的机械强度,植入人体异物反应小;②作为高分子合成材料,具有良好的管壁弹性,不会出现管壁塌陷;③便于操作,便于消毒。但是,其缺点也很明显:①因其不能降解,在长期植入后可发生异物反应,导致再生神经轴突溃变纤维化,阻碍神经生长;②可慢性压迫再生组织,引发炎症;③不能与外界进行物质交换;④需要二次手术取出,故修复神经远期效果尚不理想。

(2)可降解人工合成材料:包括聚乳酸(polylactic acid,PLA)、聚羟基乙酸(又称聚乙醇酸,polyglycolic acid,PGA)及二者共聚物(polylactic / polyglycolic acid,PLGA)、京尼平交联酪蛋白(genipin-cross-linked casein,GCC)、聚己酸内酯延胡索酸酯聚吡咯 polycaprolactone fumarate-polypyrrole(PCLF-PPy)等。这些人工合成材料,在力学性能、降解和吸收速度等方面易于调控,但生物相容性普遍不如天然材料好。

(四)神经导管等神经修复材料临床应用现状

自 1995 年至今,共有 11 种材料获美国 FDA 批准进入临床,主要分为以下 3 类:

1. 脱细胞同种异体神经:存在瘢痕组织增生致再生不良等问题。

2. 天然来源可吸收材料:Ⅰ型胶原蛋白、猪小肠黏膜下层,有潜在的免疫排斥风险。

3. 人工合成可吸收材料:聚乙醇酸、聚乳酸 - 聚己内酯共聚物,两者的降解产物均为酸性,易造成局部酸性环境,导致无菌性炎症。而聚乙醇酸因较快的降解速率,对于长段神经缺损缺乏足够机械支撑,聚乳酸 - 聚己内酯共聚物在植入体内后,材料硬化,抗折弯性能差,导管易碎裂。

目前的临床应用主要集中在末梢细小的短距离感觉神经缺损,而修复粗大长节段神经缺损的报道较少。应用较多的主要是Ⅰ型胶原导管 NeuraGen®、聚乙醇酸导管 Neurotube™和聚乳酸 - 聚己内酯共聚物导管 Neurolac®。

三、组织工程化神经

为达到自体神经移植的修复效果,研究者们致力于活性神经导管的研制。应用组织工程学技术构建具有生物活性的人工神经,为修复长段周围神经缺损提供了新的方法和思路。构建组织工程化人工神经包括三个要素:理想的神经支架材料、种子细胞及生物因子(图 10-20/ 文末彩图 10-20)。

(一)组织工程化神经的支架

神经导管的物理构造明显影响其效能。导管的制作工艺较多,包括溶液浇铸 - 颗粒浸渍滤出技术、熔融注射 - 颗粒滤出技术、溶剂挥发技术、物理滚动成膜、编织技术以及静电纺丝编制技术等。目前认为,应模仿神经损伤后的自然修复过程,应用多种技术方法构建复杂的神经导管,将多种促进神经再生的因素整合到导管内。生物医学纳米技术、静电纺丝技术和组织工程的方法给人们带来新途径。

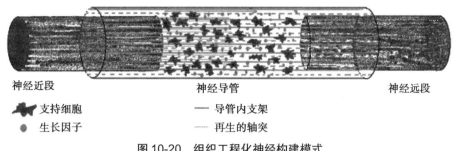

神经近段　　　　　　　　　　　神经导管　　　　　　　　　　神经远段

🦋 支持细胞　　　　　　　　　—— 导管内支架

● 生长因子　　　　　　　　　　—— 再生的轴突

图 10-20　组织工程化神经构建模式

周围神经基底膜，包绕在构成髓鞘的施万细胞外面，主要由层黏连蛋白（LN）、纤维黏连蛋白（fibro-nection，FN）、Ⅳ型胶原、硫酸软骨素蛋白多糖、内皮黏连素等组成。根据神经基底膜结构与组成，可以仿生制备成分仿生神经导管。

利用同种异体神经，采用物理化学等脱细胞方法处理，可以去除其大部分免疫原性，保留天然的神经基底膜作为神经再生通道。

（二）组织工程化神经的种子细胞

对种子细胞的要求主要有：①来源丰富，取材方便，易于体外分离、培养和快速扩增；②能在体外或体内分化成熟，移植后能保持生物学活性；③与支架材料有良好的相容性；④低免疫原性。

目前常用的种子细胞有：施万细胞（SC）、骨髓单核细胞（BM-MNC）、脂肪干细胞（adipose-derived stem cell，ASC）、神经干细胞（neural stem cell，NSC）、嗅鞘细胞（olfactory ensheathing cell，OEC）等。研究表明，NSC 可以在壳聚糖支架上存活、迁移并分化成神经元、星形胶质细胞和少突胶质细胞。嗅鞘细胞复合 PLGA 导管能够促进再生神经的成熟和靶组织功能的恢复。BM-MNC 具有自我增殖和多向分化的潜能，可向外胚层分化并形成神经元和神经胶质细胞，对周围神经的损伤有修复作用。

将 BM-MNC 移植到体内，在损伤微环境的刺激下，BM-MNC 能分泌多种神经生长 / 营养因子，如 NGF、CNTF、BDNF、GDNF、Ⅰ型和Ⅳ型胶原、纤维连接素、层黏连蛋白等细胞外基质，并由损伤微环境产生的因子及其相关受体诱导 BM-MNC 分化为 SC 样细胞而发挥作用。

（三）组织工程化神经的生长 / 营养因子或药物

经常使用的因子包括神经生长因子（NGF）、脑源神经营养因子（BDNF）、睫状神经营养因子（CNTF）、胰岛素样生长因子（IGF）、碱性成纤维细胞生长因子（bFGF）以及三碘甲状腺原氨酸（T3），而复合两种或多种因子常具有协同促进神经再生作用。也有一些具有促进神经再生作用的天然药物，如他克莫司（FK506）、银杏内酯等。

研究发现，向导管中灌注神经生长因子（NGF）优于空导管的修复效果。将神经营养因子制成控释体系，能持续释放，支持更长受损神经的修复。目前利用基质材料控释、微包囊技术和基因转染技术建立局部控释体系，可持续缓慢释放神经营养因子。

第十一节　人　工　硬　膜

一、硬膜组织结构特点及损伤后修复再生

硬膜（dura mater）是一种不透明的、坚韧的纤维膜。自外而内硬膜与蛛网膜（arachnoid mater）和软膜（pia mater）共同包被着脑和脊髓。根据位置硬膜又进一步分为硬脑膜（cerebral dura mater）和硬脊膜（spinal dura mater）。

硬脑膜主要由成层排列的胶原纤维束交错编织构成，大体上分为两层（图 10-21）：外层为颅骨内面的骨膜，即骨内膜层（endosteal layer），该层疏松地附于颅盖骨的内面，但在颅缝和颅底部附着牢固较难分离；硬脑膜的内层称为脑膜层（meningeal layer），该层较骨内膜层厚而坚韧，与硬脊膜在枕骨大

孔处续连。除在硬膜窦处分开外，其他部位上述两层结构相融合，其内有血管和神经走行。2015年Louveau等首次报道在脑膜中发现了与硬脑膜窦并行的淋巴管。硬脑膜的结构以胶原纤维为主，夹有弹性纤维，内部含有少量的成纤维细胞，骨内膜层还含有成骨细胞。Kegel等报道人类硬脑膜的平均厚度为（1.06±0.22）mm。Noort等对16具死亡年龄在20～77岁的新鲜人类尸体硬脑膜进行检测得出人类硬脑膜的平均拉伸断裂应力为4.70MPa（区间范围在3.28～7.86MPa），平均断裂拉伸应变为18.4%（区间范围16.0%～21.1%）。Chauvet等发现硬脑膜的胶原纤维成分自内层向外层逐渐减少，而弹性纤维成分则增多，并且在扫描电镜下观察到人的硬脑膜是具有多层结构的。结合扫描电镜结果，Protasoni等进一步根据硬脑膜纤维束的三维走行方向将人的硬脑膜由外向内分为五层结构：骨表面层、外中间层、血管层、内中间层以及蛛网膜层（图10-22）。因血管层与内中间层纤维束走行的方向具有明显差异，故而承受最大的拉伸力，是传统硬脑膜两层分界法的交界处。骨表面层至内中间层胶原纤维交错排列形成的大量腔隙为成纤维细胞、血管和神经末梢提供了良好的空间结构，这一点在血管层表现得尤为明显；而蛛网膜层是由大量无规则排列的弯曲状胶原束构成。

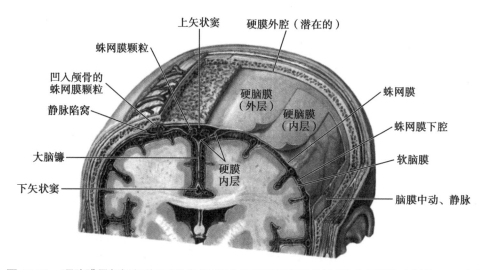

图10-21　硬脑膜局部解剖关系（引自《奈特人体神经解剖彩色图谱》人民卫生出版社2006年）

　　硬脊膜为脊髓被膜的最外层，包被蛛网膜、软脊膜和脊髓，相当于硬脑膜的内层在枕骨大孔处与硬脑膜相延续（图10-23、图10-24）。硬脊膜在结构上分为三层：最外层为胶原纤维和弹性纤维构成的厚度约2μm疏松薄层；中层纤维排列致密而厚实，内有血管走行但无神经支配；内层与蛛网膜相接，主要由硬膜边缘细胞构成，厚度约8μm。因位置较硬脑膜更低，硬脊膜承受更大的静水压，具有更高的水密性。

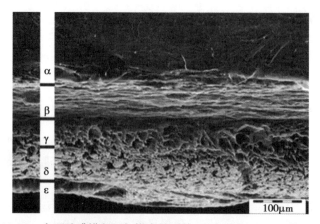

图10-22　人硬脑膜横断面扫描电镜照片（引自Protasoni M等，2011）
α. 骨表面层；β. 外中间层；γ. 血管层；δ. 内中间层；ε. 蛛网膜层。

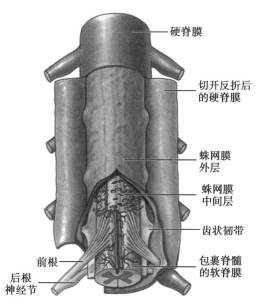

图 10-23　硬脊膜局部解剖关系（引自《格氏解剖学（第41版）》山东科学技术出版社）

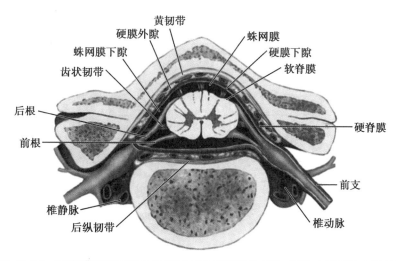

图 10-24　硬脊膜局部解剖关系（引自《系统解剖学（第9版）》人民卫生出版社）

　　硬膜的功能是支持、保护中枢神经系统，并为脑脊液的循环创造相对封闭的条件。硬膜缺损较小时可以用缝合方式修补，但在外伤、手术中破损或肿瘤浸润等造成较大缺损时需要使用人工硬膜（即硬膜替代物）修补。使用人工硬膜可以有效阻隔脑或脊髓的损伤区域与其他组织接触，并恢复原有结构的水密性。缺损的硬膜经过修补可以有效降低癫痫、脑脊液漏、感染等并发症的发生率。

　　人工硬膜植入后，新硬膜的重建与植入物的降解是同步进行的。成纤维细胞（fibroblast）是上述两个过程的关键细胞。植入的人工硬膜为成纤维细胞、淋巴细胞、巨噬细胞等多种参与硬膜重建的细胞提供了迁移和定植所需的支架结构。大量的胶原纤维、弹性纤维、网状纤维以及蛋白多糖和糖蛋白等硬膜重建所需的主要成分及相关细胞因子由上述细胞合成。与此同时，主要由成纤维细胞分泌的基质金属蛋白酶配合其他非特异性的蛋白酶、肽酶，对植入的胶原基人工硬膜进行降解。基质金属蛋白酶（matrix metalloproteinases，MMPs）是一大类结构高同源性的内肽酶的总称，因含有 Zn^{2+}、Ca^{2+} 等金属离子而得名。MMPs-1、8、13 是目前所知的唯一能在体内分解纤维性胶原的人体内源性酶。修补材料中的 I 型胶原可被酶切割为分子量 75 000 和 25 000 的两部分，而后多种非特异性蛋白酶将上述大小两个片段进一步分解为小分子寡肽或氨基酸。人工硬膜的降解时间与材料的成分、材料的大小和厚度、制备方法、植入位置等多种因素相关。Laun 等报道术后第 4 天即可见成纤维细胞和组织细胞开始向植入

227

患者体内的人工硬膜迁移，并通过材料的天然孔隙进入人工硬膜。术后 3 个月该种使用牛心包膜制备的人工硬膜厚度约减少一半，材料表面较粗大的胶原纤维束被新生的纤细的纤维束替代。术后 24 个月植入的人工硬膜厚度仅剩约 1/10，新生组织与植入材料间的过渡区可见良好的血管化表现。另有文献报道使用马跟腱提取胶原制备的人工硬膜植入人体后 1 年即已完全降解，且自体新生的硬膜结构良好。但高分子聚合物类人工硬膜植入人体后的降解过程鲜有文献详细报道，这方面内容仍有待于进一步的研究。

二、人工硬膜研制与应用

各国学者在一百多年中不断尝试使用各种不同的材料制备人工硬膜：1895 年 Abbe 首次报道使用橡胶片修补硬脑膜。1905 年 Craig 和 Ellis 首次报道使用动物来源材料修补硬膜，术中使用的由牛腹膜制备的修补材料被称作卡吉尔氏膜（Cargile Membrane）。各国学者们受此启发又尝试使用动物心包膜、尿囊膜、羊膜等其他动物来源的材料修补硬膜。1926 年 Dandy 首次使用自体阔筋膜成功修补缺损的硬脑膜。1957 年，Campbell 和 Sharkey 分别提出使用冷冻干燥处理的人类异体硬脑膜作为硬膜的修补材料，并首次将该种材料成功应用于临床。之后的三十余年里这种材料被商品化并被各国广泛应用于硬膜的修补。1991 年 Görtler 等在动物实验中首次验证了膨体聚四氟乙烯（ePTFE）这种高分子人工合成材料作为硬脑膜移植物的可行性，随后该材料临床效果被确认。21 世纪，聚乙醇酸（PGA）、L- 乳酸和 ε- 己内酯的共聚物、乙交酯丙交酯共聚物（Polyglactin 910）和聚二氧环己酮的混合织物等高分子人工合成硬膜陆续应用于临床。制备人工硬膜的原材料多达数十种，根据这些原材料的来源我们将人工硬膜分为四个大类，下文按照各大类分别介绍各种人工硬膜的研制与应用情况。

（一）自体组织材料

在手术前或手术过程中取用患者自体的颅骨骨膜、阔筋膜、帽状腱膜或颞肌筋膜等组织用于硬膜的修补。在涉及硬脑膜修补的手术中，颅骨骨膜的获取无需二次手术且取材过程相对简单，故而较其他自体组织材料使用得更多。自体组织材料能有效避免免疫排斥反应、潜在的病原微生物传播等风险并且降低了医疗成本。但获取该类材料的过程人为地增加了新的创伤；另一方面，取材尺寸及形状常受限，不适合较大面积硬膜缺损的修补。

（二）同种异体组织材料

1957 年，经冷冻干燥处理的人类尸体硬脑膜成功应用于修补患者缺损的硬膜。这种人工硬膜在之后的三十余年里风靡全球，被广泛应用于临床。但在 1987 年美国报道了使用上述材料后出现的具有渐进性阿尔茨海默病、抽搐等临床症状及脑组织淀粉样斑块、海绵状变性等病理学特点的病例，这些情况都符合克 - 雅病（Creutzfeldt-Jacob disease）的特点。此后，类似的病例在世界各地陆续被发现，涉及的人工硬膜大多数为 "Lyodura" 商标产品。研究发现，已患克 - 雅病的患者在去世后其硬脑膜被用来制作人工硬膜，正是这些携带了大量该病病原——朊粒（prion）的修补材料引发了这些病例。因为与使用上述人工硬膜有关，该病被命名为硬脑膜移植相关的克 - 雅病（dura mater graft-associated CJD, dCJD）。朊粒过去也被称为朊病毒，但其本质是一种由正常宿主细胞自身基因编码的错构蛋白质，虽然不含有核酸却具有自我增殖能力及传染性。朊粒在中枢神经系统的滴度远较其他部位高，且缺乏简单可靠的检出方法。故而在尸体硬脑膜来源不足且难以完全避免朊粒污染的情况下，同种异体硬脑膜制备的人工硬膜逐步退出历史舞台。国内外学者也尝试使用羊膜、真皮等其他同种异体材料制备人工硬膜，取得了一定的效果，但因同种异体原料来源不足该大类材料未能被广泛应用。

（三）异种来源材料

人类使用猪、牛、马等动物组织制备硬膜修补材料具有上百年的历史，目前临床中最常用的便是这一大类人工硬膜。根据制备方法的不同这一大类材料又可以细分为保持动物组织原始形态的人工硬膜和提取动物胶原制备的人工硬膜两种。前者保持动物组织（如牛或猪的心包膜、真皮、小肠黏膜下层等）细胞外基质中纤维支架结构，经冻干、交联或脱细胞等处理制备成修补材料；后者从动物富含胶原的组织（如牛或马的跟腱）中提取胶原重新塑形制备成膜形修补材料。该大类由异种来源材料制备的人工硬膜的主要成分均是I型胶原,且胶原纤维纵横交错排列形成的支架结构为硬膜的重建提供了有利的微观环境。

(四)人工合成高分子材料

为避免因使用同种异体或异种材料所致的病原体传播、获得更好的产品质量均一性并降低成本,学界尝试使用各种不同的人工合成高分子聚合物制备人工硬膜。根据植入体内后是否可以被降解吸收,该大类人工硬膜又可以细分为不可吸收产品和可吸收产品两种。前者以膨体聚四氟乙烯、聚氨基甲酸酯类人工硬膜为代表,后者以聚乙醇酸(polyglycolic acid,PGA)、左旋乳酸联合 ε- 己内酯的共聚物、乙交酯丙交酯共聚物联合聚二氧环己酮等成分的人工硬膜为代表。不可吸收材料因难以在体内降解,长时间滞留于修补位置可能引发异物反应、摩擦脑皮质或脊髓等术后并发症,而可吸收材料的问世在一定程度上弥补了上述缺陷。

通过电纺丝等技术高分子聚合物被拉伸为丝状,并形成与人类硬膜纤维排列相似的三维支架结构。这种仿生的支架结构所提供的纤维间隙有利于患者自体细胞向人工硬膜内迁移并且有利于营养供给,为植入材料的降解与硬膜的重建提供了便利。另外,通过改变高分子聚合物的成分、浓度,可以调整上述纤维丝的韧性,进而获得人工硬膜合适的机械强度。但如何保证该类材料的水密性是其走向临床应用的一个重要问题,这一点对修补硬脊膜尤为重要(硬脊膜承受更高的静水压)。部分学者尝试合理控制材料纤维间隙的大小、材料表面添加疏水膜等方法提高该类人工硬膜的水密性,取得了一定的效果。

如何将该类人工硬膜的降解速度调整到理想范围并获得与胶原相似的生物活性,是另一个受到关注的问题。一种便于控制降解性的高分子聚合物搭配其他可保证水密性的成分联合制备人工硬膜的思路被广泛接受。例如以聚乳酸和聚乙醇酸两种单体共聚,制备的乳酸和乙醇酸共聚物[PLGA,poly(lactic-co-glycolic acid)],是一种无毒性的高分子聚合物,被广泛应用于植入性支架材料、载药系统、外科缝合线等诸多领域,通过改变乳酸和乙醇酸的比例可以调控该材料的降解性。由 PLGA 和聚对二氧环己酮(polydioxanone,PDS)两种成分制成的人工硬膜兼顾了降解性与水密性,已于 2016 年获得美国 FDA 批准上市,临床效果良好。相比于胶原蛋白为主要成分的人工硬膜,人工合成高分子材料缺少诱导细胞迁移、促进相关细胞因子分泌等生物学功能。部分学者尝试在制备过程中将高分子聚合物中加入明胶、丝素蛋白等成分联合制备人工硬膜。这种方法在保证人工硬膜仿生结构的同时增加了生物学功能、改善了材料表面特性,进而提高了硬膜修复的效果。

三、组织工程化硬膜

1. 理想的人工硬膜应具备的特性

(1)材料应该是对人体无毒的,具有可靠的组织相容性。

(2)体内完全降解的产物可以被机体利用或排出体外,并且降解速度与硬膜的重建相匹配。

(3)具有生理及手术操作所需的机械强度又能兼顾柔韧性及水密性。

(4)具有仿生学结构,可以促进自体细胞迁徙与增殖,并可以诱导硬膜依照原始结构重建。

(5)材料可加速硬膜重建过程但又不引起过度的粘连。

(6)制备人工硬膜所需的原材料来源广泛,制备成本低,不增加患者的经济负担。

目前在各类人工硬膜中,动物来源材料制备的人工硬膜因原材料来源广泛、修补效果确切,而在临床中被最广泛地使用。但其无法完全避免免疫排斥、脑脊液漏等并发症的发生,无法完全避免朊粒、病毒等病原微生物传播的风险,距离理想的人工硬膜仍有一定的差距。

2. 构建人工硬膜新的技术手段
组织工程学的发展为制备出理想的人工硬膜打开了新的思路,提供了新的技术手段。组织工程学着眼于支架的构建、种子细胞和细胞因子等三方面问题。在人工硬膜的制备过程中,支架的构建常涉及以下几种处理技术。

(1)冷冻真空干燥技术:指将含水材料冷冻成固体,在低温低压环境下生物材料中的水分直接升华而达到干燥目的的一种技术。因水分冻结而成的冰晶直接升华,材料在冷冻真空干燥(下文简称冻干)处理后结构呈多孔状,形似蓬松多孔的海绵,材料的体积较冻干前基本相同或略有增大。有文献报道,动物组织经冻干处理后，细胞外基质中纤维支架结构基本保持不变，部分蛋白仍能保持良好的生物活性，而细胞膜结构遭到破坏进而降低了材料的抗原性。冻干后的人工硬膜有利于长期保存，使用前浸入无菌生理盐水数分钟即可复水恢复原有的柔韧质地。更重要的是冷冻真空干燥处理后材料内部产生的多孔结构为患者自体细胞的迁入、定植创造了良好的条件，有利于硬膜的重建。但也有学者指出经冻干处理的材料机械强度会有一定程度的降低，这可能会增加术中修补过程的难度并且不利于植入后材料完整性的保持。

（2）脱细胞技术：脱细胞处理指从人或动物组织或器官中去除具有免疫原性细胞成分，保留细胞外基质基本成分的生物材料处理技术。常用的脱细胞处理方法可以分为物理方法（反复冻融、超高压、超声波、γ射线、高渗和低渗等）、化学方法（强酸/碱、表面活性剂、有机溶剂、螯合剂等）和酶学方法（胰蛋白酶、核酸酶等）。有报道指出，经脱细胞处理的组织可以降低同种异体或异种来源材料的免疫原性，通过脱细胞技术得到的生物支架材料已成功应用于修补心脏瓣膜、腹股沟疝、硬膜、缺损黏膜和皮肤等多个临床领域。笔者所在研究团队探索使用猪的硬脑膜经脱细胞等方法处理后制备人工硬膜，处理前后HE染色和DAPI染色对比可观察到细胞核消失、纤维支架结构保持良好（图10-25/文末彩图10-25），成纤维细胞植入该材料表面后增殖情况良好（图10-26）。目前制备修补材料最常用的是表面活性剂脱细胞方法，常用的试剂有SDS（十二烷基硫酸钠）、TritonX-100、脱氧胆酸钠等。这类方法脱细胞过程简单且效果确切，但材料中会有残存的表面活性剂。有报道指出，这些表面活性剂会对组织的再生产生负面影响。因此，各国学者在人工硬膜的制备过程中正不断探索更多地使用γ射线、反复冻融等物理方法或酶法去除细胞成分，以期获得无表面活性剂残留的材料。

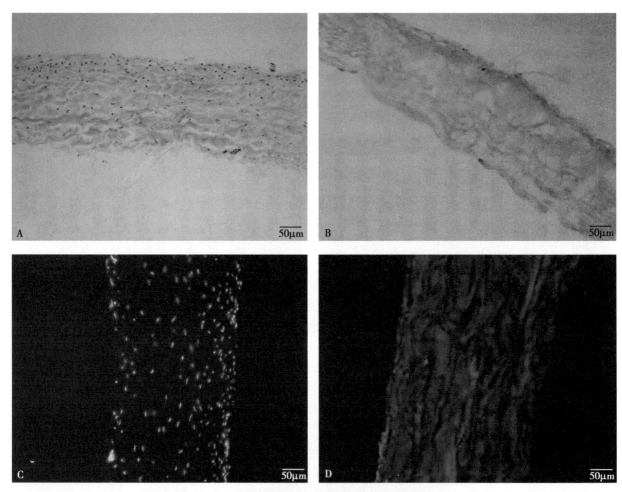

图10-25　异种来源硬膜材料经脱细胞处理前后的对比
A和B. HE染色显示脱细胞前后的变化；C和D. DAPI染色显示脱细胞前后的变化。

（3）交联改性技术：交联（cross-link）指高分子（天然高分子或人工合成高分子）通过共价键或离子键连接到另一个高分子的过程。通过物理（辐照、高温）或化学（交联剂）交联方法使材料高分子间产生连接，进而改变原有材料理化性质的技术在人工硬膜的制备过程中被广泛应用。常见的一类思路是通过交联剂使胶原产生分子内或分子间交联，进而提高胶原为主要成分的人工硬膜的机械强度和抗降解能力。典型例子是戊二醛（glutaric dialdehyde，GTA）处理胶原改性，戊二醛的两个醛基分别与相同或不同胶原分子的两个伯氨基形成 Schiff 碱，加强了材料的机械强度和抗酶解性。但戊二醛等醛类交联剂在改善胶原材料理化特性及降低异种蛋白抗原性的同时引入了少量具有细胞毒性的醛基，一定程度上阻止了患者自体细胞向人工硬膜内的迁移及增殖。为克服上述缺点，近年来毒性更低的碳化二亚胺、环氧类交联剂被投入使用。另一类交联改性的思路是通过交联剂将具有生物活性的大分子连接在修补材料表面，使人工硬膜增加某些特定的生物学功能。例如，使用聚多巴胺（polydopamine，PDA）涂层将少量胶原蛋白与电纺丝技术制备的仿生修补材料"黏"在一起，提高材料机械强度和抗酶解性的同时改进了材料表面特性，更有利于细胞的附着和增殖。

（4）电纺丝技术：电纺丝技术是一种特殊的纤维制造技术，对聚合物溶液施加高电压，在喷丝头和接地极之间产生一个不均匀的强电场，随着电场强度的不断加大，喷丝头处的液滴会由半球形变为圆锥形，最后形成纤维细丝射流。溶剂逐渐挥发后在接收极得到微米级甚至纳米级的纤维。通过控制电纺丝纤维的走向，形成与人硬膜纤维走行高度相似的膜形材料，达到仿生目的（图 10-27）。

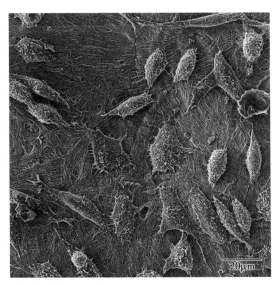

图 10-26　成纤维细胞植于异种脱细胞硬膜表面的扫描电镜照片

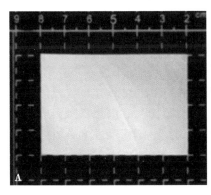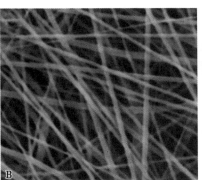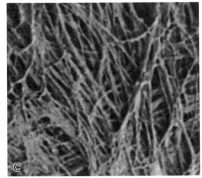

图 10-27　电纺丝技术制备的人工硬膜（引自 Shi Z 等，2016）

A. 电纺丝技术制备的高分子材料人工硬膜；B. 扫描电镜下人工硬膜表面；C. 扫描电镜下人硬脑膜的表面。

2015 年 Louveau 等首次发现硬脑膜中存在淋巴管，推翻了长久以来淋巴管道不存在于中枢神经系统的错误认识。脑膜淋巴管是中枢神经系统淋巴循环的重要组成部分，在脑内代谢废物的排出、颅内组织液容量的调节、沟通外周免疫系统等方面发挥重要作用。部分学者报道脑膜淋巴管功能的缺失可能影响阿尔茨海默病、脑卒中的预后。随着对脑膜淋巴管功能认识的深入，学界对人工硬膜植入后淋巴管结构和功能的恢复提出了更高的要求。如何利用支架材料、种子细胞和细胞因子促进脑膜淋巴管的重建可能成为人工硬膜领域新的热点问题。

3. 药物控释载体　人工硬膜在搭载细胞因子和药物等方面在近几年也取得了一定的进展。部分学者尝试使用生物打印技术将含有细胞因子的水凝胶（如碱性成纤维细胞生长因子的藻酸盐溶液）固化于电纺丝技术制备的多层硬脑膜修补材料上，动物实验验证了在促进硬膜重建方面具有一定的效果。针对血 - 脑屏障阻隔大部分药物进入中枢神经系统的问题，部分学者提出在人工硬膜表面搭载药物缓释系统的设想。这种将人工硬膜作为药物控释载体的思路可能对中枢神经系统肿瘤的治疗以及颅内感染的防治具有一定的帮助。

第十二节　人工心脏瓣膜

一、心脏瓣膜组织结构特点及修复再生

（一）心脏瓣膜的组织结构特点

心脏瓣膜是保证心脏血液单向流动的阀门。正常心脏共有四组瓣膜：二尖瓣、三尖瓣、主动脉瓣和肺动脉瓣。心脏瓣膜由心内膜突向心腔形成，为柔韧的结缔组织膜，表面覆盖内皮，中间是结缔组织，富含胶原纤维和弹性纤维，瓣膜基部含有少量平滑肌纤维。心脏瓣膜一端附着在房室或大动脉壁上，另一端游离，随心脏收缩、舒张而开闭，防止血液逆流。

（二）心脏瓣膜的修复再生

心脏瓣膜因先天畸形或后天感染、外伤、退行性变等导致其形态、结构和功能异常，即瓣膜狭窄或关闭不全，就是通常所说的瓣膜病。病变瓣膜将失去其单向阀门的功能，影响心脏血液流动，甚至导致心功能不全。在我国，风湿性心脏病导致的瓣膜病占大多数，每年有 20 余万心脏瓣膜疾病患者需要进行瓣膜置换术，所以人工瓣膜具有广阔的应用前景。目前治疗心脏瓣膜病变常见的方法包括：瓣膜成形术和瓣膜置换术。瓣膜成形术是指手术修补瓣膜，使原有瓣膜尽最大可能恢复正常的形态和功能。但是瓣膜成形术对病变瓣膜质量要求较高、手术难度也较大，应用受限。瓣膜置换术是指采用人工心脏瓣膜替换病变瓣膜的手术。自 1960 年 Harken 和 Starr 第 1 次成功将人工心脏瓣膜体内移植以来，人工心脏瓣膜研究已经经过了 60 年的发展。我国人工心脏瓣膜的研究比国外略晚几年，目前研究水平及临床应用已经跻身国际前列。人工心脏瓣膜包括机械瓣膜、生物瓣膜和组织工程瓣膜三类。

二、人工心脏瓣膜研制与应用进展

（一）机械瓣膜

机械瓣膜是指由人工材料（如：钛合金、不锈钢、低温热解碳、高分子材料等）按照机械原理设计、加工制成，由坚硬的支架，弹性的阻塞体和织品类瓣环构成，具有单向阀血流功能，可植入心脏瓣膜区，替代病损、丧失功能的自体瓣膜。自 20 世纪 60 年代开始应用于临床，经过半个世纪的改进，已经被广泛使用；机械瓣膜经历了笼球瓣、笼碟瓣、侧倾碟瓣和双叶瓣四代，性能不断提高。理想机械瓣膜设计标准是：符合天然心脏瓣膜生物流体力学，耐久性好，材料结构及特性稳定，组织相容性好。机械瓣膜的优点是安全、稳定、耐久；缺点是生物相容性较差，较易形成血栓和凝血，需要终生抗凝。

（二）生物瓣膜

生物瓣膜的发展与机械瓣膜几乎同步，部分或全部采用生物组织材料。根据所用生物材料来源不同，分为：同种生物瓣和异种生物瓣。①自体组织：阔筋膜等；②同种异体组织：动脉瓣、阔筋膜等；③异

种组织：猪主动脉瓣、牛主动脉瓣、猪心包、牛心包等。根据有无支架分为：有支架生物瓣和无支架生物瓣两种。生物瓣膜是按照半月瓣的结构设计制作的，具有三个瓣叶或者直接将主动脉瓣（包括瓣叶及瓣环）剥出并镶在特制的支架上。生物瓣具有较好的组织相容性，抗凝性能优于机械瓣膜，置换后血流动力学性能接近正常人体。

1. **微创介入心脏瓣膜研发进展** 2002 年报道了第一例经导管主动脉瓣植入术（Transcatheter Aortic Valve Implantation，TAVI），TAVI 适用于主动脉瓣狭窄，相较于外科手术，经导管介入治疗创伤小、术后恢复快，成为患者福音。TAVI 瓣膜的研制与生物瓣膜的发展密不可分，属于生物瓣膜的一种。TVAI 瓣膜采用猪心包或牛心包作为瓣叶，通常采用镍钛合金作为支架。

最近十余年中，TAVI 产品开发在全球广泛开展，多个产品已获得上市批准，美国美敦力公司开发的由猪心包材料制备的自膨式 CoreValve Evolut R 经导管主动脉瓣膜置换系统于 2015 年获得美国 FDA 批准上市；美国爱德华生命科学公司开发的由牛心包材料制备的经导管心脏瓣膜 Sapien XT 和 Sapien 3 于 2016 年获得 FDA 批准上市（图 10-28）。国内杭州启明医疗器械有限公司与四川大学等合作开发的由抗钙化抗疲劳改性的猪心包瓣膜材料制备的微创介入式主动脉瓣膜 Venus-A 是国内首个经导管微创介入人工生物心脏瓣膜产品，于 2017 年获得了国家药监局上市批准，该产品针对中国患者的优化设计，突破了国外技术对二瓣化患者治疗的禁忌；苏州杰成医疗科技有限公司的经心尖主动脉瓣介入瓣膜 J-Valve 也于 2017 年获得国家药监局批准上市；上海微创医疗器械（集团）有限公司的牛心包材料制备的 VitaFlow 瓣膜 2019 年获得批准上市，瓣膜的唇边设计有利于降低瓣周漏，输送系统的电动控制理论上可使瓣膜的释放操作过程更方便。

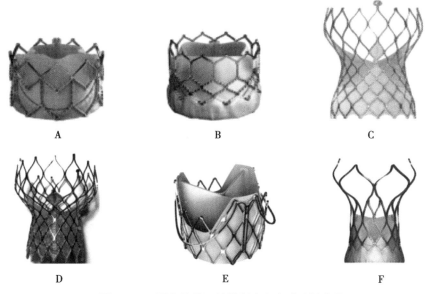

图 10-28　国内外公司的微创介入主动脉瓣产品
A. Edwards SAPIEN XT；B. Edwards SAPIEN 3；C. Medtronic Core Valve Evolut R；
D. 杭州启明 Venus-A；E. 苏州杰成 J-Valve；F. 上海微创 VitaFlow。

2. **心脏瓣膜材料学前沿研究** TAVI 是目前创伤较小，风险较低的主动脉瓣疾病治疗方法，该方法给重度主动脉瓣狭窄患者，特别是不能耐受开胸手术的患者带来了希望。目前开发中的经导管主动脉瓣膜通常为用异种生物组织如猪心包、牛心包等制成的生物瓣膜。尽管近几年 TAVI 手术已在全球广泛开展，但这类瓣膜产品依然有大幅优化的空间。目前市场使用的介入瓣膜基本上均为生物瓣，依然存在长期耐久性的问题。其研究前沿从材料学角度可概括为以下四个方面。

（1）新型交联方式研究：当前市场上的生物瓣膜产品几乎是采用戊二醛交联制备而成。戊二醛处理心包膜的方法存在很多不足，例如戊二醛残留醛基容易导致钙化，进而导致生物瓣膜的使用寿命有限；戊二醛挥发性大，对生产部门员工的呼吸系统损伤危害很大；戊二醛产生的工业废液环保处理成本很高。因此,研究替代戊二醛的新型交联剂,对于科学研究以及相关产业领域的发展具有重大意义。

理想的交联生物瓣膜应该细胞毒性小、材料力学性能好、抗钙化性能好。在戊二醛交联替代方式研究领域,已经进行了多年的探索研究。这些研究大多集中在以下两个领域:①新型化学交联剂,如碳二亚胺(EDC)和多聚环氧化合物(pEPC)等;②天然交联剂如京尼平(GP)等。

碳二亚胺(EDC)是一类含双键的化合物。与戊二醛交联相比,EDC交联组织的化学键更加稳定,并且不会像戊二醛一样存在醛基残留。EDC可以活化肽链中的谷氨酸和天冬氨酸残基的羧基,连接羧基和氨基形成酰胺键。而且EDC交联的瓣膜材料与天然瓣膜材料相似,所得材料较为柔软。但是EDC交联的心脏瓣膜材料抗钙化这一点和戊二醛交联的效果相似,因此EDC仍不能算是理想的生物瓣交联剂。

多聚环氧化合物(pEPC)是一类带有多个环氧功能基团的多聚环氧化合物。pEPC能与氨基、羧基和羟基等功能基团发生反应,对生物组织起到固定的作用。交联后pEPC在材料中虽有缓慢释放而有一定的细胞毒性,但是与戊二醛相比毒性较小。但pEPC交联的生物组织材料体内会引起异物反应和钙化,这与戊二醛相似。因此pEPC在交联生物心脏瓣膜制备方面的优点并不明显。

除了化学交联剂,许多天然植物提取物,包括京尼平(GP)等,作为可能的新型替代戊二醛的交联剂也有很多报道。GP是栀子苷经 β- 葡萄糖苷酶水解后的产物,是一种优良的天然生物交联剂,可以与蛋白质、胶原、明胶和壳聚糖等交联制备生物医用材料,其毒性远低于戊二醛和其他常用化学交联剂。但是京尼平的化学键主要是氢键作用,其对心胞外基质的交联作用没有戊二醛稳定,其长期稳定性,抑制免疫排斥的性能尚不明确。

在替代戊二醛的新型交联剂研究方面,四川大学王云兵教授课题组通过多年潜心研究,发现通过在猪心包膜等生物组织上引入可聚合的不饱和基团,然后通过自由基聚合可得到交联后的生物组织,在此基础上,开发了丙烯酸酐以及甲基丙烯酸缩水甘油酯等新型交联体系。研究结果表明,开发的这种新型交联生物瓣膜产物与传统戊二醛交联产物相比,细胞毒性更小、抗钙化性能更好,材料总体力学性能更好。此外,课题组还通过对羟基苯丙酸修饰猪或牛的心包膜引入酚羟基,然后在辣根过氧化物酶和过氧化氢的条件下引发酶交联或在2,6-蒽二酚光引发剂以及光照条件下引发光交联,开发了新型酶交联以及光交联的生物瓣膜。

(2)生物瓣膜抗钙化研究:生物瓣膜钙化是影响生物瓣膜使用寿命的重要因素,钙盐沉积为其最显著的病理特征。虽然国内外对瓣膜的抗钙化问题进行了深入研究并取得了一些进展,但是还不能从根本上解决人工生物瓣膜的钙化问题。传统生物瓣在临床中因钙化原因,引起瓣膜的狭窄和关闭不全,极大地影响了瓣膜的正常工作,这也是业界亟待解决的重大难题。

综合当前应用以及文献报道,生物瓣膜钙化发生因素主要包括:①戊二醛醛基残留;②异种细胞残留;③异种组织磷脂残留;④高钙磷代谢;⑤弹性蛋白降解;⑥糖胺聚糖降解。

戊二醛交联优化处理技术:传统瓣膜交联处理一般采用戊二醛。戊二醛与胶原蛋白中的赖氨酸等的氨基基团形成共价键,使胶原蛋白交联。戊二醛交联处理是目前生物瓣膜化学交联的行业首选,具有操作简单,成本低以及胶原蛋白交联程度高的特点。针对戊二醛醛基残留问题,Martin Grabenwöger等研究发现谷氨酸、甘氨酸、赖氨酸和二元胺等可拮抗醛残基。通过63d皮下种植钙化实验发现,谷氨酸处理组钙化明显降低。但是,由于动物源心包膜当中除去胶原蛋白之外的另外两大组分弹性蛋白及糖胺聚糖不含有可以和戊二醛发生化学交联反应的活性氨基,因而单纯的戊二醛化学交联处理无法解决生物瓣膜弹性蛋白以及糖胺聚糖降解的技术问题。

脱细胞技术:生物瓣膜异体细胞在经过戊二醛等交联剂固化之后,虽然免疫原性有一定程度的降低,但是仍然会在手术植入之后通过细胞凋亡的生物信号通路发生分解,成为细胞碎片。这些细胞碎片是钙化现象发生的重要诱导因素之一。Saeed Mirsadraee等对人心包组织去细胞化,利用低渗性缓冲液、十二烷基硫酸钠和核酸酶液处理,种植表皮成纤维细胞后,小鼠皮下植入3个月,发现与新鲜及戊二醛预处理生物瓣膜相比,去细胞化心包补片在体内钙化减轻。

异种组织磷脂清除技术:残留的异种组织磷脂,会与患者血液中的钙离子结合从而生成磷酸钙,导致钙化事件的发生。采用表面活性剂包括月桂酰胆碱等,可以清除生物瓣组织中的磷脂。采用乙醇等醇类溶剂可以有效地萃取残留的异种组织磷脂,NarenVyavahare 等在小鼠皮下包埋和羊二尖瓣替换实验中,乙醇预先浸泡戊二醛交联的猪主动脉瓣,能延缓其钙化变性。Robert J. Levy 等发现十二烷基硫酸钠清洁剂浸泡生物瓣组织,能萃取大量酸性磷脂。实验中可减少钙化或抑制细胞膜表面钙化。

高钙磷代谢调节技术:正常心脏瓣膜表面附有单层内皮细胞,阻止血液成分或组织液成分的渗入、钙盐的沉积及血栓形成,预防瓣膜的变性和钙化。经戊二醛交联剂处理后的生物瓣,表面粗糙,植入受者体内后由于血小板、纤维素等黏附,钙磷的渗入,引起组织钙化衰败。Peter Zilla 教授等发现由宿主内皮细胞覆盖异种生物瓣膜可以有效延缓和防止生物瓣的钙化。刘中民等发现内皮化组织工程瓣膜在体内的钙化程度较非组织工程瓣膜明显减轻。

弹性蛋白交联技术:弹性蛋白的降解断裂,是引发瓣膜钙化的另一重要因素。目前戊二醛交联处理技术可以有效地使胶原蛋白发生交联,却较难交联弹性蛋白。Bailey 等发现弹性蛋白降解后将导致钙化加重。由于组成弹性蛋白的氨基酸大多为疏水氨基酸,多酚化合物含有大量疏水的芳香基团,因此可以通过与疏水氨基酸的氢键作用来稳定弹性蛋白。常江和 NarenVyavahare 等分别使用单宁酸、五没食子酰葡萄糖、原花青素等多酚化合物稳定弹性蛋白,减少异种组织的体内钙化。但由于多酚稳定弹性蛋白是通过非共价作用来实现的,其对弹性蛋白的保护作用呈时间依赖性,如何在生物瓣膜长达十余年的寿命周期内长期稳定弹性蛋白是需要解决的一个关键问题。William Hornebeck 等研究发现基质金属蛋白酶在体内几乎能降解细胞外基质的所有成分。其中基质金属蛋白酶 2 和 9 均具有降解弹性蛋白的能力。雷洋等采用茶多酚氯化铁组合处理生物瓣膜材料,有效实现细胞外基质组分 - 弹性蛋白的稳定交联从而实现抗钙化。将戊二醛交联的心包膜浸泡于弹性蛋白原和赖氨酰氧化酶水溶液当中,可以在心包膜上实现弹性蛋白的原位交联,从而提升弹性蛋白的含量以及稳定性,可以抑制钙化。生物瓣膜需要在植入瓣膜疾病患者之后有效工作十年以上,如何设计缓释系统确保弹性蛋白酶抑制剂能够在十年以上的有效服役期内发挥作用还值得探讨。

糖胺聚糖降解抑制技术:糖胺聚糖是除胶原蛋白以及弹性蛋白之外的第三大组成部分。糖胺聚糖不含活性氨基,因而目前广泛使用的戊二醛交联处理技术无法稳定交联糖胺聚糖。糖胺聚糖的降解也是引发瓣膜钙化的另一重要因素。Herrero 等发现从心包膜组织中去除糖胺聚糖后心包膜钙化加重。Ohri 等发现引入外源性的糖胺聚糖可以减轻钙化。但是文献当中少有报道如何高效抑制糖胺聚糖降解。

(3)防瓣周漏研究:介入瓣膜扩张程度不易控制,难以精确定位,并且周围残留有原有钙化瓣膜,容易造成渗漏,因此开发新型防周漏材料,或对金属支架和裙边进行优化设计降低周漏,可以进一步优化临床效果。

(4)可预装式干燥瓣膜研究:现有的生物瓣膜需要在戊二醛溶液中保存,其潜在问题在应用过程中逐渐凸显,包括如下:需术前清洗和压握安装、储存运输条件苛刻、戊二醛残留、耐久性有限等。将瓣膜材料开发成脱离戊二醛溶液保存的干膜,可以实现拆开包装就即时使用,一方面可满足临床上紧急瓣膜植入手术的需求,另一方面无需放置于戊二醛溶液中保存,可以减少戊二醛残留,增强瓣膜的耐久性。通过干化处理提前预装在输送系统上的预装式介入瓣膜是未来介入瓣膜的一个发展方向。王云兵、杨立等引入外源氨基供体,如精氨酸、赖氨酸等可为生物瓣膜提供额外的交联点,可有效提高可预装干膜的韧性。采用原位交联的方式制备水凝胶复合的生物瓣膜,在干燥状态下依然具有较好的弹性和柔韧性,在应力条件下不会发生永久变形,并在水中可以快速恢复原有形状。

(三)组织工程化心脏瓣膜

机械瓣膜和生物瓣膜历经半个世纪的发展,无论在材料、血流动力学还是外观上都已经日臻完善,这两种瓣膜在临床都得到了广泛的应用。但是因为这两种瓣膜各自的缺点,仍不是理想的心脏瓣膜移植物。理想的人工心脏瓣膜应该是完全仿生的、具有正常瓣膜的结构和功能、组织相容性好、能够随受体生长、具有自我修复和重建能力,并且患者可以使用终生,避免二次手术更换瓣膜的痛苦。组织工程心脏瓣膜理论上能够避免现有机械瓣膜和生物瓣膜的缺点,目前来看,其具体应用方法之一是在支架上种植患者自身的细胞并分泌细胞外基质,体外构建、处理后进行瓣膜置换术。理论上组织工程心脏瓣膜具有自我更新的能力,生物力学性能优良,耐久性好,无需抗凝,能克服现有机械瓣膜和生物瓣膜的不足,是理想的心脏瓣膜替代物。组织工程心脏瓣膜构建需要关注三个方面:种子细胞、支架材料和构建方法。

1. 种子细胞　种子细胞是构建组织工程心脏瓣膜的关键,理想的种子细胞应具备:取材简便、体外增殖能力强、适应支架环境、可进行基因修饰等特点。心脏瓣膜存在2种类型的细胞:覆盖在表面的内皮细胞和内部的间质细胞。瓣膜内皮细胞具有抗血栓性、调节免疫和炎症反应等功能,而间质细胞能够分泌细胞外基质成分,具有修复、重塑瓣膜结构的功能。组织工程心脏瓣膜所需的种子细胞最好自体获得,主要包括:成熟的内皮细胞、间质细胞和干细胞。

(1)内皮细胞:内皮细胞可来自静脉和动脉,动脉的内皮细胞与心脏瓣膜内皮细胞所处内环境相似,生物学特征更接近,但是由于具有获取困难、培养困难、易脱落、对患者伤害大等缺点,更多地使用静脉来源的内皮细胞。由于血管内皮细胞必须经过创伤性手段获得,与心脏瓣膜内皮细胞表型不完全相同,且分离、培养时间较长,并不是理想的组织工程心脏瓣膜种子细胞。

(2)间质细胞:间质细胞主要包括:成纤维细胞和平滑肌细胞,可产生和维持细胞外基质,并与内皮细胞协同作用,增强细胞黏附性和抗外力作用。可以采用成纤维细胞和平滑肌细胞混合种植的方法,但是由于种植后的这些细胞与正常瓣膜细胞功能有较大差距,所以目前多采用干细胞种植。

(3)干细胞:具有多向分化能力,较易获得、体外培养要求条件低、扩增迅速、可进行基因修饰,是组织工程心脏瓣膜较为理想的种子细胞。目前较多使用的是成体干细胞,包括:内皮祖细胞、间充质干细胞。①内皮祖细胞:可以从脐血、骨髓及外周血中分离扩增;②间充质干细胞:存在于多种组织中,骨髓中最多,可分化为内皮细胞、平滑肌细胞和成纤维细胞。

2. 支架材料　支架材料除了构成组织工程化心脏瓣膜三维立体框架之外,还为种子细胞生长提供载体和环境,应符合以下要求:具有足够的强度,种植的种子细胞能够在支架上形成与正常瓣膜相似的新生组织,支架可降解。目前组织工程化心脏瓣膜使用的支架材料包括:人工合成材料支架和天然材料支架两种。

(1)人工合成材料支架:人工合成聚合物材料由于具有较好的可控性,常被选作组织工程心脏瓣膜的支架材料。目前研究所用的人工合成可降解材料主要有聚乙醇酸(PGA)、聚乳酸(PLA)和它们的共聚物(PLGA)等。这些材料生物相容性好,降解速率可以调控,但细胞黏附率低。最近,有研究者采用静电纺丝工艺把聚己内酯(PCL)从极细的孔隙中喷出,构建纳米级孔隙的瓣膜,体外测试能够模拟人体的瓣膜结构和功能,并提高细胞黏附的效果,加快组织重建。

(2)天然材料支架:是指利用天然材料构建的组织工程心瓣膜支架。主要包括天然的高分子材料、同种或异种生物的脱细胞瓣膜支架等。天然的高分子材料主要有胶原、壳聚糖、透明质酸等,这些材料具有细胞黏附性好,免疫原性低等特点,但其机械强度及降解时间难以调控。脱细胞瓣膜支架由于完整保留了细胞生存的三维微环境,并在最大限度上降低了同种或异种组织的免疫原性,成为细胞黏附的良好平台。Sinhof等通过酶消化法脱去羊心脏瓣膜上的细胞,体外再种植同种异体细胞,并把这种瓣膜移植到提供细胞的羊肺动脉瓣区。结果显示支架脱细胞完全,体外种植细胞生长良好,植入体内3个月功能正常。Dohmen等把脱细胞猪肺动脉瓣移植于幼年绵羊体内进行试验,证实脱细胞异种心脏瓣膜在异种动物体内能够"再宿主化"。也有体外实验发现,脱细胞猪心脏瓣膜支架仍有吸引人血小板黏附和单核细胞浸润的趋势,说明脱细胞异种心脏瓣膜仍存在血栓形成和免疫反应的风险。这促使人们对脱细胞心脏瓣膜支架作一定的再处理,如在支架上接种受体细胞成分、对支架进行表面改性或添加生物活性因子等方法可以提高其生物相容特性(图10-29)。

3. 构建方法　组织工程心脏瓣膜构建初期是将种子细胞和支架材料在容器中直接混合培养,细胞会黏附于支架表面。这种方法操作简便,但是由于瓣膜形态及功能与正常瓣膜存在较大差异。目前多采用生物反应器模拟在体血流动力学环境的动态培养方法,反应器可达到正常心排量,并能够精确调节流量,同时计算出瓣膜所承受的切应力大小,提供组织工程心脏瓣膜血流动力学环境。经动态培养后的组织工程心脏瓣膜移植体内后,能够增强体内细胞黏附、增殖、内皮细胞轴向性及产生胶原的能力,效果明显优于静态培养。

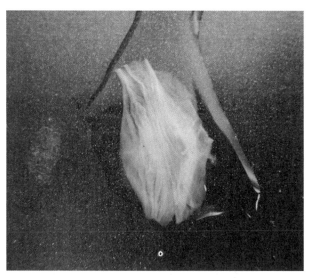

图 10-29　猪主动脉瓣膜脱细胞支架大体观

第十三节　人工静脉瓣

人体内，管径 2mm 以上的静脉常有静脉瓣（vein valve），静脉瓣由静脉内膜突入管腔折叠而成，类似两个半月瓣，瓣膜中心为结缔组织，表面覆以内皮。静脉瓣可以防止血液倒流。

各种原因引起的下肢深静脉瓣膜功能不全是常见病、多发病，严重影响患者的生活质量。临床主要采用瓣膜修复术、瓣膜重建手术等进行治疗，但是复发率高，效果不尽人意。鉴于目前尚无人工静脉瓣问世，而自体静脉瓣存在来源有限、损伤较大、瓣膜强度不足、带瓣静脉的管径往往难以符合要求等问题。组织工程静脉瓣将为临床提供一种具有类似天然瓣膜的组织结构、良好的机械性能、无免疫源性、无需抗凝、无血栓形成危险的理想的静脉瓣替代物。研究证明，虽然每条深静脉的瓣膜有多对，但只要移植一对有功能的瓣膜就能明显改善血液逆流的问题。所以使得组织工程静脉瓣的构建更具有应用意义。

（一）种子细胞

静脉瓣的细胞成分除表面的内皮细胞外，间质内主要有平滑肌细胞、成纤维细胞和肌成纤维细胞等。目前作为组织工程静脉瓣种子细胞的主要有内皮细胞、内皮祖细胞、平滑肌祖细胞、肌成纤维细胞等。

1. 内皮细胞和内皮祖细胞　由于内皮具有抗血栓形成、防止血小板黏附、防止白细胞黏附和阻止平滑肌细胞增生功能，缺乏内皮覆盖或者内皮细胞功能丧失是导致瓣膜衰坏、钙化的主要原因。所以为了长期维持组织工程静脉瓣的功能，必须进行再内皮化（reendothelialization），即在瓣膜支架的内表面种植相当于内皮细胞的种子细胞层。Teebken 等在同种异体脱细胞绵羊带瓣静脉支架表面种植受体绵羊静脉壁来源的内皮细胞，完成组织工程静脉瓣的再内皮化。但是内皮细胞是成体细胞，寿命短、生长慢、易脱落，目前基本被内皮祖细胞（endothelial progenitor cells，EPCs）取代。EPCs 是内皮细胞的前体细胞，属于多能干细胞，存在于骨髓、脐血和外周血中，可通过磁珠分选和黏附培养的方法分离，活性和增殖潜能均优于血管内皮细胞，可连续增殖数十代而不出现衰老现象，可能为组织工程静脉瓣的一种理想种子细胞。

2. 平滑肌祖细胞　平滑肌祖细胞（smooth muscle progenitor cells，SPCs）又称为平滑肌组织定向祖细胞，是平滑肌细胞的前体细胞，在体内外能分化为平滑肌细胞，在成体骨髓、动脉外膜、心脏等组织中存在 SPCs。

3. 肌成纤维细胞　血管壁肌成纤维细胞（myofibroblast）是一种成体定向祖细胞，可分化为血管壁平滑肌细胞和成纤维细胞。Teebken 等应用组织工程学原理，采用同种异体脱细胞绵羊带瓣静脉作为支架,在其上种植受体绵羊静脉壁来源的肌成纤维细胞和内皮细胞构建组织工程静脉瓣,移植到受体绵羊颈外静脉后,发现短期内多数移植瓣膜均有功能。

(二)支架材料

支架材料的功能是为细胞增殖提供三维空间和新陈代谢环境,并决定新生组织器官的形态和大小。在血管组织工程研究中,已经开发出主要由胶原纤维和弹性纤维混合制成的可降解多孔隙支架,但是还只局限于构建组织工程动脉,相关材料的静脉瓣支架还未见报道。目前应用于组织工程静脉瓣支架材料主要包括人工合成血管内支架和脱细胞天然支架。

1. 人工合成血管内支架　传统的血管内支架采用金属管材、丝材或薄片材料,利用编织、切割和焊接工艺制成,形状多样,在构建静脉瓣中常用的是圆桶状和片状折叠血管内支架。血管内支架作为人工静脉瓣支架的原理是支架到达预定部位后张开,贴在静脉管壁上,保持血流畅通,其带有的瓣膜能替代损伤瓣膜执行功能。

Pavcnik 等采用血管内支架支撑的去细胞异体小肠黏膜下层(SIS)作为静脉瓣移植物经皮送至绵羊颈外静脉,1 个月后可见到受体绵羊的内皮细胞、成纤维细胞等多种细胞成分黏附并迁移到移植物表面及内部生长,移植物具有类似自体瓣膜的功能。Gerrit 等将异种脱细胞带瓣静脉缝合于含记忆码的镍钛诺血管内支架内面,利用一引导鞘放置在髂静脉,代替下肢深静脉瓣膜执行功能,也取得了良好的效果。但是由于没有体外接种自体细胞,部分支架出现了折叠、粘连、血栓、出血等并发症,而且由于血管内支架主要成分为金属,不能降解,作为异物长期留在体内,需要终身抗凝。应用血管内支架的最大优点是损伤小,但如何保证在使用过程中支架不变形并成功到达预定部位、如何保持血流通畅、防止管腔狭窄及血栓的形成是目前面临的难题。

2. 脱细胞天然支架　脱细胞支架就是采用化学方法脱去了带瓣静脉壁中的细胞和可溶性蛋白成分,保留胶原蛋白和弹性蛋白等重要的支架成分,从而既消除了免疫原性,又具有三维空间结构和机械性能,具有良好的生物相容性,利于细胞黏附、嵌入生长,增加细胞覆盖面积,血流动力学良好,可适应血管腔内高压力、高流量等复杂多变的环境,是较为理想的人工静脉瓣支架。Teebken 等制备绵羊同种异体脱细胞静脉瓣支架用于构建组织工程静脉瓣,获得较好结果,说明脱细胞支架具有广阔的应用前景。

天然静脉瓣支架的脱细胞方法多样,主要包括反复冻融法、单纯胰酶法、酶加去污剂法和 Triton X-100 加氨水法等。但是酶和去污剂对瓣膜其他成分(如弹力纤维和糖胺多糖)及支架力学性能的影响尚待研究;此外去污剂具有毒性,一旦残留,将导致种植细胞死亡。目前多采用去污剂叠加核酸酶的方法,脱细胞完全,得到的支架细胞相容性好(图 10-30)。

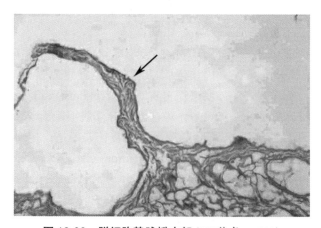

图 10-30　脱细胞静脉瓣支架(HE 染色,×100)

(三)构建方法

构建组织工程静脉瓣(图 10-31)与构建心脏瓣膜相似,通常采用体外内皮祖细胞悬液加压灌注的方式进行表面的再内皮化,采用多点注射的方法完成平滑肌祖细胞或纤维母细胞的壁内种植,然后应用体外生物反应器模拟血液循环机械刺激进行静脉瓣的体外培养。

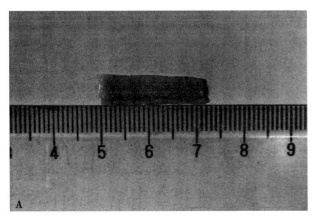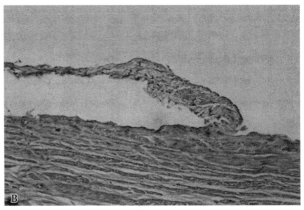

图 10-31　组织工程静脉瓣（带瓣静脉）
A. 大体观察；B. HE 染色（×100）。

第十四节　人　工　肾

人工肾（artificial kidney）是一种替代部分肾脏功能的体外血液透析（hemodialysis，HD）装置。血液透析的设备包括血液透析机、水处理系统及透析器。透析器也称"人工肾"，内有用来分隔血液和透析液的半透膜。在透析过程中，血液和透析液借助半透膜进行水和溶质的交换，通过弥散和对流清除血液中各种内源性和外源性"毒素"；通过超滤和渗透清除体内潴留的水分，同时由透析液补充必要的物质，从而达到清除水和尿毒症毒素，维持水、电解质及酸碱平衡的目的。除了在急性肾损伤和药物中毒救治中的应用，人工肾目前广泛应用于临床终末期肾病的替代治疗，是脏器功能替代治疗中疗效显著、且最为成功的范例，也是人工脏器中发展最早的人工器官。

一、人工肾研究与应用现状

（一）早期人工肾

人工肾的历史要追溯到 19 世纪中叶，苏格兰化学家 Thomas Graham 首先提出透析（dialysis）的概念，此后经历了漫长的实验研究时期。1913 年美国 Johns Abel 等用火胶棉（colliding）制成管状透析器，并首次命名为人工肾脏（artificial kidney）。1943 年荷兰内科医师 Kolff 等用赛璐玢（cellophane）代替火棉胶，研制出第一台转鼓式人工肾，并成功治疗了一位急性肾衰竭患者，成为历史上第一例通过人工肾康复的急性肾衰竭病例，Kolff 因此被誉为"人工肾之父"。此后加拿大 Murray 等研制成功蟠管（coil）型人工肾（1946 年）；挪威 Kill 研制成功平板型透析器（1960 年）。血管通路由动静脉外瘘（1960 年）到动静脉内瘘（1966 年）的成功建立，开创了间歇性血液透析治疗肾衰竭的新时代，使慢性肾衰竭患者（即终末期肾脏病 - 尿毒症患者）的维持性血液透析治疗成为可能。1967 年，Lipps 把醋酸纤维拉成直径 200μm 的空心纤维，将 8 000～10 000 根纤维装在一个透析器硬壳内，全世界第一个空心纤维（hollow fiber）透析器问世。因其体积小、透析效率高、脱水能力强而延用至今。

（二）现代人工肾

随着人工肾设备的不断改进和科学技术的不断进步，在血液透析的基础上，逐渐形成一门新的学科——血液净化学。血液净化（blood purification）是利用不同的人工肾装置，如透析器、滤过器、灌流器等；通过物理、化学或免疫等方法清除体内多余水分及代谢废物、毒素、自身抗体、免疫复合物等致病物质。

1. 血液滤过（hemofiltration，HF）　所用滤过器为合成膜制成，滤过膜截留分子量在 40 000～60 000D，略低于肾小球滤过膜而明显高于透析膜，因此能清除中、大分子的溶质。通过对流滤出大量液体，然后从静脉端补充相应的水、电解质和碱基等，模仿了肾小球滤过功能和肾小管重吸收功能。

2. 高通量透析和高效能透析 高通量血液透析（high flux hemodialysis）采用高通量透析器，超滤系数 Kuf＞20ml/（mmHg·h），$\beta2$ 微球蛋白清除率＞20ml/min；因此对中分子溶质的清除高于常规透析。高效能血液透析（high efficiency hemodialysis）采用高效透析器，尿素清除速率＞200ml/min，对小分子溶质清除效能显著高于常规透析。

3. 连续性肾脏替代疗法（continuous renal replacement therapy，CRRT） 采用低阻力、高效能滤过器，缓慢和连续地清除溶质及水。优点：内环境和血流动力学的稳定；溶质和水的清除量能满足临床治疗的需要；可调控体内炎症因子等，因而广泛用于各种急危重症的救治，如全身性炎症反应综合征、急性出血坏死性胰腺炎、多脏器功能障碍综合征、急性呼吸衰竭等。

4. 血液灌流（hemoperfusion，HP） 所用灌流器有活性炭及吸附树脂两种，以吸附方法清除血中有害的代谢产物或外源性毒物。最常用于药物或毒物中毒，也可用于终末期肾病、肝性脑病、免疫性疾病等的辅助治疗。

5. 血浆置换（plasma exchange，PE） 所用血浆分离器是高分子聚合物制成的空心纤维型滤器，滤过膜孔径为 0.2～0.6μm，允许血浆滤过，但能截留所有细胞成分，能清除包括自身抗体、免疫复合物、胆固醇、胆红素、药物和毒物等致病物质。血浆置换对多种疾病有明确疗效且可作为常规治疗，包括肾脏病、结缔组织病、血液病、肝脏疾病、神经系统疾病、代谢性疾病及移植领域等。

6. 免疫吸附（immunoadsorption，IA） 利用生物亲和型吸附柱，对致病物质的清除具有选择性强、特异性高、清除量大等特点，且无需补充置换血浆，因此避免了补充血浆成分所带来的医疗安全隐患问题。

根据患者的病情需要，上述血液净化方式可以进行组合，称为组合型人工肾，如血液透析（HD）＋血液灌流（HP）；血液滤过（HF）＋血液灌流（HP）；连续性血液净化（continous blood purification，CBP）＋血液灌流（HP），即 CRRT＋HP。CRRT 为重症急性肾损伤的首选血液净化方式，与血液灌流、血浆置换、免疫吸附等联合治疗时，又称为杂合式血液净化。CRRT 在多脏器功能衰竭（MODS）的治疗中发挥不可取代的作用，与体外膜肺氧合（ECMO）技术组合，统称为体外循环生命支持系统（ECLS）。

（三）新型便携式人工肾

近年来，血液净化的基础和临床研究均得到迅速发展，透析设备、透析技术及透析模式不断更新；血液净化的治疗理念和目标已由维持患者生命转变为提高患者生活质量，促进其回归社会。随着血液透析器和透析装置的改进，人工肾开始向家庭化、小型化和便携化发展。

1. 家庭血液透析（home hemodialysis，HHD） 是一种由患者自己在家里操作的透析治疗方式。目前已经研发出多款适合自助透析的小型家庭透析机。其共同特点在于整机小巧、便于移动、操作便捷，能够让患者自行操作进行透析治疗，真正实现了透析机的社区化、家庭化。

2. 可穿戴人工肾（wearable artificial kidney，WAK） 把透析装置做成腰带、马甲，戴在身上，患者在透析时可以自由行走，不会影响到他们的正常生活。研究证实，可穿戴血液透析每分钟的清除率不是很高，但如果每天都穿戴透析，尿素清除率远高于每周 3 次的常规透析。

3. 可穿戴超滤人工肾（wearable ultra-filtration kidney，WUF） 命名为 WAKMAN，用于治疗心衰患者的前负荷过重的问题。WAKMAN 将超滤所用的小型化回路固定在一件外套上，其中包括滤过单元、安全控制系统、远程遥控单元、废液袋和移动电源，工作时间 8～24h，血流量保持在 50～80ml/min，超滤速度达到 2～10ml/min。研究表明，WAKMAN 可明显改善患者治疗舒适性，在正常饮食和活动的情况下可以完成超滤，对预防心衰患者肺水肿、胸腹腔积液有潜在的价值。

4. iNephron Nanodialysis 公司研发，采用了电氧化技术应对透析液再生，其特点是无需用离子交换柱，因此体积较前述产品明显减小，质量仅为 3.2kg，操作简单，并可以通过手机、电脑等进行远程控制。

5. 便携式连续性血液净化机 针对某些特殊情况，如地震后挤压伤综合征、重大海难、海战伤导致的急性肾衰竭的救治需要，已研制出便携式连续性血液净化机。不但具有体积小、设备小型化、机动性好等优势，还能够在运动环境下使用，极大地拓展了 CRRT 救治的应用范围，实现了在运动状态下的连续性血液净化治疗。

目前肾脏替代治疗，不论从透析器、透析用水到血液透析机都有很大的发展进步，各种血液净化方法也不断更新，肾衰竭患者的预后已经得到明显的改善，但透析疗法仅可部分替代肾脏的排泄功能（例如，对小分子溶质的清除，仅相当于正常肾脏 10%～15%)，不能替代其内分泌和代谢功能。随着生物医学技术的发展，细胞治疗和组织工程学兴起，利用再生医学策略，通过移植细胞促进损伤器官组织再生修复，甚至构建新的生物人工器官进行移植替代成为研究热点。近年来，肾脏再生医学在外源性干细胞、生物人工肾脏研制等方面取得了重要进展。

二、生物组织工程肾构建

利用组织工程技术，基于肾脏功能、结构等解剖学基础的工程化肾脏构建策略，解决种子细胞规模扩增、肾脏支架再细胞化、灌注培养等关键科学问题，可构建全新工程化肾脏。生物人工肾（bioartificial kidney, BAK）是由生物人工血滤器和生物人工肾小管辅助装置（renal tubule assistance device, RAD）两部分组成。前者使用人工生物膜包裹具有活性的内皮细胞，以使移植的细胞逃避宿主的排异；通过转基因技术，能合成分泌多种肾源性物质；后者肾小管具有再生、分化、重吸收和分泌功能。因此生物人工肾具有类似于正常肾脏的滤过、重吸收、内分泌和代谢等多种功能。

BAK 系统的组织工程构建需要解决的主要问题：如何获得大量的种子细胞；采用何种技术（"有支架"或"无支架"技术）构建 BAK 系统。

（一）如何获得大量种子细胞

BAK 系统在构建过程中应用的种子细胞数量巨大，因此如何在单位时间内获得大量的种子细胞成为一个关键问题。Humes 等认为，干细胞将是肾小管种子细胞的一个重要来源。Kim 等应用视黄酸、激活素 -A 和骨形态发生蛋白质 -7 与 ESCs 共同培养，ESCs 最终可表达中胚层标记，进一步培养后形成肾小管上皮样结构。在内皮细胞培养条件下，骨髓单个核细胞可诱导分化为血管内皮细胞。利用基因修饰（如 *Nanog* 基因）可以提高种子细胞的增殖能力，增加种子细胞的产量；同时配合改良细胞培养的微环境，如利用生物反应器和微载体技术，则能进一步提高种子细胞的产量，从而获得大量种子细胞，使种子细胞的生产工程化。

（二）采用何种技术构建 BAK 系统

1. 用"有支架"技术 目前应用较多的是中空纤维膜。Unger 等研究发现，来自皮肤、肺、脐带的人血管内皮细胞能在包被有纤维结合素的聚醚砜中空纤维上呈单层生长，在促血管形成条件下培养时，细胞可迁移形成血管样结构。由于聚醚砜膜材料的生物相容性好，且具有良好的水与溶质通透的能力，因此，聚醚砜材料可作为组织工程肾小球或肾小管的支架。

胶原是细胞外基质主要成分之一，是一种生物相容性良好的可降解细胞外基质材料；透明质酸是一种基膜成分，能够促进细胞自组装过程的进行，可以实现上皮样细胞的极性重建；胶原、透明质酸复合凝胶凝固后具有良好的弹性和可塑性，是构建组织工程肾样组织的理想细胞外基质支架材料。Ross 等应用灌注法制备大鼠全肾脏脱细胞基质作为细胞支架。脱细胞基质具有原组织的宏观及微观三维结构，还富含胶原、弹力纤维、纤维结合素、透明质酸、硫酸软骨素等重要的细胞外基质成分，因此成为一种理想的支架材料。

2. 料"无支架"技术 细胞层组织工程技术和磁力组织工程技术都不需要使用传统组织工程所必需的支架材料，因此是一种"无支架"组织工程技术。

细胞层组织工程技术将聚 *N*- 异丙基丙烯酰胺材料按一定比例要求涂在培养皿表面，制成温度敏感型培养皿，然后通过降低温度，无创地收集完整的细胞层，这种方法不破坏细胞表面的离子通道、连接蛋白和生长因子受体，避免了蛋白水解酶对细胞的损伤。利用细胞层组织工程技术，把不同种类细胞的细胞层，按照生理结构层次"夹心样"层叠起来，有可能形成肾脏组织。

磁力组织工程技术是一种利用种子细胞、磁力辅助来构建组织工程器官或组织的技术。应用磁力组织工程技术已成功构造了输尿管（由单一的输尿管上皮细胞构成）和血管组织（含有内皮细胞、平滑肌细胞和纤维细胞）。随着组织工程科学的发展，可以利用无支架组织工程技术来构建 BAK 系统。

（三）生物人工肾的构建

1. 生物人工血滤器（生物人工肾小球）　将内皮细胞体外培养、扩增后种植于聚砜膜、聚醚砜膜等中空纤维生物材料上，可制成生物人工血滤器。血液与自身内皮细胞直接接触，改善了滤过器的生物相容性；应用基因转染的方法使植入的内皮细胞表达抗凝因子，解决了中空纤维内的凝血问题，同时避免了超滤率的下降。多种细胞外基质成分能够调节内皮细胞的分型和基因表达，对促进内皮细胞黏附和生长，以及发挥内皮细胞的功能有重要影响。马-达犬肾细胞系（madin-darby canine kidney，MDCK）产生的细胞外基质成分能够促进内皮细胞形成多孔结构，这些开放的小孔成为内皮细胞参与对流转运的通道，对保持水的高通透性以及对溶质的筛选特性非常重要。生物人工血滤器采用对流原理清除毒素和水分，因其模仿了肾小球的毒素清除过程，对大分子溶质清除率高；在一定分子量范围内，能以相同的速率清除所有的溶质；大量的水转运还可携带更多的溶质排出体外；因此生物人工血滤器较目前应用的非生物透析器有不可比拟的优点。

2. 生物人工肾小管　1997 年 Humes 等将猪肾小管细胞种植在管状纤维生物反应膜内，得到一具有单层上皮细胞的肾小管，随后对肾小管细胞采用流动式培养，得到了具有对水重吸收、CO_2 转运、葡萄糖转运以及维生素 D_3 活化功能的近曲小管，成为有功能的肾小管辅助装置（RAD），此即为生物人工肾小管。随后经历了体外功能测定、整体动物实验过程，并于 2003 年成功用于临床急性肾损伤的重症患者的救治，较好地解决了血液透析不具备肾小管重吸收及内分泌功能，成为真正意义的全肾替代治疗。Humes 等一直致力于生物人工肾的研究，RAD 研究取得成功后，为了解决细胞培养、贮存、冷冻等问题，研制了生物人工肾小管上皮细胞体系（the bio-artificial renal epithelial cell system，BRECS），BRECS 可长期低温保存备用，复苏后可保持细胞活性、代谢、分化等生物学功能。利用微机电系统（MEMS）技术，把人皮质小管上皮细胞种植在缩微化的硅片及纳米硅微孔膜上，为生物人工肾系统的缩微化提供了一条新途径。

3. 生物人工肾　生物人工血滤器和生物人工肾小管可以以串联的方式结合起来，组成完整的生物人工肾，应用于体外或植入体内。

在体外，生物人工肾已经进入临床试验阶段；在治疗重症急性肾损伤患者时，这些细胞可以发挥重吸收、代谢以及内分泌功能。

生物人工肾植入体内的方式取决于生物肾小球与生物肾小管的最终组合方式。衬有内皮细胞的中空纤维可以像肾移植一样接入髂动、静脉环路中，肾小球滤过的液体直接进入肾小管的内腔，与内腔表面种植的近端肾小管细胞相接触，肾小管细胞重吸收或分泌的物质进入血液循环中，发挥转运、代谢、内分泌功能，而经肾小球滤过又经肾小管内腔出口流出的废液则与受体自身的尿液收集和排泄系统相连而排出体外。

随着新材料与新技术的发展，制备小型化、可植入式生物人工肾（implantable bioartificial kidney，IBAK）成为可能。利用快速成型技术（RP）、微机电系统（MEMS）等技术，在生物相容性良好的材料（如聚砜膜材料）上构造"微血管网络"，同时在微血管网络周围构建"肾小管路"，然后分别把血管内皮种子细胞和肾小管上皮种子细胞种植在相应的管路中，从而构建"缩微化"的 BAK 系统。其中，微血管路与肾小管路之间的间隔相当于"滤过膜"，微血管网能够给肾小管上皮细胞提供营养支持并模拟肾小球的滤过功能，而肾小管路中的小管上皮细胞则发挥内分泌、重吸收等功能。此外利用细胞洗脱技术制作肾脏无细胞支架，外源性肾干祖细胞注入，可在无细胞支架上生成全新肾脏。

（四）新型生物人工肾

1. 纳米生物人工肾　美国加州大学旧金山分校（UCSF）的舒沃·罗伊博士等研制的人肾源过滤器（the human nephron filter，HNF），由数千个微型过滤器和生物反应器组成，是应用纳米技术研制的全球第一个可移植人工肾脏。这个装置由两片膜构成，串联在一起固定在一个盒子里。第一片膜模拟肾小球的功能，通过对流作用来产生血浆超滤液，其中包含了和白蛋白大小接近的所有溶质，第二片膜模拟肾小管的功能，选择性重吸收特定的溶质从而达到机体的稳态。这个装置不需要使用透析液、置换液等。整个过程在人体的血液压力下即可运行，无需泵和任何电力供应。

2. 微芯片人工肾 美国田纳西州范德堡大学医学中心的威廉姆·费赛尔博士等正在开发基于芯片的植入式人工肾脏。植入式的人工肾脏包含微芯片过滤器和活体肾脏细胞，植入体内后将由患者自己的心脏提供人工肾能量。每个装置有 15 个芯片叠在一起。每一个微芯片过滤器都包含微孔，每一个微孔都含有活体肾脏细胞膜的支架，模仿肾脏的自然功能。它是通过微调流体动力学，使得血液可以流动而不发生血栓。

3. 3D 打印肾 利用创新性的生物打印技术，通过多种不同的凝胶状"墨水"，可以打印出人体不同组织的复杂结构，包括维持组织活性的血管系统。哈佛大学材料科学家和生物工程教授詹妮弗·路易斯的实验室，利用 3D 打印技术制造出人体肾脏中近端小管，其功能几乎与健康肾脏中的近端小管完全一致。新人工组织可用来从体外帮助肾脏功能受损的患者，以及在药物研发中测试新药毒性，向获得可移植人工肾脏迈出了重要一步。

4. 肾脏类器官（kidney organoid） 是一种由干细胞分化而来具有一定肾脏功能的组织结构，肾脏类器官的出现是肾脏再生领域中一个突破性的进展。日本研究人员利用成年实验鼠肾脏内采集的成体干细胞，培养出类似肾单位的立体管状组织。这些组织中含有肾小管和肾小球等结构，并具有部分肾脏的功能。美国研究人员利用脱细胞技术培养出新生鼠的肾脏类器官，成功植入实验鼠体内，该移植肾的部分功能保持正常，并能产生尿液。目前肾脏类器官的体外培育已成为当前研究热点，新近曼彻斯特大学的研究人员利用人多能干细胞（hPSCs）体外分化为肾祖细胞，再皮下植入免疫缺陷小鼠体内，3 个月后培育出可以产生尿液的人体肾脏组织。

5. 基因技术异种器官移植 猪器官在尺寸和代谢机制上与人体器官十分相似，因此被认为是最适合进行人类移植的动物器官。使用 CRISPR-Cas9 基因编辑技术，通过改造猪的基因，解决了将猪器官移植到人体内的关键问题，让猪器官离人体移植应用更近一步。未来猪器官的人体测试，可能从肾脏移植开始。另外使用"器官种植"技术，把受体的干细胞注入在缺乏目标器官发育基因的供体动物的囊胚里，在供体动物发育成熟后，可以获得完全由受体的干细胞发育而成目标器官。这种"器官种植"技术目前已经成功地在小鼠和大鼠之间实现了胰腺移植。

肾脏是第一个用人工装置替代其功能的实质器官，也是第一个成功移植的器官，血液透析可替代肾脏部分排泄功能；成功的肾移植则可完全恢复肾脏的功能，但面临供体肾源匮乏和移植后免疫排斥的问题。随着纳米技术、组织工程技术及再生医学的发展，人工肾替代治疗已由传统的模式向新型模式转变，缩微化、自动化、穿戴式、植入式是发展方向；并由人工肾向生物人工肾、甚至全生物肾脏转变。随着组织替代工程和组织再生工程的迅速发展，肾脏或许会成为应用组织工程实现完全替代的器官。

第十五节 唾液腺组织工程研究

一、唾液腺的内涵、增龄性改变和疾病

唾液腺（salivary gland）又称涎腺，属于外分泌腺，通过腺泡分泌唾液，使口腔保持湿润。人类有三对大唾液腺，包括腮腺、下颌下腺、舌下腺，以及位于唇、颊、舌、腭等处的黏膜固有层及黏膜下层的小唾液腺。根据腺体分泌部的组织结构特点及分泌液的性质，可将唾液腺分为浆液性腺，黏液性腺以及混合性腺。这些腺体有长的导管系统排出唾液，其中 85%～90% 的唾液是由腮腺和下颌下腺产生，5% 为舌下腺，5%～10% 为口内小唾液腺产生。

（一）唾液腺的组织学特点

1. 腮腺（parotid gland） 属纯浆液性腺，是唾液腺中最大的一对。表面有完整而坚韧的结缔组织被膜，分为深浅两叶，其间有面神经穿过，浅叶位于外耳的前面和下面，深叶位于下颌后凹。腮腺导管最长，开口于上颌第二恒磨牙相对的颊黏膜处，形成乳头状。约 21% 的人有副腺体，多位于腮腺导管上方，通过分支导管与腮腺总导管相连。其组织结构与主腺体相同，因此发生于腮腺的疾病亦可在副腺体发生。

2. 下颌下腺(submandibular gland) 也叫颌下腺,属混合性腺,位于颌下间隙内,下颌下腺导管长约5cm,自腺体内发出,顺着腺体延长部进入舌下区,开口于舌系带两侧的舌下肉阜,形成乳头状。

3. 舌下腺(sublingual gland) 属混合性腺,位于口底黏膜的深面、下颌舌骨肌上方的舌下间隙内。腺体内纤维间充质分隔较明显,闰管及纹管发育不良,可为多个小导管汇集成一个导管与下颌下腺导管相通,或多个导管直接开口于舌下皱襞处。

4. 小唾液腺(minor salivary gland) 多为黏液性腺,位于黏膜下层,根据所在部位不同有唇腺、颊腺、腭腺、舌腺、舌腭腺及磨牙后腺等。每个小腺体均有一小排泄管直接开口于所覆盖的口腔黏膜上。

(二)唾液腺增龄性改变

唾液腺随年龄的增长会发生一定的变化,以往研究表明,变化较明显是在70岁以后,舌下腺、下颌下腺及腮腺均可发生改变,特别是腮腺萎缩现象更为显著,同样,小唾液腺也可发生改变。虽然所观察的腺体不同,但其变化大致相同。

一般来说随年龄的增长,形态会发生变化,如腺泡细胞萎缩、变性,数量减少,唾液腺导管扩张、增生,腺实质为纤维组织和脂肪组织所取代,下颌下腺导管内可出现微小的均质状沉积物,腺实质和间充质中有淋巴细胞浸润。上述表现可能为唾液腺结石和舍格伦综合征的发病基础。腺体内嗜酸细胞增多,也是唾液腺增龄变化的重要表现,在大排泄管或腺泡部出现片状或弥漫的嗜酸细胞,该细胞体积大,胞质内充满嗜酸性颗粒,胞核皱缩,位于中心。电镜下显示这些颗粒是线粒体,它们属于特殊类型的退行性变的终末产物,这种表现应和唾液腺的嗜酸细胞腺瘤鉴别。功能上也会发生改变。随年龄增长唾液总流率、蛋白含量、免疫球蛋白浓度、淀粉酶等发生改变,另有研究唾液pH值与年龄的相关性报道,并未达成一致。唾液腺的基因表达是否有增龄性改变,目前研究少而薄弱。Srivastava等使用Affymetrix GenChip HGU133plus2.0阵列比较了老年人(65~69岁)与年轻人(19~38岁)腮腺基因的表达。发现老年女性有155种基因表达增加,其中许多与生物功能有关,如趋化因子(CXCL10)、电子转运(DHRS2)、离子转运(SLC10A4)、抗体加工(HLADQA1)、蛋白分解(UBD)等等。

(三)唾液腺疾病

唾液腺疾病种类繁多,主要分为炎症性疾病、肿瘤和类肿瘤性疾病、免疫性疾病和外伤。临床上主要有三种原因可引起唾液腺功能的下降:医源性损伤,免疫性损伤,药物性损伤。唾液腺组织的损伤为患者带来了很多的痛苦,对唾液腺的分泌功能造成损害,引起相关临床疾病的发生,破坏机体身心健康。最常见的医源性损伤为放射性的损伤。较高剂量的放射治疗可引起唾液腺腺泡细胞的不可逆损伤,尤其是对下颌下腺和腮腺等大唾液腺的损伤,导致唾液腺机能减退,其最主要的表现就是唾液流率减少,引起口干症(xerostomia)。舍格伦综合征是主要的唾液腺功能下降的免疫因素,属慢性炎症性自身免疫性疾病,病因不明。临床表现为口干症、干燥性角膜炎和结缔组织病。多见于40岁以上中年女性,病变的主要特征为唾液腺实质的进行性的破坏,在西方国家人群中舍格伦综合征的患病率在风湿性疾病中占第二位,发病率仅次于类风湿关节炎。

二、唾液腺组织工程

组织工程学的基本原理和方法是从机体获得少量的活体组织,用特殊酶或其他方法将细胞(又称种子细胞)从组织中分离出来并在体外进行培养扩增,然后将扩增的细胞与具有良好生物相容性、可降解和可吸收的生物材料按一定的比例混合,使细胞黏附在生物材料上形成细胞-材料复合物,将该复合物植入机体的组织或器官的病损部位,随着生物材料在体内逐渐被降解和吸收,植入的细胞在体内不断增殖并分泌细胞外基质,最终形成相应的组织或器官,从而达到修复创伤和重建功能的目的。

所谓唾液腺组织工程(salivary gland tissue engineering)就是在体外将唾液腺细胞和支架材料培养一段时间后植入到体内,在体内生长发育,逐渐形成预定的唾液腺组织,发挥唾液腺功能的治疗方法。唾液腺组织工程学技术的出现,为唾液腺功能受损导致的口腔疾病治疗提供了新思路。唾液腺组织工程包括:种子细胞,生物可降解材料生长因子,以及工程化组织的构建。

（一）种子细胞

获得足够量的保持较高增殖能力和发挥细胞功能特性的种子细胞是唾液腺组织工程的基础。理想的种子细胞应该达到：能够通过非侵袭性手段或微创手段获得；易于获取、扩增；具备较强的分裂增殖能力和分化的功能；无或仅有微弱的免疫排斥反应；无安全相关问题（如恶性转化）等。目前研究应用的种子细胞主要是唾液腺上皮细胞和唾液腺干细胞：

1. 唾液腺上皮细胞 由于 HSG 细胞具有上述缺点，学者们开始尝试采用唾液腺上皮细胞作为种子细胞。自 20 世纪 70 年代有学者发现分离的小鼠腮腺细胞具有分裂能力以来，已有国内外众多学者对唾液腺细胞进行培养研究。20 世纪 80 年代，Olivert 首次成功分离培养了鼠唾液腺细胞并发现其具有分裂能力。Aframian 等将鼠颌下腺上皮细胞体外培养 5 代，并证实其保持唾液腺上皮细胞组织及功能特性。试验还发现自体唾液腺上皮细胞的增殖性及传代性均差。Wiley 等用鼠颌下腺上皮细胞进行移植培养，发现细胞可在体外保持分泌功能两周以上，并可长期生长，但丧失连续传代活性。因此，学者们通过一些方法改进了唾液腺细胞的培养方法，并取得了一些成果，相继建立人、鼠、猪等的唾液腺上皮细胞的培养方法。改进方法大致包括三个方面：①添加有利于上皮细胞生长和分化的因子（如表皮生长因子、胰岛素、转铁蛋白、刺激分泌的激素）或改变钙离子浓度等。②培养皿中铺以底物（如胶原、纤维黏连素、层黏连素及明胶等）。不仅可以促进细胞贴壁，减慢终末分化，还使细胞能在体外生长较长时间。底物铺垫的厚薄影响细胞的生长方式，如铺较薄的细胞外基质是唾液腺细胞呈单层生长，较厚时可呈现三维立体结构的生长。③无血清或低血清含量培养法。选用基础培养液 Dulbecco's 改良培养基（Dulbecco's modification of Eagle's medium，DMEM）或是无血清培养液 MCDB-153。培养液中需加入有利于上皮细胞生长的因子。低浓度血清有利于上皮细胞的生长。高浓度血清有利于成纤维细胞的生长，无血清或低血清浓度的条件下，成纤维细胞贴壁受到抑制，有利于减少细胞培养中的成纤维细胞污染。

2. 干细胞 唾液腺干细胞（salivary gland stem cell，SGSC）作为未分化细胞分布于已分化的唾液腺细胞当中，具有自我更新及分化成各种特定细胞类型的能力。目前国内外已有大量研究从动物及人唾液腺中找到具有成体干细胞特征的细胞。部分研究利用药物促进 SGSC 增殖，探究其在放疗后唾液腺损伤中的修复作用。SGSC 包括下颌下腺干细胞、腮腺干细胞、小唾液腺干细胞、唾液腺间充质干细胞。无论是自体的还是同种异体的 SGSC，一般都不会引起宿主的免疫反应，因此 SGSC 可以作为唾液腺组织工程的种子细胞，用于移植治疗。

（二）支架材料

支架材料不仅对细胞黏附生长提供支撑结构，同时还作为模板引导组织再生并控制其形态。支架材料也是细胞进行营养物质交换和生长代谢的场所，是具有正常形态、功能的组织器官形成的基础。构建良好的组织工程支架为组织细胞提供特定的生长环境，并随组织构建的完成而逐渐发生降解和消失，从而将空间让位于新生组织。因此，寻找一种既有良好生物相容性和可降解性，又具有特定三维多孔结构的支架材料是组织工程研究的一个重要内容。

1. 支架材料的要求 唾液腺组织工程中理想的支架材料应具有良好的生物相容性、可塑性、相应的孔隙率、合适的结构强度及特异的三维形态，以利于为种植在多孔支架中的唾液腺细胞提供适宜的基质，保证细胞黏附、增殖及分化形成特定的细胞。

2. 支架材料的分类

（1）人工合成材料：有机高分子材料聚乙二醇水凝胶被用于下颌下腺组织工程支架构建。与传统的甲基丙烯酸甲酯聚合物相比，细胞存活率更高，这是由于减少了膜过氧化和细胞内活性氧物质的形成，促进细胞的存活、增殖和维持分化的唾液腺细胞表型。但人工合成的有机高分子材料仍有其不足之处：①在降解过程中产酸，从而影响材料的生物相容性；②一般硬度较大，在构建承力组织或器官时较为理想，但不利于构建质地柔软的组织和血管；③缺乏可以结合药物和其他分子的高活性基因。

（2）天然管状脱细胞材料：有学者采用天然管状生物组织，如动物食管、颌下腺等经脱细胞处理后用作支架材料。这些材料具有天然的管道系统，研究表明类似材料细胞相容性好，陷窝和孔隙率有利于细胞贴附生长。在脱细胞基质上培养颌下腺细胞发现细胞生长状况良好。李龙江等分别将 SD 大鼠、家兔脱细胞气管基质材料植入 SD 大鼠体内 12 周后发现，两种脱细胞气管材料均保持了良好的中空形态，管腔内可见有新生血管形成。

（3）天然高分子材料主要有两大类：一种是天然多糖类材料，如甲壳质、壳聚糖、透明质酸、硫酸软骨素等；另一种是天然蛋白类材料，如胶原蛋白、丝素蛋白、纤维蛋白等。

甲壳质是一种来源于动物的天然多糖，壳聚糖是甲壳质部分脱去乙酰基的产物。在组织工程中，壳聚糖是一种具有良好生物相容性和生物可降解性的生物多糖材料，对细胞有良好的吸附作用。

丝素蛋白是从蚕丝中提取的天然高分子纤维蛋白，易获得、易纯化、可制作成各种形态，有良好的生物相容性且体内容易降解，降解产物对机体无毒副作用。谭学新等以丝素壳聚糖（silk fibroin-chitosan，SFCS）为支架，接种颌下腺细胞后，在体内初步构建出了具有生命活性的组织工程化颌下腺，为进一步组织工程化颌下腺的研究奠定了基础。

胶原蛋白是人体的主要结构蛋白，胶原蛋白的结构特征是酸性和碱性侧基的数量接近相等，故胶原蛋白是中性的。胶原蛋白是一种较为理想的组织工程支架材料，其优点是与活组织的相容性好，并能促进细胞黏附、增殖，分解产物无副作用，对成纤维细胞具有一定的生物诱导性。此外，胶原还可以与壳聚糖复合制成多种组织工程材料。周青等通过将大鼠颌下腺细胞接种于胶原海绵材料支架发现，细胞接种后第 1 周细胞分散于材料表面，无细胞突起形成；第 2 周细胞数量有所增加，细胞突起形成并锚定于胶原海绵表面；第 3 周时附着的细胞数目增多，可见细胞表层有丝状纤维形成。免疫组织化学染色观察复合培养的颌下腺上皮细胞特异性抗体 CK8 呈强阳性，肌上皮细胞特异性抗体 α-SMA 染色呈阳性。透射电镜下颌下腺上皮细胞表面可见微绒毛、胞质皱褶和细胞顶部的酶原颗粒，胞核大卵圆形，胞质内见线粒体和粗面内质网。随着接种后培养时间延长，与胶原海绵复合培养的颌下腺细胞分泌的淀粉酶含量有不同程度的增加。

此外，邓春富等利用异体颌下腺组织，应用去污剂和酶消化法进行颌下腺脱细胞基质（submandibular gland acellular matrix，SGAM）支架材料的制备，并发现应用传代培养的第 2 代颌下腺细胞与 SGAM 支架材料复合培养，细胞在支架材料上生长状态良好，保持了旺盛的增殖能力，为构筑组织工程化颌下腺器官提供了新的合适的支架材料。Gao Z 等将 SGAM 作为支架与大鼠原代颌下腺上皮细胞共培养，结果表明 SGAM 可支持细胞黏附，可能为唾液腺组织工程化再生提供一个潜在的支架。

（三）生长因子

周青等研究发现肝细胞生长因子（HGF）能够促进大鼠颌下腺细胞的增殖，TGF-β3 能促进鼠颌下腺细胞的分化和淀粉酶的分泌功能，但对细胞的增殖无明显影响。谭学新等研究报道表皮生长因子（EGF）对大鼠颌下腺细胞在胶原海绵上的黏附有促进作用，含血管内皮生长因子（VEGF）的丝素 - 壳聚糖支架对大鼠的颌下腺细胞的黏附、增殖、分泌有促进作用。黄绍辉等研究发现 EGF 通过调节颌下腺导管细胞内钙（Ca^{2+}）和环磷酸腺苷（cAMP）的浓度发挥促细胞增殖作用。

生长因子在组织工程系统中的应用方法多种多样。例如：①在细胞培养过程中加入；②构建材料包埋系统以提供生长因子的控制释放；③利用基因工程化的细胞来过量表达生长因子等。

（四）唾液腺组织工程化组织的构建

细胞在体内的环境是由细胞和细胞外基质（extracellular matrix，ECM）共同组成的。体外培养细胞于人工支架，构建类似体内环境，例如组织形成或存活时的生物化学与生物力学等生理环境，促细胞增殖并发生分化，从而可能呈现出类似体内组织的结构和功能。复合培养涉及众多技术环节和多种材料问题，也是组织工程化唾液腺构建过程中所面临的挑战。

目前组织工程化组织的构建方式有 3 种：支架材料 + 种子细胞；支架材料 + 生长因子；支架材料 + 种子细胞 + 生长因子。这 3 种方式的组织工程技术在骨、软骨、皮肤、肌腱等组织构建方面已得到较多的研究和应用。虽然目前尚未找到理想的唾液腺组织工程种子细胞及支架材料，但很多学者已做了不少体内、体外的复合培养研究并取得了有意义的成果。

人们最初想象制作一种简单的管状唾液腺代替品。这种代替品以管状的生物可降解聚合物为支架,管腔表面衬有适当的细胞外基质成分,其上唾液腺上皮细胞能极性单层的生长并能单向的分泌液体。随着新支架材料的出现和应用,学者们对唾液腺组织工程化组织的构建有了更深入的认识和研究。周青的研究团队近些年经过大量研究和观察,发现大鼠颌下腺细胞与胶原海绵复合培养,可保持增殖分化能力及分泌功能,认为胶原海绵具有良好的细胞相容性,有望成为颌下腺细胞的载体应用于组织工程支架材料。邓春富等、谭学新等近几年经过研究和观察发现 SGAM SFCS 材料与大鼠颌下腺细胞复合培养具有良好的生物相容性及促进细胞增殖能力。

唾液腺组织工程的研究目前尚处于起步阶段,如何构建具有外分泌功能的唾液腺组织,在组织工程种子细胞来源与支架材料的选择和应用上仍需要更多的探索和改善。

(何　晶　唐明睿　王小红　陶美含　欧阳晨曦　邵　毅　敖　强
王位坐　王云兵　杨　立　温　昱　樊　怡　周　青)

第十一章

组织工程医疗产品的立法及管理

美国材料试验协会（American Society of Testing Materials，ASTM）在其标准"组织工程医疗产品分类原则"（F04.40.02）中提出"组织工程医疗产品（tissue engineering medical products，TEMPs）"名词，并将其定义为"应用活体细胞，并结合天然或合成的细胞外间质组成，以发展可重建或替代功能的可植入的组织或器官"。组织工程医疗产品开发的基本过程是：取少量自体组织或分化的某种细胞，在体外培养、扩增后，将其接种到天然或合成的支架材料上生长，再将此细胞 - 支架复合体植入体内，种植的细胞继续增殖，形成新的组织或器官，达到重建或修复缺损的目的。图 11-1 显示了组织工程与组织工程医疗产品的关系。

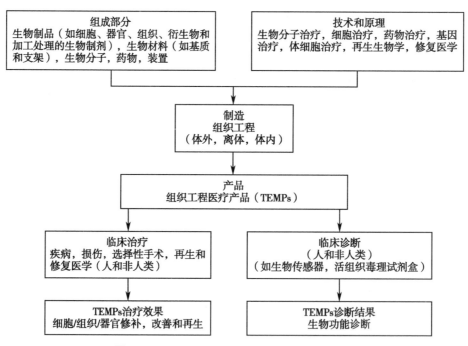

图 11-1　组织工程和组织工程医疗产品的关系

作为一门学科和一个新兴的技术领域，组织工程学的出现为临床医学的发展创造了前所未有的机会。TEMPs 在细胞、无细胞生物材料、药品和基因之间实现了一种新颖的结合。由于 TEMPs 的结构、功能更加接近天然组织器官，能为组织缺损或器官衰竭的患者提供更好的治疗，因此从 20 世纪 80 年代末期开始研究组织工程以来，各国政府、学术界和产业界都非常重视，特别是美国投入了大量人力和财力。当生物医学不断发展，带来能治疗疾病和促进健康的新的医疗产品时，对这些新医疗产品的相关管理法规、质量规范、评审指南等的建立和发展成为必不可少的环节。美国和欧盟均已意识到 TEMPs 不同于传统的医疗产品，有关部门已开始了相关立法和管理方面的研究。

第一节 组织工程医疗产品立法及管理现状

TEMPs 是涉及多学科的医疗产品，美国食品药品管理局（Food and Drug Administration，FDA）采用基于产品危险等级的管理方法，并决定由医疗器械和放射卫生中心（Center for Devices and Radiological Health，CDRH）主持审批、生物制品评价研究中心（Center for Biological Evaluations and Research，CBER）参与协同审批。欧盟、日本等也颁布了相应的管理措施。我国明确 TEMPs 按带细胞医疗器械由国家市场监督管理总局医疗器械司受理、审批，并由中国食品药品检定研究院进行检测和评价。TEMPs 标准现主要由美国材料试验协会（ASTM）和世界标准化组织（ISO）等进行相关标准制定，各国 TEMPs 的立法和管理现状如下。

一、美国 TEMPs 的立法和管理现状

美国 FDA 负责对 TEMPs 的市场准入与上市后监督管理。TEMPs 是由生物制品和 / 或药品、器械成分的结合而形成的一种复合产品（combination products）。对于复合产品，其主要作用方式决定了产品的管理模式。FDA 对这个问题的判断往往参照以前审批过的产品审批模式。如果复合产品中既含有生物活性成分，也含有器械，FDA 一般对生物活性成分部分按生物制品的相关技术要求交由生物制品审评与研究中心（CBER）进行审评。如果复合产品的主要作用方式不能确定，或复合产品具有两种完全不同的作用方式，而彼此无从属关系时，就依照整体安全性和有效性与其相似的复合产品的监督管理来确定其相应部门；若不存在与其整体安全性和有效性相似的复合产品，FDA 将把权限分配给最具有评价该复合产品重大安全性和有效性问题专门知识的部门。

目前 FDA 对于 TEMPs 采取内部联合审评的方式，组成组织工程产品工作组。该工作组由来自生物制品审评与研究中心、药物审评与研究中心、医疗器械和放射卫生中心、食品安全和实用营养中心与兽医学中心 5 个中心的研究和评审人员以及 FDA 办公室官员组成。目的是加强对 TEMPs 的研究、审评和管理人员之间的交流与合作，通过网络机制促进 FDA 内部对 TEMPs 管理的协调一致。当前 TEMPs 主要由 CBER 和 CDRH 共同管理，两个中心均参与这类产品的审评工作。

二、欧盟 TEMPs 的立法和管理现状

由于欧盟各成员国在 TEMPs 的监督管理上有各自不同的方式，不利于组织工程的发展。因此，欧盟委员会企业总署（DG enterprise）分别在 2002 年、2004 年、2005 年发出"欧盟组织工程产品法规框架"草案咨询意见，于 2005 年 11 月将"新治疗技术医药品法规"提案送交了欧盟理事会和欧洲议会。

提案规定了 TEMPs 及其相关定义。在该提案中，新治疗技术（advanced therapies）包括基因治疗、体细胞治疗、组织工程。TEMPs 的定义为：包含或由工程化的细胞或组织组成的产品，且具有再生、修复或替代人体组织的性能，或用于人体可以再生、修复或替代人体组织。TEMPs 可以含有人或动物、或两者来源的细胞或组织；细胞或组织可以是活性或非活性的；可含有其他物质，如细胞产物、生物分子、生物材料、化学物质、支架或基质等。

提案中还规定，同时处于"TEMPs"和"体细胞治疗药品"范围的产品应被认为是 TEMPs。

三、日本 TEMPs 的立法和管理现状

日本厚生省对组织工程监督管理也持积极态度。在 2000 年发布了关于"利用细胞和组织的医疗器械和医疗产品的质量和安全要求"的文件，并且将"组织工程及生物材料和设备的有效性、安全和质量评价方法"列入科学研究计划。2001 年药物评估中央委员会也开始起草"利用细胞和组织的医疗产品的销售和使用的有关要求""人源细胞和组织生产的医疗产品的质量和安全要求指南"等法规文件。

四、中国 TEMPs 的立法和管理现状

我国对 TEMPs 定义为"用组织工程技术和工艺制备的,用于修复、改善、再生组织或器官结构与功能的医用产品。TEMPs 不包括传统的组织和器官移植以及体细胞及基因治疗产品"。

我国于 2007 年 1 月 31 日发布了 5 个 TEMPs 标准,即:YY/T0606.3-2007《组织工程医疗产品第3 部分:通用分类》;YY/T0606.4-2007《组织工程医疗产品第 4 部分:皮肤替代品(物)的术语和分类》;YY/T0606.5-2007《组织工程医疗产品第 5 部分:基质及支架的性能和测试》;YY/T0606.9-2007《组织工程医疗产品第 9 部分:透明质酸钠》;YY/T0606.12-2007《组织工程医疗产品第 12 部分:细胞、组织、器官的加工处理指南》。以上标准是参照美国 ASTM 相关标准的基础上编制而成,于 2008 年 1 月 1 日正式实施。

此类产品无论是按生物制品还是按医疗器械申请注册,根据对含药医疗器械管理的有关规定,都应按产品的特点分别由药品和医疗器械审评部门对相应组成部分进行系统审评,在此基础上再对产品做出综合评价。

TEMPs 作为一种复合产品,具有特殊的复杂性,不同于传统意义上的医疗器械、生物制品或药品。产品中可含有细胞、生物材料和生长因子等,目前的药品或医疗器械的管理法规都不足以完全覆盖。对于该类产品中的生物技术组成部分(如细胞、组织、生物活性成分等)应参照生物制品的相关要求进行系统研究,按照《中华人民共和国药典》制定并执行相应的质检规程,这样才能保证人体细胞、组织产品的安全应用,防止传染性疾病传播和防止污染等。因此,只有在对该类产品的生物技术部分按照生物制品的相关技术要求进行研究和评价的基础上,才能对生物制品和医疗器械复合而成的 TEMPs 做出总体评价,才能切实把握好此类产品的安全有效。

为规范和指导按医疗器械申请注册的 TEMPs 的研究及申报,2007 年 12 月 18 日原国家食品药品监督管理局(CFDA)(现国家市场监督管理总局)颁布实施了《组织工程医疗产品研究及申报相关要求》,具体文件如下:

组织工程医疗产品研究及申报相关要求

组织工程医疗产品是指用组织工程技术和工艺制备的,用于修复、改善、再生组织或器官结构与功能的医用产品(不包括传统的组织和器官移植以及体细胞及基因治疗产品)。由于该类产品不同于传统意义上的医疗器械或生物制品,具有特殊的复杂性,为保证对该类产品的全面和科学审评,对含有活细胞、生物活性成分等的组织工程医疗产品,在申请注册时,应按以下要求进行研究及申报:

1. 研究要求　除按照医疗器械相关法规要求进行系统研究外,还应进行以下研究:

(1) 对产品中的生物技术部分(包括活细胞、生物活性成分等),应参照《药品注册管理办法》中对生物制品的相关要求进行系统研究,按照《中华人民共和国药典》(第三部)制定并执行相应的质检规程。

(2) 因该类产品作用原理和制造工艺尚未成熟,应对其进行系统的临床试验。临床试验的病例数应当符合统计学要求,并且最低病例数(试验组)不低于 300 例。对于含有创新性生物制品的产品,其临床试验应包含Ⅰ期、Ⅱ期、Ⅲ期。

2. 申报资料要求　除按照医疗器械相关法规要求提交申报资料外,还应提交以下研究资料:

(1) 对产品中的生物技术部分,应按照《药品注册管理办法》附件三中对治疗用生物制品的药学研究资料的要求提供技术资料,并单独立册。具体内容包括:

1) 药学研究资料综述。

2) 生产用原材料研究资料:①生产用动物、生物组织或细胞、原料血浆的来源、收集及质量控制等研究资料;②生产用细胞的来源、构建(或筛选)过程及鉴定等研究资料;③种子库的建立、检定、保存及传代稳定性资料;④生产用其他原材料的来源及质量标准。

3) 原液或原料生产工艺的研究资料,确定的理论和实验依据及验证资料。

4) 制剂处方及工艺的研究资料,辅料的来源和质量标准及有关文献资料。

5) 质量研究资料及有关文献,包括参考品或者对照品的制备及标定,以及与国内外已上市销售的

同类产品比较的资料。

6）样品的制造和检定记录及三批产品的自检报告。

7）制造和检定规程草案，附起草说明及检定方法验证资料。

8）稳定性研究资料。

9）直接接触制品的包装材料和容器的选择依据及质量标准。

（2）由于该类产品大都含有动物源性和／或同种异体材料，因此申报资料中应包括与病毒和／或传染性病原体传播、免疫原性相关风险的分析、控制措施及其相应的验证性资料、证明性文件、控制标准及检验报告等。

原国家食品药品监管总局2017年8月18日批准发布4项医疗器械行业标准（2017年第99号），标准自2018年9月1日起实施，标准名称、编号及适用范围如下：

1）《组织工程医疗器械产品海藻酸盐凝胶固定或微囊化指南》医疗器械行业标准编号为YY/T 1574—2017，本标准规定了海藻酸盐凝胶固定及其微囊化评价的要求。本标准适用于海藻酸盐凝胶固定及其微囊化的评价。

2）《组织工程医疗器械产品修复和替代骨组织植入物骨形成活性的评价指南》医疗器械行业标准编号为YY/T 1575—2017。本标准规定了修复和替代骨组织缺损的植入物骨形成活性的体内评价通则，主要包括不同种属的动物模型和相应的试验程序，以及形态学、组织生物化学和生物力学分析等结果测定和评价方法。本标准适用于修复和替代骨组织缺损的植入物。

3）《组织工程医疗器械产品可吸收材料植入试验》医疗器械行业标准编号为YY/T 1576—2017。本标准规定了评价可吸收生物材料组织反应的植入试验方案。本标准适用于临床预期使用中，在骨或软组织内存留时间大于30d而小于3年的可吸收生物材料。

4）《组织工程医疗器械产品聚合物支架微结构评价指南》医疗器械行业标准编号为YY/T 1577—2017。本标准给出了组织工程医疗器械产品研发和生产中用作聚合物支架的多孔材料的孔隙尺寸、孔径分布、孔隙率、连通性，以及通透性等性能指标测定试验方法指南。本标准适用于聚合物支架微结构的评价。

第二节　组织工程医疗产品标准及评估

一、TEMPs 标准

（一）国际上组织工程标准化研究的进展情况

1988年，医学机构的首次组织工程国际会议即开始讨论组织工程标准问题，并确定了组织工程的定义。1997年美国FDA正式委托美国材料试验协会（ASTM）组织制定TEMPs标准，美国标准技术研究所（NIST）、国际标准化组织（ISO）的TC150（外科植入物）和TC168委员会（矫形外科）也参与制定，成立了ASTM的F04委员会下属的F04.4组织工程标准委员会，并组建了术语学、生物学、组织定性、组织工程材料、分子生物学、细胞缓释系统、微生物安全性、评价和临床研究等10个分委员会，各工作组的主要工作内容：制订详细的工作范围、内容，确定各工作组之间的界面，发布标准技术和指导标准化研究的进程，召开每半年一次的国际会议。

（二）重点标准简介

1. 组织工程医疗产品的一般分类标准　该标准是F04.4委员会的首要研制的标准之一，2000年11月在多伦多召开的大会上通过。该标准首先将组织工程的定义及演化过程进行了描述。并强调了此分类标准的意义和目的，列出了分类大纲，意图是表示（描述）和汇总用于人类组织替代和修复的TEMPs开发和相关领域。在这个领域中所开发不同标准的分委员会或开发（或研究）机构，都应使用这个分类标准，因为对这些新技术来表述开发新的器械和产品是非常必要的。许多产品中各组成的相互影响要求按照标准的不同类型的表述、测试方法和重要组成的评价来预期产品的功效，根据这些预测产生产品性能要求。

标准将目前组织工程的组成用两种方法分类，即按人类机体器官体系和协调完成生命的功能来分类，分为皮肤、造血、心血管、骨骼、呼吸等10类。以及按照产品组成、作用、治疗目的、治疗效果、作用模型以及生命周期治疗期限确定 TEMPs 的风险水平分类。这个标准还列出了 TEMPs 的组成和各组成的一般要求。标准强调这些产品有单一用途，但在通常情况下各组成是协同作用的，这些材料相互影响可以控制修复或重建的能力，生物材料、细胞和细胞的产品提供生物学信息促使修复功能，其间合成材料提供构架来支撑细胞。这些相互作用导致：产物和宿主的集成；产物生物学完整性的保持；从细胞和宿主相互作用的信号所提供的控制。要求中包括对细胞（F04.45**），合成或天然生物材料（F04.44**）支架、基体和沉积物、附着点，生物分子（F04.44**），产品组成和宿主相互影响的特性［包括组织特性（F04.42**）或组织组成表述、结构和力学特性、材料降解速率和达到组织修复指定的速率的测定等］。

该标准还概述了对 TEMPs 评价的（F04.47）基本要求，包括成品配置（组成表述）、结构特性、临床前体外测试（及动物模型）、疗效水平等，对释放体系要求定性和确认材料和产品生产方法的简述、或其构成、或进入人类宿主的方法。以及 TEMPs 的微生物安全性等要求。

2. 组织工程用海藻酸盐标准　化学和物理性能要求：海藻酸盐采用 NMR 定性，辅以 FT-IR 观察杂质。海藻酸盐的结构组成采用高分辨率（^{1}H- 和 ^{13}C 的 NMR）定性，两种结构定性的 ^{1}H-NMR 图谱如下：重均分子量和粘均分子量的测定，并提供黏度法、色谱法等测试方法。功能性参数的测试，如黏度、溶解性、溶胀系数、M/G 比率以及应用中的膜参数等，添加物可以改变其黏度，如加入钙元素等。溶解性和 pH 有关，当 pH 值 <3 时，M/G 比率急剧变化。溶胀性和海藻酸盐的纯度有关，膜特性和海藻酸盐的溶解度、分子量相关。海藻酸盐的降解和糖苷结合的强度有关，可以抵抗强酸的水解作用，pH 值在 1 以下时降解成单糖直接和质子浓度有关，pH 值在 1～4 之间时其降解不依赖酸度值变化，大多数情况下，降解情况可以以黏度特性来表述。纯度测试包括碳酸钠、重金属、甲醛（海藻稳定剂）、酚类聚合物测定等，纯度可用测定分子量来表述，细菌（以细菌内毒素测定）、发酵产物也影响纯度。本标准详细的描述了上述要求的测试方法。

3. 医用组织工程释放系统标准　功能分类：根据释放系统的功能分类，主要确定释放物质类型和数量，释放物质的靶向，所释放的物质首选和次选的释放速率，以及此速率范围的适当性，超出此速率的后果，失效模式，设计计划等。根据释放物质的类型来确定其内容：细胞释放需要确定细胞的尺寸、类型、活动能力、形态、生存能力、分化、基体分泌物、支撑物、增殖、来源和纯度、营养要求、代谢活力和受体。生物分子的释放需要确定其分子量、类型（脂类或蛋白）、摄取、电荷、扩散系数、亲抗原性、放射性、构象和稳定性等。生物材料的释放须确定其尺寸、稳定性、生物降解能力、形态、化学结构、亲抗原性、疏水性、几何形状和电荷等。该标准还提供了胰岛细胞微囊的标准化样例。

4. 细胞和组织的加工（或处理）指南　本标准是组织工程相关的细胞和组织的处理、定性、产生和质量保证的指导性文件（指导相关细胞标准的制订），描述了组织工程用细胞和组织的来源、传送、规格、设施、处理、储存和销售的指南。本标准引用了大量联邦法规，对细胞和组织处理的实验室环境、设施、以及质量管理体系提出了详细要求，细胞和组织捐赠人（包括异种细胞）的法律要求等，细胞来源按照细胞基因类型按自体同源、同种异体、异体、基因修复、基因或基因治疗分别依照 FDA 的现行法规进行管理。对于细胞的处理程序，特殊细胞鉴别方法的验证和开发，包括细胞形态学的评价，细胞的特殊抗原表达，基因或基因产品的表达，群体细胞培养的定性（如表型的标记、功能特征、生物活性、纯度和效力免疫学和病理学的测试等）应该是完备的，标准对这些测试的定义和应用方法都做了阐述。

TEMPs 的系列标准还包括一些的测试方法的标准：如利用 W-20C17 细胞为靶细胞，生成碱性磷酸酶并定量测定，对重组人类骨形成蛋白（rhBMP-2）体外生物活性测试的标准。利用动物植入实验对骨诱导材料测试和评价标准等等，这些试验方法限于篇幅不再一一介绍。

（三）组织工程医疗产品标准化研究的构想和实践

在组织工程及相关研究中，阐明基本科学问题是重要的。与此同时，及早地开展标准研究将使组织工程研究系统化和为其确立严格的发展指南。特别是对生物制品和生物材料，明确的标准将有助于

TEMPs 的发展。标准在医学领域的应用,对研发者、制造者和管理者都具有重要意义。指南和标准使研发者能够衡量他们的创新,有助于选择合适的研究线路。制造者也需要根据指南和标准控制工艺和生产,确认产品安全有效,以获得批准。根据标准的自我合格认证减少了提交指定资料的需要,也减少了管理过程中的评审任务。我们必须进行组织工程管理法规的研究,包括细胞来源、加工以及专用实验室的管理法规等。全面跟踪国际上标准化研究的进展,不断消化吸收 ASTM F04 工作组制订的标准。需要建立一个专门的标准化委员会,以使得我国组织工程标准化研究和国际上同步进行。结合我国国情,进行标准化的配套科学研究。

二、TEMPs 的评估

TEMPs 是由活的细胞与可降解生物材料制作的人工细胞外基质复合构建而成,经体外培养成为有生命的组织然后植入体内,修复组织缺损,替代组织、器官的功能。组织工程学研究虽然仅有 20 多年历史,但有些研究领域发展十分迅速,目前组织工程研究已涉及软骨、皮肤、胰腺、肝脏、膀胱、输尿管、骨、神经、骨骼肌、肌腱、心脏瓣膜、血管、肠、乳房等组织器官,其中已有组织工程皮肤被 FDA 批准用于临床,并已形成产品在市场上销售,组织工程骨、组织工程软骨正在进入临床研究,有望获得突破。组织工程肌腱、组织工程角膜等组织工程产品,已进入临床前研究阶段,尽管目前有关临床应用的报道不多,但预计将会有更多更成熟的组织工程产品应用于临床。因此研究 TEMPs 的临床应用技术已成为现在组织工程研究应用的重要课题。

(一)TEMPs 形成的主要技术路线

不同组织的工程化构建,由于组织结构的不同,应有不同的技术路线。但有其共同的规律性,在可降解生物材料形成多孔细胞外支架中引入活细胞,经体外培养后植入体内,生物材料逐渐降解吸收,细胞增殖,形成组织或器官并行使相应的功能。根据体外培养时间长短大致可分为两条技术路线。

1. 细胞接种在人工细胞外基质(支架材料)上,在体外经过较长时间培养,形成完整的成熟组织,然后植入体内,修复组织缺损,替代或改善组织、器官功能。

2. 将活的细胞与支架材料在体外经过短时间培养,使细胞与支架材料相互紧密附着,并进行分裂、增殖,大约经 5~10d 培养后植入体内,在体内正常的营养环境、应力环境作用下,逐渐发育为成熟的组织。

(二)TEMPs 的安全性研究

1. TEMPs 临床试验基本原则 TEMPs 临床试验时需遵循 1964 年第十八届世界医学会发布的,并经以后多次修改、补充的赫尔辛基宣言:"医生进行人体生物医学研究指南"(world medical association declaration of Helsinki: recommendation guiding physicians in biomedical research involving human subjects)主要内容是"医学进步有赖于与人体有关的实验研究;区分两种不同实验研究:对患者进行诊断和治疗以及纯粹出于科学目的的实验研究;人体实验基本原则:必须符合一般科学原则。应在实验室测试和动物实验的基础上进行,并以掌握科学文化文献知识为基础;患者的健康高于一切,尊重患者意愿;必须首先对受试对象负责;其次才对科学负责和社会负责;受试自愿:由不参加临床调查的医师去获取证明;如医师认为无须得到受试者(对象)自愿,其特殊理由应在向有关部门呈交的方案中陈述"。

2. TEMPs 的安全性评价 由于 TEMPs 的结构、功能更加接近天然组织器官,能为组织缺损或器官衰竭的患者提供更好的治疗,因此从 20 世纪 80 年代末期开始研究组织工程以来,各国政府、学术界和产业界都非常重视,特别是美国投入了大量人力和财力。目前组织工程研究已涉及软骨、皮肤、胰腺、肝脏、肾脏、膀胱、输尿管、骨髓、神经、骨骼肌、肌腱、心脏瓣膜、血管、肠、乳房等组织器官,其中皮肤和软骨产品正在进入临床研究,有望获得突破。为此 TEMPs 的安全性评价也提到议事日程上来,开始受到各国政府和学术界注意,投入人力和物力进行研究。

(1)FDA 对 TEMPs 安全性评价的思路:FDA 最早注意到 TEMPs 安全性评价和监督管理,在 1994 年组建了 FDA 组织工程工作组(TEWG),研究组织工程产品的安全性和监督管理问题。1996 年在加拿大召开第五届世界生物材料大会期间,FDA 主办了"生物技术生物材料:对组织工程产品的全球管理"研讨会,强调了组织工程产品安全性评价的重要性。1997 年 FDA 颁布了基于人体细胞和组织的产品的管理办法。

目前 FDA 的 TEWG 认为组织工程产品应包括移植人体组织或器官（自体或异体组织），动物组织或器官（转基因动物或异种移植器官），带有或不带有生物材料和哺乳动物细胞培养，选择或扩展（体细胞和遗传细胞治疗品），以及仿生设计的全合成材料。TEWG 认为细胞和组织培养技术、生物材料、工程、计算机和外科领域的进展将有助于组织工程的发展，将为临床提供更好的医疗产品。目前有些产品处于不同开发阶段，例如用于创伤处修复和覆盖的人造皮肤；骨形态发生蛋白、胶原等组成的骨修复材料；血液代用品等正在进行临床研究。目前对组织工程产品还没有整体的管理办法及评价方法，仍按医疗器械管理的三个阶段进行安全性评价。

1）临床前评价：临床前安全性评价包括：生物或生物材料产品成分的来源，遵守与使用自体组织有关的安全预防措施；对异体和异基因细胞或组织采用适当的捐献人的筛选程序，防止病毒的传染；毒性试验（局部与全身的急性和慢性试验）；对被同种抗原和异种抗原或对生物、生物材料化合作用的免疫反应造成的潜在致癌或免疫性试验，生物降解产品的毒副作用，灭菌对产品的影响等。其中特别要注意：①生物或生物材料成分的结构和功能特性及生物相容性进行评价，其评价依据主要是 IS010993 系列标准。②体外和动物模型必须适用于产品的治疗模型，并必须考虑免疫性和药理不相容性交叉物种问题。鉴于同种异基因和异种细胞和组织的应用，必须确保免疫相容性，最大限度减少或清除不利的免疫反应或炎症反应。③对于 TEMPs 的分子或细胞成分，必须考虑对细胞增生、分化的控制和所需表达的调节，并有监测的适当试验方法。

2）临床研究：FDA 的新药临床研究（IND）为Ⅲ期，新医疗器械临床研究（IDE）为Ⅱ期，TEWG 认为 TE 临床研究可为Ⅱ期，在临床研究设计过程中，应考虑对疾病或疾病过程的发展史以及交替治疗手术的情况，例如，合适的受试对象，确保安全的监控方法，临床功效的确定，有关对照组的选择等。

3）上市后监督：由于组织工程产品的特殊性，应加强产品上市后的监督，生产企业应尽可能建立细胞或组织捐献者与最终产品接受者的详细记录及保持相关联系的记录，并且及时提供不良反应或不良事件报告。

FDA 认识到 TEMPs 的复杂性，会涉及器械、药物、生物制品等的评价，因此需要跨部门的合作审查，以保证产品的安全性。

（2）TEMPs 的安全性评价：一般来讲，组织工程有三个要素：种子细胞（培养、增殖形成组织或器官的细胞）、支架材料（相当于细胞外基质，ECM）、生长因子（有助于种子细胞的增殖）。在组织工程研究中，需要对这三个要素及其相互作用的安全性进行评价。

1）种子细胞的安全性评价：目前在组织工程中应用的种子细胞有异种、异体和自体细胞，其细胞种类也很多，例如骨髓细胞、成骨细胞、软骨细胞、肌腱细胞、半月板细胞、内皮细胞等。这些细胞在培养和增殖过程中受到整个外环境的影响，包括支架材料、培养液、培养环境等，因此需要对这些细胞的结构和功能进行评价，观察这些细胞的 DNA 结构是否发生变化，最后增殖的细胞是否具有原代细胞相同的功能。

2）组织工程支架材料的安全性评价：在组织工程研究中，为了使种子细胞增殖和分化，需要提供一个细胞外支架。制备细胞外支架材料应具有良好的生物相容性、可控的生物降解性、具有三维立体结构、可塑性和一定的机械强度、良好的材料细胞界面。目前用于细胞外支架材料主要有两类：一类是合成材料，如聚乳酸（PLA）、聚乙醇酸（PGA）、聚原酸酯（POE）、聚己内酯（PCL）、聚氨酯（PEU）、聚羟丁酯（PHB）、生物玻璃等。另一类是天然材料，如胶原、纤维蛋白透明质酸钠、甲壳素及衍生物、藻酸盐等。PLA、PGA 及其共聚物被美国 FDA 批准可用于组织工程中作为支架材料。支架材料安全性评价主要分为两方面。①支架材料应按 ISO（10993）系列标准进行生物学评价和试验，评价试验主要进行细胞毒性试验、致敏试验、全身毒性试验（急性、亚急性、慢性）、遗传毒性试验、植入试验和降解试验，以保证支架材料及其降解产物不会对人体造成危害。由于要求支架材料在体内降解，因此必须进行降解试验，以明确降解产物的代谢途径及对人体的危害作用。目前用于制备支架的材料一般来讲都具有较好的生物相容性，但有的材料也存在一些问题。例如聚偶磷氮具有较好的生物相容性，已用于药物控释载体,目前也有用它作为骨细胞培养的支架,试验表明其不完全水解产物有一定的毒性。胶原在支架中是常用的,但由于目前采用异种胶原,存在一定的免疫反应问题,对种子细胞有一定的影响。壳聚糖做成骨钉材料后,其周围炎症反应较明显,以淋巴细胞、中性粒细胞和异物巨噬细胞为主.并偶尔可见到小脓肿形成。②支架材料对种子细胞或生长因子的影响:支架材料表面的化学和物理性能对种子细胞或生长因子会造成一定影响,会影响种子细胞的黏附和增殖,也可能影响种子细胞或生长因子的功能。同时支架材料基本都在体内降解,其降解过程或产物也会影响种子细胞或生长因子。例如 PLA 和 PGA 在降解过程中,其降解产物造成周围酸性增加.会产生无菌性炎症,并影响种子细胞或生长因子的活性和增殖。

3)生长因子的安全性评价:为了使种子细胞更好地增殖,需要加入各种生长因子或调节因子,例如 NGF(神经生长因子)、TGF-β(转移生长因子 β),BMP(骨形态发生蛋白)等。这些生长因子加入量如何控制,会不会发生副作用,周围环境会不会影响生长因子的活性,这些都需要研究,并且要有相应的检测方法。

综上所述,在组织工程研究中必须要注意安全性的评价研究。建议检测机构应尽早地参与其研究,以便共同建立安全性评价标准和方法。

(3)我国 TEMPs 的检测和评价:我国明确 TEMPs 按带细胞医疗器械由国家市场监督管理总局医疗器械司受理、审批,并由中国食品药品检定研究院进行检测和评价。目前在国家科技部和国家自然科学基金委的支持下,国内许多单位都开展了 TEMPs 研究,并取得一定成绩。

TEMPs 植入人体后,最终将与受区组织融为一体,发挥修复与再生功能。要判断组织工程产品的最终结果有较大困难。从临床修复效果判断组织工程产品的作用有时缺乏客观依据,因为这种修复作用可能来自周围组织或受区组织的参与。因此,随着组织工程研究的深入,临床应用的增多,需要研究 TEMPs 人体内植入后的检测方法。在临床上,自体组织移植、人工材料植入替代手术后,已经沿用的成熟检测方法,可用于 TEMPs 人体内植入的检测。近几年影像学、分子生物学的发展,又为临床提供了新的检测手段。

1)一般检查:TEMPs 人体内植入术后一般检查与常规外科手术后一样,需检查全身反应,包括体温、脉搏、呼吸、血压、氧饱和度等。同时也应对植入的局部进行动态观察,包括局部皮肤颜色,肿胀程度,伤口引流量及其性质,伤口愈合情况等。

2)化验检查:①一般化验检查:包括血常规、尿常规检查等,引流物的涂片检查,可以确定有无发生感染。②生物化学检验:包括肝功能、肾功能、电解质等。③免疫学检查:TEMPs 形成过程中,使用的支架材料或同种异体细胞,有可能引起局部或全身免疫反应。术后应常规进行免疫球蛋白、CD3、CD4、CD8、黏附分子等检测。目前缺乏十分准确、可靠的免疫学检测指标。可根据多因素综合分析,做出无排斥反应的诊断。④影像学检测:X 线摄片:组织工程骨、软骨移植术后,应在术后 1、3、6 个月常规进行正位、侧位 X 线摄片,观察骨愈合的过程及愈合程度。关节内软骨移植也应定时进行 X 线摄片,观察关节面的平整度,有无游离体或骨螯形成,以及关节的稳定性等;CT 检查:对于骨、关节的修复,术后 X 线检查具有价廉,方便等优点,但对一些细微结构的观察存在不足。CT 检查可以弥补其不足,具有以下优点:敏感性高,尤其对结构复杂、重叠较多的部分,CT 检查显示更为清晰;可以明确显示组织工程骨、软骨植入区与周围组织的关系,尤其能对组织工程骨的成骨能力、骨愈合能力等做出较 X 线片更好的评价;应用 CT 三维重建技术,能立体地观察组织工程骨的愈合再生能力。因此临床上已将 CT 检测作为术后评价的重要检查方法。CT 检查的缺点是如果进行术后动态观察,则费用较高;对软组织植入物的显示不够清晰等。进行 CT 检查时,要注意检查部位的准确定位,其 CT 扫描的层厚要适中,一般以薄层扫描为好;MRI 检查:磁共振成像(magnetic resonance imaging, MRI)是在 1964 年发现的。Lanterbur 于 1973 年首先报道 MRI 技术,于 20 世纪 80 年代用于临床诊断。其 T1 像能较好地显示受检部位的解剖结构,有利于受检部位与脂肪组织的区分,对骨结构显示较好;T2 像能较好地显示软组织结构。MRI 成像平面包括横断面、冠状面和矢状面,必要时还可选择斜面,以薄层扫描为好。如组织工程肌腱修复跟腱缺损,用 MRI 检查可在冠状面、矢状面、横断面显示其修复效果。四川大学华西医院对应用组织工程肌腱修复 5 例跟腱 4～5cm 缺损的病例，术后 3 个月进行了 MRI 检查，显示了良好的连续性，与健侧正常跟腱对比，没有显著区别。与 CT 检查相比，MRI 检查有以下优点：受检者无需变更体位就可进行多个断面的检查；伪影少，受检区显示清晰；检查时所产生的电离辐射对人体无害。缺点是检查费用较高，若用动态观察，则费用更高；超声波检查：超声波检查为一种非侵入式检查方法之一。四川大学华西医院用超声波检查跟腱缺损修复术后的结果，发现在术后 6～8 周，跟腱已完全连接。⑤活体组织检查：活体组织检查是在人体某个部位，用穿刺或手术切开等操作，获取组织用于组织学和其他检查的方法。这是一种侵入式检查方法，在组织工程临床应用中，几乎不可能作为常规检查方法。但在一些特殊病例，在征得患者同意的情况下才可以进行。如关节软骨植入术后，可通过关节镜检技术获得组织。在骨缺损修复病例，几乎都需要做内固定，有些患者在骨愈合后，要求取出内固定物，此时，可在患者同意下切取少量组织进行组织学检查。在组织学检查中，主要观察组织形态、结构，包括细胞成分，基质成分，炎症细胞数量，血管化程度等。还可以进行免疫组织化学检查，胶原染色等。四川大学华西医院在用组织工程肌腱修复喙锁韧带损伤的病例中，其中，有 2 例分别在术后 3 个月和 6 个月需取出内固定物，经患者同意获取微量组织。在组织学检查中，未见淋巴细胞浸润；纤维组织排列整齐、均匀；可见毛细血管分布。⑥基因检测：用同种异体细胞构建的 TEMPs 临床应用中，为了确定细胞的成活状态，除了组织学检查以外，较为准确，敏感的检测方法是基因检测。短串联重复（short tandem repeat，STR）位点是法医物证常用的检测方法，可借用于组织工程临床应用的检测。⑦功能检测：TEMPs 植入人体，修复各种组织缺损，最终目标是恢复功能，因此术后的功能检测极为重要。由于植入的组织不同，其功能亦不同，对其进行功能评价的方法及标准也不同。如组织工程肌腱修复韧带术后的功能，主要观察关节的稳定性；修复肌腱缺损主要观察活动功能。组织工程骨修复骨缺损，主要观察承重功能；组织工程肌修复肌组织，主要观察运动功能；组织工程软骨修复关节软骨缺损，主要观察关节活动及运动功能等。各种功能检测方法均在相应的临床专著中有详细阐述，在对 TEMPs 体内植入后进行功能检测时，请参考相应的专著。

第三节 组织工程医疗产品产业化存在的问题

在组织工程学研究兴起的 20 多年时间里，由于广大科学工作者的努力，已取得可喜的成绩。然而人体具有极为复杂的大体及微观结构、十分完善的功能体系、非常精密的调节系统、永不停息的新陈代谢活动等等，在组织工程学研究中还隐藏着许许多多未知的奥秘，要完全模拟在体组织或器官，并非易事，这需要生物学、化学、工程学、材料学、基础医学、临床医学和生物医学工程学等多学科交叉，有机结合，共同攻关，逐步解决组织工程研究中的问题。

组织工程的产生为创伤治疗带来新的曙光，尽管目前只有为数不多的 TEMPs 经过了 FDA 等监管部门的认证，但仍有很多公司致力于新产品的开发。在科学的发明创造转化为临床的治疗手段并达到现货供应的水平之前，还有很多关键技术问题亟待解决。大规模生产 TEMPs 需要足够的可扩增的细胞源，理想的细胞支架，并存在适当的生物反应，此种生物反应可以模拟体内的微环境，从而促进组织再生。除此之外，有待解决的问题还包括产品的保存，以及如何防治组织排斥反应等问题。

一、生物学问题

在治疗病损组织时通常有以下三种治疗方案可供选择。第一，植入刚分离的或培养的细胞；第二，植入利用细胞和支架在体外构建的组织；第三，是原位组织再生。为了实现第一种治疗，可以将散在的细胞或从自体或异体组织内获得的细胞集合体直接注入受损组织，也可在体外结合可降解支架后再植入体内。为了实现第二种治疗，则需利用支架材料和自体或异种细胞在体外构建成具有三维结构的"成熟"组织后再植入体内。为了达到原位再生的目的可将支架直接植入受损部位，而促进自体细胞的长入，最终受损组织得以修复。

植入的细胞可以来源于患者自身，也可来源于没有免疫排斥反应的异体或异种个体。根据细胞的分化状态，植入细胞又可分为成体细胞、胚胎干细胞和处于不同分化阶段的细胞混合体。不同的组织选用不同的细胞源。

尽管异种细胞的应用目前还存在一些争议，因为它可能传播人兽共患病，但它的使用价值毋庸置疑。在得到移植器官或达到自体愈合之前，异种细胞至少可以作为一种暂时性的支架。目前，已经有人开展了猪肝细胞在人体内的临床检测工作，观察猪肝细胞能否维持肝功能衰竭患者的生存。

同种异体的细胞现已成功应用于皮肤溃疡、糖尿病以及肝病患者。糖尿病或静脉皮肤溃疡的患者经 FDA 认证产品的治疗后可获得治愈。其中一种产品是由新生儿包皮成纤维细胞构成。该细胞一经获得便在体外扩增，然后种植到由聚乙醇酸构成的薄层支架上。这种聚乙醇酸在有水存在的情况下会逐渐降解。细胞种植到支架材料上后再培养数星期，直到形成同正常皮肤真皮结构相类似的组织为止，最后冻存留用。第二种产品同时含有表皮和真皮结构，它的形成是首先将成纤维细胞同胶原溶液混合，该胶原在温度升至体温时便会变成凝胶状，最后在凝胶上接种数层表皮细胞。将这种产品移植给患者后，部分由宿主自身的皮肤细胞所取代。外源的成纤维细胞可以分泌胞外基质蛋白，并能够对宿主所分泌的生长调节因子作出反应。以上两种组织工程皮肤产品可以在体外维持到6个月。

虽然皮肤组织工程已取得了一定的成功，但对于其他器官的再造，例如肝脏、胰腺就显得有些力不从心。部分原因是，扩增培养肝脏和胰腺细胞要比皮肤成纤维细胞、表皮细胞的扩增培养困难得多。经 FDA 认证的还有一种自体细胞产品，用以修复关节软骨。它是在患者受损关节部位取一小块正常软骨，从中分离软骨细胞，经体外扩增培养再植回受损部位。由此方法衍生的治疗手段还有从患者的骨髓中获取间充质干细胞，体外扩增培养，再经过适当的诱导，用于修复受损的骨、软骨、肌腱和韧带等组织。之所以在自体和异体细胞已经取得了较好的治疗效果后，人们对于成体和胚胎干细胞还如此感兴趣是由于胚胎干细胞对于那些来源细胞难以获得或根本就不可能获得的组织的治疗有巨大的潜力。以胚胎干细胞为例，它可在体外以未分化状态进行扩增，并可诱导形成许多细胞类型。虽然在适当的诱导条件下，胚胎干细胞可以形成多种细胞类型构成的组织，但目前还没有胚胎干细胞治愈动物疾病模型的报道；我们还缺乏鉴定干细胞及其子代细胞的标志和体外扩增的有效方法；另外，还不能确定来源于异体的干细胞是否存在免疫源性。

成体的骨髓间充质干细胞可在体外收集，然后应用于临床以治疗一系列的血液疾患。有报道骨髓来源的干细胞可以形成肝细胞、心肌细胞和肺组织。这表明，骨髓间充质干细胞可以用于此类组织的损伤治疗。目前，已有骨髓间充质干细胞治愈动物肝脏损伤的报道。组织工程化骨中骨髓的添加可以提高其治愈率，但骨髓干细胞的筛选还需要做很多工作。

二、工程化问题

（一）微循环血管方面

TEMPs 缺乏血管和血液供应，一旦植入到患者体内，其中的细胞会在几个小时内消耗完所能得到的氧，而新血管的长入则需要几天的时间。如何克服这一缺陷呢？将细胞直接植入肝脏或脾脏的血管床似乎是一种有效的解决方法。研究发现，直接注入肝脏的肝细胞明显改善了病变肝脏的症状。将胰岛细胞种植在糖尿病患者肝脏内，在手术后数月内，患者表现出正常的葡萄糖耐受性。

但不足之处是，骨和肌腱中没有可利用的血管床。在此情况下，可利用支架促进血管再生，使其缓慢释放生长因子，血管内皮细胞生长因子或成纤维细胞生长因子可能是此问题的有效解决方法。例如，植入大鼠的支架材料有控制地释放血管内皮生长因子和血小板源性生长因子可以诱导血管生成和成熟，但血管形成仍然很慢，而且新生血管的质地和稳定性能均不甚理想。利用组织工程皮肤产品可以诱导血管再生，因为组织工程皮肤内的成纤维细胞可以生成血管生长因子。相反，许多干细胞或祖细胞则可以耐受低氧环境。

当小块的正常骨组织植入骨缺损部位时，植入体内的微血管可以同受损部位的血管发生吻合。这提示我们培养血管内皮细胞的必要性，以便在构建的组织中形成管状结构，甚至可以设想构建完全血管化的足够尺寸的组织,这样就可以在手术时同患者自体的血管进行吻合。将数以百万的细胞构建成复杂的组织例如血管等,这一复杂过程可以利用计算机进行简化。计算机可以将这种三维的结构转变为二维。在二维的可降解支架上精确地诱导细胞的生长位置,再将二维结构组合,最终形成具有三维结构的组织。

(二)支架方面

支架材料为多孔的可降解结构,它可以是天然材料(如胶原,纤维蛋白)或合成的聚合物(聚乙醇酸,聚乳酸),可以是多孔样薄片、凝胶或编制而成的多孔和多通道的结构。实际上,应用在组织工程中的支架材料在植入患者体内后都会逐渐降解,最终由新的组织替代。

许多表皮或间质组织仅有简单的层状结构,例如膀胱、肠和血管等是由一层管状的胶原支持组织、上皮化衬里中间加一层平滑肌组成。这种组织可以通过在预制的可降解支架上按照一定顺序接种不同的细胞来构建。将支架制成膀胱的形状,其上接种尿道上皮细胞和平滑肌细胞所构成的复合体已经植入到狗的体内进行实验。实验证明,这种人造膀胱的功能接近正常膀胱。目前正在探索新的方法以便获得更多的可用于不同组织构建的支架材料。例如根据患者原有器官的大小利用计算机构建具有三维结构的支架。

通过一系列天然蛋白质和多肽的结合,可以逐步改善材料的表面性质,促进细胞的黏附和增殖;也可以使支架具有缓释作用,释放生长因子,诱导细胞分化,促进组织在体外的生长,或体内细胞向受损组织的迁移。例如构建一种具有双重释放作用的支架,同时释放血小板生长因子和血管内皮细胞生长因子,并使后者释放缓慢而前者释放较快,从而模拟了这些生长因子在体内的释放过程。实验证明,带有释放神经生长因子缓释微滴的支架可以提高植入鼠脑神经细胞的存活率。

由于蛋白质容易破碎,于是促成新的支架材料的诞生,这种材料能够释放编码生长因子的质粒,构建一种能释放甲状旁腺激素编码 DNA 的胶原支架,将这种支架植入狗的骨缺损处,证明新骨的形成量同所含基因的数量有关。所以如何有效地控制支架材料上基因或蛋白的释放速率是组织工程面临的又一个挑战。具有生物活性的支架材料的开发,例如可以同生长因子或其他分子共价结合,用以调节细胞生物学行为的材料可以为支架材料提供一种新的改善途径。

(三)生物材料方面

组织工程发展的一个重要的环节是生物材料,在此基础上才会塑造出不同的支架。许多生物材料引导细胞的生长。然而在体内包括神经、骨、血管等的引导再生过程中细胞要接受许多的"指示",体内再生和修复组织中的细胞接受的一系列信号既有来自于受损组织的也有来自于周围健康组织的。理想的生物支架材料应该有选择地同靶细胞表达的黏附和生长因子受体相互作用,能够引导靶细胞向受损组织迁移并促进它们的生长和分化,最终随着组织修复的进程而在酶的作用下降解。

纤维素和其他胞外基质糖蛋白包括一些氨基酸序列(如 RGD)黏附性的发现使能够促使细胞黏附的合成材料的应用成为可能。然而这一过程并不简单。细胞的运动是一黏附依赖性过程,它需要细胞的迁移,血管化和神经末梢的再生。如果黏附配体过少,细胞就不能完成移动,如果黏附配体过多,则细胞黏附过于牢固而保持在原有的位置。所以细胞的迁移需要有适当的黏附作用。体内实验证明,包被有黏附蛋白的骨支架只有在适当的配体浓度下才能促进组织最大限度地长入。同样,只有在适当的浓度下才会诱导神经前体细胞轴突的伸展。当这种多肽成簇而不是散在分布时会更有效地诱导细胞的黏附和迁移。

设计原则包括如何调节细胞同生长因子之间的相互作用。许多生长因子包括血管内皮生长因子和成纤维细胞生长因子同正常组织的胞外基质结合紧密;表皮细胞生长因子则可固定在胞外基质的黏连素中。已经证明将细胞生长因子作为胞外基质的一部分,而不是加入培养液中可以促进神经的再生和平滑肌细胞的生长。下一步的工作是在凝胶支架中结合多种生长因子并使其准确地出现在结合位点。

(四)组织结构方面

软骨、血管、骨和其他组织的大体结构和分子水平有序的排列与它们的功能息息相关。生长在三维支架中的结缔组织细胞在体外培养时分泌适当的胞外基质分子,但却不能形成一定的组织结构。要想得到一定的组织结构就必须在体外培养时提供适当的生理压力。第一代的生物反应装置仅仅为构建的组织提供足够的营养。第二代的生物反应装置专为血管和软骨的构建而设计，它可以使新生的组织承受压力、剪切力甚至脉冲的刺激。这样培养的血管、软骨和心肌组织就具有更好的动力学结构。实验表明，受压培养的组织工程血管可以承受 2000mmHg 的压力，而未经压力培养的组织工程血管只能承受 300mmHg 的压力。

体外构建三维结构的组织工程器官，很重要的一项是考虑临床应用的需要。构建的组织都必须在无菌的条件下生长，冷冻保存。这些细胞在培养时可以快速地扩增，并能冷冻保存。但建立不同来源细胞的培养体系无疑提高了 TEMPs 的造价。目前动物模型中的血管再造已经取得了一定的成果，但离人体内血管再造实验的成功还有一定的差距。

三、组织模式系统问题

组织工程还可用于药物的开发。例如在美国肝炎病毒目前已经感染了近 1 700 万人，是导致肝功能衰竭的主要原因。感染后的肝细胞培养相当困难，小动物模型的缺乏阻碍了新药的开发，而正常肝细胞在体外培养时很快就失去了功能，包括对病毒的敏感性和对药物的代谢。将人的肝细胞移植到鼠的体内制成嵌合体动物模型为研究 C 型肝炎病毒或其他的肝炎病毒提供了一种实验系统。若组织工程化肝细胞构建成功，可为体外研究病毒提供廉价的可调控系统。预计在未来的 10 年内，组织工程将会对体外生理模型的设计产生巨大的影响。不仅如此，由于组织工程产品易于生产，所以在医学领域的各个方面具有极大的潜力，最终可应用于疾病的预防、诊断及治疗。目前还需要建立严格的科学基础，进一步完善以生物学为基础的分析和设计。

第四节　组织工程医疗产品临床应用状况

组织工程产品具有诱人的经济和社会价值，一些研究机构利用自身技术优势与商业性大公司的资本优势及市场营销经验，联手研发工程化的组织或器官产品，并且已经取得了一定进展。仅 1997 年，美国企业界就投入了 38 亿多美元，其中直接用于组织工程研发的费用达 5 亿多美元，并以每年 22% 的速度增长。2005 年全球组织工程产品市场销售额已经达到了 3 000 亿美元之多，2010 年年底销售额达到 5 000 亿美元，增长势头喜人。由此可见，组织工程医疗产品的市场前景乐观。目前处于研发阶段的工程化组织或器官的产品种类很多，包括人工皮肤、血管、软骨、骨、角膜、心脏瓣膜、气管、肌腱、韧带、肌肉、神经、生殖道、尿道、肠、乳房、肾脏、肝脏、膀胱等，但绝大部分处于实验室研究探索阶段，正在进行临床实验或批准应用只是少数。已经获得批准的主要是皮肤、软骨产品，其临床应用较多，市场需求量也大，而其他类产品将在今后陆续获得批准并投放市场。

一、皮肤产品

组织工程皮肤在组织工程领域中研究最早、研究成果和相关产品最丰富。美国 FDA 正式批准临床应用的第一种组织工程产品就是人造皮肤，欧盟和原中国国家药品监督管理局也有类似的产品批准上市（表 11-1）。

表 11-1　目前已经获批或正在进行临床试验的组织工程皮肤产品

产品名称	适应证	制造商
Alloderm	烧伤、烫伤	LifeCell，美国
Integra	大面积Ⅲ度烧伤、烫伤	Integra Life sciences Corporation，美国
Epicel	烧伤、烫伤	Genzyme Biosurgery，美国
TransCyte	Ⅱ度和Ⅲ度烧伤	Advanced Tissue Science，美国
Apligraf	慢性皮肤溃疡	Organogenesis，美国

续表

产品名称	适应证	制造商
Dermagraft	慢性皮肤溃疡	AdvancedTissueSciencesInc., 美国 SmithandNephew, 英国
EpiDex	慢性皮肤溃疡	Euroderm, 德国
Epibase	慢性皮肤溃疡	LaboratoiresGenévrier, 法国
Myskin	慢性皮肤溃疡	CellTran, 英国
OrCel	慢性皮肤溃疡	Ortec, 美国
BioSeed-S	慢性皮肤溃疡	BioTissueTechnologies, 德国
Hyalograft3D Laserskin	慢性皮肤溃疡	FidiaAdvancedBiopolymers, 意大利
安体肤		陕西艾尔肤公司, 中国

已上市的组织工程皮肤主要有三类：第一类，自体或异体培养的表皮片；第二类，胶原凝胶、胶原海绵、合成膜、透明质酸膜等构成的真皮替代物；第三类，包含表皮真皮双层结构的人工复合皮肤。

组织工程皮肤产品主要应用于临床皮肤的修补与治疗，比如，烧伤、烫伤、美容手术、修补手术、慢性皮肤溃疡手术等。2001年，表皮治疗的全球市场规模约为62.5亿美元，其中10%～12.8%属于组织工程皮肤产品，即6.25亿～8亿美元，据估计这仅仅能够满足全球2.5%～3.2%的市场需求。这种供需之间的巨大差异是由于生产能力较低和一些国家市场供应渠道不畅造成的。2002年，Apligraf的年销售额为2300万美元，Dermagraft的年销售额为450万美元。组织工程皮肤为9.92美元～20.85美元/cm^2，这一价格远远高于捐献皮肤（0.37美元～8.66美元/cm^2）。但是，使用组织工程皮肤可以大大减少用药、换药和护理的需要量，手术次数也明显减少，所以总体费用支出是有所降低的。可以预计，今后组织工程皮肤的需求量还会进一步增加。

中国组织工程第一个产业化产品——人造皮肤已经正式问世，使中国成为继美国之后第二个拥有组织工程产品的国家。中国生产的组织工程化人造皮肤的商品名为"安体肤"，2008年初开始批量生产，已应用于临床医疗。"安体肤"研发前后共用了约10年的时间，科研经费投入达8000万元人民币，而美国同类产品的研发周期是18年，科研经费投入4.6亿美元。

目前的人造皮肤还不能解决所有临床皮肤缺损问题，由于存在移植失败等风险，中国国家药品监督管理局对人造皮肤的临床适应证进行了严格限定。中国每年烧伤与溃疡患者达到1500万人，其中需要进行皮肤移植的病例在350万人，皮肤需求量巨大，故人造皮肤的市场前景十分诱人。

然而，现在还没有一种组织工程皮肤可以满足临床上治疗大面积烧伤的需求。这主要是因为：第一，严重烧伤患者自身表皮干细胞数量不足，无法满足构建全身皮肤的需要；第二，异种或异体来源的表皮干细胞存在免疫排斥等问题；第三，现有组织工程皮肤尚无法产生皮肤的附属器，如汗腺、皮脂腺等，无法重建皮肤的全部生理功能。目前对皮肤附属器发生机制的研究还刚刚起步，所以，真正意义上的人工皮肤的上市还有较长的一段时间。

二、软骨及骨产品

组织工程软骨产品目前主要用于下肢软骨缺损的修复，尤其是自体同源的膝关节修复。全球约有2000万名患有软骨缺损的患者，还有2000万～2500万名关节病患者。2003年，全球组织工程软骨产品的实际年销售额为4000万美元，这仅仅是针对关节软骨的修复，如果今后其他类型的软骨损伤也能够通过组织工程软骨来修复，那么美国一个国家的年销售额也将达到3亿～10亿美元。Carticel已获得FDA批准应用于临床（表11-2）。组织工程国家工程研究中心（上海）等单位采用同种异体脱钙骨材料、自体骨髓间充质干细胞构建组织工程骨，目前已有部分项目在中国药品生物制品检定所进行检测。北京德得创业科技有限公司采用四川大学华西医院转让的专利技术，采用异体脱细胞、脱蛋白骨材料与自体细胞构建组织工程骨，已完成检测工作，单纯支架材料已完成临床试验，已申报产品注册。北京奥精医药科技有限公司等单位采用纳米晶胶原基骨修复材料在临床应用 2 万余例,效果接近异体骨修复,2005 年获得产品许可证。目前进一步采用重组胶原矿化的纳米晶胶原基骨修复材料、短肽 BMP2、小分子活性肽 P24、规模化体外扩增自体骨髓间充质干细胞构建组织工程骨。

表 11-2　目前已经获批或正在进行临床试验的组织工程软骨产品

产品名称	适应证	制造商
Carticel	软骨缺损	GenzymeBiosurgery,美国
HyalograftC	软骨缺损	FidiaAdvancedBiopolymers,意大利
Matrix-induced Autologous Chondrocyte Implantation(MACI)	软骨缺损	Verigen,德国
ChondroArt	软骨缺损	Educell,斯洛文尼亚
ARTHROcell	软骨缺损	Co.don,德国
BioSeed-C	软骨缺损	BioTissueTechnologies,德国
Novocart	软骨缺损	TETEC,德国
Cartilage RepairSystem(CaReS)	软骨缺损	ArthroKinetics,德国
ArthroMatrix(Chondrokin)	软骨缺损	Orthogen,德国
ChondroTec	软骨缺损	CellTec,德国
ChondroCelect	软骨缺损	TiGenix,比利时

三、心血管产品

用于心肌梗死的组织工程产品可以防止心脏衰竭、缩短恢复时间,组织工程血管产品的主要用途是替换冠状动脉或周围血管。每年欧洲和美国进行 72 万~88 万例冠脉搭桥手术,其中 30% 的病例无法进行自体血管切取,需要采用人工合成的血管替代物,而这些替代物的 5 年血管通畅率最多只有 40%~50%。组织工程血管可以很好地解决这一问题。据估算,需要血管替代治疗的全球年市场规模为 15 亿美元,但许多国家尚不允许细胞治疗用于心血管疾病,其适应证和禁忌证也尚未明确。

对于含细胞的组织工程化心脏瓣膜,目前尚未进入临床试验阶段。但是,据报道,2001 年全球心脏瓣膜的市场额度达到 8.3 亿美元,一旦组织工程瓣膜产品获得成功,必将成为这一巨大市场上的主要产品。

四、神经系统产品

目前用于中枢神经系统再生修复的组织工程产品主要是一些治疗性的细胞制剂,并已应用于临床。如中国开展的脐血间充质干细胞治疗小儿脑瘫、脊髓损伤、帕金森症等,都具有较好的临床前景。周围神经修复导管目前主要应用在短距离的感觉神经缺损,如 I 型胶原导管 NeuraGen® 聚乙醇酸导管 Neurotube™ 和聚乳酸己内酯共聚物导管 Neurolac®。中国国家药品监督管理局近年也批准了用于周围神经修复的脱细胞基质材料。

(赵永康　佟　浩)

第十二章

组织工程种子细胞相关实验技术

第一节　细胞培养实验室的设计与分级

组织工程器官的研制过程包括两大部分，一部分是在体外分离培养相应功能的组织细胞与模拟机体组织结构的细胞外基质—支架材料体外复合培养，在培养容器中构建活的工程化组织；另一部分是植入动物或人体内，修复组织缺损，替代组织或器官的一部分或全部功能。因此，种子细胞的研究是组织工程众多研究领域中最基础，也是最重要的环节之一。

组织工程学研究的大量工作在于细胞培养。细胞培养室的建立和完善是保证细胞培养工作顺利进行的基础，因此，了解细胞培养室及其相关实验室的设计和要求，学习一些基本的规章制度是完成培养工作的前提条件。

一、细胞培养前的实验室设计

在进行细胞培养工作之前，应首先对工作中所需要的最基本的设备条件进行全面的了解，以便因地制宜地利用现有房屋新建或改建实验室。实验室的大小取决于工作的目的和规模，实验室的位置安排应按细胞培养程序来设计，避免某些环节颠倒，引起日后工作混乱。

细胞培养必须严格在无菌的条件下进行。细胞培养室的设计原则是防止微生物污染和有害因素影响，要求工作环境清洁，空气清新，干燥和无尘。细胞培养前的相关实验室包括实验准备室、洗涤灭菌室、培养室（无菌操作室）和其他小型仪器设备室等。

1. **实验准备室**　完成所使用的各种药品及培养液的称量、溶解、配制、分装及贮备等。

主要设备：药品柜、防尘橱（放置培养容器）、通风橱（配制有毒的挥发性药品）、冰箱、天平、纯水机、酸度计及常用的培养基配制用玻璃器皿等。

2. **洗涤灭菌室**　完成各种器具的洗涤、干燥、保存和消毒等。

主要设备：水池、操作台、高压灭菌锅、干燥灭菌器（如烘箱）等。

3. **培养室（无菌操作室）**　主要用于各种支架材料的消毒、细胞的原代分离和接种、传代培养、培养物的转移、培养物生长情况的观察以及一切需要进行无菌操作的技术程序。无菌操作室应与外界隔离，不能穿行或受其他干扰。理想的无菌操作室应划为三部分（从外向内）：

（1）更衣间：供更换衣服、鞋子及穿戴帽子和口罩。进入无菌操作室前在此更衣换鞋，以减少进出时带入细菌。

（2）缓冲间：位于更衣间与操作间之间，目的是为了保证操作间的无菌环境，同时可放置恒温培养箱及某些必需的小型仪器。应该安装紫外线灭菌灯，用以照射灭菌。缓冲间可放置电冰箱，冷藏器及消毒好的无菌物品等。

（3）无菌操作间：专用于无菌操作和细胞培养，其大小要适当，顶部不宜过高（不超过2.5m），以保证紫外线的有效灭菌效果。墙壁光滑无死角以便清洁和消毒。工作台安置不应靠墙壁，台面要光滑压塑作表面，漆成白色或灰色以利于解剖组织及酚红显示酸碱度的观察。无菌操作间要求干爽安静，清洁明亮。在适当位置吊装1～2盏紫外线灭菌灯，以照射灭菌。有条件应安装一小型空调，使室温可控,这样可使门窗紧闭,减少与外界空气对流。更衣间、缓冲间和无菌操作间之间要设置拉动门,以减少开关门时的空气流动。

无菌操作间的空气消毒一般采用紫外线灯照射的方式,但这会产生臭氧,并使室内温度及湿度均较高,不利于工作人员健康,最好用空气过滤的恒温恒湿装置。

主要设备:紫外光源、超净工作台、二氧化碳培养箱、离心机、倒置显微镜、水浴锅、消毒器、酒精灯、接种器械(接种镊子、剪刀、解剖刀、接种针)、定时钟等。

4. 其他小型仪器设备室 血球计数器、移液枪、过滤灭菌器、电炉等加热器具、匀浆机、磁力搅拌器、低速台式离心机等。

二、洁净室的分级

(一)洁净室的含义及构成

洁净室(clean room),亦称为无尘室或清净室。它是污染控制的基础,是指将一定空间范围内空气中的微粒子、有害空气、细菌等污染物排除,并将室内的温度、洁净度、室内压力、气流速度与气流分布、噪音振动及照明、静电等控制在某一要求范围内。因而需经过特殊设计的房间,做到不论外界空气条件如何变化,其室内均能维持原先设定所要求的洁净度、温湿度及压力等。

洁净室由下列各项系统组成,缺一不可,否则将无法构成完善优质的洁净室:①天花板系统:包括吊杆、纲梁、天花板格子梁;②空调系统:包括空气舱、过滤器系统、风车等;③隔墙板:包括窗户、门;④地板:包括高架地板或防静电地板;⑤照明器具:包括日光灯、紫外灯等。

洁净室的建筑主体构造,一般是用钢筋或骨水泥,但无论是何种构造,必须满足以下条件:①不会因温度变化或振动而发生裂痕;②吸湿性小;③不易产生微尘粒子,且很难附着粒子;④热绝缘性高,以维持室内的湿度条件。

(二)洁净室的洁净度标准

1963年,美国发行了洁净室联邦标准 Fed Std 209。在209标准中,洁净室按环境中每立方英尺空间直径≥0.5mm的粉尘最大数量限度分成若干级别,如100级、10 000级、100 000级。中国过去的洁净室标准也是按这种方法分级的。

1999年,国际标准化组织 ISO 颁布了洁净室国际标准 ISO14644-1《洁净室与受控洁净环境,第一部分:空气洁净度分级》。ISO 规定的洁净度等级以及传统分级的具体数值见下表12-1。

表 12-1　ISO 规定的洁净度等级以及传统分级表

ISO14644 分级	最高浓度极限(颗粒数/m³)						近似对应传统规格
	0.1mm	0.2mm	0.3mm	0.5mm	1.0mm	5.0mm	
ISO 1 级	10	2					
ISO 2 级	100	24	10	4			
ISO 3 级	1 000	237	102	35	8		1 级
ISO 4 级	10 000	2 370	1 020	352	83		10 级
ISO 5 级	100 000	23 700	10 200	3 520	832	29	100 级
ISO 6 级	1 000 000	237 000	102 000	35 200	8 320	293	1 000 级
ISO 7 级				352 000	83 200	2 930	10 000 级
ISO 8 级				3 520 000	832 000	29 300	100 000 级
ISO 9 级				35 200 000	8 320 000	293 000	

电子行业和制药行业是与洁净室关系最密切的两个行业。ISO 标准一出现,电子行业就立即采用了这一新标准,而制药业仍沿用老的洁净级标准规定。1998版的 GMP(GMP 是国际上对《药品生产质量管理规范》的通称)规范中比前一版增加了个30万级。

从下表12-2可以看出,100级洁净区标准(按尘粒数目和微生物数目来定义的)是指:尘粒最大允许数（每 m³）≥0.5μm 的粒子数不得超过 3 500 个，≥5μm 的粒子数 0 个；微生物最大允许数：浮游菌数不得超过 5 个 /m³，沉降菌数不得超过 1 个 / 培养皿。同样的道理，随着级别的增加，对每立方米尘粒和微生物的数量要求适当放宽，而洁净的程度却降低。

表 12-2　GMP 规定的洁净度

洁净级别	尘粒最大允许数		微生物最大允许数		相当于 ISO 分级
	≥0.5μm	≥5μm	浮游菌（个 /m³）	沉降菌（个 / 皿）	
100 级	3 500	0	5	1	ISO 5 级
10 000 级	350 000	2 000	100	3	ISO 7 级
100 000 级	3 500 000	20 000	500	10	ISO 8 级
300 000 级	10 000 000	60 000		15	

除此之外，不同的洁净度级别对气流的要求也不同。如 1～100 级洁净室均采用单向流动的气流组织送风方式，即洁净室内的气流在同一截面的任一点，气流的方向和速度均保持一致，这样可以使洁净室气流像"活塞"一样，将室内的尘埃粒子以最快的速度带走。要实现"活塞"的效果，高效过滤器需要满布屋顶才可以实现单向流的气流组织方向。1 000～10 000 级洁净室的气流组织方向和 100 级以上的洁净室不同，室内的气流是以不均匀的速度呈不平行流动，伴有回流或涡流，它主要靠洁净的气流不断稀释室内空气，将室内的污染逐渐排出，实现空气的净化。

不同的净化等级，主要是依据单位时间内送风量的不同来划分的。洁净室必须维持一定的相对正压，不同等级的洁净室之间的压强差不小于 5Pa；洁净区与非洁净区之间的压强差应不小于 10Pa，以防止低级洁净室空气逆流到高级洁净室。洁净室的温度宜保持 18～26℃，相对湿度 45%～65%。

一般来说，1 级洁净室主要用于制造大规模集成电路的微电子工业；10 级的洁净室主要用于带宽小于 2μm 的半导体行业；100 级是最常用的洁净室，可用于医药中的无菌制造工艺、外科手术、人造内脏器官和集成电路生产；1 000 级主要用于光学产品和高质量微型轴承的生产，以及飞机陀螺仪的测试；10 000 级用于液压设备或气压设备的生产，有些情况下也用于食品饮料的生产；100 000 级用于很多工业部门生产部门，食品饮料和医药行业也常常使用这一级别洁净室。

为保持无尘室的洁净度，进出的人员有一定的穿着规定；10 000 与 100 000 级，必须穿长袖无尘衣、无尘鞋、带帽子与面罩；1 000 级（含）以上，需穿特殊的洁净连身衣、无尘鞋将全身裹住，并戴上手套和面罩。

（三）洁净室的洁净度影响因素

洁净室的洁净度容易受到气流的影响，也就是说，人、机器、建筑结构等所产生的尘埃移动、扩散受到气流的支配。洁净室是利用高效空气微粒滤层（high efficiency particulullate air filer, HEPA）、超高效空气过滤器（Ultra low penetration air filter, ULPA）过滤空气，其尘埃的收集率可达 99.97%～99.99%，因此经过此过滤器滤过的空气应该十分干净。然而洁净室内除了人以外，尚有机器等发尘源，这些产生的尘埃一旦扩散，将无法保持洁净空间，因此必须利用气流将发生的尘埃迅速排出室外。

影响洁净室气流的因素很多，如制程设备、人员、洁净室的组装材料、照明器具及生产设备上方气流的分流点等。一方面，一般洁净室的气流速度是 0.25～0.5m/s 之间，此速度属微风区域，易受人或机器等的动作干扰而混乱、可提高风速来抑制此混乱，但又会增加运转成本，所以应在满足要求的洁净度标准时，以最适当的风速供应。另一方面，均一气流也是保持洁净室稳定的洁净度的一个重要因素。风速有异，均一气流无法保持，气流会沿着壁面发生涡流作用，此时很难实现高洁净度。洁净室内的桌椅等障碍物，容易在相接处产生涡流，其附近区域的洁净度会较差，因此在工作桌面钻上回风孔，将使涡流现象减少到最低；组装材料的选择是否恰当、设备布局是否完善，也是气流是否形成涡流的重要因素。

（四）洁净室的分类

洁净室按用途可分为两大类：一类是工业洁净室——以控制无生命的微粒为对象，内部一般保持正压状态,主要用于精密机械工业、电子工业(半导体、集成电路等)、宇航工业和高纯度化学工业等多种行业。另一类是生物洁净室,主要控制有生命微粒(细菌)与无生命微粒(尘埃)对工作对象的污染。又可分为:

(1)一般生物洁净室:主要控制微生物(细菌)造成的污染。要求其内部材料能经受各种灭菌剂的处理,内部一般保持正压,主要用于制药工业、医院(手术室、无菌病房)、食品、化妆品、饮料产品生产、动物实验室、理化检验室和血站等。

(2)生物学安全洁净室:主要控制工作对象的有生命微粒对外界和人的污染。内部要保持负压,多用于细菌学、生物学、洁净实验室、重组基因和疫苗制备等。

(五)洁净室的污染源

洁净室的污染源主要来自有生命的微生物和无生命的尘埃,多为工作人员产生的污染,占 90% 以上,例如:

1. 人每分钟约脱落 1 000 片皮肤表皮碎片(平均大小为 $30\mu m \times 60\mu m \times 3\mu m$)。

2. 人每天约掉 30～50 根的毛发(直径约为 $50～100\mu m$)。

3. 人的唾液包含各种钠、钾、盐、酶、氯化物及食品微粒等。

4. 日常衣物含有微粒、纤维、硅土、纤维素、各种化学品和细菌。

5. 人在静止和坐立时每分钟将产生 10 000 个大于 $0.3\mu m$ 的微粒。

6. 人在头部和躯干做动作时每分钟将产生 100 万个大于 $0.3\mu m$ 的微粒。

7. 人在以 0.9m/s 的速度行走时每分钟将产生 500 万个大于 $0.3\mu m$ 的微粒。

8. 人咳嗽一次一般产生细菌 70～700 个 /min,打喷嚏一次一般为 4 000～62 000 个 /min。

9. 人穿平常衣服时发菌量 3 300～62 000 个 /min。而穿无菌服时,静止时的发菌量一般为 10～300 个 /min,躯体一般活动时发菌量为 150～1 000 个 /min,快步行走时的发菌量为 900～2 500 个 /min。

10. 有口罩发菌量与无口罩发菌量之比约为 1:7～1:14。

11. 人的发尘量与服装材料、样式、清洗与否、活动与否有关:①棉质发尘量最大,其次为的确良、去静电纯涤纶和尼龙;②大褂式发尘量最大,上下分装型次之,全罩型最少;③活动时的发尘量一般是静止时的 3～7 倍;④用溶剂洗涤过的发尘量降至用一般水清洗的五分之一;⑤洁净室内各种设施及维护结构的发尘量一般占 10% 左右,以地面为例,大约 $8m^2$ 地面的表面发尘量与一个静止的人的发尘量相当。

(六)洁净室的消毒与灭菌

消毒与灭菌两者的概念不同。灭菌是指杀死或去除物质中的全部微生物(包括细菌、病毒等),具有绝对的意义。即与灭菌对应的就是未灭菌,不存在灭菌多少的中间状态。因此,绝对的灭菌由于其很难达到或者达到无限长的时间而几乎不存在。消毒是指杀死大多数病原微生物或者使之减少到一定程度的处理方式,在这个过程中有一部分细菌或者病毒由于对热力或者药力的抗性而不被破坏,具有相对的意义。即消毒剂本身具有一定的灭菌范围。

常用的灭菌方法主要有:高温干燥灭菌、高压蒸汽灭菌、过滤灭菌和气体灭菌等。常用的消毒方法主要有:煮沸和常压蒸汽消毒、紫外线照射消毒、低温消毒、药剂消毒等。

紫外线消毒是洁净室最常用的消毒方式。紫外线的穿透能力非常弱,主要靠电离产生氧自由基来消毒。细胞培养室里面一些不能照射紫外的物品可以用一般的材料盖住。如:玻璃和有机玻璃都可以。可以通过安装吊灯、侧灯或顶灯的方式来进行。一般认为,环境温度在 20℃、相对湿度为 40%～60% 的条件下,紫外灯的灭菌效果最好。紫外线对不同菌种的杀菌作用也不同。如果把照射时间与照射强度的乘积定为照射剂量,当杀死大肠埃希菌所需剂量为 1 时,杀死葡萄球菌、结核分枝杆菌之类约需1～3,枯草菌及其芽孢及酵母菌之类约需 4～8,而霉菌类约需 2～50。由于紫外线灭菌效果有一定的局限性以及灭菌时可能导致的对人体的破坏性,利用紫外灯对生物洁净室进行全面灭菌已较少使用,只有在个别区域如更衣室、洗手间等有所应用。目前紫外线灭菌常用的是与空调系统相结合的气相循环消毒方式。

甲醛熏蒸消毒是药剂消毒的方法之一,也是目前生物洁净室常用的一种消毒方式。甲醛消毒有两种形式:一种是局部消毒,只对洁净室的局部空间进行小范围的消毒。可将甲醛直接在室内蒸发(或加热蒸发),室内温度最好在 20℃以上,作用时间 12～24h。熏蒸消毒时应密闭门窗。消毒后一般多用自然通风驱散甲醛气体,其需时较长,若急于排出气体,可将 25% 氨水加热蒸发中和。氨水用量为所用甲醛水溶液的一半,中和时间为 30min。另一种是与空调系统结合。甲醛从带有夹套的消毒罐内溢出,进入空调机组的送风总管,然后送入洁净室内。甲醛在 70℃以上极易蒸发,其与空调系统的结合使用可通过开、关阀门来实现。甲醛气体毒性非常强,所以操作时一定要带上防毒面具。开始消毒后要马上离开灭菌室,并关上门。

在甲醛灭菌前,先用新洁尔灭擦洗整个墙面。此外,平时地板灭菌也可以用新洁尔灭。新洁尔灭和酒精相比,最大的优点是便宜,而且可以稀释 50 倍用,而同样量的酒精价格可能是新洁尔灭的几十倍。

三、细胞培养室的规章制度

细胞培养室的实验对象是离体组织和体外细胞,对致病微生物及病毒无抵抗性,有被污染的危险性。因此,进入实验室必须提高警惕性,严格遵守下列规章制度,目的在于规范使用和维护细胞培养室,以发挥细胞培养室的最大效益,防止污染,确保培养室的正常运转:

1. 细胞培养室正常开放时间为 8:00～20:00,若加班可与当天值日生协调。周六、周日使用者必须在周五预约登记。

2. 根据需要,按预约制度使用细胞室,实验用品尽量一次带入,确保实验顺利完成。

3. 任何人员不得将与细胞培养室无关人员带入细胞培养室,外来人员未经细胞培养室主管教师的允许不得进入细胞培养室。

4. 凡进入细胞培养室的人员要有严格的无菌操作概念,进门要换鞋、要穿戴好工作服、帽子、口罩、手套,不必需的物品勿携入室内。进出细胞培养室各操作间须随手关门。

5. 使用前打开超净台紫外线灯,同时打开室内紫外线灯照射 30min 以上。

6. 使用仪器前认真阅读"操作规程",并严格按"操作规程"进行操作,未经管理者同意不得擅自更改仪器程序。使用后仪器恢复原位,并填写"使用情况记录"。如仪器出现故障,请及时通知实验室老师。

7. 操作时严格按无菌操作程序进行。不按规则进行操作造成他人细胞损失,酌情赔偿。

8. 未经实验者允许,不得翻阅其他实验者的细胞。

9. 实验室内应保持安静和良好秩序,实验时要严肃认真。不得在细胞培养室内聊天、大声喧哗,不得在细胞培养室做任何与实验无关的事情。值日生负责细胞培养室的卫生和监督。

10. 实验室内严禁吸烟和饮食。

11. 每次实验结束后,及时清理桌面、台面、地面,整理好用过的实验器材,将自己的物品放回到指定地点,不要随便堆放;关闭水浴箱、离心机、显微镜等;对实验不需要的细胞及时清理出培养箱;如实登记使用人、使用时间、使用内容、使用情况及有无异常情况出现等;用酒精棉球擦拭工作台面,并打开紫外灯照射 30min。观察培养箱 CO_2 的浓度,待正常后方可离开,并将废弃物品带出操作间。

12. 离开实验室前,脱去工作衣和拖鞋。关好水、电、门、窗,方可离开实验室。如有害材料或试剂污染桌、凳、地面、书或衣物等,应报告管理人员,并及时处理。

13. 无菌室内每周用新洁尔灭加紫外线消毒 1～2 次,每隔两周彻底清理并消毒 1 次。

14. 值日生应及时给培养箱更换灭菌的蒸馏水,检查培养箱的供气情况,如发现钢瓶内气体压力不足时应及时通知主管教师。

15. 加强细胞培养室的防火和防盗意识。细胞培养室内的物品一律不外借。

16. 每天最后一位离开的人员(一般为值日生)必须全面检查细胞培养室的仪器、门、电、空调等是否关好,以及细胞培养室的卫生整理工作,并在登记本上签字核实。

第二节　小鼠胚胎干细胞的分离培养和鉴定

一、实验目的

学习小鼠胚胎干细胞的分离、培养和鉴定。

二、实验要求

掌握小鼠胚胎干细胞的分离培养方法。

三、实验原理

1981 年 Evans 等人从小鼠囊胚中建立了第一个小鼠胚胎干细胞（embryonie stem cells，ESCs）系，至今已经建立了数百个小鼠的 ESCs 系，这些细胞系大多数来源于 129、C57BL/6J 和 BALB/C 品系的小鼠。以昆明株小鼠建立 ESCs 系为例，说明小鼠 ESCs 系的建立过程。ESCs 是具有多向分化潜能的全能干细胞，研究和利用 ESCs 是当前生命科学领域的热点问题之一。ESCs 具有与胚胎细胞相似的形态特征及分化潜能。ESCs 在体外极易分化，因此其多能性的维持需要一定的微环境。饲养层细胞除了在 ESCs 分离培养过程中具有促进全能性（或多能性）细胞的增殖和抑制其分化两方面的作用外，还具有营造细胞生长微环境的作用。饲养层在体外模拟了体内子宫内膜的角色，为胚胎的着床提供依托，并且饲养层分泌 LIF，明显促进胚泡的发育、ICM 的增殖、孵出及贴壁。ESCs 在饲养层上或含有白血病抑制因子（LIF）或分化抑制因子的培养基中培养时，可保持未分化状态（图 12-1）。

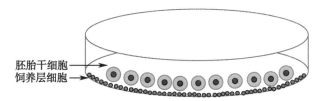

胚胎干细胞 →
饲养层细胞 →

图 12-1　胚胎干细胞培养模式图（引自 Firdos Alam Khan，Stem Cells Int. 2018；2018：1429351）

四、实验材料及试剂

（一）实验动物

昆明小鼠，6～8 周龄，雌雄各半，清洁级，常规喂养。

（二）主要试剂

孕马血清绒毛膜促性腺激素，人绒毛膜促性腺激素，DMEM 培养基，胎牛血清，10% 小牛血清，白血病抑制因子，丝裂霉素 - C，碱性磷酸酶等。

（三）主要设备及器材

器材：超净台、培养箱、倒置显微镜、剪子、镊子、止血钳、注射器、培养皿、离心管、吸管、培养瓶、冷冻低速离心机、恒温振荡水浴箱等。

五、实验方法及结果

1. **雌鼠受孕**　雌鼠于中午 12：00 腹腔注射孕马血清绒毛膜促性腺激素（8IU/ 只），48h 后腹腔注射人绒毛膜促性腺激素（8IU/ 只），然后雌、雄鼠同笼交配（1∶1），次日晨见阴栓者记为受孕 0.5d。

2. **饲养层细胞的制备**　无菌取出妊娠 12～16d 的鼠胚，去除头、尾、胸腹腔内脏和四肢后，用眼科剪剪成约 1mm³ 组织块，0.25% 的胰酶 37℃水浴消化 3～5min 后用含血清的培养基终止消化，制成 10⁵ 个 /ml 细胞悬液，接种在培养瓶中培养（培养液为 DMEM 和 10% 胎牛血清，培养条件为 37℃，饱和湿度，5%CO_2培养箱）。取第2、3代生长状态良好的鼠胚成纤维细胞加入含10μg/ml丝裂霉素-C（其作用是抑制分化）的上述培养基中培养2～3h后，常规胰酶消化，PBS充分洗涤以去除残留成分，单细胞悬液按1×10^6/ml的密度种植于培养皿中，细胞贴壁伸展后（约2h）即为制备完毕的饲养层细胞。该饲养层要求在1周内使用。

3. ESCs克隆的获取 麻醉后无菌剪开孕3.5～4d的小鼠子宫，用注射器从一侧注入冲胚液（含1%小牛血清的PBS）冲洗子宫壁，用凹皿收集囊胚后移至种植有饲养层细胞的培养皿中。用含20%胎牛血清的DMEM培养基中培养5d后，可以看到内细胞群（inner cell mass，ICM），呈明显的柱状，用玻璃微针将其挑出，胰酶消化、分散成单细胞悬液，接种于24孔培养板中。培养1d左右细胞开始贴壁，2d后可见有鸟巢状ESCs样克隆出现，然后半量换液，继续培养3～4d，可见克隆体积增大、折光性增强。挑取形态典型、周围没有分化迹象且生长旺盛的ESCs克隆，消化分散后重新接种。

4. 小鼠ESCs的鉴定

（1）形态学鉴定：①在倒置显微镜下观察ESCs克隆的形态特征及生长状态，可见培养的ESCs克隆呈鸟巢状，细胞小，细胞核大，排列紧密，边缘清晰；②碱性磷酸酶（alkaline phosphatase，ALP）染色呈阳性，可见细胞克隆呈红棕色或蓝色，成纤维细胞或分化细胞呈淡黄色或无色。

（2）核型的鉴定：传代后24～40h处于对数生长期的ESCs用秋水仙碱（终浓度为0.2μg/ml）处理1.5h左右，消化成单细胞悬液，滴片在空气中干燥后，Giemsa染色。核型分析是指在对染色体进行测量计算的基础上，进行分组、排队、配对并进行形态分析的过程。核型分析用于确定细胞系的性别以及检测可能存在的染色体畸形。一个成系的ESCs系应具有70%以上核型完整的细胞。目前建立的小鼠ESCs系都是XY型，XY型比XX型的核型更容易维持。

（3）体内外分化能力的检测：①体外分化：胰酶消化ESCs克隆，吹打成较小的细胞团（3～4个细胞），在无饲养层且不含LIF的培养基中悬浮培养2～4d，可以看到ESCs克隆能形成简单的拟胚体（embryoid bodies，EBs）或囊状拟胚体，再贴壁培养后，EBs外向性生长，周围分化的细胞形态呈多样性。②体内分化：将约1×10^7个ESCs注入经过免疫抑制的雄性昆明白鼠的腹股沟皮下，4周后处死小鼠，取出形成的畸胎瘤，常规石蜡切片，HE染色发现肿瘤中都包含了来自3个胚层分化的衍生物。

六、思考题

1. 分离培养小鼠ESCs的基本步骤是什么？
2. 饲养层细胞的作用是什么？

第三节 大鼠成骨细胞体外分离、培养及鉴定

一、实验目的

学习大鼠成骨细胞体外分离培养的基本方法，以及大鼠成骨细胞的鉴定方法。

二、实验要求

掌握大鼠成骨细胞体外分离培养的方法，了解大鼠成骨细胞形态学鉴定的基本方法。

三、实验动物及试剂

（一）实验动物

出生24h之内的新生大鼠，体重约4～6g，雌雄不限。

（二）主要试剂

DMEM培养液，胎牛血清，青、链霉素，胰蛋白酶，胶原酶，HE染色相关试剂、I型胶原抗体、SABC免疫组化试剂盒及茜素红-S染色液，碱性磷酸酶染色试剂盒。

四、实验原理

成骨细胞的体外培养是骨组织工程体外构建研究的基础。自从 Peck 于 1964 年首次成功将胎鼠骨组织在体外培养成骨细胞后,组织培养技术已成为研究成骨细胞形态、生物学特性、分化发育及代谢调节等重要手段。近来研究证实,骨细胞可来源于骨髓基质细胞,并在体外培养时可转化为成骨细胞,骨髓基质细胞诱导的成骨细胞数量虽多,但其成骨特性不稳定,而且培养条件不易控制。成骨细胞存在于硬的骨组织中,分离处理困难,可采用骨组织块法、酶消化法、骨膜组织块法、骨髓培养法等。本实验采用胰蛋白酶进行多次消化,胰蛋白酶仅能消化骨组织表面细胞周围的基质,而对埋藏于骨基质中大量静止的骨原细胞及骨细胞并无作用。胰蛋白酶消化液中含有骨组织中残留的血细胞、成纤维细胞、骨髓细胞及部分成骨细胞和骨细胞,均弃之不用。剩余的骨片再用胰蛋白酶消化。骨片在培养液中浸泡后,骨原细胞、骨细胞通过骨小管内细胞缝隙连接,感知外界溶液浓度变化,特别是钙离子浓度变化,开始活跃生长,通过骨细胞性溶骨作用释放出来,在骨片周围形成贴壁细胞。消化下来的细胞接种后,经 2~3 周培养可汇合成单层,取第 4 代细胞检测,可避免长期、反复传代培养引起细胞分化和表型的改变。

碱性磷酸酶(alkaline phosphatase,ALP)是成骨细胞成熟的标志性酶之一。目前普遍认为,ALP 在体外钙化中起关键性作用,若没有 ALP 活力,钙化就不会发生,因此 ALP 阳性是成骨细胞最具特性的生物学特性之一。成熟的成骨细胞能合成 I 型胶原,不合成 III 型胶原。因此采用 I 型胶原免疫组织化学染色的方法也可鉴定成骨细胞。本实验采用大鼠颅骨为材料,体外分离培养自体成骨细胞,并探讨其体外培养的各种生物学特性,为成骨细胞的进一步研究和应用及体外组织工程骨的构建奠定基础。

五、实验步骤

1. 成骨细胞分离和培养

1)动物处死及消毒:将大鼠实施安乐死,再用 75% 乙醇浸泡 10min,切开颅骨表面的皮肤、浅筋膜等组织,分离颅骨。取出颅骨骨片,将表面的软组织剔除干净,立即置于无菌 PBS 中反复漂洗 3 次。

2)胰酶消化骨块:将颅骨骨片剪成 1mm×1mm×1mm 大小的骨块,放入 3ml 胰酶中,37℃恒温水浴 15min,去除胰酶消化液,再将骨片放入 4ml 胶原酶和 1ml 胰酶的混合液中,37℃再消化 1h。

3)培养:收集消化下来的细胞,将细胞移入培养瓶中,加入含 10% 小牛血清的 DMEM 培养液,放入 37℃,5% CO_2 培养箱中,隔日观察及换液。

2. 成骨细胞形态学鉴定

1)爬片:将第 3 代细胞按 $1×10^6$/ml 的浓度接种于 6 孔培养板中,每孔内预先放入 1 块正方形玻片,培养条件同上。

2)HE 染色:待细胞爬片后,用 PBS 漂洗数次,10% 甲醛固定,按常规 HE 染色步骤进行染色。

3)碱性磷酸酶染色:将细胞爬片取出,PBS 漂洗数次后,90% 乙醇固定,采用碱性磷酸酶染色测定细胞的 ALP 活性。

4)I 型胶原免疫组织化学染色:将爬片的细胞取出,PBS 充分漂洗后,10% 甲醛固定,然后按照 SABC 免疫组织化学染色试剂盒说明的步骤进行操作,加一抗 4℃湿盒过夜,PBS 漂洗后,二抗室温孵育 1h,PBS 漂洗后,苏木素核复染,1% 盐酸酒精分色,常规系列浓度酒精脱水、二甲苯透明,中性树脂封片。

5)钙质的茜素红 -S 染色:将爬满细胞的盖玻片取出,PBS 充分漂洗后,10% 甲醛固定,行茜素红 -S 染色。蒸馏水快速冲洗后,复染液复染,冲洗后常规脱水透明,中性树脂封片。

6)透射电镜:取第 4 代细胞,3% 戊二醛固定,锇酸再固定,梯度乙醇脱水后环氧树脂包埋,做透射电镜观察。

六、注意事项

1. 由于组织块法分离骨组织耗时长,操作中胰酶反复消化,所以在分离过程中注意无菌操作,否则很容易造成污染。

2．必须充分对骨片进行预处理，剔除骨片表面包被组织，这些实际是一些未剥离完全的骨膜等结缔组织，其残留会阻滞成骨细胞的大量爬出。胰蛋白酶消化要充分，否则细胞不易从组织块中爬出来。

七、结果

1．倒置显微镜下观察　24h后，开始有细胞从骨块中爬行出来，贴壁生长，细胞呈梭形、鳞片状或三角形，胞体部具有纤细针状或树枝状分叉的突起。至5～6d，细胞明显增多，以骨块为中心呈放射状生长，随着细胞的不断增多，部分生长较快的区域开始融合成片。10～12d可长成单层。传代细胞经0.25%胰酶消化后变成圆形，经2～6h后恢复原来形态，并贴壁增殖，形态与原代细胞相似。12～14h后大部分细胞开始分裂生长，4～5d即可长满培养瓶。随着时间的延长，细胞形成集落，有钙结节出现。

2．HE染色　可见细胞核大，蓝染，胞质嗜碱性，尤以胞核周围明显，细胞质周围嗜酸性，细胞之间界线不清，突起之间有融合。

3．碱性磷酸酶染色　蓝紫色核被认为是碱性磷酸酶阳性。在细胞质内观察到棕色颗粒，一些分散在周围细胞周围。

4．Ⅰ型胶原免疫组织化学染色（图12-2），棕色的细胞质为Ⅰ型胶原。

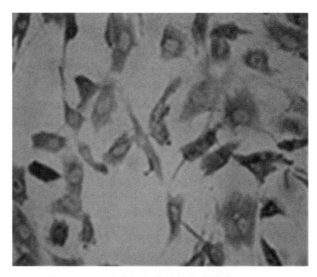

图 12-2　Ⅰ型胶原免疫组织化学染色（×400）

（引自：Jian-ming Hou，En-yu Chen，Shi-chao Wei，et al. Lactoferrin inhibits apoptosis through insulin-like growth factor I in primary rat osteoblasts[J]. Acta pharmacol Sin. 2014；35（4）：523-530.）

5．茜素红S染色　光镜下，可见细胞外有大量红染的小泡散在分布，小泡有很完整的包膜，或不完整包膜，内容物为钙质，有的溢出，红染透光，溢出的钙质呈片状、条带状分布，并且与细胞的集中程度有关。茜素红S染色显示细胞间有钙盐沉积，细胞聚集处较明显，表明基质钙化形成骨组织。

6．透射电镜　培养的成骨细胞含丰富的线粒体及粗面内质网，胞质内有大量的糖原颗粒，细胞核大，核仁多为1～2个，细胞周围有小突起。

八、结论

用大鼠颅骨骨片结合分段胰酶与胶原酶消化可以逐步消化分离成骨细胞，可获得纯度高、数量大的成骨细胞，该分离培养成骨细胞的操作简便易行，分离培养的细胞具有典型的成骨细胞特征，可作为骨组织工程体外构建的种子细胞。

九、思考题

1. 除了大鼠颅骨骨片，还有哪些部位可以获取成骨细胞？
2. 为什么培养的成骨细胞经钙-钴法染色后，胞质内可见大量棕黑色沉淀？

第四节　大鼠原代破骨细胞的分离、纯化培养和鉴定

一、实验目的

学习原代破骨细胞的分离培养方法，大鼠破骨细胞的纯化和鉴定方法。

二、实验要求

掌握原代破骨细胞的分离培养方法，了解大鼠破骨细胞常用的纯化及鉴定方法。

三、实验动物及试剂

（一）实验动物
出生 24h 内的新生大鼠，雌雄不限。

（二）主要试剂
DMEM 培养基，胎牛血清，胰蛋白酶，乙二胺四乙酸二钠（EDTA），萘酚 AS-BI 磷酸钠，酒石酸钾钠，N, N- 二甲基甲酰胺，ATP 二钠盐，马来酸，硫酸镁，硝酸铅，甲苯胺蓝，甘油明胶，硫化胺。

四、实验原理

由于大鼠个体小，存在于其四肢长骨里的成熟破骨细胞数量有限，所以机械分离大鼠长骨获得的破骨细胞数量很少，并且混有大量的单核细胞。密度梯度离心可提高破骨细胞纯度，但仍不能满足人们对获得高纯度破骨细胞的需求。利用破骨细胞特异抗体标记技术的免疫磁珠法和显微操作技术的单细胞分选法，由于设备和条件要求高，因此推广和应用范围受限。本实验用酶消化的方法获得了高纯度的破骨细胞，是依据破骨细胞具有较强贴壁能力及抗胰蛋白酶的特性，0.05% 胰蛋白酶 /0.02% EDTA 联合将贴壁能力较弱的单核基质细胞消化下来，留下贴壁能力较强的破骨细胞。抗酒石酸酸性磷酸酶（tartrate resistant acid phosphatase，TRAP）是破骨细胞特征性酶，其表达和分泌与破骨细胞功能密切相关，是破骨细胞重要的酶组化识别标志，普遍采用偶氮偶联组化分析技术，即在含酒石酸钾钠的酸性条件下，TRAP 将萘酚 AS-BI 磷酸盐水解产生萘酚 AS-BI，后者即与染液中六偶氮副品红结合，在酶活性部位形成不溶性红色沉淀。抗酒石酸酸性三磷酸腺酐（tartrate resistant acid three phosphoric acid anhydride，TrATPase）是 TRAP 的同工酶，与质子泵功能有关，是破骨细胞酸化吸收腔室、发挥有效吸收所必需的。在含酒石酸钾钠的酸性条件下，TrATP 将 ATP 二钠盐底物水解产生磷酸根，后者与硝酸铅反应生成磷酸铅沉淀，随即与硫化铵生成不溶性棕黑色硫化铅沉淀。骨片上形成的吸收陷窝是破骨细胞骨吸收的直接结果，是体外鉴定破骨细胞最可靠的指标。破骨细胞对骨组织的消化吸收过程包括无机盐溶解和胶原蛋白降解。胶原降解的速度较慢，吸收后的骨组织经超声清洗，残留的胶原纤维经甲苯胺蓝染成深蓝色。

五、实验步骤

（一）实验溶液的配制
1. DMEM 培养液（含 15% 胎牛血清）　DMEM 培养粉 1 袋加 2g 碳酸氢钠，青、链霉素最终浓度 100IU/ml、100μg/ml，加三蒸水至 1 000ml，过滤除菌，调节 pH 值至 7.2，加胎牛血清（终浓度为 15%）。
2. 0.05% 胰蛋白酶 /0.02% EDTA　把胰蛋白酶粉末（1∶250）0.05g 和 EDTA 0.02g 加入无 Ca^{2+}、Mg^{2+}

271

的 PBS 缓冲液使总体积至 100ml。过滤除菌,置 −20℃ 冰箱贮存,临用前放 4℃ 冰箱过夜解冻。

3. 玻片的制备 将 1cm×1cm 大小的玻片,泡酸过夜,自来水冲洗干净,蒸馏水洗 3 遍,烤箱烤干,高压消毒灭菌后备用。

4. 薄骨磨片的制备及处理 取新鲜成年牛股骨皮质 −20℃ 贮存。临用前用钢锯锯成 1cm 宽条后用磨片机磨成厚 50μm 的 1cm×1cm 骨片,蒸馏水中清洗 10 次,置于 75% 乙醇中,浸泡 24h,自然晾干,在超净台内骨片两面紫外线照射消毒后放于 DMEM 液中 4℃ 备用。

5. 抗酒石酸酸性磷酸酶(TRAP)染色液 孵育液 A 液即 0.2mol/L 醋酸缓冲液,取冰醋酸 0.29ml 和醋酸钠(无水)1.23g 溶于 100ml 三蒸水;孵育液 B 液即六偶氮副品红,取副品红 1g,加浓盐酸 5ml 及三蒸水 20ml,加热至 90℃,过滤后置于黑色瓶,4℃ 储存,临用前与等比例现配制 4% 亚硝酸钠缓慢搅拌混合;孵育液 C 液,取萘酚 AS-BI 磷酸钠 20mg 加入 1ml N,N- 二甲基甲酰胺溶解。取 B 液 1ml,加 A 液 8ml 混合后调 pH 为 5.0,再加 C 液 1ml,加酒石酸钾钠至 50mmol/L,溶解过滤后使用。

6. 抗酒石酸酸性三磷酸腺酐(TrATPase)染色孵育液 ATP 二钠盐 12.6mg,0.1mol/L Tris- 马来酸 20ml,2.5% 硫酸镁 2.5ml,2% 硝酸铅 1.5ml,再加酒石酸钾钠 338.6mg 溶解,调 pH 至 5.8。

(二)破骨细胞的分离与纯化

1. 破骨细胞机械分离培养 出生 24h 内的新生大鼠断颈处死,无菌取其四肢长骨,在无菌 PBS 液中除净附着在其表面的软组织。将其浸在 DMEM 培养基中去除干骺端,然后纵行剖开,刮骨髓腔内表面直至骨干成为很微小的碎片,用 300 目筛网滤过,用吸管反复多次轻吹洗筛网上残渣,吸取滤过悬液置于离心管内,4℃,1 000r/min 离心 10min,弃上清,加 4mlDMEM 培养液吹打均匀,接种于 24 孔板中,其中 24 孔板内分别置 1cm×1cm 玻片和骨片,其中有一骨片板孔加无细胞的 DMEM 培养液作为阴性对照,置于 37℃、5% CO_2 培养箱中培养。

2. 破骨细胞纯化培养 培养箱孵育 20h 后,轻吸取培养板中的培养液于离心管内,PBS 液冲洗培养皿 2 遍。然后用 0.05% 胰蛋白酶 /0.02% EDTA 联合消化培养皿内的细胞 5min 左右,再用含血清的 DMEM 终止胰蛋白酶反应。倒置相差显微镜观察(图 12-3),如残留的单核细胞较多可重复所有上述操作。置 37℃、5% CO_2 培养箱内培养。隔日换液 1 次。

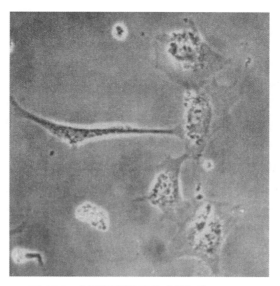

图 12-3 倒置显微镜下的破骨细胞(×100)

(三)破骨细胞的鉴定

1. 抗酒石酸酸性磷酸酶(TRAP)染色 玻片上培养的破骨细胞经 2.5% 戊二醛 4℃ 固定后放入孵育液内(对照组孵育液不含萘酚 AS-BI 磷酸钠),37℃ 孵育 50min,1% 甲苯胺蓝复染,甘油明胶封片,光镜观察。

2. 抗酒石酸酸性三磷酸腺酐（TrATPase）染色 玻片上培养的破骨细胞经 2.5% 戊二醛 4℃ 固定，放入孵育液内（对照组孵育液内不含 ATP 二钠盐），37℃ 孵育 40min，蒸馏水洗 3 次，1.5% 硫化铵孵育 1min，流水冲洗后换蒸馏水冲洗，甘油明胶封片。

3. 骨吸收孵育陷窝定量分析

骨片吸收陷窝计数：取出培养板中的骨片，2.5% 戊二醛固定 7min，在 0.25mol/L 氢氧化铵中超声波清洗 5min，共 3 次，系列梯度乙醇脱水，自然晾干，1% 甲苯胺蓝染液室温染色 3～4min，蒸馏水清洗，于 40 倍光镜下对整张骨片上的吸收陷窝计数。

吸收陷窝面积分析：经甲苯胺蓝染色骨片于光镜（×100）下随机选取 5 个视野拍摄照片，采用 Image J 软件系统勾画出骨陷窝轮廓，计算并比较各组陷窝面积。

吸收陷窝深度分析：经甲苯胺蓝染色骨片于 100 倍光镜下随机选取 5 个视野拍摄照片，由于陷窝着色深浅与其深度有关，采用 Image J 软件计算骨片上陷窝染色的平均光密度值，并以此比较陷窝深度的差异。

4. 扫描电镜观察

细胞经扫描电镜观察：培养玻片上的细胞，2.5% 戊二醛固定。再经 1% 锇酸后固定，乙醇系列脱水，醋酸异戊酯置换乙醇，二氧化碳临界点干燥，镀金。JEM-T300 扫描电镜观察破骨细胞。

破骨细胞在骨片上产生陷凹经扫描电镜观察：将上述甲苯胺蓝染色骨片再经 1% 锇酸后固定，乙醇系列脱水，醋酸异戊酯置换乙醇，二氧化碳临界点干燥，镀金。JEM-T300 扫描电镜观察骨片上的陷凹。

（四）实验结果与结论

1. 破骨细胞分离与纯化的结果 倒置相差显微镜下观察分离培养的成熟破骨细胞，可见破骨细胞数量较少，破骨细胞混在大量的单核基质细胞中，用 0.05% 胰蛋白酶 /0.02% EDTA 联合作用 5min 后，大部分单核基质细胞脱落，培养皿内剩余细胞为多核巨细胞。成熟破骨细胞体积大，多核（≥3 个），胞质丰满，细胞突起延展。细胞核大小数目不一，圆形或椭圆形，有的积聚在细胞中央，有的排列在细胞周边。

2. 破骨细胞鉴定的结果 TRAP 染色后的破骨细胞胞质内酶活性部位呈红橙色。TrATPase 染色后的破骨细胞酶活性部位呈棕黑色，图 12-4。

破骨细胞在骨片上培养后，在光镜下，与破骨细胞培养的骨片经甲苯胺蓝染色后，吸收陷窝为紫色或蓝紫色，图 12-5，吸收陷窝绝大部分呈梅花瓣形或腊肠形，有的呈圆形或椭圆形，边界轮廓清晰，陷窝底部纤维纹路隐约可见，图 12-6。

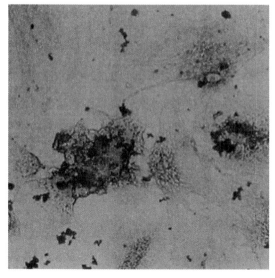

图 12-4　TRAP 染色后的破骨细胞（×100）

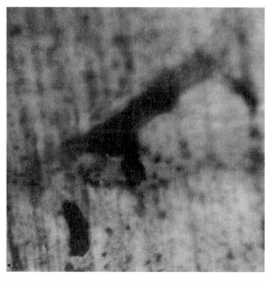

图 12-5　与破骨细胞培养的骨片经甲苯胺蓝染色后，紫色或蓝紫色的吸收陷窝（×100）

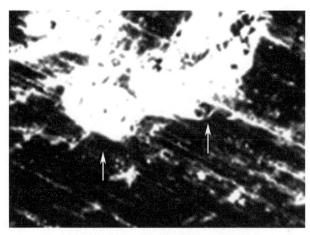

图 12-6　与破骨细胞培养的骨片扫描电镜显示吸收陷窝(×1 000)
从大鼠长骨机械分离, 0.05% 胰蛋白酶 /0.02% EDTA 联合消化可以纯化
破骨细胞。破骨细胞分泌的特异酶和噬骨的特性可以鉴定破骨细胞。

六、注意事项

1. 该纯化方法是建立在不同组织细胞贴壁能力不同而使细胞加以纯化,破骨细胞良好的贴壁能力是获得成功的前提条件。因此,在培养中应严格操作杜绝污染,为细胞生存提供有利的空间。

2. 酶作用时间不宜过长,否则会对细胞造成损伤,应短时多次纯化。纯化时应在镜下观察纯化效果,达到效果后应尽快终止消化,并且要彻底终止消化液作用,否则残留的胰蛋白酶将会损伤细胞。

七、思考题

1. 破骨细胞机械分离的原理是什么?
2. 纯化破骨细胞的实验方法有哪些,各自的优缺点是什么?
3. 鉴定破骨细胞的方法还有哪些?

第五节　脂肪干细胞的分离培养及其纯化鉴定

一、实验目的

1. 学习从脂肪组织中分离和提取脂肪源性干细胞。
2. 学习脂肪干细胞鉴定的基本方法。

二、实验要求

1. 掌握脂肪干细胞原代分离培养的步骤。
2. 了解脂肪干细胞纯化鉴定的方法。

三、实验动物、器材及试剂

1. **器材**　超净台、剪子、镊子、培养皿、50ml 离心管、200 目滤网、吸管、培养瓶、酒精灯、冷冻低速离心机、恒温振荡水浴箱、培养箱、显微镜、冰箱等。

2. **试剂**　小鼠:碘伏、5% 戊巴比妥钠、PBS、0.1% Ⅰ型胶原酶、L-DMEM 培养液(含 10% 胎牛血清、青、链霉素)。

人:PBS、0.1% Ⅰ型胶原酶、成人脂肪间充质干细胞完全培养基(含 10% 胎牛血清、青、链霉素、谷氨酰胺)、双抗。

四、实验原理

该实验是利用酶消化法分离提取脂肪组织中的间充质干细胞。胶原酶（collagenase）是从溶组织梭状细胞芽孢杆菌提取制备的，主要水解结缔组织中胶原蛋白成分。胶原酶的种类有Ⅰ～Ⅴ型以及肝细胞专用胶原酶，根据要消化的组织类型选择不同的胶原酶。如消化结缔组织用Ⅰ，Ⅲ型胶原酶；消化骨组织、脂肪组织用Ⅰ型胶原酶；消化软骨组织用Ⅱ型胶原酶；分离胰岛细胞用Ⅳ型胶原酶。本实验利用Ⅰ型胶原酶对细胞间质的消化作用，将脂肪组织中的基质、纤维等去除，使细胞分散，形成悬液。但此时形成的细胞悬液中包括脂肪干细胞、造血细胞、血细胞、内皮细胞等多种细胞混杂的细胞群。要得到较均一的脂肪干细胞还必须除去其他细胞。根据这些细胞的特性可以采用不同的方法排除。由于红细胞不贴壁，可以通过换液除去；对于贴壁细胞，可以根据其黏附能力的不同，通过调整胰蛋白酶的消化时间，使脂肪干细胞得到纯化。

脂肪间充质干细胞具有非单一性的多种标志的特点。因此目前对其的鉴定主要是通过将形态学特征、多种表面标志和具有向骨、软骨、脂肪、肌肉及神经等多种方向的分化功能相结合的方法。

五、实验步骤

（一）脂肪干细胞的分离与培养

1. 大（小）鼠脂肪干细胞

（1）固定大鼠，5% 戊巴比妥钠腹腔注射麻醉，75% 乙醇浸泡 5～10min。

（2）分离大鼠腹股沟区皮下脂肪组织，移入无菌培养皿中，仔细去除表面的小血管和纤维结缔组织，PBS 冲洗 3 遍。

（3）将冲洗干净的脂肪组织移入新的培养皿中，剪碎。

（4）将剪碎的脂肪移入离心管中（约 5ml），加入等体积的 0.1% 的Ⅰ型胶原酶，37℃水浴振荡消化 1h。

（5）加等体积的 L-DMEM 终止消化，800g、4℃，离心 5min。

（6）弃上清，沉淀用 3ml L-DMEM 吹打均匀，200 目滤网过滤。

（7）800g、4℃，离心 5min，沉淀用 L-DMEM 重悬。

（8）将细胞悬液移入培养瓶，37℃、5% CO_2、10% 饱和湿度条件下培养。

（9）24h 后换液，去除未贴壁的细胞。以后每 3 天换液 1 次。细胞达 80% 融合时传代。

2. 人脂肪干细胞

（1）从医院取回废弃的脂肪块或人吸脂术提取的脂肪组织。

（2）PBS 冲洗 3 次，清洗时反复颠倒，充分清洗。

（3）将冲洗干净的脂肪块移入新的培养皿中，剔除血管组织，剪碎，成乳糜状。吸脂术提取的脂肪组织不用剪碎，冲洗即可。

（4）将剪碎的组织加入无菌离心管中后加入等体积的 0.1% 的Ⅰ型胶原酶，放在调节为 37℃的摇床上震荡 1h。

（5）加入等体积培养基终止消化，反复吹打混匀后，4℃、1 000r/min 离心 5min。

（6）弃上清，沉淀用 3ml 完全培养基吹打均匀，200 目滤网过滤。

（7）4℃、1 000r/min 离心 5min。沉淀用完全培养基重悬。

（8）将细胞悬液移入培养瓶，37℃、5% CO_2、10% 饱和湿度条件下培养。

（9）24h 后换液，去除未贴壁的细胞。以后每 3 天换液 1 次。细胞达 80% 融合时传代。

（二）纯化与鉴定

脂肪干细胞的纯化

1. 通过传代完成脂肪干细胞的纯化，具体过程为：

（1）在细胞融合达 80% 时其培养液，PBS 漂洗两次，每次 10min，弃 PBS。

（2）培养瓶中加胰蛋白酶，37℃反应 2min，镜下确定细胞完全漂浮和分离。

（3）加入适量培养液终止胰蛋白酶，反复吹打。

（4）移至离心管，4℃下1 000r/min离心5min，弃上清，用细胞培养液重悬细胞沉淀，细胞计数后接种于新的培养瓶内。

2. **免疫磁珠、流式细胞术分选法**　原理是基于细胞表面抗原与磁珠上的特异性单抗结合，当细胞悬液通过磁场时，与磁珠相结合的细胞被吸引滞留在磁场中，其重点在于磁珠上抗体的选择，若只用单一特异性标记物可能造成其他脂肪干细胞亚群的丢失。由于脂肪干细胞的特异性标记物目前仍没有定论，所以此方法筛选脂肪干细胞有一定的局限性。目前有报道用CD29、CD44、CD49d、CD73、CD105等作为纯化脂肪干细胞的表面标记。研究者可根据实际需要进行有所选择。使用免疫磁珠法从培养的大鼠脂肪干细胞中纯化出CD29＋/CD71＋/CD73＋/CD90＋的脂肪干细胞亚群。

3. **密度梯度离心**　密度梯度离心法是根据不同颗粒之间的沉降系数不同，在一定离心力的作用下，不同颗粒以不同速度沉降，在密度梯度不同区域形成区带，从而分离不同密度的细胞。目前常用的离心介质包括聚蔗糖（ficoll分离液）和经过聚乙烯吡咯烷酮处理的硅胶颗粒混悬液（percoll分离液），对细胞无毒性和刺激性，通过离心将密度不等的细胞分离纯化。应用此方法时需考虑介质及其最佳密度的选择。介质和密度对细胞的表型、产量和活性均有不同程度的影响。

脂肪干细胞的鉴定：

1. **形态学鉴定**　脂肪干细胞形态与骨髓来源的干细胞形态相似，呈成纤维细胞样。

2. **表型鉴定**　由于目前还没有鉴定脂肪干细胞的特异性标记，现多用流式细胞仪分析其表面抗原。间充质干细胞标记CD44、CD90、CD105表达阳性，不表达内皮细胞标记CD31和血细胞标记CD45。另外脂肪干细胞CD49d阳性、CD106阴性，与骨髓干细胞正好相反，以此可以区分两者。

3. **功能鉴定**　在一定的体外培养条件下，脂肪干细胞可以诱导成为成骨细胞、软骨细胞、脂肪细胞、内皮细胞、神经细胞等。

六、注意事项

1. 要注意无菌操作，以免细胞污染。

2. 脂肪组织剪得越碎越好，以提高消化效率。我们的经验是5～10ml的脂肪组织消化1h，若脂肪组织量较多，可以分装多管消化，不提倡延长消化时间。

3. 一般原代提取细胞贴壁会有些慢，可以考虑在培养瓶事先铺一层多聚赖氨酸，3～4h后倒出，用PBS清洗两遍。

七、结果

体外培养的脂肪来源的干细胞，贴壁后呈长梭形。7d左右脂肪干细胞能达到70%～80%融合，此时细胞呈螺旋状或漩涡状生长。

八、结论

从动物脂肪组织中能提取出脂肪源性干细胞，并能在体外培养生长，呈现成纤维细胞形态，具有间充质干细胞的形态特点。

九、思考题

1. 脂肪干细胞分离培养的原理是什么？

2. 纯化和鉴定脂肪干细胞的基本方法是什么？

第六节　脂肪干细胞向脂肪细胞的诱导分化及鉴定

一、实验目的

1. 学习脂肪间充质干细胞成脂分化的原理和步骤。
2. 学习脂肪间充质干细胞成脂分化后的基本鉴定方法。

二、实验要求

1. 掌握脂肪干细胞成脂诱导剂的配制和诱导方法。
2. 掌握脂肪细胞的基本鉴定方法。
3. 了解脂肪干细胞向脂肪细胞分化的原理。

三、实验动物、器材及试剂

1. **器材**　六孔培养板、盖玻片、玻璃吸管、血细胞计数板、超净台、培养箱、低温低速离心机、倒置相差显微镜等。

2. **试剂**　HG-DMEM、0.25% 胰酶、FBS、胰岛素、地塞米松、3- 异丁基 -1- 甲基黄嘌呤（IBMX）、吲哚美辛、4% 多聚甲醛、油红 O、中性树胶、RT-PCR 试剂盒等。

（1）成脂诱导培养液的配制：HG-DMEM、10% FBS、0.5mmol/L IBMX、1μmol/L 地塞米松、10μmol/L 胰岛素、200μmol/L 吲哚美辛、青链霉素双抗。

（2）油红 O 贮备液的配制：0.5g 油红 O、100ml 异丙醇，倒入三角烧杯内，水浴中稍加热溶解，冷却后过滤，密封 4℃保存备用。

（3）油红 O 工作液的配制：油红 O 贮备液 6ml 加蒸馏水 4ml，静置 10min，现用现配。

四、实验原理

脂肪干细胞是一类重要的成体干细胞，与骨髓间充质干细胞具有很多相似的生物学特性，可以向多种类型的细胞进行诱导分化。临床上脂肪抽吸术后脂肪组织大多丢弃，造成了宝贵干细胞的大量浪费。而脂肪干细胞可以从这些丢弃的脂肪抽吸物中分离出来，通常每毫升脂肪抽吸物大约可以分离出 2×10^5 个干细胞，其取材简单、来源丰富、增殖能力强，初步显示了作为组织工程种子细胞的巨大优势。

脂肪细胞分化的过程大致为：①前脂肪细胞发生克隆性增生，细胞数目显著增多，该过程与激素、生长因子、cAMP、细胞外基质等诱导剂促进细胞有丝分裂活动有关；②前脂肪细胞在上述诱导剂的介导下，表达特异性分化转录因子，并终止增殖。这些分化转录因子诱导特异性功能基因（包括实现能量贮存和能量动员所需的关键酶系、调节蛋白、激素受体、细胞骨架等）的转录和翻译，胞内三酰甘油大量积累，形成典型的脂肪细胞。

在脂肪分化调控过程中，核激素受体家族成员 PPARγ2、转录家族成员 C/EBP 及脂肪决定分化因子 I（ADD1-SREBP）起决定性作用。脂肪间充质干细胞向脂肪细胞分化的具体机制尚不清楚，可能是几种诱导剂通过复杂的信号转导，协同启动和调控了一连串脂系细胞相关基因的表达。

本实验应用 3 异丁基 -1- 甲基黄嘌呤（IBMX）、胰岛素、地塞米松和吲哚美辛作为诱导剂，诱导脂肪干细胞向脂肪细胞分化。IBMX 是磷酸二酯酶（PDE）的特异性抑制剂，可提高胞内 cAMP 的水平，cAMP 通过激活 cAMP 反应元件结合蛋白 CREB 来调控 C/EBPα 和 C/EBPβ 的表达，促进脂肪细胞的产生。胰岛素能促进前体脂肪细胞和原代脂肪细胞的分化，胰岛素不仅能加速葡萄糖的转运，还能调节脂类合成酶的表达。胰岛素可以通过调节 MAPK 信号传导途径以及降低核蛋白磷酸酶 PP2A 的活性来调节 CREB 的磷酸化和转录活性。CREB 的激活不仅可以促进 C/EBP 的表达，也能够增加 PPARγ 的表达。此外，胰岛素可能还通过激活磷酸肌醇 3- 激酶（PI3K）信号途径来调节脂肪的分化。**糖皮质激素对前脂肪细胞分化的作用，由糖皮质激素受体（GR）数目的多少调节，GR 数目增多增加了前脂肪细胞对糖皮质激素的敏感性，从而促进其分化。**地塞米松可激活脂肪干细胞表面的糖皮质激素受体，诱导脂肪细胞前期分化的标志基因 C/EBPs 的产生，同时降低脂肪细胞分化抑制因子 Preadipocyte factor-1（Pref-1）的表达。

研究表明，转录因子 PPARγ 和 C/EBPα 在成脂分化中起着关键作用，是成脂分化过程中的特异性基因，一般通过 RT-PCR 方法可检测诱导后的脂肪细胞中是否有这两种特异性基因的表达。另外，与脂肪分化相关的检测基因还有：脂蛋白酯酶（LPL）、Leptin、脂肪酶结合蛋白 aP2、Glu4 等。对成脂诱导后细胞的形态学鉴定多用油红 O 染色法。油红 O 是一种易溶于苯，溶于乙醇和丙酮，不溶于水的脂溶性物质，它是目前被认为最优良的脂肪染色染料，在脂肪内能高度溶解，从而染色，能保存组织中的脂肪滴。油红 O 能特异性的将脂滴染成红色，显微镜下观测到细胞内脂滴大量聚集，油红 O 染色强阳性，说明脂肪干细胞已经分化为脂肪细胞。

五、实验步骤

（一）成脂诱导培养

1. 取第 3 代的脂肪间充质干细胞，PBS 冲洗，常规 0.25% 胰酶消化，制成单细胞悬液。

2. 细胞计数，调整细胞密度为 1×10^4/ml，接种于预先放有盖玻片的六孔板内以制备细胞爬片。

3. 每孔加入 L-DMEM 生长培养基，37℃、5% CO_2、饱和湿度条件下培养。

4. 24h 后，待玻片上细胞达 80% 融合时，吸去 L-DMEM 培养液，PBS 冲洗后，实验组每孔加入成脂诱导培养液 1ml，对照组加入等量常规培养基，37℃、5% CO_2、饱和湿度条件下培养。

5. 每 3 天换液 1 次，连续培养 2～3 周。

6. 镜下观察细胞形态的变化和生长情况。

（二）脂肪细胞的油红 O 染色鉴定

1. 分别取诱导 1、2、3 周的细胞爬片，PBS 冲洗 3 次，每次 2min。

2. 4% 多聚甲醛 4℃固定 30min，60% 异丙醇漂洗 2min。

3. 加入油红 O 工作液染色 10min。

4. 60% 异丙醇漂洗，自来水冲洗。

5. 苏木素复染 1min，PBS 冲洗。

6. 干燥、封片。

7. 镜下观察细胞形态和染色效果。

（三）RT-PCR 检测脂肪细胞分化的特异基因

脂肪干细胞成脂诱导后 3 周，用 RT-PCR 方法检测 *PPARγ*、*LPL*、*aP2* 等基因的表达。具体方法见相关章节。

六、注意事项

1. 诱导组细胞在成脂诱导剂的作用下，细胞增殖受到抑制，而对照组的细胞则保持扩增状态，因此随着培养时间延长，两组的细胞量出现明显差异。此时，对照组细胞若长满时，可以常规消化传代，以减低细胞密度。或者，对照组细胞仍在培养瓶中培养，在染色前 24～48h 行细胞爬片。

2. 成脂诱导后的脂肪细胞行油红 O 染色时，细胞固定不能使用乙醇，因为乙醇对脂肪细胞中的脂滴有破坏作用。可以选择不含乙醇的固定液，如 4% 多聚甲醛或 10% 甲醛。洗涤多余染液可用异丙醇，效果较好，不会破坏脂肪细胞。虽然也有人用 70% 乙醇漂洗，但我们的经验认为效果不如异丙醇。

3. 油红 O 染色时，镜下观察染色满意后，也可不用苏木素复染，直接封片。但我们认为复染后的片子对比显著，视觉效果佳。

七、结果

1. 脂肪干细胞换成脂诱导液后,细胞基本停止增殖。诱导24h即可见细胞形态发生改变,由长梭形变为圆形或椭圆形,细胞变小;3d后,部分细胞胞质中开始出现小脂滴;以后脂滴逐渐增多增大,2周后可见有的细胞中数个小脂滴融合形成较大的脂滴;至3周时,绝大多数细胞胞质内形成高折光的大脂滴,甚至可以充满整个细胞。而对照组的细胞形态和大小未出现改变。

2. 油红O染色显示,脂滴呈红色,位于胞质中央,占据细胞内的绝大多数体积;胞核呈蓝色,多偏于一侧。这与成熟的脂肪细胞的特征基本相同,而对照组细胞未见脂滴形成,油红O染色呈阴性。

3. RT-PCR检测显示诱导后的脂肪细胞表达 *PPARγ*、*LPL* 和 *aP2*,表明脂肪干细胞已分化为成熟的脂肪细胞。

八、结论

1. 脂肪间充质干细胞在3异丁基-1-甲基黄嘌呤、胰岛素、地塞米松和吲哚美辛等药物的诱导下可以向脂肪组织分化,分化的细胞内出现富集的脂质小泡,直至充满整个细胞。

2. 诱导后的细胞表达过氧化物酶增殖物激活受体γ(PPARγ)、脂蛋白脂酶(LPL)和脂肪酶结合蛋白aP2,并且细胞内的脂滴油红O染色呈阳性,具有脂肪细胞的特征。

九、思考题

1. 脂肪间充质干细胞成脂诱导后油红O染色时需要注意的问题是什么?为什么不能用乙醇固定细胞?

2. 脂肪间充质干细胞成脂诱导的原理是什么?诱导后细胞形态会出现什么样的变化?

第七节　脂肪干细胞向成骨细胞的诱导分化及鉴定

一、实验目的

1. 学习脂肪干细胞向成骨细胞诱导分化的方法和基本原理。
2. 学习诱导后成骨细胞的鉴定方法。

二、实验要求

1. 掌握脂肪干细胞成骨诱导的步骤。
2. 掌握脂肪干细胞成骨鉴定的方法。

三、实验动物、器材及试剂

1. **器材**　六孔培养板、盖玻片、吸管、血细胞计数板、超净台、培养箱、低温低速离心机、倒置相差显微镜等。

2. **试剂**　DMEM、PBS、FBS、青霉素和链霉素、0.25% 胰酶、地塞米松、β-甘油磷酸钠、维生素C、巴比妥钠、氯化钙、硫酸镁、4% 多聚甲醛、伊红、硫化铵、硝酸钴、甘油明胶、茜素红。

(1)成骨诱导培养液的配制:G-DMEM、10mmol/L β-甘油磷酸钠、50mg/L 维生素C、10^{-7}mol/L 地塞米松、10%FBS、双抗。

(2)钙钴法孵育液的配制:将 20g/L 巴比妥钠 5ml、30g/L β-甘油酸钠 5ml、20g/L 无水氯化钙 10ml、50g/L 硫酸镁 0.5ml 放入到 2.5ml 蒸馏水中,pH 调至 9.4。

(3)0.1% 茜素红染液配制:0.1g 茜素红,100ml PBS,溶解后 pH 调至 7.2。

（4）4% 多聚甲醛配制：4g 多聚甲醛、100ml 蒸馏水，加入少量 NaOH，磁力搅拌器稍加热搅拌至完全溶解，调 pH 至 7.2。

四、实验原理

脂肪间充质干细胞与骨髓间充质干细胞相同，具有广泛的分化潜能。大量的实验证明，脂肪间充质干细胞不仅可以分化为骨细胞、软骨细胞等中胚层来源的组织，还可以跨胚层分化为神经细胞、肝脏细胞等。本实验根据脂肪干细胞的这一特点，选用地塞米松、维生素 C 和 β- 甘油磷酸钠诱导其向成骨细胞转化。地塞米松具有促进胶原、骨钙素和骨桥蛋白合成和调节成骨表型细胞合成胰岛素样生长因子的作用，并且能抑制细胞增殖；维生素 C 是合成胶原和骨形成的必需物质；β- 甘油磷酸钠可以通过提供有机磷，诱导激活碱性磷酸酶，促进有机磷向无机磷转化，加速钙盐沉积；因此上述三种化学药物均可以促进脂肪间充质干细胞向成骨细胞转化。

脂肪干细胞成骨诱导后表现成骨细胞的形态特征，更重要的是检验是否具有成骨细胞的功能特征。本实验采用碱性磷酸酶的表达和钙盐沉积两项指标进行检测。碱性磷酸酶的表达是成骨活动是否活跃的一种标志。钙钴法是检测碱性磷酸酶的方法之一，其原理是碱性磷酸酶在 pH 9.2 以下，在 Mg^{2+} 激活下能将 β- 甘油磷酸钠中的磷酸水解出来，与钙盐结合形成磷酸钙，磷酸钙和硝酸钴生成磷酸钴，后者经硫化铵处理变成棕黑色的硫化钴沉淀。从而在成骨细胞胞质中可见褐色沉淀，显示细胞内碱性磷酸酶的含量。碱性磷酸酶的活性越高，说明脂肪干细胞向成骨细胞分化的程度越高。

测定细胞内钙的含量也是证明脂肪干细胞诱导成骨细胞的主要依据。检验钙结节形成的方法有茜素红染色法和 Von Kossa 法，本实验选用前一种方法。茜素红能和钙发生显色反应，产生一种深红色的带色化合物，这样钙结节也就被染成了深红色。

五、实验步骤

1. 成骨诱导培养
（1）取第 3 代的脂肪间充质干细胞，PBS 冲洗，0.25% 胰酶消化成单细胞悬液。
（2）细胞计数，调整细胞密度为 $10^4/ml$，接种于预先放有盖玻片的六孔板内以制备细胞爬片。
（3）每孔加入 L-DMEM 培养液，37℃、5% CO_2、饱和湿度条件下培养。
（4）24h 后，待玻片上细胞达 80% 融合时，吸去 L-DMEM 培养液，PBS 冲洗后，实验组每孔加入成骨诱导培养液 1ml，对照组加入等量普通培养基，培养箱中培养。
（5）每 3 天换液 1 次，连续培养 2～4 周。
（6）镜下观察细胞形态的变化和生长情况。

2. 成骨细胞的鉴定
（1）碱性磷酸酶钙钴法染色：①成骨诱导 2 周后，取出六孔板中的盖玻片，PBS 冲洗 3 遍，每次 5min；② 4% 多聚甲醛中固定 30min，蒸馏水冲洗 5min；③ 37℃孵育中 1h，蒸馏水冲洗 5min；④ 20g/L 硝酸钴溶液内浸泡 5min，蒸馏水漂洗 1min；⑤ 10g/L 硫化铵溶液浸泡 1min，蒸馏水漂洗；⑥伊红复染，甘油明胶封片。
（2）茜素红染色：①成骨诱导 3 周后，取出六孔板中的盖玻片，PBS 冲洗 3 遍，每次 5min；② 4℃、4% 多聚甲醛固定 30min，蒸馏水冲洗数次；③加入茜素红染液，37℃染色 30min，PBS 冲洗，自然干燥；④甘油明胶封片。

六、注意事项

1. 制备细胞爬片时应尽可能地将细胞吹散，使其成为单细胞，以免影响染色效果。

2. 一般细胞接种 24h 即可达到 80% 融合，若未达到可适当延长培养时间，同样如细胞生长较快可减少培养时间。接种的细胞生长太密或太稀都会影响染色效果。

3. 脂肪干细胞成骨诱导后的鉴定，固定细胞时不能用乙醇，可以用多聚甲醛或甲醛溶液，我们的经验是用多聚甲醛效果较好。

4. 脂肪干细胞的分化能力会随着扩增代数的增高而降低,应尽量使用代数较早的细胞,一般用第3～5代的细胞较好。

七、结果

1. 更换成骨诱导培养液后细胞的增殖速度减慢,形态逐渐发生改变,7d 时可见细胞由长梭形变为多角形,随着时间延长,多角形的细胞逐渐增多;一般 2 周左右,细胞开始聚集成团,3 周后可见较大的细胞结节形成,结节周围细胞呈放射状分布。对照组细胞形态和增殖均无改变。

2. 诱导 2 周时碱性磷酸酶染色可见大多数细胞呈阳性反应,阳性细胞呈褐色至黑色,胞质内可见棕黑色细小均匀颗粒,部分细胞呈强阳性反应。对照组细胞呈阴性。

3. 茜素红染色可以检测钙沉积的情况,阳性表现为镜下可见深红色的结节形成,中央区因钙沉积较多可呈深黑色,成骨细胞包埋其中而轮廓不清。对照组细胞无钙结节形成。

八、结论

1. 脂肪干细胞在一定浓度的地塞米松、β-甘油磷酸钠和维生素 C 联合作用下可以向成骨细胞诱导分化。

2. 诱导后的类成骨细胞表达碱性磷酸酶和形成钙结节,具有成骨细胞的特征。

九、思考题

1. 成骨细胞鉴定的方法及其原理是什么?

2. 脂肪干细胞成骨诱导培养液的组成及其作用?

第八节　脂肪干细胞向软骨细胞的诱导分化及鉴定

一、实验目的

1. 学习脂肪干细胞向软骨细胞诱导分化的方法和基本原理。

2. 了解成软骨细胞分化与鉴定的基本方法及原理。

3. 了解成软骨分化的常用细胞因子及其生物学作用。

二、实验要求

1. 掌握脂肪干细胞成软骨诱导的步骤。

2. 掌握脂肪干细胞成软骨鉴定的方法。

3. 熟悉采用 RT-PCR 方法检测蛋白多糖和Ⅱ型胶原 mRNA 的表达。

三、实验动物、器材及试剂

1. **器材**　六孔培养板、盖玻片、玻璃吸管、血细胞计数板、超净台、培养箱、低温低速离心机、倒置相差显微镜染缸,PCR 仪,旋涡震荡器,pH 计,电泳仪,磁力搅拌器等。

2. **试剂**　HG-DMEM、0.25% 胰酶、FBS、TGF-β1、胰岛素、维生素 C、地塞米松、转铁蛋白、丙酮酸钠、甲苯胺蓝、Ⅱ型胶原单克隆抗体、4% 多聚甲醛、中性树胶、苏木精、蒸馏水、盐酸乙醇、二甲苯、过氧化氢等。

3. **细胞**　第三代脂肪干细胞

4. **软骨诱导培养液的配制方法(两种,任选其一)**

(1) HG-DMEM、1% FBS、10ng/ml TGF-β1、6.25μg/ml 转铁蛋白、6.25μg/ml 胰岛素、37.5mg/L 维生

素 C、10^{-7}mol/L 地塞米松、110μg/ml 丙酮酸钠、双抗。

（2）按照 HG-DMEM，1% FBS，BSA（1.25μg/ml），丙酮酸钠（110μg/ml），胰岛素（6.25μg/ml），地塞米松（39.25ng/ml），Vc 磷酸盐（37.5μg/ml），L- 脯氨酸（46μg/ml），L- 谷氨酰胺（50μg/ml）的配方配制成不含细胞因子的不完全诱导液，0.22μm 过滤除菌，使用时加入适量 GDF-5，使其浓度成为 100ng/ml 的软骨细胞诱导液。

5. 1% 甲苯胺蓝染液的配制 1.0g 甲苯胺蓝，100ml 双蒸水，混合溶解。

6. 阿利新兰染液的配制 将浓盐酸 8.5ml 加入 91.5ml 蒸馏水配成 0.1N Hcl 100ml，然后取 1.0g 阿利新兰染料加入上述溶液中。

四、实验原理

运用自体和异体软骨细胞、软骨组织移植，生物支架材料，生长因子，干细胞和基因工程技术，组织工程在软骨修复方面得到了迅猛发展。然而，由于成熟软骨细胞为高分化细胞，其增殖能力十分受限，难以提供足够的细胞数量来进行移植治疗，很大程度上限制了其实际的临床应用。鉴于脂肪间充质干细胞来源广泛、易于获得、对机体影响小、并有强大的自我更新能力和多向分化潜能，因而可能会成为理想的软骨组织工程种子细胞。

应用 TGF-β1、转铁蛋白、胰岛素、维生素 C、地塞米松和丙酮酸钠作为诱导剂，诱导脂肪间充质干细胞向软骨细胞分化。TGF-β1 具有促进原始的间充质细胞向软骨细胞分化的作用，它对细胞的增殖作用较小，能增加前软骨细胞的凝聚，促进软骨基质的形成。有资料表明，TGF-β1、TGF-β2、TGF-β3 均有诱导成软骨的能力，但 TGF-β2 和 TGF-β3 比 TGF-β1 成软骨能力要高，在 TGF-β3 存在的情况下，骨髓间充质干细胞可以合成蛋白聚糖（aggrecan），连接蛋白，纤维素，软骨寡聚基质蛋白，层黏蛋白，II 型胶原和软骨黏连蛋白，几乎正常关节软骨的所有成分。TGF-β3 在脂肪间充质干细胞向软骨细胞方向的诱导能力和 TGF-β1 比较并没有明显的优势。地塞米松是诱导液中一种重要成分，它可抑制脂肪干细胞向脂肪细胞分化，并可以与脂肪干细胞糖皮质激素受体结合，激活细胞表面受体，促进其向软骨细胞分化。胰岛素是体外培养的细胞成活、有丝分裂、糖原合成必不可少的物质，在含色氨酸的培养基可能存在抑制有丝分裂物质因子，这些物质因子和胰岛素样生长因子结合位点的亲和力高于胰岛素与之结合的亲和力，因此，需要高浓度的胰岛素结合这些位点。维生素 C，即抗坏血酸，促进细胞合成胶原时脯氨酸和赖氨酸羟基化，有利于三维结构的形成。胰岛素是细胞的重要生长因子，能够刺激葡萄糖的利用及 RNA、蛋白和磷脂的合成。胰岛素是体外培养的细胞成活、有丝分裂、糖原合成必不可少的物质，在含色氨酸的培养基可能存在抑制有丝分裂物质因子，这些物质因子和胰岛素样生长因子结合位点的亲和力高于胰岛素与之结合的亲和力，因此，需要高浓度的胰岛素结合这些位点。转铁蛋白是一种结合铁的糖蛋白，转铁蛋白的缺乏常会造成大多数细胞的生长抑制、甚至死亡。转铁蛋白可作用于细胞表面的相应受体，促进铁的穿膜传递；也有报道认为它可螯合其他微量元素。维生素 C 作为一种辅助的培养基试剂对于脂肪间充质干细胞成软骨分化过程中胶原蛋白和蛋白聚糖的合成也有着一定的促进作用。丙酮酸钠作为细胞培养中的替代碳源；谷胺酰胺既为补充必需氨基酸，又为补偿随着时间的延长发生自然降解的谷氨酰胺。

此外，应用含 GDF-5 细胞因子、地塞米松、维生素 C、L- 脯氨酸和 L- 谷氨酰胺等的培养液诱导脂肪干细胞向成软骨细胞转化。GDF-5 又称为 CDMP-1 或 BMP-14，优势表达于软骨，如胚胎发育时长骨的软骨中轴、胎儿的关节软骨以及成年人的关节软骨等，在长骨发育时能够促进间充质细胞聚集和软骨发生，促进软骨细胞合成代谢，增加软骨细胞合成特异性细胞外基质氨基葡糖多聚糖（GAG），维持软骨表型和自稳状态。BSA 和脯氨酸作为一种营养成分，供细胞合成胶原。

作为软骨细胞的特异性分泌物，酸性糖胺多糖、II 型胶原蛋白和蛋白聚糖（aggrecan）是鉴定软骨细胞最特异的表面标志，因而是检测软骨细胞分化形成的最重要指标。甲苯胺兰能够结合细胞胞质和胞外基质的蛋白聚糖硫酸基。以组织化学甲苯胺蓝染色法检测，培养物的细胞外基质部分若存在酸性糖胺多糖则呈异染性[甲苯胺蓝是一种蓝色的碱性染料，可将细胞内、外的某些物质染成紫红色，而不是蓝色,这种染色现象称为异染性(metachromasia)]。甲苯胺蓝染色显示软骨细胞周围异染性基质。用Ⅱ型胶原的抗体作免疫细胞化学染色,根据显色结果,可以判断培养细胞是否具有或保持着软骨细胞的生物学特征。

五、实验步骤

(一)成软骨诱导培养

1. 取第3代的脂肪间充质干细胞,PBS冲洗,常规0.25%胰酶消化,制成单细胞悬液。

2. 细胞计数,调整细胞密度为10^4/ml,接种于预先放有盖玻片的六孔板内以制备细胞爬片。

3. 每孔加入L-DMEM生长培养基,37℃、5% CO_2、饱和湿度条件下培养。

4. 24h后,待玻片上细胞达80%融合时,吸去L-DMEM培养液,PBS冲洗后,实验组每孔加入成软骨诱导培养液1ml,对照组加入等量普通生长培养基,培养箱中培养。

5. 每3天换液1次,连续培养2~3周。

6. 镜下观察细胞形态的变化和生长情况。

(二)软骨细胞的鉴定

1. 甲苯胺蓝染色

(1)分别取诱导2周和3周后的细胞爬片,PBS漂洗2min。

(2)4%多聚甲醛4℃固定30min。

(3)自来水冲洗15min,蒸馏水洗5min。

(4)加入1%甲苯胺蓝染液2h,95%乙醇去除多余染液。

(5)干燥,中性树胶封片。

2. 阿利新兰染色

(1)取100ng/ml GDF-5诱导2周后细胞爬片,PBS漂洗2min。

(2)4%多聚甲醛固定30min,0.1mol/L HCl漂洗5min使pH值降至1.0。

(3)在0.1mol/L HCl中进行1%阿利新兰染色过夜。

(4)0.1mol/L HCl漂洗两次,共5min。

(5)干燥后,中性树胶封片,光学显微镜下观察。

3. Ⅱ型胶原免疫组化染色

(1)取诱导后的细胞爬片,PBS洗涤2次,每次3min。

(2)4%多聚甲醛固定30min,PBS洗涤3次,每次2min。

(3)用0.1% Triton-100 PBS溶液滴在细胞爬片上,4℃,20min,PBS冲洗3次,每次2min。

(4)加入3%过氧化氢溶液30min,以消除内源性过氧化物酶的影响,PBS冲洗3次,每次2min。

(5)5% BSA封闭非特异性染色,室温孵育30min,甩干。

(6)加入一抗为Ⅱ型胶原单克隆抗体的工作液,37℃孵育1h或4℃过夜。对照组用PBS替换一抗。

(7)吸去抗体,PBS洗3次,每次5min。

(8)加入二抗,37℃孵育30min,PBS洗3次,每次5min。

(9)加SABC,37℃孵育30min,PBS洗3次,每次5min。

(10)加入DAB显色液,时间一般3~10min,可在显微镜下连续观察,待细胞着色而背底颜色较淡时马上吸去显色液,用蒸馏水迅速冲洗终止反应。

(11)苏木素复染,盐酸乙醇分化,水洗。

(12)梯度乙醇脱水,二甲苯透明,中性树脂封片。

(13)镜下观察。

4. Ⅱ型胶原和蛋白多糖(aggrecan)mRNA检测

(1)实验物品的准备和处理:所用塑料制品均用1%的DEPC水浸泡,通风橱中室温过夜。取出烤干后高温高压蒸气灭菌,烤干备用。

（2）引物设计：根据 GeneBank 所公布Ⅱ型胶原、蛋白多糖 mRNA（以种属兔为例）完全基因序列，采用 primier5.0 设计软件设计引物序列（表 12-3），并在 NCBI 中的 Blast 程序（http://www.ncbi.nlm.nih.gov/BLAST/ 进行核酸序列相似性比较和引物特异性分析。

引物稀释：用灭菌 DECP 水稀释引物至 100pmol/μl，−20℃保存，后取 10μl 稀释 10 倍作为工作液。

表 12-3　RT-PCR 引物设计

Gene	Genbank 号	引物序列	长度/bp	退火温度/℃
collagen Ⅱ	D83228	F: 5′-GCC TCC CAA CAC TGC CAA C-3′	141	58
		R: 5′-GGA GCA GGG CCT TCT TGA G-3′		
Aggrecan	L38480	F: 5′-GAG ATG GAG GGT GAG GTC-3′	443	49
		R: 5′-ACG CTG CCT CGG GCT TC-3′		
β-actin	AF309819	F: 5′-CCA TCT ACG AGG GCT ACG C-3′	309	56
		R: 5′-GGA AGG AGG GCT GGA ACA-3′		

（3）细胞 RNA 提取：采用 Trizol 试剂盒提取成软骨诱导的细胞总 RNA。①倾去培养液，PBS 冲洗 3 次，每瓶细胞加入 1ml Trizol，反复吹打使细胞溶解，显微镜下观察无细胞结构和油脂颗粒。移入无 RNase 的 1.5ml Eppendorf 管中，室温静置 5min，使核蛋白复合物解离。②加入 0.2ml 氯仿，盖紧瓶盖，剧烈振荡 15s 后静置 3min，12 000g，4℃离心 15min。离心后溶液分三层，RNA 主要在上层无色水相约占总体积的 60%，中间白色薄膜为 DNA，底部红色氯仿相。③仔细吸取上层水相约 0.5～0.6ml，移入另一 1.5ml Eppendorf 管中，加入 0.5ml 异丙醇，翻转混匀，静置 15min。④ 12 000g，4℃离心 15min，可见白色絮状沉淀。⑤去上清，加入预冷 75% DEPC 乙醇，洗涤沉淀一次。8 000g，4℃离心 5min，离心后去上清，静置晾干，加入 20μl 灭菌 DEPC 水，充分溶解沉淀物。⑥取 1μl 总 RNA 溶于 99μl DEPC 水中，用紫外分光光度计测定 OD_{260}，OD_{280} 以及 OD_{260}/OD_{280}，计算其浓度及纯度。⑦溶液 OD_{260} 值为 1，相当于含有 40μg/ml RNA。按 RNA 浓度（μg/ml）＝OD_{260} 值 × 40μg/ml × 稀释倍数，调整各管 RNA 浓度至 2.0μg/μl。OD_{260}/OD_{280}＝1.8～2.0，表示纯度良好。

（4）反转录（RT）

1）取 200μl PCR 反应管中，依次加入下列试剂：

$MgCl_2$	2μl
10 × RT-Buffer	1μl
RNase Free dH_2O	3.75μl
dNTP mixture	1μl
RNase inhibitor	0.25μl
AMV RT	0.5μl
Oligo	0.5μl
RNA	0.5μl
RT 反应体系共计	10μl

2）混匀短暂离心，PCR 仪上设置 50℃，30min；5℃，5min，反应产物 cDNA 放存于 −20℃。

（5）聚合酶链式反应（PCR）

1）按试剂盒说明在 PCR 反应管中按照 20μl PCR 反应体系顺序加入下列试剂：

5 × PCR Buffer	4μl
RNase Free dH_2O	7.9μl
Taq 酶	0.1μl
Primer-F（工作液）	2μl
Primer-R（工作液）	2μl

| cDNA | 4μl |
| 反应体系共计 | 20μl |

2）将上述 20μl 反应液加入在 PCR 反应管中,混匀后短暂离心,置于 PCR 仪中,按照以下参数设计 PCR 反应条件:

预变性	94℃	2min
变性	94℃	30s
退火	56℃	30s
延伸	72℃	2min

共计 30 个循环。以上是 β-actin 退火温度。其他基因的退火温度见表 11-3。

（6）RT-PCR 产物琼脂糖凝胶分析

1）称取 0.45g 琼脂糖粉放于三角烧瓶中,加入 1×TAE 30ml,配制成 1.5% 琼脂糖凝胶。放入微波炉内,加热至琼脂糖完全溶化透明,取出冷却至 60℃左右,加 3μl Genefinder,充分混匀后倒胶,放置 30min 自然冷却。

2）预染 Buffer 的配制:10μl Genefinder 加入 90μl Loading Buffer 混匀。

3）取上述 5μl PCR 扩增产物和 100bp DNA Ladder Marker,与 1μl 预染 Buffer 混匀后,加入 1.5% 琼脂糖凝胶电泳梳孔中,在 1 中,在胶电泳缓冲液中,150V,电泳 30min。电泳结果凝胶成像系统照相观察。

六、注意事项

1. 甲苯胺蓝染色时,自来水冲洗细胞爬片必须小心,以免将细胞冲掉。如果没有把握,可随时镜下观察,也可以将固定细胞的时间延长。盖玻片必须完全浸入染液中,中间可将玻片捞出观察染色效果,若效果满意及时终止,用乙醇洗去多余染液后,干燥封片,照相记录结果。

2. Ⅱ型胶原的免疫细胞化学染色必须设立对照,每次试验最好设阴性、阳性及自身对照。若预期染色结果为阴性时,必须设立阳性对照,可以排除假阳性可能。空白对照是最常用的对照,用 PBS 代替一抗,可排除组织内的内源性过氧化物酶、碱性磷酸酶等物质引起的非特异性染色。

3. 其他注意事项同上。

七、结果

1. 脂肪间充质干细胞成软骨诱导后,失去了先前成纤维样细胞形态,代之以圆形、三角形、多角形细胞,类似于骨髓间充质干细胞的成软骨形态变化。成软骨诱导细胞增殖速度显著快于未诱导细胞,随着诱导时间的延长,细胞胞体增大,由长梭形向多角形转变,胞核亦变大。细胞开始有聚集现象和基质分泌,有时可形成球形和橄榄形结节。

2. 脂肪间充质干细胞诱导 2 周和 3 周后,细胞爬片甲苯胺蓝染色均呈阳性,3 周时呈强阳性。若形成结节,则结节的阳性结果最强。作为对照,未经诱导的细胞胞质内染色呈弱阳性或阴性。阿利新兰可以和细胞外基质中硫酸蛋白多糖的硫酸基特异性结合。在诱导第 14 天的时候,处于密集处的细胞间隙染色呈阳性,细胞聚集结节处无定形物质染色呈强阳性。说明在结节处有含有硫酸蛋白多糖的细胞外基质形成。

3. 免疫组化显示脂肪间充质干细胞经成软骨诱导后,细胞爬片用Ⅱ型胶原抗体标记,胞质内可见特异性、棕色的细颗粒着色,表明脂肪间充质干细胞向软骨样细胞分化。诱导 1 周后细胞就呈弱阳性表达,以后阳性表达逐渐增强,至 3 周以后呈强阳性反应。而未诱导组细胞Ⅱ型胶原免疫细胞化学染色阴性。

八、结论

1. 脂肪干细胞成软骨诱导后,可见诱导的细胞表达软骨细胞分泌的Ⅱ型胶原以及蛋白聚糖等物质,表明成功地将脂肪干细胞诱导分化成为软骨细胞。

2.脂肪间充质干细胞在特定培养基条件下可以定向软骨细胞方向分化,并能够稳定表达软骨细胞特异表型。

九、思考题

1.软骨细胞诱导液中各成分的生物学作用是什么?

2.脂肪干细胞成软骨诱导后的检测方法有什么?要注意些什么?

第九节 脂肪干细胞向内皮细胞的诱导分化及鉴定

一、实验目的

1.学习脂肪间充质干细胞向内皮细胞分化的原理和步骤。

2.学习脂肪间充质干细胞向内皮细胞分化后的基本鉴定方法。

二、实验要求

1.掌握脂肪干细胞向内皮细胞诱导分化的方法。

2.了解脂肪干细胞内皮分化的基本原理。

三、实验动物、器材及试剂

1.**器材** 六孔培养板、盖玻片、玻璃吸管、血细胞计数板、超净台、培养箱、低温低速离心机、倒置相差显微镜等。

2.**试剂** LG-DMEM、0.25% 胰酶、FBS、血管内皮生长因子(VEGF)、碱性成纤维细胞生长因子(bFGF)、Ⅷ因子单克隆抗体、CD31 单克隆抗体、苏木精、蒸馏水、盐酸乙醇、二甲苯、过氧化氢、2.5%戊二醛等。

内皮诱导培养液的配制:LG-DMEM、2% FBS、50ng/ml VEGF、2ng/ml bFGF、双抗。

四、实验原理

组织工程血管化种子细胞的选择非常重要,来源于成熟血管的内皮细胞多为终末分化细胞,易老化,扩增数量有限,不能满足血管构建对大量种子细胞的要求,因此寻找初期分化细胞来源的内皮种子细胞已成为构建血管化组织工程组织的关键。2001 年 Zuk 等首次从人脂肪组织中发现了大量类似于间充质干细胞的细胞,能在体外稳定扩增,具有多向分化潜能。这些细胞被称为脂肪源性干细胞。近年来,大量体内、外实验证明,这些细胞在合适的诱导条件作用下可以被诱导分化为成骨细胞、软骨细胞、脂肪细胞、心肌细胞、神经细胞、内皮细胞等,是一种理想的组织工程的种子细胞。

常用的诱导干细胞向内皮细胞分化的方法有两种,一种是用内皮细胞培养基作为诱导剂,第二种是用细胞因子加一些化学药物作为诱导剂。本实验采用后一种方法,主要用血管内皮生长因子(VEGF)和碱性成纤维细胞生长因子(bFGF)。据文献报道,干细胞体外诱导分化,除必要的基质成分外,还必须具备分化的特异性诱导剂,内皮分化需要 VEGF。在条件诱导剂 VEGF 的作用下,外源性基质蛋白调节细胞自身产生的细胞外基质朝有利于分化方面重建,为特异性分化奠定物质基础。bFGF 能够促进 VEGF 的分泌和表达,从而刺激 VEGF 受体的上调,对外源性 VEGF 与受体结合发挥正反馈作用。bFGF 也能够促进有丝分裂,高浓度促进细胞有丝分裂而不是分化,所以本实验选用的 bFGF 的浓度为 2ng/ml。由于 bFGF 对 VEGF 具有非特异性促增殖作用,所以与 VEGF 产生协同作用使诱导率明显提高。大多数国内外的实验都证实用体积分数为 2% 甚至更低的血清在维持细胞生长的同时,VEGF 等诱导因子才能够发挥生物学特性使脂肪干细胞产生优势分化。目前关于脂肪干细胞分化为内皮细胞的机制仍不清楚,可能与体内控制分化的关键基因和转录因子有关。脂肪干细胞存在某些内皮细胞特异性基因及转录因子如 Tal21/Scl,在特定微环境下内皮细胞特异性基因开放并表达相关蛋白质,使脂肪干细胞直接向内皮细胞分化。

Weibel-Palade 小体,简称 W-P 小体,是内皮细胞最好的形态学标志,是存在于内皮细胞浆内的特征性结构。W-P 小体由 Weibel 和 Palade 于 1964 年首次发现于大鼠肺内小动脉和肺泡毛细血管的内皮、甲状腺、胰腺、小肠和心肌膜内微动脉的内皮,以及人肺泡毛细血管和脾窦的内皮。W-P 小体为 0.1μm 粗,3μm 长的杆状小体,由单位膜包裹,内有 6～26 条直径约 15nm 平行排列的细管,细管之间为电子密度较高的物质。其数量则存在着种属差异,且在同一种属内离心脏越近的血管其内皮所含 W-P 小体越多。W-P 小体参与蛋白质Ⅷ因子相关抗原(Ⅷ-RAg)的制造与储存,间接参与止血作用。Ⅷ因子相关抗原(Ⅷ-RAg)存在于人的血管内皮细胞、巨核细胞和血小板,也是血管内皮细胞的一个可靠标记物。

五、实验步骤

(一)向内皮细胞诱导培养

1. 取第 3 代的脂肪间充质干细胞,PBS 冲洗,常规 0.25% 胰酶消化,制成单细胞悬液。

2. 细胞计数,调整细胞密度为 10^4 个 /ml,接种于预先放有盖玻片的六孔板内以制备细胞爬片。

3. 每孔加入 LG-DMEM 培养基(含 10% FBS),37℃、5% CO_2、饱和湿度条件下培养。

4. 24h 后,待玻片上细胞达 80% 融合时,吸去旧培养液,PBS 冲洗后,实验组每孔加入内皮诱导培养液 1ml,对照组加入等量常规培养基,37℃、5% CO_2、饱和湿度条件下培养。

5. 每 3 天换液 1 次,连续培养 2～3 周。

6. 镜下观察细胞形态的变化和生长情况。

(二)内皮细胞的鉴定

1. 透射电镜

(1)取诱导 3 周的细胞,PBS 冲洗,0.25% 胰酶消化,制成细胞悬液。同时取未诱导的脂肪干细胞做对照。

(2)将细胞悬液移入离心管,1 000r/min,离心 5min。

(3)弃上清,细胞沉淀用 PBS 洗涤,1 000r/min,离心 5min。

(4)弃上清,加 2.5% 戊二醛磷酸缓冲液固定细胞沉淀,0.1mol/L 磷酸漂洗液漂洗后,再以 1% 锇酸固定,0.1mol/L 磷酸漂洗液漂洗。

(5)梯度乙醇脱水,环氧树脂包埋。

(6)超薄切片机切片,醋酸铀 - 枸橼酸铅双重电子染色。

(7)透射电镜观察,摄片。

2. 免疫细胞化学检测
用免疫细胞化学方法检测内皮细胞特异性的标志 CD31 和Ⅷ因子的表达。具体步骤同前。

六、注意事项

1. 取诱导的内皮细胞做电镜时,细胞量必须达到 10^6 以上,也就是最后固定时的细胞沉淀要足够大,才能进行切片等处理。一般形成的细胞沉淀最好达到绿豆大小,至少也要有芝麻样大小,才能保证电镜效果。

2. 透射电镜主要观察内皮细胞所特有的细胞器:W-P 小体,有条件的话,可以用血管内皮细胞做阳性对照。

七、结果

1. **形态学变化**　相差倒置显微镜下观察,脂肪干细胞诱导 3d 后,细胞形态开始发生改变,由长梭形变为短梭形；1 周后短梭形的细胞逐渐增多，并开始出现圆形、多角形的细胞；2 周后细胞呈铺路石样镶嵌排列。诱导后的细胞体积减小，增殖减慢，细胞排列和大小较为整齐一致。细胞边界清晰，胞核明显，为圆形或椭圆形。

2. 透射电镜结果　诱导 3 周后的细胞行透射电镜观察，镜下可见杆状或圆形的高电子密度结构，为内皮细胞的特征结构 Weibel-Palade 小体。Weibel-Palade 小体是位于内皮细胞内的棒状成束的微管，周围有膜包被，是内皮细胞的特征性结构。由于切片的角度不同，在镜下呈现不同的形态。

3. 免疫细胞化学检测结果　诱导后的细胞行内皮细胞Ⅷ因子、CD31 相关抗原免疫细胞化学染色可见细胞呈圆形、梭形或多边形，胞质内可见棕黄色颗粒，核周密集，而对照组内未见着色。证实诱导的细胞为内皮细胞。

八、结论

1. 脂肪间充质干细胞在细胞因子 VEGF、bFGF 的作用下能向内皮细胞分化，诱导后的内皮细胞形态与血管内皮细胞相似，电镜下可见内皮细胞的特征性结构 W-P 小体。

2. 诱导后的细胞可表达内皮细胞标志 CD31 和Ⅷ因子，证明诱导的细胞为内皮细胞。

九、思考题

1. 脂肪间充质干细胞向内皮细胞诱导的原理是什么，诱导后的细胞会出现什么样的形态变化？

2. 内皮细胞的特征性结构是什么？鉴定内皮细胞的常用方法有什么？

第十节　毛囊干细胞的分离培养与鉴定

一、实验目的

学习大鼠毛囊干细胞的分离、培养和鉴定。

二、实验要求

掌握大鼠毛囊干细胞的分离培养方法。

三、实验原理

目前常用的毛囊干细胞的分离培养方法主要包括：组织块培养法、酶消化法、显微分离技术、差速贴壁法、免疫磁珠法、流式细胞仪分选法，每种方法均有各自的优势及不足。组织块培养法最简单，但分离纯度不高，而且效率低下；酶消化法效率较高，但是酶消化过程对细胞有一定的伤害，会影响细胞的存活率；显微分离技术分离纯度较高，但比较费时费力；差速贴壁法一般联合其他分离纯化方法，能进一步纯化所获毛囊干细胞；免疫磁珠法可获得纯度高、活性强的毛囊干细胞，但是分离方法较复杂、抗体较昂贵；流式细胞仪分选法也可获得纯度高的毛囊干细胞，但细胞活性较低。因此，应根据实验的具体要求及条件选择合适的方法。毛囊干细胞的鉴定方法包括：吉姆萨染色、电镜、免疫荧光染色等。本实验以综合应用显微分离法、二步酶消化法及差速贴壁法为例，介绍大鼠触须毛囊干细胞的分离培养方法。

毛囊发育经过表皮和真皮之间一系列复杂的相互作用而形成，而且具有静止期、生长期、退化期的显著周期性。目前人们比较公认毛囊干细胞定位于毛囊外根鞘的隆突部（bulge），毛囊隆突部细胞具有自我更新能力和慢周期性，不但能够进一步分化为表皮，还能分化为皮肤的附属器（毛囊、汗腺、皮脂腺等），在皮肤组织工程中有重要的地位。因此，分离培养大鼠毛囊隆突部细胞，为组织工程皮肤更加完整地重建皮肤的解剖结构和生理功能的进一步研究提供实验基础。

胞质角蛋白 15 在毛囊隆突部表达阳性，而且这些细胞与 β1 整合素高表达的标志滞留细胞（labelretaining cells，LRCs)具有一致性，在细胞分化过程中，K15 表达量减少的出现时间较 K19 的更早，证明 K15 阳性细胞是毛囊干细胞，以此 K15 标记毛囊干细胞比 K19 更具有意义。此外，P63 在毛囊隆突部细胞有特异性的表达。本实验采用 K15，$\beta1$ 整合素和 P63 三种分子标志来鉴定毛囊隆突部干细胞。

四、实验材料及试剂

（一）实验动物

8~9dSD 大鼠乳鼠，体重约 25~30g，雌雄不限，常规喂养。

（二）主要试剂

PBS、DMEM 培养基，胎牛血清，10% 小牛血清，双抗（青霉素 / 链霉素）溶液、中性蛋白酶Ⅱ、胰蛋白酶、乙二胺四乙酸（EDTA）、Ⅳ型胶原、K-FSM 培养基（加入表皮生长因子和牛脑垂体提取物）、固定液、姬姆萨（Giemsa）染液等。

（三）主要设备及器材

冰箱、烤箱、微波炉或电炉、倒置相差显微镜和解剖显微镜，显微剪、镊，培养皿等。

五、实验方法及结果

1. **显微分离法** 取乳鼠触须部组织样本，先用乙醇消毒，再用含高浓度青、链霉素的 PBS 液反复冲洗 3 次，然后修剪成 1.0cm × 0.5cm 大小，显微镜下小心解剖出单个完整的处于生长期的毛囊，剪除毛球部及上端毛干。操作过程中，将保存毛囊组织的培养皿置于冰水中，保证低温适宜环境，以免损害细胞，保证细胞存活总数。

2. **二步酶消化法** 首先是将收集修剪过的毛囊组织置于含有中性蛋白酶Ⅱ（0.25g/L）无菌瓶中，用无血清 DMEM 漂洗 1~2 次后，37℃摇床消化 2h；然后用无血清 DMEM 漂洗一次，加入胰蛋白酶（质量浓度为 2.5g/L）和 EDTA（0.2g/L）1∶1 消化液，37℃摇床消化 1h，加含 10% 胎牛血清 DMEM 终止消化。反复吹打均匀，然后过 200 目钢网。收集滤液离心（1 500r/min，10min），弃上清，DMEM 洗涤 2 次，改用含 10% FBS 的 K-FSM 培养基重悬，然后接种到Ⅳ型胶原包被的培养瓶中，进行差速贴壁法筛选。

3. **差速贴壁法筛选** 根据毛囊干细胞对于Ⅳ型胶原具有黏附性的特点，贴壁快的细胞主要是毛囊干细胞。将接种细胞的培养瓶置于 CO_2 培养箱中，培养 20min 后取出，吸出上清液后加入 K-FSM 培养基继续培养，2~3d 换液。当细胞达到 80%~90% 汇合时，进行消化传代、冻存或鉴定。

4. **毛囊干细胞的鉴定**

（1）姬姆萨（Giemsa）染色：属于化学染色观察，是最常用的染色方法。①将毛囊干细胞接种于铺有盖玻片的培养皿中，待细胞汇合到一定程度后，取出盖玻片，PBS 冲洗 1~3 次，每次 10~15s；②将玻片投入固定液（甲醇∶冰醋酸 = 3∶1）中固定 15min；③PBS 清洗 3 次，每次 3~5s，然后滴加新鲜配制的姬姆萨染液，显微镜下观察细胞，细胞浆被染成蓝色后，自来水冲洗标本，直至标本无底色，镜下观察可见细胞浆被染成紫色，细胞核被染成粉色，细胞呈典型的"铺路石状"。

（2）透射电镜和扫描电镜观察毛囊干细胞超微结构：取第 3 代细胞观察，透射电镜下可见细胞体积较小，核浆比例大，核仁明显，细胞器发育不成熟，仍处于原始状态；扫描电镜下可见细胞表面呈有丰富的突起或绒毛，也是细胞处于原始状态的表现。

（3）免疫组织化学或免疫荧光染色检测毛囊干细胞的表面标记物：例如，角蛋白家族（K15、K19）、钙黏蛋白家族（CD34）、整合素家族（β-integrin）等。

六、思考题

1. 分离培养毛囊干细胞的意义是什么？
2. 分离大鼠毛囊干细胞常用的方法有哪些？各种方法的优点和缺点是什么？

第十一节　羊膜来源的干细胞的分离培养及鉴定

一、实验目的

学习大鼠羊膜干细胞的分离、培养和鉴定。

二、实验要求

掌握大鼠羊膜干细胞的分离培养方法。

三、实验原理

羊膜是胎盘的最内层，与人眼结膜组织的结构相似，光滑，无血管、神经及淋巴，具有一定的弹性，厚约 0.02～0.5mm。在电镜下，可分为五层：上皮层、基底膜、致密层、纤维母细胞层和海绵层。人羊膜的临床与基础研究至今已有百余年的历史，曾被广泛用于皮肤烧伤和溃疡的移植。近些年，人们发现人羊膜细胞具有分化为三个胚层不同类型细胞的能力，并表现为低免疫原性和免疫抑制作用，移植后无排斥反应和致瘤性，还能产生许多促进细胞增殖的生长因子，如血小板源性生长因子、碱性成纤维细胞生长因子、转化生长因子等，因此被认为是再生医学领域非常有开发潜力的种子细胞，并作为干细胞的新来源入选 2007 年美国《时代》杂志年度十大医学突破之一。人羊膜可分离出人羊膜间充质细胞（human amniotic mesenchymal cells，hAMCs）和人羊膜上皮细胞（human amniotic epithelial cells，hAECs）两类细胞。前者来源于胚外中胚层，而后者来源于胚胎外胚层。两种细胞均具有较强的克隆形成能力，但在形态和贴壁能力上差异较大。本实验以大鼠为实验对象，说明羊膜上皮细胞的分离培养方法。

四、实验材料及试剂

（一）实验动物

孕 18～18.5dSD 大鼠，SPF 级。

（二）主要试剂

1% 戊巴比妥钠、PBS 溶液（含双抗）、DMEM 高糖培养基、bFGF、0.25% 含 EDTA 的胰蛋白酶、Ⅰ型胶原酶、胎牛血清、抗生素、PBS、nestin、vimentin、CD29、CD44 抗体。

（三）主要设备及器材

超净台、离心机、水浴锅、离心管、200 目不锈钢滤网、眼科剪、镊，培养皿等。

五、实验方法及结果

1. **大鼠羊膜上皮细胞分离及培养**　SD 孕鼠腹腔注射 1% 戊巴比妥钠麻醉，无菌条件下开腹，分离子宫层，剥离胎盘。将分离羊膜组织置于含有双抗的 PBS 溶液中冲洗，然后放置在含双抗的 DMEM 基础培养基中，眼科剪剪至 1mm³ 左右的小块。将组织悬液移至离心管中，1 000r/min，离心 5min，弃上清，加入胰蛋白酶消化，37℃震荡水浴 20～30min，然后加入含血清的培养基终止消化，离心弃上清，如此反复消化两次，再用 PBS 洗 2～3 次。用 200 目不锈钢滤网过滤单细胞悬液后，剩余的羊膜组织加入适当浓度Ⅰ型胶原酶，37℃水浴震荡消化 60min，再加入含血清的培养液终止消化，吹打均匀后用 200 目不锈钢滤网过滤，再将滤液 1 500r/min 离心 5min 收集细胞。加入含 10% 胎牛血清和 10ng/ml bFGF 及双抗的 DMEM 培养基培养。

2. **大鼠羊膜上皮细胞的鉴定**　免疫荧光细胞化学或流式细胞术检测细胞表面抗原，发现大鼠羊膜上皮细胞不同程度地表达巢蛋白 nestin，高表达 BMSCs 表面标记蛋白 CD29 和 CD44，但不表达 β-Ⅲ-tublin（神经元分化过程中表达的蛋白）和 GFAP（成熟星形胶质细胞表达的蛋白），说明其具有干细胞的特性，并没有向神经元或星形胶质细胞分化。

六、思考题

1. 什么是羊膜来源的干细胞包括哪些？
2. 羊膜干细胞用作组织工程种子细胞的优势是什么？

第十二节 脐血干细胞的分离培养与鉴定

一、实验目的

学习人脐血干细胞的分离、培养和鉴定。

二、实验要求

掌握人脐血干细胞的分离培养方法，了解脐血干细胞的鉴定方法。

三、实验原理

研究表明脐血富含干细胞，包括造血干细胞和间充质干细胞等，且干细胞增殖与分化能力、体外集落形成能力、刺激后进入细胞周期的速度以及自泌生长因子的能力均强于骨髓及外周血干细胞；脐血 T 细胞在单个核细胞中的比例显著低于成人外周血，其中的淋巴细胞功能不成熟，抗原性较弱，在一般情况下不会引起严重的抗宿主反应，且来源广泛，采集方便，不会对供者造成任何伤害，因此脐血为一种良好的 MSCs 来源，引起越来越多研究者的广泛兴趣。本实验以新生儿脐带血为实验对象，说明脐血干细胞的分离培养方法。

四、实验材料及试剂

1. **实验对象**　30 岁以下健康、无急慢性疾病、无传染病、抗 HIV 及乙肝血清标志物检测阴性、对实验方案知情同意的剖宫产妇。

2. **主要试剂**　DMEM 高糖培养基、胎牛血清、胰蛋白酶、抗生素、PBS、淋巴细胞分离液、成骨诱导液、成脂诱导液、CD29、CD34、CD44 和 CD90 抗体。

3. **主要设备及器材**　超净台、离心机、CO_2 培养箱、止血钳、手术剪、镊、采血袋、冰盒、细胞计数板、培养皿等。

五、实验方法及结果

1. **脐血的采集**　新生儿产出后立即在距脐轮 5～7cm 处钳夹结扎脐带并切断，行脐带静脉穿刺，将脐血引流入装有枸橼酸钠的一次性采血袋内，每个脐带大约可收集脐血 50～80ml。采集完毕后置冰盒内运输至实验室处理（4h 内）。

2. **脐血干细胞的分离培养**　采集的脐血用 PBS 等比例稀释，混匀，再按 2∶1 的体积比加到人淋巴细胞分离液上，2 000r/min 密度梯度离心 20min，小心吸取界面层白色云雾状单个核细胞，PBS 离心洗涤 2 次，加入 DMEM 培养基中，制成单细胞悬液，细胞计数，适当密度接种于培养瓶中，置 37℃、5% CO_2、饱和湿度培养箱内培养。72h 后换液，除去未贴壁细胞，以后每 3～4 日换液 1 次，10～14d 细胞长至 80% 融合时，0.25% 胰蛋白酶消化，1∶2 的比例传代。

3. **脐血干细胞的鉴定**

（1）多向分化能力的验证

1）向成骨细胞诱导分化：取培养 3 代的细胞，胰酶消化离心，制备单细胞悬液，调整细胞密度为 5.0×10^5/ml，接种于铺有盖玻片的 6 孔板中，24h 后更换为成骨细胞诱导液（L-DMEM 培养液，含体积分数 20% 胎牛血清，100U/ml 青霉素，100g/ml 链霉素，0.1μmol/L 地塞米松，10mmol/L β- 甘油磷酸钠，

50μmol/L 维生素 C）继续培养，每 3 日换液一次，诱导培养 2 周后取出盖玻片，进行碱性磷酸酶染色鉴定。镜下可见细胞内有灰黑色沉淀，说明成骨细胞的诱导成功。

2）向脂肪细胞诱导分化：将第 3 代细胞接种到六孔板，密度 5×10^4/ml，常规培养 24h 后换用成脂诱导液（含 0.25μmol/L 地塞米松，0.5mmol/L 异丁基甲基黄嘌呤（IBMX），100mmol/L 吲哚美辛，10μmol/L 胰岛素，10% FBS 的 DMEM/F12 培养基），每隔 3 日换液。镜下观察细胞内出现脂肪小滴后终止诱导，油红 O 染色鉴定。镜下可见细胞内出现红色脂滴，说明诱导成脂成功。

（2）流式细胞术或细胞免疫化学染色的方法检测细胞表面抗原：传 3 代后脐血干细胞几乎不表达造血系标志 CD34，但高表达 CD29、CD90、CD44，说明其具有脐血干细胞的生物学特征。

六、思考题

1. 分离培养脐血干细胞的意义是什么？
2. 脐血干细胞的鉴定方法有哪些？

（田晓红　王正东　范　军）

第十三章 组织工程支架材料相关实验技术

第一节　猪小肠脱细胞黏膜下基质的制备、检测、成分分析与应用

一、实验目的

1. 了解猪小肠黏膜下层（small intestinal submucosa，SIS）作为组织工程支架材料的特点及应用潜能。
2. 学习 SIS 制备的基本方法——顺序化学浸泡脱细胞法。

二、实验要求

1. 掌握猪脱细胞 SIS 的制备技术。
2. 掌握 SIS 作为一种天然细胞外基质类生物衍生材料的生物学特性。

三、实验动物、器材及试剂

1. **材料**　新鲜猪小肠近段空肠。
2. **器材**　冰箱（4～80℃）、环氧乙烷消毒机、光学显微镜、透射电镜、扫描电镜、镊子、剪刀、手术刀、无菌刀片、无菌纱布、废品缸。
3. **试剂**　双蒸去离子水、叠氮化钠（NaN$_3$）、氢氧化钠（NaOH）、无水乙醇（C$_2$H$_6$O）、过氧乙酸（C$_2$H$_2$O$_3$）、乙二胺四乙酸（EDTA）、盐酸（HCl）、氯化钠（NaCl）、PBS 等。

四、实验原理

小肠黏膜下层是来自猪空肠黏膜下层分离出来的一种细胞外基质，主要成分是胶原，并且包含各种生物活性因子，具有良好的组织力学特性和再生活性，因此能诱导多种结缔组织的再生与重建。小肠黏膜下层的表面特性特别适合细胞的增殖分化再生，基于此特性，小肠黏膜下层已经成为现在常见的体外支架材料，被广泛地应用于血管内皮细胞，胰岛细胞，成纤维细胞等多种细胞的增殖生长。

SIS 通常由猪小肠经脱细胞处理制备而成，具有来源稳定、价格低廉、容易制备等优点。正常猪小肠壁由四层构成：黏膜层、黏膜下层、肌层和浆膜层。本实验采用物理机械法刮除黏膜层、肌层和浆膜层，得到 SIS 后再用顺序化学浸泡脱细胞法去除细胞，仅保留纤维和基质成分。

SIS 为白色半透明的薄膜状物质，本质是不含细胞的细胞外基质，其干质量的 40% 左右由胶原组织组成，此外还包括氨基葡聚糖和糖蛋白等。SIS 各种基质成分之间的相互关系密切，共同维持组织的精细结构和微环境，不仅起支架作用，而且具有特殊的生理功能。胶原蛋白在体内以胶原纤维的形式存在，其纤维状结构对于组织培养细胞的黏附、生长和增殖极为有利。SIS 中的纤维黏连蛋白，含量仅次于胶原，其配基在细胞与基质、细胞与细胞之间起黏附作用，常被用作体外细胞培养的底物，用于包被修饰人工合成支架材料，为宿主细胞提供附着和迁移的自然环境，增加其与宿主细胞的生物相容性，还能很快与宿主组织结合，促进血管生成，恢复组织功能。

SIS 包含 TGF、VEGF、PDGF、FGF-2 等多种生长因子，虽在制备过程中经受消毒、冻干等处理，仍

具有生物活性，在组织的修复和重构中有着重要的促进作用。SIS 无免疫原性，因其不含细胞，作为异基因生物支架材料用于修复组织缺损，不会引起免疫排斥反应。SIS 含有转化生长因子 β（TGF-β），可抑制辅助性 T 细胞的活化并对其激活和分化产生免疫抑制作用，参与辅助性 T 细胞的程序性死亡。

上述处理在彻底去除 SIS 本身所含细胞的同时，保留了 SIS 正常的三维立体状结构，网孔丰富，纤维连续，且包含多种生长因子，对组织修复和重构有显著作用，说明 SIS 是一种优良的天然细胞外基质类生物衍生材料。

SIS 具有应用安全性，经过适当的机械方法和化学方法处理，能够安全地应用于体内。用含 4.8% 无水乙醇的 0.18% 过氧乙酸处理 SIS，可在 5min 内灭活猪细小病毒、肠弧病毒、鼠白血病逆病毒和猪假性狂犬病毒，处理 30min 后所有病毒全部灭活，因此 SIS 可以安全地应用于机体内。

SIS 生物力学性能良好。作为体内组织工程的材料，具有适当的机械特性，能承受周围组织压力，为再生细胞提供足够的生长空间和暂时的机械支撑，直到再生组织有足够的支撑力为止。经脱细胞处理的 SIS 具有和人细胞外基质非常接近的网架结构和成分，可作为较好的细胞外基质支架材料用于工程化组织，从而广泛用于临床。

五、实验步骤

1. 物理方法处理

（1）取经过检疫的健康成年猪的新鲜近段空肠（屠宰 2h 内）。

（2）挑选管腔粗细均匀，管壁无破损，无淋巴结的部位，沿管腔垂直面截取长度约 15cm 的一段肠管。

（3）用 40℃去离子水反复冲洗，清除其内外壁黏附的物质，然后浸于无菌生理盐水中。

（4）翻转小肠，采用机械法（用裹有纱布的手术刀柄）沿肠管纵轴刮除黏膜层，直至黏膜下层完全显露。再次翻转小肠，用同样方法刮除外面的浆膜层和肌层组织。并用 40℃去离子水清洗干净，尽可能去除残留组织，这样得到的即是 SIS，呈浅乳白色半透明基膜，内外表面无组织黏附。

2. 顺序化学浸泡脱细胞法、冻干和消毒
沿纵轴切开经物理方法处理的 SIS，在室温下经过一系列的化学浸泡方法进行脱细胞处理，材料与溶液体积比都保持在 1∶100 以上。

（1）将物理方法制得的 SIS 在含有 100mmol/L EDTA 和 10mmol/L NaOH 的溶液（pH 值为 11～12）中浸泡 16h。

（2）用去离子水将基质冲洗干净，在含有 1mol/L HCl 和 1mol/L NaCl 的溶液（pH 值为 0～1）中浸泡 6～8h。

（3）用去离子水冲洗基质后，在 1mol/L NaCl 的 PBS 中浸泡 16h。

（4）用去离子水冲洗基质后，在 PBS（pH 值为 7～7.4）中浸泡 2h。

（5）用去离子水冲洗基质 2h。

（6）杀菌：将 SIS 在含 0.1% $C_2H_2O_3$ 的 20% 乙醇溶液中浸泡 8h。

（7）在超净台中用无菌生理盐水清洗基质，用无菌纱布蘸干，摊开在紫外灯照射下杀菌，正反面各 15min，注意翻面的时候，要摊开在不同的器皿中，以防污染。

（8）储存于 4℃的 PBS 中，如长期储存要程序性降温到 −80℃，冷冻干燥。

（9）环氧乙烷消毒，备用。

（10）使用前在室温下用无菌 PBS 浸泡解冻。

六、注意事项

1. 取材要新鲜，最好是屠宰后 2h 内并冰冻运输。

2. 冲洗时使用 40℃左右的去离子水，尽可能彻底清洗残余组织，维持肠壁结构生物活性。

3. 物理机械法可以去除正常小肠壁的其他三层组织，包括黏膜层、肌层和浆膜层。但操作应轻柔仔细，刮除彻底。

4. 通过机械方法处理的 SIS 仍有残留细胞存在，需要用化学方法进一步处理。

七、结果

1. 大体观察 经物理机械方法处理获得的 SIS 呈浅乳白色半透明薄膜状。

2. HE 染色 将脱细胞处理后的 SIS 按多区域取材法,分剪成数个 1cm 的样本,10% 甲醛固定 24h,常规脱水、石蜡包埋、横向连续切片(厚度约 10μm)、苏木精—伊红(HE)染色。

光镜观察结果:脱细胞处理后的 SIS 未见细胞结构,可见大量的胶原细胞外基质,结构分布有一定的规律性,大致分为三个层次:近黏膜层,网孔较多,并且呈蜂窝状;中层网孔的孔径逐渐变大;近肌层的纤维平行排列,比较规整。

3. 扫描电镜 取 SIS 膜,置于 4℃ 的 2.5% 戊二醛溶液内,浸泡 2h,取出样品块放入 0.1mol/L PBS(pH7.2)中过夜,系列梯度乙醇脱水,醋酸异戊酯置换,二氧化碳临界点干燥,真空喷金,JSM-T300 扫描电镜观察。

观察结果:脱细胞处理后 SIS 表面无明显细胞残留,可见胶原纤维组织交错排列结构规整,呈三维立体状结构,网孔丰富,纤维连续。管腔内面较管腔外面的网孔明显增加,并且孔径比较小,结构致密。横断面可见 SIS 的结构层次分明,排列规整,细胞结构消失。

4. 透射电镜 取制备后的 SIS,2.5% 戊二醛固定,锇酸再固定,梯度乙醇脱水后环氧树脂包埋,透射电镜观察。

观察结果:未发现细胞的有形成分,可见横断面成光栅状的胶原纤维,呈现垂直、平行以及交错等的斜行排列,纤维之间有一定的排列规律。

八、结论

近年来猪小肠黏膜下层广泛应用于体外细胞支架材料修复组织缺损的研究中。其可被制成脱细胞基质,卷曲或制备成小管状结构,作为支架材料或生物敷料,直接移植到受体内。SIS 最早被运用到修复血管的研究中,将血管内皮细胞种植在 SIS 上构建再生组织工程血管。此外,SIS 也被用于膀胱扩大、膀胱重建、修复输尿管缺损及骨膜缺损修复等,均取得很好的治疗效果。在修复骨、软骨及肌腱等组织,修复脑膜缺损等诸多方面都有着广泛的应用。众多研究表明,小肠黏膜下层在异体移植和残损修复方面有很大的前景。

九、思考题

1. SIS 作为组织工程材料适合哪些组织器官的构建?
2. SIS 具有哪些生物学特性?

第二节 天然丝素 - 壳聚糖支架材料的制备

蚕丝由丝素蛋白(silk fibroin, SF)和丝胶蛋白(sericin)组成,SF 是蚕丝中的主要成分,约占重量的 70%,此外还有 5% 左右的腊质,灰质等杂质,蚕丝的优异的力学性能是由丝素蛋白的分级结构决定的。丝素是一种应用广泛的天然纤维蛋白,主要来源于家蚕,也可从柞蚕、天蚕、蜘蛛、基因工程和天然丝素的化学修饰得到的丝素蛋白中得到。它可以被制作成各种产品,例如无纺网、水凝胶、膜、三维支架。壳聚糖(chitosan)是甲壳质部分脱去乙酰基的产物,它是一种在介虫和昆虫中发现的晶体多糖类,在结构上和葡糖氨基聚糖类十分相像。壳聚糖是由 (1, 4) 交联 β 葡糖胺的重复单位组成,能够在 pH 值小于 6 时完全溶于水,pH 值大于 6.5 时,壳聚糖的氨基将去质子化,化学性质活跃。且在高 pH 值下,壳聚糖能工具成纤维或网状结构。壳聚糖在体内有良好的惰性和降解动力学,并且能够模拟由多糖类和糖胺聚糖构成的细胞外基质,充当细胞黏附、迁移和最终组织形成的底物。携带阳离子和高电荷密度的特性使壳聚糖成为优越的生物材料,这种特性使壳聚糖能与许多种阴离子聚合物形成不溶解的离子络合物· 相比于其他生物材料,SF 和 CS 是两种杰出的生物聚合物,目前是骨组织工程支架材料研究的热点。纯 SF 支架可支持多种类型的细胞。纯 SF 支架呈片状结构,具有极小的孔隙(直径约 20μm),孔隙在 SF 的片状结构之间相互关联。然而,纯 SF 支架在干燥状态下很脆易碎,难于处理。CS 由于其较小的炎性毒性反应和良好的生物降解性能以及优良的骨传导耦合性,因此在作为生物支架材料的候选材料中正日益受到人们的重视。然而,由于 CS 力学性能较差以及其高溶胀能力导致其在作为组织工程化骨的过程中极易变形。研究人员将 CS 与其他生物大分子聚合物共混,以谋求建立一个功能更加完善的复合性支架来改善 CS 的这些不足,增强了其机械性能并保持其成骨性能。CS 通过与 SF 共混形成 SF-CS 支架能够改善 SF 结构并能促进骨的早期愈合。SF-CS 复合支架材料目前已经在许多领域得到应用,例如医学、药学、组织工程和基础科学。1997—2005 年间,Chen、Park、Gobin 等逐渐进行了以 SF-CS 材料作为骨组织工程支架材料的相关研究。

一、实验目的、要求和试剂

1. 实验目的

(1)学习丝素 - 壳聚糖支架材料的制备过程。

(2)了解丝素 - 壳聚糖支架材料毒性的评价方法。

2. 实验要求

(1)熟悉丝素 - 壳聚糖支架材料的制备原理。

(2)掌握丝素 - 壳聚糖支架材料细胞毒性的评价方法。

(3)掌握支架内细胞的培养方法。

3. 实验器材及试剂

(1)器材:平底玻璃皿、注射器、96 孔板、酶标仪、倒置显微镜、微量加样器、数显电热恒温干燥箱、数显恒温水浴箱等、扫描电子显微镜、电子分析天平、真空冷冻干燥机、万能力学测试机、压汞仪、千分尺。

(2)试剂:蚕茧、壳聚糖粉末、醋酸、NaOH、DMEM 培养基、胎牛血清、MTT、二甲基亚砜等。

(3)主要溶液配制

1)0.25% 的 Na_2CO_3(w/v)溶液:0.255g Na_2CO_3,加入到 100g 水中,搅拌溶解。

2)50% 氯化钙溶液:44.4g $CaCl_2$,加入 46ml 无水乙醇和 57.5ml 去离子水中,搅拌溶解。

3)0.2M 的醋酸溶液:1.2g 醋酸用去离子水溶解,配至 100ml。

4)PBS 缓冲液:10% SDS 1.0ml,2- 巯基乙醇(13.5mol/L)0.6ml,甘油 1.5ml,0.05% 溴酚蓝少许,0.5M Tris-HCL(pH 6.8)溶解定容 10ml。

二、实验原理和方法

1. 实验原理 蚕丝由于其拥有良好的机械特性和柔韧度,在临床上很早就用做了缝合材料。已知天然蚕丝是由丝素蛋白和外面包裹的丝胶蛋白构成,而丝胶蛋白就是引起机体免疫反应的根源。用 Na_2CO_3 溶液煮沸去除丝胶,将剩下的丝素蛋白溶解在 $CaCl_2$、乙醇和水的三元溶剂中,然后通过透析膜除去 $CaCl_2$ 和乙醇,将得到丝素蛋白水溶液倒入相应的模具,利用冷冻或室温晾干进行预成型。将冷冻或室温晾干成型的丝素蛋白材料退出模具,放入到甲醇溶液中,进行交联,最后用无菌水进行清洗除去甲醇,即得丝素蛋白组织工程支架。

壳聚糖支架材料的制备利用壳聚糖能够溶解在弱酸溶液中的性质,将壳聚糖溶液浇铸到一定的模具中,通过冷冻或室温晾干等方法进行预成型,而后将冷冻或室温晾干成型的壳聚糖材料退出模具,放入到 5% 的氢氧化钠溶液中,中和固定成型,最后用无菌水进行清洗直至中性,冷冻干燥后得到壳聚糖支架。

支架材料的孔隙率是生物材料的一个重要参数,它直接影响着材料的物理性能如力学性能、比表面积、比重,以及材料的生物性能如细胞的生长速度、生长密度等。

2. 实验步骤 丝素 - 壳聚糖支架的制备。

(1)制备 SF-CS 支架:①将蚕茧 50g 放入 0.25% Na_2CO_3 中,于 100℃脱丝胶 60min。去离子水冲洗,50℃恒温箱内过夜干燥。②溶解 SF 称取 44.4g $CaCl_2$,加入到 46ml 无水乙醇和 57.5ml 去离子水中,搅拌溶解。放入 15g SF，80℃的水浴中数小时，至 SF 完全溶解后冷却。③用 10 000～12 000Da 的纤维素膜透析袋将 SF 溶液于去离子水中透析 2～3d，3h 换水 1 次，将 SF 溶液在 70℃水浴中蒸发，称重测量，得到质量浓度 8% 的 SF 水溶液。

（2）CS 溶液的制备：1.2g 醋酸配比至 0.2mol/L 醋酸溶液 100ml；1.2g CS 溶解于 40ml 醋酸溶液中，得到 CS 溶液。

（3）SF-CS 混合液制备：将制好的 SF 溶液和 CS 溶液按照质量比 3∶7、5∶5、7∶3 混合后，透析 96h，浓缩获得不同质量比成分的 SF-CS 溶液。

（4）支架成型：将 SF-CS 混合液倒入 24 孔培养板中（顶端封口），样品在 −40℃冷冻 24h，再用真空冷冻干燥机中冷冻 48h，获得 SF-CS 支架。

（5）甲醇处理：将冷冻干燥后的 SF-CS 支架材料甲醇浸泡 4h 后，倒出甲醇，冷冻干燥 48h，得到 SF-CS 支架。

三、细胞相容性评价

1. 成骨细胞单细胞悬液按 $1×10^4$ 每孔接种于 96 孔板（接种 9 孔），接种后 24h，吸去培养基分别加入 DMEM 完全培养基（阴性对照组）、支架浸泡液（实验组）、有机锡浸出液（阳性对照组）。

2. 分别于 DMEM 完全培养基、支架浸出液、二丁基氧化锡浸出液培养 24、48、72h 后行 MTT 法测定细胞生长活力。

3. MTT 比色法步骤

（1）于相应时间点，以每孔 2 000cells/100μl 浓度接种于 24 孔板，并在每孔加入 10μl 配制好的 MTT 溶液（用 5ml MTT 溶剂溶解 25mg MTT，配制成 5mg/ml 的 MTT 溶液）37℃孵育 4h。

（2）吸出反应液，加入 100μl Formazan 室温振荡 15min。

（3）在酶标仪上测定光吸收。测定波长 490nm，参考波长 630nm。

（4）细胞毒性的测定的结果依据各个培养时间点支架浸提液组所得细胞活力值与 DMEM 完全培养基组做统计学意义上的比较有无差异。

4. 将消毒的支架和盖玻片浸于含 10% FBS 的 DMEM/F12（1∶1）培养液中 24h，然后将完全浸湿的壳聚糖支架和盖玻片分别置于 24 孔培养板中。调整人成骨细胞的密度为 $1×10^5$/ml，分别接种于铺有支架和盖玻片的 24 孔培养板中（0.1ml/ 孔），置于 37℃、5% CO_2 及饱和湿度条件下的培养箱中培养，每 2 天更换一次培养液。

5. 细胞早期黏附情况　分别在培养 1、3、6h 后，每个时间点取 6 个样品，PBS 漂洗 3 次，吸净液体，0.25% 胰酶 0.3ml 消化 5min，滴加 0.7ml 含 10% FBS 的 DMEM/F12（1∶1）培养液终止消化，反复吹打，制成细胞悬液，细胞计数板计数，计算细胞黏附率。细胞黏附率 =[(S_1−S)/S_1]× 100%（S_1：接种细胞数，S：未附着细胞数）。

6. SEM 观察细胞在支架内生长情况　在培养 1、3、7d 时间点取出样品，经处理后扫描电镜观察细胞形态并照相。

7. CCK-8 法检测细胞增殖　以每孔 2 000cells/100μl 浓度接种于 96 孔板，在 1、3、5、7d 后，每个时间点取出 6 个样品，样品中加入 CCK-8 溶液 10μl，置于 CO_2 培养箱培养 4h 后取出，酶标仪于波长 450nm 处读取孔中溶液的 OD 值。

8. ALP 检测细胞活性　在培养 1、4、7、10d 后，每个时间点取 6 个样品，PBS 冲洗 3 次，每孔加入 1ml 0.1% TritonX-100 4℃冰箱过夜，吹打 1min。每份样品取 50μl 加入 96 孔板，向每孔中加入 50μl 磷酸对硝基苯酯，37℃孵育 30min，然后向每孔内加入 100μl NaOH（0.4mol/L）终止反应，酶标仪于波长 405nm 处读取孔中溶液的 OD 值，代入标准曲线计算 DEA 活力单位。

四、材料成分及降解规律

1. **丝素蛋白支架材料孔隙率的测定**　溶液置换法用来测定丝素 - 壳聚糖支架材料的孔隙率。正己烷可以很容易地渗透到丝素-壳聚糖支架中,又不会引起材料本身的膨胀和皱缩,因此用作置换液。

(1) 取样,60℃烘12h至恒重(称量重量差异在万分之三以下),分析天平称五次取平均值 Wo(精确到小数点后4位),准确称量并作好记录。

(2) 浸于已知体积(V_1)的正己烷溶液中5min,己烷与支架材料总的体积记为(V_2)。

(3) 将支架材料取出,剩余的正己烷体积记为(V_3)。浸透了正己烷的支架材料的总体积为 V=(V_2-V_1)+(V_1-V_3)=V_2-V_3;其中(V_2-V_1)是支架材料的体积,而(V_1-V_3)是浸入支架材料中正己烷的体积。孔隙率(ε)根据公式 ε(%)=(V_1-V_3)/(V_2-V_3)计算得到。

2. 溶胀率及吸水率测试　将丝素-壳聚糖支架材料(V_1)浸于去离子水中24h,测其湿态体积(V_2)。每个样本测3次,取其平均值。溶胀率=(V_2/V_1-1)×100%。

测丝素-壳聚糖湿态重量(S_1),将 SF-CS 支架在60℃烘干箱中真空烘干,测其干燥重量(S_2)。每个样本测3次,取其平均值。吸水率=(S_2/S_1-1)×100%。

3. 机械性能测试　丝素-壳聚糖支架的压缩强度和压缩模量通过应力应变曲线计算获得,丝素-壳聚糖支架的压缩力学性能在室温下通过德国 ZWICK Z2005 万能力学测试机测试,载荷100N,加载速度为0.5mm/min,圆柱形高度10mm,作应力-应变曲线,丝素-壳聚糖支架测试3次。

4. 台盼蓝染色渗透试验　为了评价培养基中丝素-壳聚糖支架多孔显微结构的渗透性及联通性,我们将干燥的丝素-壳聚糖支架顶端表层切除修平后,在4%的台盼蓝中加入 DMEM/F12(1∶1)培养基制备成1%的台盼蓝溶液,将50μl 1%的台盼蓝溶液滴加在干燥的丝素-壳聚糖支架表面。静止5min后样品纵向剖面,用相机拍摄(尼康 Coolpix S3500)台盼蓝渗入状态,应用千分尺测量台盼蓝渗入的宽度及深度。每个比例支架测3次。

5. 丝素-壳聚糖支架的降解性分析

(1) 将 PBS 液的 pH 值调整到7.4。

(2) 测丝素-壳聚糖支架样品初始质量 m_0,放入12孔培养板中。

(3) 丝素-壳聚糖支架样品 Co-60 灭菌,实验液体高温高压灭菌。

(4) 将培养板中加满 PBS 液,无菌胶布封口。放入37℃细胞培养箱中。

(5) 分别于1h,1d,3d,7d,10d,14d,21d,28d,35d,42d,49d,56d取样,用去离子水洗净后进行测试。①扫描电镜观察(SEM)(图13-1):60℃恒温烘干后冷冻干燥48h后,在液氮环境下将丝素-壳聚糖支架材料掰开,喷金镀膜后观察丝素-壳聚糖支架材料内部和表面的形貌。②降解液 pH 测定:分别取1h,1d,3d,7d,10d,14d,21d 的降解液进行 pH 测定,取4个样品。③降解率测定:去离子水洗净样品,60℃恒温烘干后冷冻干燥48h,测其干燥重量 m_1。降解率=(m_0-m_1)/m_0×100%。④湿态/干态重量比测试:测样品湿态重量 m_2,将样品冷冻干燥,60℃恒温烘干,测其干态重量 m_3。湿态/干态重量比=m_2/m_3。

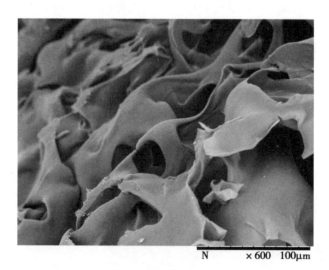

图 13-1　丝素-壳聚糖支架的扫描电镜观察

6. 统计学分析　计量资料采用均数±标准差表示,利用 SPSS19.0 统计学软件,对实验数据进行 t 检验,$P<0.05$ 为差异具有统计学意义。

五、结果

成骨细胞在支架浸出液中的活力与普通培养基中细胞活力相比没有差别,而有机锡组在各个时间点 MTT 值与其余两组均有统计学意义。

六、结论

1. 正己烷溶液置换法是一种很有效的测定丝素蛋白支架材料孔隙率的方法。
2. 丝素-壳聚糖支架无细胞毒性,是一种生物相容性很好的支架材料。

七、注意事项

1. 浸提液的体积要按照材料表面积 $6cm^2/ml$ 来计算,浸提的时间和温度也要按照相关标准进行,否则会直接影响实验结果。
2. 二丁基氧化锡是剧毒的粉末状样品,在实验过程中要做好防护,残留样品要单独处理,以免产生危害。
3. 在将蚕丝加工成丝素蛋白的时候,丝胶要尽可能去除干净,如有残留,直接影响材料的生物相容性,也影响材料的溶解性。
4. 丝素-壳聚糖支架材料在用甲醇处理时,时间不能够长,否则材料的脆性大大增加,影响材料的力学性能。

八、思考题

1. 制备丝素-壳聚糖支架的原理是什么?
2. 细胞毒性测定中要设定哪几个对照组?丝素-壳聚糖支架材料的制备原理是什么?
3. 为什么选择正己烷作为测定丝素-壳聚糖支架材料孔隙率的交换剂?

第三节　组织工程周围神经支架的制备

一、实验目的

用特制模具制备一种具有轴向排列多通道的壳聚糖神经组织工程支架。

二、实验要求

了解冷冻干燥法的基本原理,掌握用特制模具制备多通道壳聚糖神经组织工程支架的操作过程。

三、实验器材及试剂

冰箱 1 台,冷冻干燥机 1 台,自制模具一套及不锈钢针(可以用针灸针)若干根。壳聚糖,脱乙酰度为 83.7%,购自青岛海生公司。0.2mol/L 乙酸溶液,2% NaOH,0.1mol/L PBS(pH 7.2~7.6)溶液,蒸馏水,pH 值中性试纸。10ml 容量的注射器(带针头)1 只,50ml 烧杯 1 个。

四、实验原理

自体神经移植是广泛采用的修复周围神经缺损的方法,但不可避免地导致相应的并发症,如神经供区皮肤感觉缺失、供区神经残端痛等。近年来,人工神经导管尤其是生物降解性导管,成为研究的热点。人们应用各种中空导管修复周围神经缺损,但中空导管不具有足够的内表面积,不利于神经纤维和施万细胞黏附生长。而且生物降解性空管植入体内后由于壁薄、缺乏内部支撑、肌肉收缩以及周围瘢痕组织压迫等因素，而容易塌陷。近年来，有研究者认为轴突延长需要黏附在合适的基质材料上，这种基质材料可以为细胞迁移和轴突延伸提供生长的路径，引导神经重新连接。因此，需要探索新的方法制备具有引导性微管结构的神经导管，并且微管结构适合轴突和施万细胞的生长。本实验自制新型模具(图 13-2、图 13-3)，模拟神经束结构，应用冷冻干燥技术制备多通道壳聚糖神经组织工程支架。实验中所用模具包括底座、两块可移动板、多根不锈钢针及两块钢针固定铜片，所述的可移动板可以通过固定螺钉固定在底座上，可移动板可根据所制备的神经导管的长短不同在底座上左右移动。每块可移动板的上部通过固定螺钉固定一块钢针固定片。在所述的每块钢针固定片的上方有 7～50 个与所述钢针直径相匹配的钢针孔，其孔径为 200～400μm；所述的钢针固定孔均匀分布在直径为 1～5mm 的圆形区域内(图 13-3)。钢针采用针灸针，耐酸、无锈、无毒。本实验的基本原理是：将一组不锈钢针平行贯穿于壳聚糖空管，用两端的钢针固定片固定，然后在此壳聚糖空管中注入壳聚糖溶液，冷冻后使壳聚糖材料和溶剂发生相分离，再在冷冻干燥机中真空冷冻使溶剂升华，即得多孔导管。通过调整钢针的直径和数量来调整多通道的孔径和数目。

五、实验步骤

1. 首先以 0.2mol/L 的乙酸溶液为溶剂配制 20～40g/L 壳聚糖溶液，用编织加冷冻干燥法制备管壁疏松多孔的壳聚糖空管，管内径为 2～5mm，壁厚 0.2～1.0mm。

2. 将一定长度的壳聚糖空管置于专用模具(图 13-2)上两个钢针固定片之间，根据所要制备通道的数目(7～50 根)及通道直径(200～400μm)的不同，将相应数目和直径的不锈钢针平行贯穿双侧钢针固定孔及壳聚糖空管内。

3. 然后用注射器将 20～40g/L 壳聚糖乙酸溶液注满壳聚糖空管，将模具两侧可移动板向内相向移动，使双侧钢针固定片与壳聚糖圆管两端紧密接触，旋紧可移动板固定螺钉，迅速连同模具一起放在冰箱或液氮中冷冻(-196～-20℃)。

4. 迅速将冷冻的样品放在冷冻干燥机中(ALPHA-1-4，Martin Christ 公司，德国)，冷冻干燥时间至少 24h。

5. 把冷冻干燥后的壳聚糖导管放入盛有 2% 氢氧化钠水溶液的烧杯中进行脱酸处理 30min。

6. 弃去氢氧化钠水溶液，在烧杯中加入蒸馏水漂洗壳聚糖导管，用 pH 试纸测试至中性为止。

7. 再逐一缓慢旋转取出不锈钢针，最终得到所需要的具有轴向排列多通道基质的壳聚糖导管(图 13-4)。

8. 用游标卡尺测量多通道内径、导管壁厚，室温自然晾干后再次测量上述指标，比较干态、湿态以上两个指标的变化(图 13-5)。

9. 用手感觉空管与内含多通道基质壳聚糖管的机械强度与弹性。

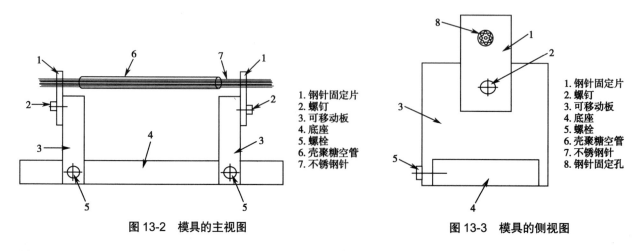

图 13-2　模具的主视图　　　　　　　　　　图 13-3　模具的侧视图

六、注意事项

1. 所用壳聚糖溶液配好后要静置 24h 或抽真空去除微细气泡；用注射器将壳聚糖乙酸溶液注入壳聚糖管前，一定要排空注射器内的气泡；并且要从导管中心开始注入，避免导管内部存留气泡。气泡的形成会影响最后的导管内部结构。

2. 用氢氧化钠水溶液对壳聚糖导管进行脱酸一定要充分，否则残留的乙酸会使壳聚糖导管重新溶解；氢氧化钠水溶液与导管的体积比要大于 10:1。

3. 用氢氧化钠水溶液对壳聚糖导管脱酸后，残留的氢氧化钠需要用蒸馏水漂洗至中性，否则直接影响材料的细胞学和体内实验结果。

七、结果

所用模具的核心部分钢针固定片由计算机控制打孔，使钢针固定孔均匀分布，保证了所制备的壳聚糖支架具有平行排列的轴向多通道。这种轴向排列的多通道，有利于定向引导神经再生；通道间的基质具有相互贯通的微孔结构，可以预置各种神经再生活性细胞，促进神经再生，也能为通道间物质交换提供适宜的环境；并且，基质材料还能承载治疗性药物或因子，随着材料的降解，药物或因子缓慢释放。支架的外壁具有半渗透性，既能防止纤维结缔组织的侵入，也利于管内外体液的交换。在 0.1mol/L PBS 中溶胀后，多通道的内径无明显变化，只是管壁厚度有所增加（图 13-5）。扫描电镜观察可清晰地显示出多通道内部结构细胞的形态及在导管中的分布情况（图 13-6～图 13-8）。

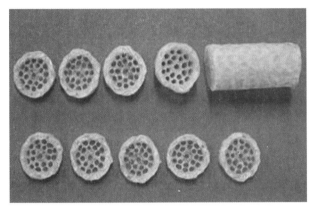

图 13-4　多通道导管连续切开所见

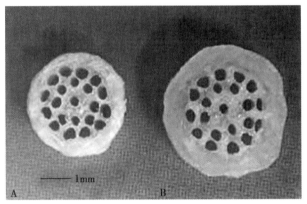

图 13-5　水化溶胀前（A）溶胀后（B）

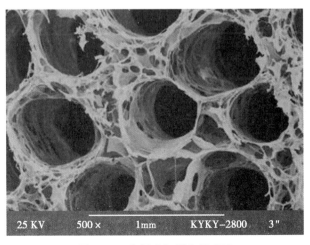

图 13-6　多通道扫描电镜观察

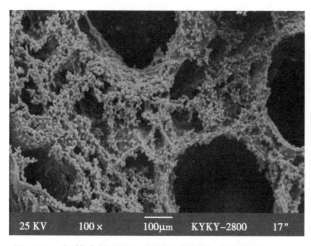

图 13-7　扫描电镜观察多通道内部细胞生长情况（×100）

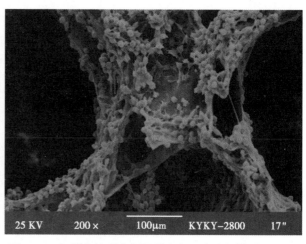

图 13-8　扫描电镜观察多通道内部细胞生长情况（×200）

八、结论

制备的多通道壳聚糖导管具有适宜的溶胀性、力学强度以及良好的神经细胞亲和性。此方法也可应用于多种其他材料，并且可以结合药物控释微球，从而易于对药物的释放进行更为合理的控制。

九、思考题

1. 这种多通道导管的制备方法还适用于哪些材料？
2. 如何对神经组织工程支架进行表征测定？
3. 这种组织工程支架，除了用于神经修复，还可能有什么用途？

第四节　天然组织工程血管支架的制备

一、实验目的

结合理论知识学习处理血管壁脱细胞的几种方法及相应原理。

二、实验要求

掌握天然组织工程血管支架的制备方法。

三、实验动物、器材及试剂

犬或家兔（雌雄不限）；冰箱；手术器械；Eppendorf 管；载玻片；盖玻片；0.1mol/L PBS；0.5% TritonX-100；0.05% NH$_4$OH；DNase；RNase；超纯水；HE 染液；乙醇；Masson 复合染色液；戊二醛；锇酸；醋酸异戊酯；OCT；DAPI；二甲苯；冰醋酸；磷钨酸；亮绿染色液；中性树胶。

四、实验原理

正常血管壁从腔面向外由三层结构构成：内膜、中膜和外膜。内膜由内皮、内皮下层和内弹性膜组成；内皮是衬贴于血管腔面的一层单层扁平上皮，内皮细胞呈梭形，细胞核突出，长轴与血流方向一致。中膜位于内膜和外膜之间，厚度和组成成分因血管种类而异：大动脉以弹性膜为主，其间有少量平滑肌纤维；中动脉主要由平滑肌纤维构成，其间有弹性纤维和胶原纤维。外膜由疏松结缔组织组成，含有弹性纤维、胶原纤维、小血管和神经。静脉管壁也可分为内膜、中膜、外膜三层，但三层间无明显界限，静脉管壁薄、柔软、弹性小，管腔及管壁结构变化大。

天然组织工程血管支架就是指除去血管壁中细胞成分（主要是内皮细胞和平滑肌细胞）及可溶性蛋白后余下的细胞外基质部分。脱细胞血管支架具有非常低的免疫原性和良好的力学性能及完整的纤维成分，能够抵抗受者体液环境的降解，具备与受者血管相似的力学特性，良好的生物相容性，有利于种子细胞种植、黏附和嵌入生长，移植体内后可适应血管腔内高压力、高流量等复杂多变的环境，是除自身血管之外最具有潜力的血管替代材料之一。

目前常用去污剂法、酶消化法或去污剂叠加核酸酶法，除去血管中的细胞成分和可溶性蛋白，我们选用 0.5% Triton X-100 + 0.05% NH_4OH + DNase + RNase 方法，去除新鲜家兔肌性动脉壁内的细胞。TritonX-100 化学名称为聚乙二醇辛基苯基醚，是一种非离子表面活性剂，可通过破坏细胞膜磷脂和脂蛋白而达到清除血管壁细胞成分的目的，脱细胞作用比较温和，对细胞外基质损伤比较小，脱细胞效果好。叠加使用核酸酶，能水解 DNA 和 RNA，完全去除残留的细胞核成分。经 0.5% Triton X100 + 0.05% NH_4OH + DNase + RNase 处理的血管壁无细胞成分残留，消除了免疫原性，同时保留了胶原纤维和弹性纤维等重要的细胞外基质成分，保留了血管壁的三维空间结构和机械性能。

五、实验步骤

1. **取材** 犬处死或家兔耳缘静脉空气栓塞处死，固定于实验台，常规备皮、消毒、切开，寻找并结扎相应肌性动脉（中动脉）（如：颈动脉、股动脉等），迅速切断取出，置于无菌 PBS 中，去除脂肪和周围结缔组织；并用无菌 PBS 冲洗血管腔数次，彻底清除血液成分。

2. **脱细胞处理** 将血管修剪成 1.5～2.0cm 左右长短的小段，PBS 清洗 1h，然后取出血管，加入脱细胞液 0.5% TritonX-100 + 0.05% NH_4OH，4℃振摇 3d，每天更换 2 次脱细胞液。

3. **超纯水漂洗** 将脱细胞后的血管置入超纯水中漂洗，4℃振摇 3d，每天换 2 次超纯水。

4. **进一步脱细胞处理** 将处理后的血管加入 DNase + RNase 中，37℃处理 12h。

5. **消毒** 室温下，超纯水漂洗 3 次，每次 20min，得到脱细胞血管支架，置于 Eppendorf 管中，^{60}Co 照射消毒（辐照剂量 15K），-80℃保存。备注：若所有步骤能够保证无菌操作，则无需 ^{60}Co 照射消毒灭菌。

六、注意事项

1. **取材** 尽量选取肌性动脉，脱细胞效果好，血管支架结构相对保持完整。

2. **处理时间** 脱细胞液 1% TritonX-100 + 0.05% NH_4OH 处理时间一定要足够，而且保持低温。

3. **清洗** 超纯水清洗足够长时间，同时震荡摇匀，避免去污剂（TritonX-100 和 NH_4OH）残留，因其有细胞毒性，如果残留会影响后续种子细胞的种植。

七、结果

1. **大体观察** 脱细胞处理后，血管支架呈白色半透明，管壁较处理前变薄、变软塌陷，弹性良好。

2. **光镜观察** 血管支架经 OCT 包埋，冷冻切片（5～7μm）。

3. **常规 HE 染色** 发现粉红色胶原蛋白呈波浪状平行排列，可见内外弹性膜，血管壁各层几乎见不到细胞成分残留，但胶原纤维间间隙增大，整个血管壁镜下呈现海绵多孔状。细胞外基质纤维成分尽可能保留原来的结构。

4. **Masson 染色** 发现脱细胞血管支架主要由亮粉色胶原纤维组成，间杂少量绿色弹性纤维，两种纤维均连续，无断裂。

5. **扫描电镜观察** 血管支架用 2.5% 戊二醛固定 8h，1% 锇酸后固定 2h，逐级乙醇脱水，醋酸异戊酯置换，临界点干燥，喷金镀膜，扫描电镜观察，未见细胞样结构，胶原纤维和弹性纤维样结构排列规则，布满大小不等的孔隙。

6. **DAPI 荧光染色** 血管支架经 OCT 包埋，冷冻切片后，DAPI 细胞核染色显示未见蓝色荧光核碎片残留。

7. 力学检测 将脱细胞后的血管支架沿纵轴剖开,修剪成 5mm×15mm 长条状,常温常压下,采用电子试验机进行弹性拉伸回复实验(加载力为 5N,反复拉伸 8 次)和最大断裂强度实验(血管断开时的力,单位 N)。结果与正常肌性动脉进行比较,没有显著性差异为好。

八、结论

本实验选取的犬或家兔的肌性动脉直径均 <6mm,按照人体血管尺寸来说,属于小口径血管。目前大口径的人工血管(>6mm)临床应用已经获得成功,但是小口径血管(<6mm)的天然组织工程支架及由此构建的组织工程血管尚未应用于临床。原因主要是小口径血管体内植入后因血栓形成、新生内膜增生或动脉瘤形成等造成移植效果不佳。如果能够提高小口径人工血管移植后远期通畅率,组织工程血管有望应用于临床。

九、思考题

1. 制备脱细胞血管支架的原理是什么?
2. 可以采用哪些方法判断脱细胞效果?
3. 还有哪些其他脱细胞方法?

第五节 应用壳聚糖纤维制备组织工程管状支架

一、实验目的

以壳聚糖纤维为基础结合冷冻干燥法或室温晾干的方法制备壳聚糖管状支架,可用于血管支架或神经导管。

二、实验要求

了解冷冻干燥法的基本原理,掌握用编织法制备壳聚糖管状支架的操作过程。

三、实验器材及试剂

冰箱 1 台,冷冻干燥机 1 台,套有聚四氟乙烯套管的不锈钢芯棒若干。0.2mol/L 乙酸溶液,2% NaOH,0.1mol/L PBS(pH 7.2~7.6)溶液,蒸馏水,pH 值中性试纸。10ml 注射器 1 只,100ml 量筒一个。壳聚糖,脱乙酰度为 91.5%(^{1}H-NMR 检测),平均分子量为 $1.7×10^6$,购自青岛海生公司。壳聚糖纤维和壳聚糖纱线购于青岛即发集团。

四、实验原理

高分子量的壳聚糖具有可纺性,可以与其他材料混纺加工成纤维,被广泛应用于纺织材料和保健针织品。近年来,随着纺织科学与技术的发展,纯壳聚糖纤维的加工已成为可能。因为壳聚糖纤维兼具了壳聚糖的理化性质和纤维的可加工性,已有研究者开始尝试应用壳聚糖纤维作为组织工程支架材料或支架增强型材料。以往研究证明,壳聚糖纤维无细胞毒性,成骨细胞和施万细胞都能够在壳聚糖纤维上良好生长。而且,壳聚糖纤维应用于生物材料领域具有的独特的优点,如力学性能好、可加工性强等。

壳聚糖纱线由湿法纺丝加工的壳聚糖纤维制备而成,通过调整纱线制备过程中的参数,可以获得不同粗细的壳聚糖纱线。以壳聚糖纱线为原料,采用工业编织的方法,通过调节编织过程中的编织角度、纱线密度、编织节距以及所采用的锭子数目,可以获得内径 1~5mm,厚度可变,长度任意的管状织物。

编织型壳聚糖管状支架的加工是在壳聚糖管状编织物基础上实现的,可结合冷冻干燥法或室温晾干的方法分别加工成管壁疏松或致密的编织型壳聚糖管状支架。

五、实验步骤

1. 以编织法为基础结合冷冻干燥法制备壳聚糖管状支架

（1）首先采用工业编织的方法，用编织机制备壳聚糖纤维编织管（可以定做）；

（2）以 0.2mol/L 的乙酸溶液为溶剂配制 2% 壳聚糖溶液；

（3）截取一段壳聚糖纤维编织管，用注射器向管内注满 2% 壳聚糖溶液，向管内插入直径匹配的芯模（由外面套有聚四氟乙烯管的不锈钢芯棒构成）；

（4）然后将编织管连同芯模一起缓慢放入盛有 2% 壳聚糖乙酸溶液的量筒中；

（5）1min 后，将导管连同芯模取出，垂直放置于 −20℃冰箱内冷冻 12h；

（6）从冰箱取出后，迅速置于冷冻干燥机中，冻干时间至少 24h；

（7）然后用 2% 氢氧化钠脱酸 30min；

（8）蒸馏水洗涤至中性，室温干燥；

（9）最后取出芯棒，得到编织型管壁疏松多孔的壳聚糖导管。

2. 以编织法为基础结合室温晾干的方法制备壳聚糖管状支架　晾干法加工编织型壳聚糖神经导管方法比冷冻干燥法更加简便。省略了上述的第 5、6 步，而是将芯模连同导管从 2% 壳聚糖溶液中取出后，直接垂直放置于室温空气中自然晾干，待壳聚糖管完全干燥后，用 2% 氢氧化钠脱酸、蒸馏水洗涤至中性、室温干燥。最后取出芯棒，得到编织型管壁致密的壳聚糖导管。

六、注意事项

1. 所用壳聚糖溶液配好后要静置 24h 去除微细气泡；用注射器将壳聚糖乙酸溶液注入壳聚糖管前，一定要排空注射器内的气泡；并且要避免在导管内部存留气泡。气泡的形成会影响最后的导管管壁结构的一致性。

2. 用氢氧化钠水溶液对壳聚糖导管进行脱酸一定要充分，否则残留的乙酸会使壳聚糖导管重新溶解；氢氧化钠水溶液与导管的体积比要大于 10∶1。

3. 用氢氧化钠水溶液对壳聚糖导管脱酸后，残留的氢氧化钠需要蒸馏水漂洗至中性，否则直接影响材料的细胞学和体内实验结果。

4. 如果壳聚糖管干燥后再取出芯棒比较困难，可以先将管连同芯模一起浸入 0.1mol/L PBS（pH 7.2～7.6）溶液中 5min，管壁吸水后再取出中间的芯棒。

七、结果

通过冷冻干燥法和晾干法加工的编织型壳聚糖导管的管壁中心为纤维加强层，纤维层内、外为壳聚糖材料层，所得到导管的整体外观如（图 13-9A）所示。冷冻干燥法加工的壳聚糖编织导管具有疏松多孔的管壁结构（图 13-9B），而通过晾干法加工的壳聚糖编织导管的内表面和外表面都是致密光滑的结构（图 13-9C）。

Neuro-2a 细胞可在视黄醛酸诱导下分化为神经元的表型，可用其作为直接接触实验模型细胞评价壳聚糖编织导管的体外细胞毒性。共培养 1d 以后，已有大量细胞黏附到壳聚糖导管的表面（图 13-10A），共培养 10d 后，可见细胞生长状态良好并大量增殖（图 13-10B）。

编织冻干和编织晾干导管的管壁渗透性不同，不同物质渗出导管管壁的速度与物质本身的摩尔质量和导管的管壁结构有关。摩尔质量为 180Da 的葡萄糖可以自由的透过两种导管管壁，但葡萄糖从编织冻干导管中渗出的速度要高于编织晾干管。摩尔质量为 14.4kD 的溶菌酶和摩尔质量为 66.2kD 的白蛋白都不能透过编织晾干管的管壁，却可以通过编织冻干管的管壁。

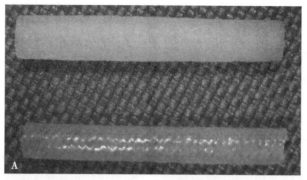

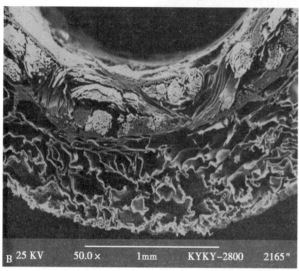

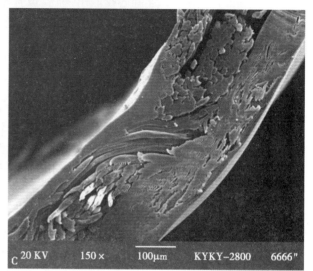

图 13-9　冷冻干燥法和晾干法加工的编织型壳聚糖导管

A. 冷冻干燥法和晾干法加工的编织型壳聚糖导管的整体外观；B. 扫描电镜观察冷冻干燥法加工的编织导管的横断面微观形貌；C. 扫描电镜观察晾干法加工的编织导管的横断面微观形貌。

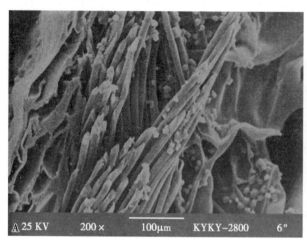

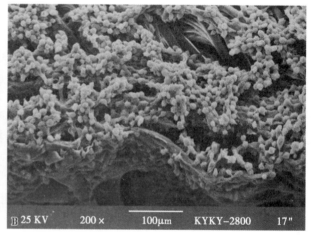

图 13-10　扫描电镜观察 Neuro-2a 细胞在编织型壳聚糖导管上的生长情况

A. 培养 1d，可见有大量细胞黏附到支架表面；B. 培养 10d 后，细胞在导管的横断面和管壁内部都生长状态良好并大量增殖，在维甲酸（RA）诱导下，多数细胞已伸出突起呈神经元表型，细胞间建立相互联系。A、B 标尺均为 100μm。

八、结论

本实验以壳聚糖纤维为基础，将工业编织技术与常规的空气干燥或冷冻干燥技术相结合，成功地制得了具有不同管壁构型的壳聚糖血管支架或神经导管。该方法工艺简单、容易操作，所得到的导管质量稳定、可控性好，导管的长度、管壁的厚度可根据需要任意调节；更重要的是，利用这种方法加工的导管的力学性能非常优良，远远优于常规冷冻干燥法制备的无中间纤维层的壳聚糖导管。

九、思考题

编织冻干管与编织晾干管各自优缺点？该方法加工的壳聚糖管状支架可以用于哪些组织工程与再生医学领域？

第六节　应用静电纺丝技术制备组织工程管状支架

一、实验目的

应用静电纺丝技术制备组织工程管状支架。

二、实验要求

1. 了解静电纺丝仪器的工作原理。
2. 学习静电纺丝仪器的操作与使用。
3. 学习利用静电纺丝技术制备组织工程管状支架的方法。
4. 了解生物材料细胞毒性的评价方法。

三、实验器材及试剂

本次实验是以丙交酯-己内酯共聚物（PLCL）材料制备组织工程管状支架为例。

1. 实验器材　小烧瓶、量筒、磁力搅拌器、注射器、镊子、刀片、直尺、倒置显微镜、天平、封口机、载玻片、静电纺丝机、锡箔纸、EP 管、排枪、酶标仪（含 450nm 滤光片）、96 孔细胞板、平板摇床、CO_2 细胞培养箱等。

2. 实验试剂　丙交酯-己内酯共聚物（PLCL）（购买于济南岱罡生物有限公司）、三氟乙醇、CCK-8 溶液、培养基、L929 小鼠成纤维细胞、蒸馏水。

四、实验原理

"静电纺丝"又称"电纺丝""电纺"等，它是高分子流体静电雾化的特殊形式。静电雾化在进行雾化时分裂出来的物质是微小液滴，而静电纺丝雾化分裂出来的是可以运行相当长距离的，最终固化成纤维的聚合物微小射流。静电纺丝技术是近年来涌现出的可以更连续、更直接的制备聚合物纳米纤维的一种方法。

在静电纺丝过程中，喷头末端处在高压静电场的作用下，会使带电熔体或聚合物溶液的液滴发生形变，由球形变为圆锥形（即"泰勒锥"）。当液滴表面的电荷斥力大于其表面张力时，高速喷射的聚合物微小液体流会在液体表面产生，简称"射流"。随后喷射流在经过的电场力作用下加速并拉长，与此同时，溶剂进行挥发并形成射流束，射流束直径随着溶剂的挥发而逐渐变小，射流的黏性逐渐增加，最终固化沉积在接收装置上，形成聚合物纤维。静电纺丝装置主要由高压电源、喷头及液体供给装置、接收装置三部分组成（图 13-11）。

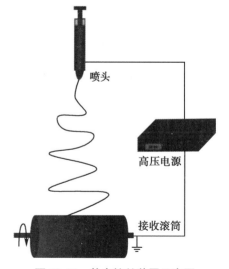

图 13-11　静电纺丝装置示意图

近年来，静电纺丝技术在生物和医学领域也逐渐应用，如创伤修复、药物控制、酶固定、组织工程等。其中，利用静电纺丝技术制备组织工程支架材料尤为突出，如血管、心脏、骨、关节软骨、皮肤、神经等。本次实验就是以电纺丝技术制备组织工程管状支架。

五、实验步骤

（一）组织工程管状支架的制备（以 SS-2535 静电纺丝设备为例）

1. 用天平称取 0.5g PLCL，用量筒称取 5ml 三氟乙醇溶液，同时倒入小烧瓶中加入转子并放到磁力搅拌器上溶解 12h。

2. 用 5ml 注射器缓慢吸取溶解后的 PLCL 溶液，并在注射器前端安装上与静电纺丝机配套的专用喷头。

3. 把 5ml 注射器放到仪器对应的卡槽处，通过在控制面板上调节使推注装置刚好使喷头处有液滴形成。

4. 取出直径为 1mm 左右的铁棒，在铁棒上裹一层锡箔纸，然后把铁棒安装到接收装置处。

5. 在控制面板上调节推注装置，使推注装置处于铁棒中心。

6. 把正电极连接到推注装置的喷头处，在控制面板上设置"接收速度"为 50r/min、"推注速度"为 0.07mm/min、"平移速度"400mm/min 及"平移距离"20mm 等参数，并依次打开"接收""推注""平移"按钮。

7. 打开正电压与负电压安全按钮，通过调节正负电压数值（负电压设为 0，正电压在 7kv 左右）与接收距离数值（15cm 左右）来确保静电纺丝达到平稳射流，调节达到平稳射流后，电纺 1h 左右。

8. 结束后首先把正负电压调为"0"，然后关闭正负电压，再关闭"接收""推注""平移"按钮，关闭仪器。

9. 取下接收铁棒，把制备的神经导管从铁棒上取下，用镊子把管内层的锡箔纸取出，得到管状支架。

10. 用锋利的刀片切取所需长度，进行相应的实验，包括扫描电镜观察及细胞毒实验。

（二）细胞毒实验

1. 做出的管先用 75% 乙醇泡 2h，拿出后放到注有双蒸水的 EP 管中，再把 EP 管置于平板摇床上，摇动 2h。

2. 把消毒过的管放入培养基中浸泡，放到 CO_2 培养箱 72h，得到浸提液。

3. 在 96 孔板接种 100μl（约 1×10^4）的 L929 细胞悬液，将培养板放到培养箱中孵育 24h（在 37℃，5% CO_2 的条件下），并设置空白组与对照组。

4. ①在细胞培养板中加入含 10% 血清的完全培养基设为对照组；②在细胞培养板中加入 50% 浸提液和 50% 的含 10% 血清的完全培养基设为实验组 1，加入 100% 浓度浸提液设为实验组 2；③在没有细胞悬液的孔内加入含 10% 血清的完全培养基设为空白组，最后将培养板放到 CO_2 培养箱中孵育 72h。

5. 向每孔加入 10μl CCK-8 溶液，再将培养板放到培养箱中孵育 3h。

6. 用酶标仪测定 450nm 处的吸光值。

7. 换算公式

$$细胞存活百分比 = [(A-C)/(B-C)] \times 100\%$$
$$抑制百分比 = [(B-A)/(B-C)] \times 100\%$$

A. 为实验组吸光值；B. 为对照组吸光值；C. 为空白组吸光值。

六、注意事项

1. PLCL 为生物降解材料，在贮存过程中应该密封、干燥、低温（冰箱冷冻 −20℃）保存，在取完 PLCL 后剩余包装应用封口机封口。

2. 由于溶剂三氟乙醇有高挥发性，所以在磁力搅拌时一定要把小烧瓶的瓶口用封口膜封住，以防止溶剂挥发影响溶液浓度。

3. 注射器在吸取配好的 PLCL 溶液时，一定要缓慢吸取注意不要有气泡产生，否则会影响后续电纺的过程。

4. 在接收铁棒上裹锡箔纸是因为锡箔纸光滑，纺好的管可以轻易地取下，注意锡箔纸不能裹得过厚，否则影响最后成管直径。

5. 由于静电纺丝过程中会产生高压电场（高达上千伏），在工作时一定要注意安全，穿戴橡胶手套操作仪器，必要时用木制镊子操作。

6. 初学者在调节电压时建议只调正电压，负电压调为"0"。

7. 静电纺丝工作在形成射流后，可用木制镊子夹住载玻片在针头与接收装置间接收 5s，然后放到倒置显微镜下观察出丝情况。

8. 由于仪器的工作电压为千伏电压，所以在工作结束后一定要先关闭正负高压且在关闭前把正负电压都调为"0"。再去关闭其他按钮，进而关闭机器。

9. 工作结束后剩余的溶液可回收到 EP 管中并用封口膜封好放入 4℃冰箱，使用过的喷头放入装有溶剂三氟乙醇的容器内进行浸泡清洗。

10. CCK-8 溶液要 4℃避光保存。

11. 一般是每 $6cm^2$ 材料表面积得到 1ml 浸提液。

12. 细胞接种至 96 孔细胞板中务必避免产生气泡。

13. 在加入 CCK-8 溶液时可沿细胞板壁加入，后轻轻混匀，以免产生气泡。

14. 如果测得的吸光值很低可以增加细胞数量或延长加入 CCK-8 溶液后的孵育时间。

15. 实验全过程务必要戴实验口罩、实验手套。

七、结果

1. 组织工程管状支架的形态观察（图 13-12、图 13-13）

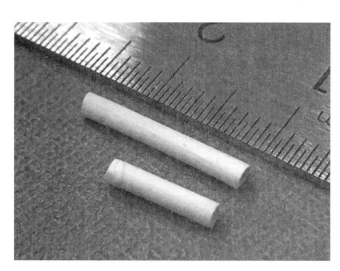

图 13-12　组织工程管状支架大体观察

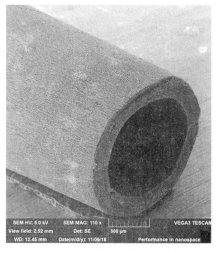

图 13-13　组织工程管状支架扫描电镜观察

2. 细胞毒性评价

结果表明，50%、100% 浸提液实验组所得到的细胞抑制百分比同对照组相比无统计学意义。

八、结论

本实验通过静电纺丝技术制备了组织工程管状支架，通过调节接收装置的直径可以得到任意粗细的组织工程管状支架，其长度可以任意控制。近些年来，静电纺丝技术是国际上公认的有效制备纳米纤维材料的主要途径之一。在医学领域上，静电纺纳米纤维材料有比表面积大、孔隙率高等特点，可以很好地用于生物修复材料。通过使用不同的聚合物溶液，可以得到不同力学性能的材料，本次实验采用的 PLCL 所制备的组织工程管状支架具有较高的力学性能，无细胞毒性，可降解，是一种有潜在应用的生物组织修复材料。

九、思考题

1. 应用静电纺丝技术制备组织工程管状支架的原理是什么？
2. 操作静电纺丝仪器的过程中需要注意哪几点？
3. PLCL 溶液浓度对静电纺丝材料成型有何影响？

第七节 生物 3D 打印组织工程支架

一、实验目的

基于生物 3D 打印技术以海藻酸钠和明胶的复合水凝胶制备组织工程支架。

二、实验要求

了解生物 3D 打印技术基本操作。

三、实验仪器、材料及试剂

生物 3D 打印机 1 台及其配套设备，电子天平 1 台，水浴锅 1 台，超净工作台 1 台，低速冷冻离心机一台，冰箱 1 台；50ml 玻璃烧瓶 1 个，0.26~0.42mm 注胶针头各一个，注胶针筒 1 个，活塞 1 个，堵头 1 个，保鲜膜 1 卷；明胶，海藻酸钠，0.1mol/L PBS（pH 7.2~7.6）溶液，2%（质量体积比 W/V）$CaCl_2$ 溶液，75% 乙醇。

四、实验原理

生物 3D 打印技术，主要是用计算机辅助增材制造（computer-aided additive manufacturing）技术，精确控制生物材料、细胞、生长因子等在 3D 体系中的位置、组合、相互作用，使之实现与目标组织相似的或满足需求的生物性能。生物 3D 打印利用计算机建模软件设计 3D 模型并保存为 .stl 文件，打印机程序读取该文件并进行层层分割再编码，由实验者根据材料性质和模型特征合理选择打印参数，通过计算机输出指令控制打印机逐层打印，最终堆叠出符合要求的 3D 生物结构。

海藻酸盐是由 1, 4-β-D- 甘露糖醛酸和 α-L- 古洛糖醛酸组成的长链聚合物。海藻酸盐溶液遇 Ca^{2+} 即形成凝胶。1 个海藻酸盐分子一般存在三区，"M 区（富含甘露糖醛酸区）""G 区（富含古洛糖醛酸区）"和"MG 区（两种糖醛酸都有）"。Ca^{2+} 或其他 2 价阳离子易与 G 区结合，把长链分子的 G 区相互交联起来，因此海藻酸钙凝胶也被认为是一种三维网络分子。在实验室中，海藻酸盐还用作细胞的固相支持载体。

明胶是天然生物高分子材料，是胶原的水解产物，吸水性良好，易溶于温水，冷却形成凝胶，熔点在 24~28℃之间，其溶解度与凝固温度相差很小，易受水分、温度、湿度的影响而变质。

本实验以海藻酸钠与明胶作为基质材料，利用生物 3D 打印技术，构建组织工程 3D 支架。

五、实验步骤

1. 制备水凝胶

（1）称取适量明胶、海藻酸钠；

（2）采用微波 8s 灭菌法对明胶粉末、海藻酸钠粉末灭菌处理；

（3）在超净台内于 50ml 玻璃烧瓶中加入灭菌后的明胶粉末、海藻酸钠粉末及 PBS 缓冲液，使明胶溶液 W/V 为 5%、海藻酸钠溶液 W/V 为 2.5%，用保鲜膜封上瓶口；

（4）玻璃烧瓶 70℃水浴 20min，取出烧瓶后用混匀器混合均匀，冷却至常温；

（5）反复操作步骤 4，直至玻璃烧瓶内的明胶、海藻酸钠完全溶解。

2. **生物 3D 打印**（图 13-14、图 13-15）

（1）打开生物 3D 打印机及配套计算机、冷冻循环泵等，使成型台温度降低至 4℃，打印机内紫外灭菌，乙醇喷雾消毒；

（2）注胶针筒，活塞，堵头，注胶针头放于 75% 乙醇消毒；

（3）将水凝胶倒入注胶针筒内，排出多余空气，用堵头、活塞及封口膜将注胶针筒封闭；

（4）在低速冷冻离心机中以 300r/min、4℃、5min 条件离心除去气泡；

（5）密封的注胶针 4℃ 竖直静置 2h；

（6）在超净台内拆开封闭的注胶针，在打印机内匹配上适配头和注胶针头；

（7）手动测试出胶是否均匀连续，若否，调整注胶针头直径再测试；

（8）确保出胶顺畅后，调整注胶针尖与成型台间距，使之与注胶针头直径相适应；

（9）用计算机软件驱动打印进程，调节打印参数，如打印位置、喷嘴运动速度、反抽量、反抽速度等，使出胶均匀连续，生成路径并保存文本；

（10）计算机驱使自动打印，自动进程结束后，用 2%（W/V）CaCl$_2$ 溶液在成型台交联；

（11）待 3D 打印物成固相后转移到平皿内，移至超净台。

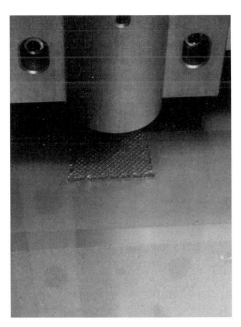

图 13-14　生物 3D 打印进程

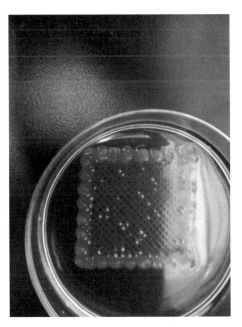

图 13-15　打印的 3D 支架

六、注意事项

1. 实验过程中严格按照无菌操作要求，由于环境影响，材料易污染。

2. 打印前期多次进行出胶测试以确保自动打印进程顺利进行。

3. 水凝胶的物理状态受温度影响极大，低温环境中操作效果更好。

七、结果观察

组织工程 3D 支架用于接种细胞，使细胞沿支架生长，达到预期设定。形态观察上，支架的孔径和降解速率是重要评价标准。孔径在一般的显微镜上即可测出，可在支架表面随机均匀选取测定区域，求取平均值。孔径值可在本次实验中测得。降解速率可通过支架随时间变化渗出的蛋白含量绘制标准曲线得到。生物性能上，应考虑生物相容性，生物毒性，以及对细胞生长的影响等，可通过细胞活力测定实验得到细胞增殖率，HE 染色观察切片中细胞的分布等。

八、结论

由明胶和海藻酸钠制得的复合水凝胶可用作生物3D打印基质，用Ca^{2+}交联反应迅速，可形成组织工程3D支架。生物3D打印技术可成为制备组织工程3D支架重要方法。

九、思考题

1. 在3D打印过程中，Ca^{2+}交联海藻酸钠反应迅速有什么优点？
2. 明胶和海藻酸钠在形成3D结构过程中各有什么作用？

第八节 胶原蛋白的制备

一、实验目的

通过提取、盐析、分离、提纯过程制备出用于组织工程支架所需要的胶原蛋白。

二、实验要求

了解胶原的生物性质，掌握胶原蛋白的制备步骤和方法。

三、主要实验试剂

丙酮、0.5mol/L 乙二胺四乙酸（EDTA）、1mol/L 盐酸胍 -0.05mol/L Tris-HCl、氯化钠、琼脂糖凝胶、葡聚糖凝胶、胃蛋白酶、0.5mol/L 乙酸、0.15mol/L 的柠檬酸、盐酸等。

四、实验原理

胶原是动物体内含量最多，分布最广的蛋白质，具有独特的组织分布和功能。胶原蛋白的逐级分级结构为原胶原蛋白分子 - 胶原微纤维 - 胶原纤维 - 矿化基质的三维网状结构。胶原是细胞外间质成分，胶原分子通过分子内或分子间的作用力成为大分子结构，并与蛋白多糖、糖蛋白等具有特异亲和性，使其呈不溶性，因此胶原的制备包括组织材料的预处理、胶原提取、盐析、分离和纯化过程。

五、实验步骤

见图 13-16。

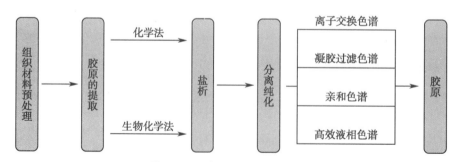

图 13-16　胶原蛋白的提取流程

1. 胶原的提取　各种胶原蛋白的分布以及含量因组织不同而有很大的差异，因此需要有目的地选择富含所需胶原蛋白分子类型的组织。通常可以从骨、皮肤、跟腱、胎盘、动物皮、肌腱中提取Ⅰ型胶原，从透明软骨提取Ⅱ型胶原，从皮肤、血管壁、子宫壁中提取Ⅲ型胶原，从晶状体中提取Ⅳ型胶原。

用于提取胶原的组织材料，必须进行严谨的预处理。预处理过程最为关键的是要刮掉非胶原性附属物，如碎肉、脂肪等，尤其是要用丙酮等有机溶剂抽提脂肪组织。预处理之后的组织材料，还需进一步处理除去骨组织中的钙和软骨组织中的蛋白多糖，一般是先用缓冲液[0.5mol/L EDTA，pH 7.4]脱钙，再用缓冲液（1mol/L 盐酸胍 -0.05mol/L Tris-HCl、pH 7.5）在室温下提取蛋白多糖，随后用大量蒸馏水洗涤。

胶原的提取一般有两种方法：①用溶剂的化学法；②用酶的生物化学法。

化学法中，可将新鲜组织浸泡在中性或酸性盐溶液中来进行抽提可溶性胶原，且取出不溶性杂质。对于不溶性胶原，也可采用中性和酸性条件下交互处理提取。用 0.15～1.0mol/L NaCl-Tris-HCl 缓冲液提取组织中新合成的交联度低、可溶性高的胶原。经中性盐溶液提取可溶性胶原后，可用有机酸提取酸溶性胶原，选择 pH 2.5～3.5 的 0.05mol/L 乙酸或 0.15mol/L 的柠檬酸缓冲溶液。稀有机酸溶液除了可以提取可溶性胶原外，还可打开组织中含有醛胺类的交联键使酸溶胶原溶解出来。

生物化学法中，胶原酶可降解胶原，在中性条件下可以用木瓜蛋白酶或在酸性条件下用胃蛋白酶处理，切除末端肽，使其具有可溶性。可用的蛋白酶有胃蛋白酶、胰酶、木瓜蛋白酶等。常用的是胃蛋白酶（10～20g 组织需 1g 胃蛋白酶），在 0.5mol/L 乙酸中加入一定量的胃蛋白酶，于 4℃下保温 24～48h，并缓慢搅拌，胶原被切去末端肽后，以近似完整分子的形式被释放，溶解于稀乙酸中。

2. 盐析 盐析的过程就是在胶原粗提液中加入较多的粉状盐（一般是氯化钠）或浓氯化钠溶液以便将全部胶原沉析出来，并可初步分离不同类型的胶原。向胶原蛋白中边搅拌边加入磨细的粉状 NaCl，并在加完盐后搅拌充分，静置 12～24h 后，离心（35 000r/min）1h，用 0.5mol/L 乙酸溶解、透析收集的沉淀物，重复 2～3 次，可使非胶原物质含量降至 5% 以下。

3. 胶原的分离纯化 一般不可能通过一次盐析得到纯的某一类型胶原，根据不同类型胶原的氨基酸组成和相对分子质量的差异，运用不同的色谱和电泳技术，对胶原进行进一步的分离、纯化。分离纯化的常用方法有离子交换色谱、凝胶过滤色谱、亲和色谱、高效液相色谱。

（1）离子交换色谱：此法是利用蛋白质或多肽分子和离子交换剂产生的静电作用，以适当的溶剂作为洗脱液，使离子交换剂表面可交换离子与带相同电荷的蛋白质或多肽分子交换，实施分离。因为pH、盐浓度可分别对蛋白质的带电量、交换剂的吸附力产生影响，且离子强度对交换剂的选择性较高，所以改变 pH 值和盐浓度可把结合在交换剂上的蛋白质按它们不同的电荷水平洗脱下来。离子交换色谱法对于分离、纯化单一类型胶原及水解多肽的效果是较好的。

DEAE（二乙氨乙基）- 纤维素（交换容量 0.8mol/g）、CM（羧甲基）- 纤维素（交换容量 0.7mol/g）是目前适用于胶原分离的两种主要的交换剂。为避免离子交换纤维素中的细颗粒堵塞色谱柱的滤板，在保证溶胀充分后，用蒸馏水于大烧杯中调成稀薄的悬浮液，静置后倾去上层浑浊液，反复数次，直至上层液澄清，除去细颗粒。

色谱柱直径与柱长比值的较理想范围为（1:10）～（1:20），同时需保证其用前的清洁。具体操作过程使将离子交换剂悬浮于平衡缓冲液中，配成较为稀薄的混悬液，沉淀后上层液的体积必须大于 1/4。夹住色谱柱出口，摇匀混悬液后倒入柱内，待色谱柱滤板上有几厘米沉积后，开启出口放出液体，并不断添加混悬液，使色谱柱装填平整均匀。

（2）凝胶过滤色谱：亦称分子筛层析，是体积排阻色谱法中的一种，其根据分子大小，将混合物通过多孔凝胶床，从而达到对混合物进行分离的目的。凝胶过滤中同时包含一个固定相（凝胶形成物质）和一个移动相（溶剂），其中琼脂糖凝胶和葡聚糖凝胶常作为分离胶原的固定相。此法可用来进行胶原分级和胶原蛋白分子量及分布的测定。

（3）亲和色谱：利用高分子化合物可以与其相对应的配基进行特异性的、可逆结合的特点来进行选择性地分离生物分子。把一对配基中的一个通过物理吸附或化学共价键固定在载体上，使它变成固相，装在色谱柱中来提纯其相对应的配基。由于此法是依据生物高分子化合物特异的生物学活性（由分子结构决定）来进行分离的，因此具有很高的特异性。

（4）高效液相色谱：此法也是一种体积排阻色谱法，采用的是刚性的涂覆或化学键合上一层亲水相的多孔硅胶，这种刚性硅胶耐高压，可在压力下进行色谱分离，从而缩短分离时间，同时提高分离效果。目前主要用这种方法检测胶原分子分级或测量分子量及其分布，在胶原分离纯化方面使用较少。

▌六、注意事项

1. 胶原提取应注意的问题 胶原预处理过程脂肪的除去非常重要，一旦有脂肪混入，将很难除去，最后只能得到乳浊状的胶原溶液。若出现上述情况，可向胶原溶液中加入 1% 正丁醇，充分搅拌后离心，再用吸管吸取上清液，重复操作几次，清除胶原溶液中的脂质。

中性盐溶液提取胶原时，为了避免胶原变性，一般需要在 4℃下提取。为了减少组织中各种蛋白酶的降解作用，可加各种蛋白酶抑制剂。稀有机酸提取时，为了避免胶原变性，需在低于变性温度下提取胶原，一般控制在 10℃以下进行。

2. 盐析过程应注意的问题 过高浓度的 NaCl 溶液只适用于提取的胶原浓度过高、过于黏稠而难以处置的情况，否则会导致提取液体总量增加，胶原浓度降低。对组织粗提液进行胶原沉淀及纯化过程中若发现胶原溶解困难，说明其中含非胶原成分较多，需另采取措施除去其中的非胶原成分。

3. 分离纯化过程应注意的问题 应严格控制离子交换色谱分离样品液的离子强度和体系 pH，否则影响分离效果；上样时要保证离子交换剂上层表面的平整，防止气泡进入表层，保证样品都吸附在柱的上层。如装柱后发现柱内有气泡或断层，需倾出重装。

▌七、结论

胶原制备的大致过程如下：①破碎生物组织，选择适当的缓冲液抽提蛋白质；②用离心法分开细胞碎片与溶液；③用化学法或有机溶剂法使胶原实现可溶；④用盐析法初步分离不同类型的胶原；⑤用色谱法或电泳法分离提纯不同类型的蛋白。

▌八、思考题

1. 为何胶原蛋白能成为支架基质材料的优选？
2. 列举并比较胶原蛋白分离纯化方法。

第九节 骨组织工程胶原支架的制备

▌一、实验目的

通过仿生矿化的方式制备胶原支架从而模拟机体自身骨基质成分和结构，应用于骨缺损修复。

▌二、实验要求

1. 了解胶原支架制备的基本原理。
2. 掌握基于仿生矿化制备胶原支架的方法。

▌三、实验材料及试剂

1. 实验材料 牛跟腱胶原、鼠尾胶原等。

2. 主要试剂 75% 乙醇、去离子水、Tris 粉末、NaCl、HCl、NaOH、冰醋酸、$CaCl_2$、$CaHPO_4$、$Ca(OH)_2$、K_2HPO_4、KH_2PO_4、HEPES 缓冲液、磷酸盐缓冲液、羧甲基壳聚糖（carboxymethyl chitosan，CMC）、聚丙烯酸（polyacrylic acid，PAA）、聚天冬氨酸（poly aspartic acid，PASP）、聚烯丙基胺盐酸盐（polyallylamine hydrochloride，PAH）、模拟体液（simulated body fluid，SBF）等。

▌四、实验原理

经典和非经典结晶理论是指导胶原仿生矿化方法研究的基石。经典的结晶理论认为：结晶首先通过离子和分子形成晶核（最小结晶单元），并在此基础上，晶体依靠离子搭接和晶胞复制生长。早期的胶原矿化是将自组装好的胶原放入传统的矿化溶液（如人工模拟体液）中，通过异相成核结晶实现体外胶原矿化。此方法并没有模仿生物体内涉及蛋白质和无定形磷酸钙等物质的生物矿化机制，并且矿物晶体只是沉积在胶原表面，所以仅能实现胶原纤维外矿化。而天然骨组织中，无机物不仅包裹于胶原纤维之外，再胶原纤维的内部孔区也有沉积。因此传统的矿化并没有达到真正的仿生。非经典的矿化结晶理论认为，晶体始于无定形的初始离子，继而通过动力学控制的若干相转化和晶化过程，最终形成热力学最稳定的晶相。Gower 提出聚合物诱导液态前驱体的概念（polymer induced liquid-like precursor, PILP），总结出了聚合物稳定的无定形磷酸钙（amorphous calcium phosphate, ACP）纳米颗粒在水相中稳定存在的规律。Franklin Tay 教授及其团队提出利用聚丙烯酸（PAA）引导的液相前驱体（PILP 过程）来矿化胶原纤维，达到胶原纤维内部矿化。目前能够稳定 ACP 的聚电解质主要包括：带负电荷的聚阴离子聚电解质，如聚天冬氨酸（poly aspartic acid, PASP）、聚丙烯酸（polyacrylic acid, PAA）；带正电荷的聚阳离子聚电解质，如聚烯丙基胺盐酸盐（poly-allylamine-hydrochloride, PAH）；两性聚电解质，如羧甲基壳聚糖等。目前 ACP 纳米颗粒进入胶原纤维实现内矿化的机制主要包括以下几种学说。Sommerdijk, Landis 等人提出胶原完成内矿化是由于带负电的 PASP-ACP 复合物与胶原上带正电荷的区域发生静电吸附（Electrostatic interaction）正是这种静电吸附力使得矿物进入纤维内部。基于 PILP 概念，Gower 进一步提出，ACP 能够进入至胶原内部是由于其毛细作用（capillary action）的影响。由于胶原内部仍存有不规则的间隙，从而产生毛细作用力将液态前体吸入至胶原的内部继而转化为固态的羟基磷灰石。Prince 等人提出尺寸排阻理论（size exclusion），即大于 40kD 的物质无法顺利通过胶原的孔区，如成核抑制剂胎球蛋白（fetuin）。故原来由胎球蛋白稳定的 ACP 在进入胶原纤维内部以后便失去成核抑制剂从而转化为羟基磷灰。Franklin Tay 教授、牛丽娜教授和陈吉华教授等人利用 PAH 稳定 ACP 证明聚阳离子电解质同样能够诱导胶原纤维的内矿化。他们认为非静电力的相互作用也可使胶原发生内矿化，即胶原可作为半透膜的功能，可通过 Gibbs-Donnan 渗透平衡的作用（osmotic equilibrium）完成纤维内矿化。上述矿化模式可以归结为胶原先自组装再矿化模式（mineralization following self-assembly of collagen, MFS），见图 13-17。

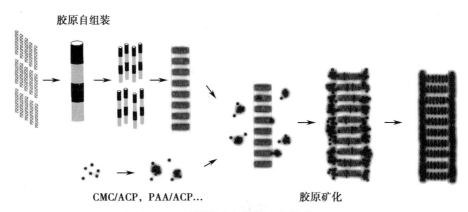

胶原自组装

CMC/ACP，PAA/ACP…　　　　　　胶原矿化

图 13-17　胶原先自组装再矿化模式（MFS）

迄今为止，关于胶原矿化的理论都是针对已完成自组装后的胶原纤维内矿化范畴的学说，自组装和矿化是按照先后顺序分别独立完成的步骤。目前已有研究者提出胶原自组装和矿化同时完成的策略，即一步法实现胶原自组装和矿化。Nassif 教授团队将酸性胶原分子和钙离子/磷酸根过饱和溶液混合，然后注入透析装置，提高体系 pH 值，使得胶原自组装和 ACP 转变为羟基磷酸钙（hydroxyapatite, HAP）（矿化）这两个反应一起完成。Nassif 教授的研究没有运用仿生类似物去稳定 ACP 纳米颗粒，他们的模型属于胶原/羟基磷灰石自组装（collagen/apatite self-assembly, CAS）矿化模式，而且是以经典矿化理论为基础的。但 CAS 矿化模型也具备优势，其矿化效率高、重复性好，适合工业化生产。

清华大学崔福斋教授团队研发了实现产业化的人工骨修复产品"骼金®"的制备方法。通过利用胶原分子自组装纤维模板，在胶原矿化初期，将含 Ca^{2+} 和 PO_4^{3-} 溶液按比例滴于胶原微纤维的酸溶液中,辅以适当搅拌,然后滴加 NaOH 溶液,调节 pH,待静置后离心溶液将得到的胶原凝胶冷冻干燥。经冷冻干燥的支架在升华干燥过程中,固体冰晶升华成水蒸气并在制品中留下孔隙,形成特有的海绵状多孔性结构,该结构已脱水彻底,由此可最终获得能够长期保存的骨修复材料。由于胶原在溶液中会吸附 Ca^{2+},致使 Ca^{2+} 在胶原微纤维表面富集,这种现象可诱导羟基磷灰石晶体沿特定的方向生长并沉积而获得一种纳米晶磷酸钙胶原基复合材料。这种复合材料在纳米尺度上具有重复片层结构,周期为 10nm～15nm,由胶原层和钙磷盐层交替排列而成,自组装成具有天然骨分级结构的矿化材料,生物性能和力学性能优良,是国内外首次使用体外仿生矿化的方法制备的与人骨成分和纳米有序结构相同的骨材料。该材料技术获得 *Nature Materials* 等国际顶级学术期刊的高度评价。

工业上,脱细胞基质技术也可用来生产矿化胶原支架材料。临床使用的海奥®骨修复材料的工业生产是以小牛松质骨为原料,采用脱细胞、脱脂处理一系列方法制成的生物骨基质,保留了其天然的三维多孔结构,主要成分为羟基磷灰石和胶原蛋白。海奥®口腔修复膜属于异种脱细胞真皮基质,主要成分为胶原蛋白,来源于牛皮,采用组织工程学技术病毒及其他病原体灭活处理后,冻干而成,保留了天然的胶原纤维空间结构。该方法制备工艺简化,不需要引入复杂的生产设备,避免了生产过程中难以控制微生物、重金属等因素,能够满足工业化生产的要求。

张旭教授课题组基于非经典矿化理论,使用两性聚电解质羧甲基壳聚糖(CMC)在 pH=7 环境下稳定 ACP 纳米颗粒,通过 MFS 矿化模式实现了胶原纤维内矿化。同时,课题组还利用两性电解质羧甲基壳聚糖(CMC)在酸性条件下(pH=2)能稳定 ACP 纳米颗粒的性质,提出了胶原自组装与矿化协同进行的矿化模式(synchronous self-assembly/mineralization of collagen, SSM)矿化模式(图 13-18)。酸性条件下,CMC 由于分子链上的氨基质子化而呈正电荷,带负电的磷酸根在带正电的 CMC 和钙离子之间起到平衡作用,不会形成钙磷沉淀,而是形成稳定的 ACP 纳米颗粒。因此,酸性条件下的 ACP 纳米颗粒和酸性胶原凝胶混合能发生有别于传统矿化模式的效果,胶原自组装的同时就能发生矿化,经过 pH 值的调控完成胶原纤维内矿化。将 SSM 矿化模式与 MFS 矿化模式相结合可以实现胶原纤维内外矿化协同进行,从而获得仿生材料更接近天然骨的结构。并且能够在矿化胶原支架中掺杂有益的微量元素,赋予支架材料一些特殊的生物功能。

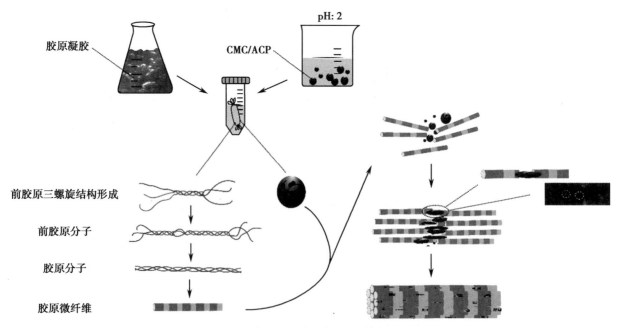

图 13-18　胶原自组装/矿化协同策略(SSM)

五、实验方法

在实验室内可以利用羧甲基壳聚糖(CMC),基于 MFS 矿化模型进行胶原纤维内矿化。具体方法如下：①鼠尾胶原的提取：将新鲜 8 周龄 SD 大鼠鼠尾浸泡于 75% 乙醇溶液中 15min，取出后去除鼠尾皮肤，提取鼠尾腱，为防止胶原变性所有操作均在去离子水槽中进行。将提取的鼠尾腱置于 Tris-HCl-NaCl 缓冲溶液中，溶液的浓度为 0.05mol/L，其 pH = 7.4。在 4℃ 环境下浸泡 24h。鼠尾腱取出后用去离子水冲洗，置于 0.3mol/L 的醋酸溶液中，在室温下置于磁力搅拌器上，持续搅拌 3d，得到胶原的醋酸溶液。然后将溶液置于低温高速离心机中，在 4℃，3 000r/min 的条件下离心 30min，取离心后的上清溶液（详见上一节胶原提取内容）。② CMC/ACP 溶液的制备：将 1% CMC 在磁力搅器的作用下（1 000r/min）缓慢加入至于 40ml 去离子水中直至 CMC 完全溶解，然后将 0.052g K$_2$HPO$_4$ 在磁力搅拌器作用下（500r/min）加入至 CMC 溶液中。再将 0.074g CaCl$_2$ 加入 10ml 去离子水中，在转速为 500r/min 的情况下，将该溶液逐滴加入至 CMC 溶液中，继续旋转 5min 后静置 2h。溶液最终的钙磷浓度分别为 10mmol/L 和 6mmol/L。③矿化胶原支架的制备：将鼠尾胶原制备至凝胶状态后，从透析袋中取出，于 37℃ 条件下置于 CMC/ACP仿生矿化溶液中 72h 后取出，去离子水超声清洗，放入自制的圆柱型模具压制，置于 −80℃ 过夜，冷冻干燥机冻干，制备得矿化胶原支架。该实验方法中作为稳定 ACP 的 CMC 也可替换为聚阳离子 PAH，聚阴离子 PAA、PASP，来诱导胶原纤维的内矿化。

目前，冷冻 - 干燥法广泛应用于以制备胶原、明胶、壳聚糖等为主要材料的组织工程支架成型过程。冷冻 - 干燥技术方法最突出的优点是制备温度低，可以保证不破坏天然材料的生物活性。此方法中成孔的过程是一个动态变化的过程，所制备材料的孔径、孔隙率和结构形态与高分子的种类、溶剂相的种类、组分的比例、聚合物浓度、分子量等因素密切相关。工业中也有尝试其他方法，如静电纺丝法、溶剂浇铸粒子沥滤法、快速成型法等。①静电纺丝是一种使带电荷的聚合物溶液或熔体在静电场中射流来制备聚合物纳米级纤维的加工方法，以此技术可制得直径在纳米到微米尺度的纤维，更好的模拟天然细胞外基质的结构特点。②溶剂浇铸粒子沥滤法是将致孔剂颗粒与聚合物溶液混合均匀，利用二者不同的溶解性和挥发性获得多孔支架。这种方法的最大优势是可以通过控制致孔剂的形态、颗粒的大小以及致孔剂和可降解材料的比例制备出具有合适孔隙率、孔隙尺寸和形态的三维连通微孔支架。③快速成型技术是集新型材料学、计算机辅助设计、数控技术为一体的综合技术。其最大的特点是能根据电脑设计的三维模型，选择合适的加工参数，自动生成数控代码，快速打印出结构复杂的产品，即将精确的设计思想转化成实体原型。可同时完成致孔和外形的成型，一步得到具有个体特征的三维多孔支架。

六、细胞毒性试验

细胞毒性试验是一种简便、快速、敏感性强的检测方法，是评价生物材料毒性的重要指标。利用体外细胞培养技术，通过形态学的检测方法观察细胞损伤以及抑制细胞生长、代谢的情况来评价生物材料潜在的细胞毒性作用。细胞毒性试验采用手段很多，常见体外测试方法有直接接触试验、间接接触试验和浸提液方法。

直接接触试验是指将生物材料与细胞直接放在一起培养，随后观察生物材料溶出物对细胞的影响，通过细胞形态的变化和数量的增减来评定其毒性。该方法对生物材料的细胞毒性敏感性最高。

间接接触试验是指生物材料制备成的浸提液不能与细胞直接接触，而是通过中间层的扩散，观察对细胞的影响。这种试验可以通过很多方法实现，如琼脂覆盖法、分子扩散法（即滤过法）和细胞生长抑制法。

1. 琼脂覆盖法　琼脂覆盖法在 1952 年由 Dubecco 首先提出，该方法可以间接反应细胞毒性的程度。琼脂覆盖法是为了评价医疗器械科浸提成分的急性细胞毒性，适用于固体、液体等试验材料。如果浸提液中溶出物的分子量小且易溶，同时在琼脂层上更容易扩散，则毒性反应将较早出现且较强。反之亦然。

2. 分子扩散法　Sabita Sriva 等提出分子扩散法，分子扩散法适用于小分子质量生物材料的评价。该方法是在单层细胞上覆盖一层微孔滤膜，将生物材料试样放在滤膜上使其可以充分地与滤膜接触，生物材料溶出物通过滤膜作用于细胞。培养后移去试验样品并轻轻拿下分子滤膜，用细胞化学方法检测细胞单层琥珀酸脱氢酶的活性，从而达到评价生物材料的目的。

3. 细胞生长抑制法　在 1983 年 Mosman 提出 MTT 比色法（四甲基偶氮唑盐微量酶反应比色法）。它是定量评价细胞增殖和细胞毒性的比色分析方法，方法简便、敏感性强。其基本原理是活细胞中的线粒体琥珀酸脱氢酶能将四甲基偶氮唑盐（methyl thiazolyl tetrazolium，MTT）分子还原，产生紫色结晶物，二甲基亚砜（dimethyl sulfoxide，DMSO）溶解紫色结晶，在免疫酶标仪上测定吸光值，计算细胞相对增殖率（relative growth rate，RGR）（RGR = 试验组吸光值 / 对照组吸光值）×100%。通过评估生物材料的浸提液对细胞数量及活性的影响，从而反映生物材料的细胞毒性。

浸提液试验中，材料经过长时间的浸提，可以使材料中残留的低分子物质（可滤物）充分的浸提出来，若将浸提液与细胞放在一起培养，则可以通过细胞形态的变化和数量的增减考察材料中残留低分子对细胞生长的影响，也能客观地反映材料在应用时的真实情况。

七、材料成分及降解规律

高分子材料降解泛指高分子在物理因素和化学因素作用下的变性，包括分子链的断裂。如果胶原支架的降解在 37℃的水和缓冲盐溶液（pH = 7.4）中进行，则该过程都可以通过简单的实验室模拟确定。但在体内的降解往往涉及酶和自由基的作用，称为生物降解。

胶原支架是基于仿生原理制成的骨替代材料，Ⅰ 型胶原蛋白和纳米羟基磷灰石有序排列，其结构成分与人体骨骼结构相近。胶原支架材料的降解是一个自然的过程，降解产物为氨基酸，不产生有毒的炎症物质，且其生物降解与新生骨长入速度匹配。为了使种子细胞更好的增殖，需要加入各种生长因子或调节因子。目前有报道，通过将碱性成纤维细胞生长因子（basic fibroblast growth factor，bFGF）、骨形态发生蛋白（bone morphogenetic proteins，BMPs）、内皮细胞生长因子（endothelial cell growth factor，ECGF）、表皮生长因子（epidermal growth factor，EGF）等载到胶原支架材料上，在材料降解时释放出生长因子，有效发挥载入因子的生物效应，提高胶原支架的临床效应。

八、临床应用及效果评价

基于胶原矿化原理制成的仿生支架材料因具有人体松质骨的微结构的相似成分，良好的生物相容性和骨传导能力，可完全降解吸收，吸收和成骨速率相匹配，可根据临床需要切割修形等优势，在临床上广泛使用，如可在各种骨折、良性肿瘤或瘤样病变刮出后等各种无植骨禁忌的条件下进行骨缺损修复等。支架材料所有的天然胶原结构，没有任何化学或物理特性的改变，并与人体骨组织有高度相容性，可以参与到自然的改建过程中。多孔性结构为血管再生以及新骨的沉积提供了充足的空间。表面的微观结构为成骨细胞的长入提供最佳支持，能够起到稳定成骨支架的作用，保持植骨量的长期稳定。因此，通常从植入材料的组织相容性、治疗安全性、远期治疗效果等方面来评价生物材料的临床效果。

九、结论

近年来，材料学的不断更新与发展，对支架材料的研究越发的深入与精细。基于组织工程的背景下，通过仿生矿化技术研发出的胶原支架材料具有良好的机械性能和生物学性能，被广泛应用于骨组织工程中，在修复骨缺损领域有着巨大的潜能和意义。随着胶原组织工程支架材料的性能不断提高，其应用领域也将进一步拓宽。

十、思考题

1. 胶原支架不同矿化方法的基本原理是什么？对比不同方法的技术特点。
2. 矿化胶原支架可用于哪些组织工程领域？

（范　军　郭　澍　敖　强　马艺展　陈秋宏　张　旭）

参考文献

[1] Yang L，Li J，Zhang W，et al. The degradation of poly（trimethylene carbonate）implants：the role of molecular weight and enzymes. Polymer Degradation and Stability，2015，122：77-87.

[2] Yang L Q，Yang D，Guan Y M，et al. Random copolymers based on trimethylene carbonate and ε-caprolactone for implant applications：synthesis and properties. Journal of Applied Polymer Science，2012，124（5）：3714-3720.

[3] Yang L，Li J，Li M，et al. The in vitro and in vivo degradation of cross-linked poly（trimethylene carbonate）-based networks. Polymers，2016，8（4）：151.

[4] Hou Z，Hu J，Li J，et al. The in vitro enzymatic degradation of cross-linked poly（trimethylene carbonate）networks. Polymers，2017，9（11）：605.

[5] 杨柯，谭丽丽，任伊宾，等. AZ31 镁合金的生物降解行为研究. 中国材料进展，2009，28：26-30.

[6] 翟中和. 细胞生物学. 北京：高等教育出版社，2000：1-491.

[7] Bonadio，Smiley E，Patil P，et al. Localized，direct plasmid gene delivery in vivo：prolonged therapy results in reproducible tissue regeneration. Nat Med，1999，5（7）：753-759.

[8] Laurencin CT，Attawia MA，Lu LQ，et al. Poly（lactide-co-glycolide）/hydroxyapatite delivery of BMP-2-producing cells：a regional gene therapy approach to bone regeneration. Biomaterials，2001，22（11）：1271-1277.

[9] Nakamura N，Shino K，Natsuume T，et al. Early biological effect of in vivo gene transfer of platelet-derived growth factor （PDGF）-B into healing patellar ligament. Gene Ther，1998，5（9）：1165-1170.

[10] Stephenson M，Grayson W. Recent advances in bioreactors for cell-based therapies. F1000 Res，2018，30：7.

[11] Jin G，Yang GH，Kim G. Tissue engineering bioreactor systems for applying physical and electrical stimulations to cells. J Biomed Mater Res B Appl Biomater，2015，103（4）：935-948.

[12] Emmert MY，Hitchcock RW，Hoerstrup SP. Cell therapy，3D culture systems and tissue engineering for cardiac regeneration. Adv Drug Deliv Rev，2014，69-70：254-269.

[13] Massai D，Cerino G，Gallo D，et al. Bioreactors as engineering support to treat cardiac muscle and vascular disease. J Healthc Eng，2013，4（3）：329-370.

[14] Ebrahimkhani MR，Neiman JA，Raredon MS，et al. Bioreactor technologies to support liver function in vitro. Adv Drug Deliv Rev，2014，69-70：132-157.

[15] Wang X，Yan Y，Zhang R. Rapid prototyping as a tool for manufacturing bioartificial livers. *Trends Biotechnol*，2007，25：505-513.

[16] Wang X，Yan Y，Zhang R. Recent trends and challenges in complex organ manufacturing. *Tissue Eng Part B Rev*，2010，16：189-197.

[17] Wang X. Intelligent freeform manufacturing of complex organs. *Artif Organs*，2012，36：951-961.

[18] Liu L，Wang X.，rgan manufacturing. In：*Organ Manufacturing*，X Wang ed.，Nova Science Publishers Inc，NY，USA，2015，1-28.

[19] Wang X，Tuomi J，Mäkitie AA. The integrations of biomaterials and rapid prototyping techniques for intelligent manufacturing of complex organs. In：*Advances in Biomaterials Science and Applications in Biomedicine*. Lazinica R，ed.，INTECH（www.intechopen.com），2013，437-463.

[20] Wang X，Ao Q，Tian X，et al. Gelatin-based hydrogels for organ 3D bioprinting. *Polymers*，2017，9：401.

[21] Wang X，Ao Q，Tian X，et al. 3D bioprinting technologies for hard tissue and organ engineering. *Materials*，2016，9，802.

[22] Wang X. Editorial: Drug delivery design for regenerative medicine. *Current pharmaceutical Design*, 2015, 21(12): 1503-1505.

[23] Chang T M S. Therapeutic applications of polymeric artificial cells. Nat. Rev. Drug Discov, 2005, 4(3): 221-235.

[24] 章静波. 细胞治疗. 北京：人民军医出版社，2011.

[25] Zakrzewski JL, Brink MRM, Hubbell JA. Overcoming immunological barriers in regenerative medicine. Nat. Biotechnol., 2014, 32(8): 786-794.

[26] Vos P D, Lazarjani HA, Poncelet D, et al. Polymers in cell encapsulation from an enveloped cell perspective. Adv Drug Deliv Rev, 2014, 67-68(1): 15-34.

[27] Desai T, Shea L D. Advances in islet encapsulation technologies. Nat. Rev. Drug Discov., 2016, 16(5): 338-350.

[28] Madl CM, Heilshorn SC, Blau HM. Bioengineering strategies to accelerate stem cell therapeutics. Nature, 2018, 557(7705): 335-342.

[29] Vegas AJ, Veiseh O, Gürtler M, et. al. Long-term glycemic control using polymer-encapsulated human stem cell-derived beta cells in immune-competent mice. Nat. Med., 2016, 22, 306-311.

[30] 杨志明. 组织工程. 北京：化学工业出版社，2002.

[31] 曹谊林. 组织工程学. 北京：科学出版社，2008.

[32] Szpalski C, Wetterau M, Barr J, et al. Bone tissue engineering: current strategies and techniques--part I: Scaffolds. Tissue Eng Part B Rev, 2012, 18(4): 246-57.

[33] Szpalski C, Barbaro M, Sagebin F, et al. Bone tissue engineering: current strategies and techniques--part II: Cell types. Tissue Eng Part B Rev, 2012, 18(4): 258-269.

[34] De Witte TM, Fratila-Apachitei LE, Zadpoor AA, et al. Bone tissue engineering via growth factor delivery: from scaffolds to complex matrices. Regen Biomater, 2018, 5(4): 197-211.

[35] Jeon OH, Elisseeff J. Orthopedic tissue regeneration: cells, scaffolds, and small molecules. Drug Deliv Transl Res, 2016, 6(2): 105-120.

[36] Bose S, Roy M, Bandyopadhyay A. Recent advances in bone tissue engineering scaffolds. Trends Biotechnol, 2012, 30(10): 546-554.

[37] Bi Y, Ehirchiou D, Kilts T M, et al. Identification of tendon stem/progenitor cells and the role of the extracellular matrix in their niche. Nature Medicine, 2007, 13(10): 1219-1227.

[38] Schneider M, Angele P, Järvinen T A H, et al. Rescue plan for Achilles: Therapeutics steering the fate and functions of stem cells in tendon wound healing. Advanced Drug Delivery Reviews, 2018, 129: 352-375.

[39] Chen E, Yang L, Ye C, et al. An asymmetric chitosan scaffold for tendon tissue engineering: in vitro and in vivo evaluation with rat tendon stem/progenitor cells. Acta Biomaterialia, 2018, 73.

[40] Qin T W, Sun Y L, Thoreson A R, et al. Effect of mechanical stimulation on bone marrow stromal cell-seeded tendon slice constructs: A potential engineered tendon patch for rotator cuff repair. Biomaterials, 2015, 51: 43-50.

[41] 杨志明. 组织工程基础与临床. 四川：科学技术出版社，2004：201-202.

[42] McGuigan AP, Sefton MV. The influence of biomaterials on endothelial cell thrombogenicity. Biomaterials, 2007, 28(16): 2547-71.

[43] Coakley DN, Shaikh FM, O'Sullivan K, et al. Comparing the endothelialisation of extracellular matrix bioscaffolds with coated synthetic vascular graft materials. International Journal of Surgery, 2016, (25): 31-37.

[44] 张姗姗，李根林. 视网膜修复及再生过程中干细胞及其衍生细胞行为学特性的研究现状. 眼科新进展，2007，(8)：630-634.

[45] 张鹏程，严宏，郭辰峻. 玻璃体替代物的研究进展. 转化医学电子杂志，2017，4(8)：67-71.

[46] 胡盛寿，高润霖，刘力生，等.《中国心血管病报告2018》概要. 中国循环杂志，2019，34(3)：209-220.

[47] Louveau A, Smirnov I, Keyes TJ, et al. Structural and functional features of central nervous system lymphatic vessels. Nature, 2015, 523(7560): 337-341.

[48] van Noort R, Black MM, Martin TR, Meanley S. A study of the uniaxial mechanical properties of human dura mater preserved in glycerol. Biomaterials, 1981, 2(1): 41-45.

[49] Kapoor C, Vaidya S, Wadhwan V; Hitesh, Kaur G, Pathak A. Seesaw of matrix metalloproteinases(MMPs). J Cancer Res Ther, 2016, 12(1): 28-35.

[50] Shi Z，Xu T，Yuan Y，et al. A New Absorbable Synthetic Substitute With Biomimetic Design for Dural Tissue Repair. Artif Organs，2016，40（4）：403-413.

[51] Da Mesquita S，Louveau A，Vaccari A，et al. Functional aspects of meningeal lymphatics in ageing and Alzheimer's disease. Nature，2018，560（7717）：185-191.

[52] Yang L，Wang Y. Pre-mounted dry TAVI valve with improved endothelialization potential using REDV-loaded PEGMA hydrogel hybrid pericardium. Journal of Materials Chemistry B，2020，8：2689-2701.

[53] 杨立，王云兵. 微创介入全降解血管支架和心脏瓣膜国内外研发现状与研究前沿. 材料导报，2019，33（1），40-47.

[54] Jansen J，Fedecostante M，Wilmer MJ，et al. Biotechnological challenges of bioartificial kidney engineering. Biotechnology Advances，2014，（32）：1317.

[55] Chuah JKC，Zink D. Stem cell-derived kidney cells and organoids：Recent breakthroughs and emerging applications. Biotechnology Advances，2017，（35）：150.

[56] Pino CJ，Westover AJ，Buffington DA，et al. Bioengineered renal cell therapy device for clinical translation. ASAIO J，2017，（3）：305-315.

[57] Gao Z，Wu T，Xu J，Liu G，et al. Generation of Bioartificial Salivary Gland Using Whole-Organ Decellularized Bioscaffold. Cells Tissues Organs，2014，200（3-4）：171-180.

[58] Yang TL，Hsiao YC. Chitosan facilitates structure formation of the salivary gland by regulating the basement membrane components. Biomaterials，2015，66：29-40.

[59] Goldman EB，Zak A，Tenne R，et al. Biocompatibility of tungsten disulfide inorganic nanotubes and fullerene-like nanoparticles with salivary gland cells. Tissue Eng Part A，2015，21（5-6）：1013-1023.

[60] Pirnay JP，Vanderkelen A，De Vos D，et al. Business oriented E U. Human cell and tissue product legislation will adversely impact Member Statese health care systems. Cell Tissue Bank，2013，14（4）：525-560.

[61] Berthiaume F，Maguire TJ，Yarmush ML. Tissue engineering and regenerative medicine：history，progress，and challenges. Annu Rev Chem Biomol Eng，2011，2：403-430.

[62] Tedder M E，Simionescu A，Chen J，et al. Assembly and testing of stem cell-seeded layered collagen constructs for heart valve tissue engineering. Tissue Eng Part A，2011，17（1-2）：25-36.

[63] Cho H J，Lee H J，Chung Y J，et al. Generation of human secondary cardiospheres as a potent cell processing strategy for cell-based cardiac repair. Biomaterials，2013，34（3）：651-661.

[64] Shazly T，Kolachalama VB，Ferdous J，et al. Assessment of material by-product fate from bioresorbable vascular scaffolds. Ann Biomed Eng，2012，40（4）：955-965.

[65] Kim H L，Lee J H，Lee M H，et al. Evaluation of electrospun（1，3）-（1，6）-Lee Jglucans/biodegradable polymer as artificial skin for full-thickness wound healing. Tissue Eng Part A，2012，18（21-22）：2315-2322.

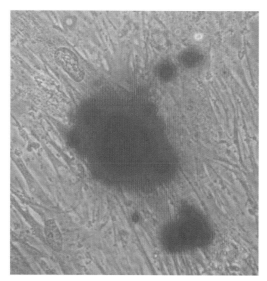

彩图 3-8　GMSC 诱导成骨过程中形成的钙结节，
经茜素红染色后呈橘红色（×200）

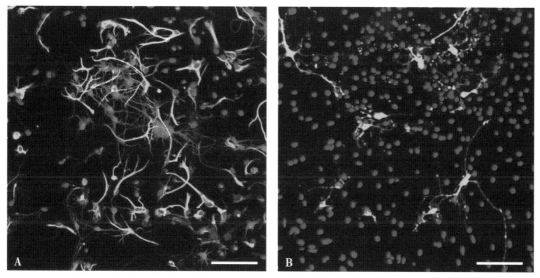

彩图 3-9　神经干细胞多向分化能力检测

A. 神经干细胞分化 5d 后的神经元（红色为 MAP2 阳性）和星型胶质细胞（绿色为 GFAP 阳性）免疫荧光
染色；B. 神经干细胞分化 5d 后的少突胶质细胞（绿色荧光为 RIP 阳性）染色，蓝色荧光为细胞核 DAPI 染
色；标尺 = 100μm。分化培养基为 DF12 + 10% FBS，分化 5d。

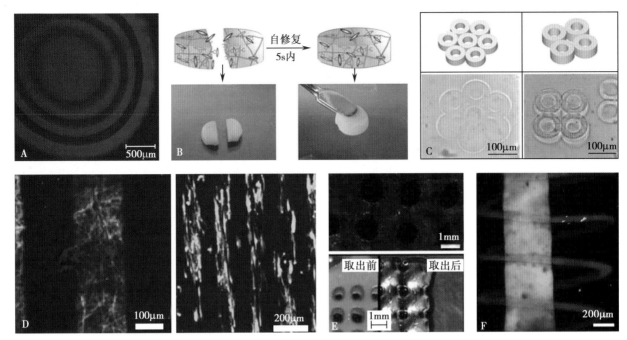

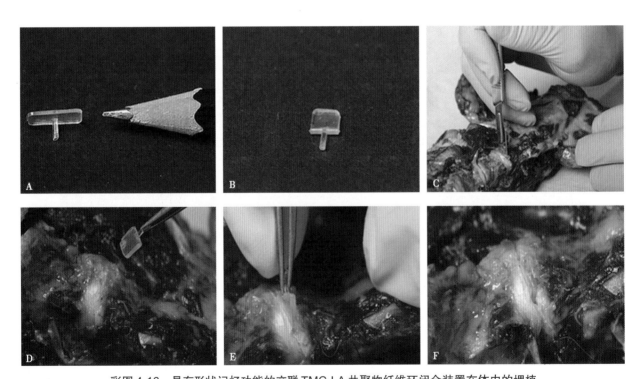

彩图 4-8 透明质酸的应用

A. 多层微球水凝；B. 通过双膦酸盐 -HA 和磷酸钙纳米颗粒之间的非共价键交联的复合水凝胶，具有自我修复行为；
C. 具有高分辨率 3D 结构的甲基丙烯酸化 HA；D. 静电纺丝 HA 纳米纤维；E. 3D 打印聚（*N*- 异丙基丙烯酰胺）接枝的
HA 和甲基丙烯酸化的 HA；F. 通过非共价超分子键交联的水凝胶。

彩图 4-16 具有形状记忆功能的交联 TMC-LA 共聚物纤维环闭合装置在体内的埋植

A. 纤维环闭合装置的固定形状；B. 0℃时，装置的临时形状以便更容易地埋植；C. 椎间盘 L₃~L₄ 部位的穿刺切口；
D 与 E. 0℃下，闭合装置以临时形状被植入椎间盘孔腔；F. 闭合装置在椎间盘的埋植位置。

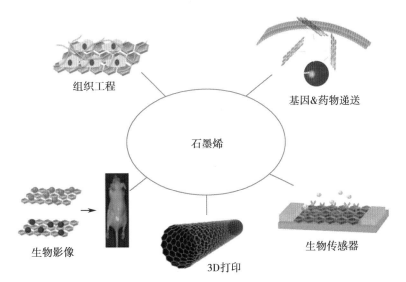

彩图 4-18　石墨烯基材料在再生医学和组织工程中的应用

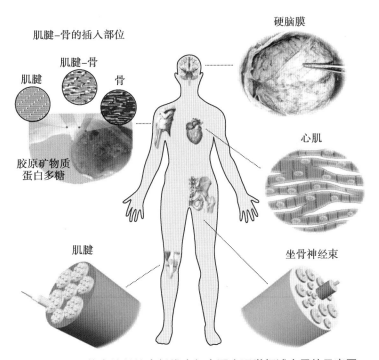

彩图 4-21　静电纺丝纳米纤维支架在再生医学领域应用的示意图

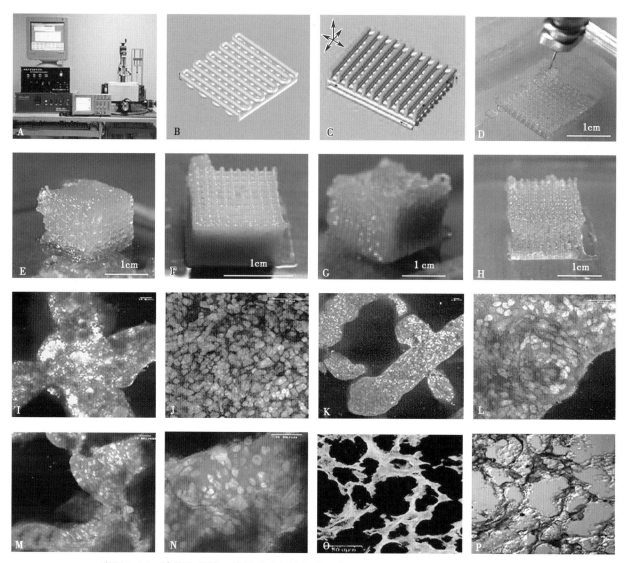

彩图 8-11　清华大学第一代单喷头细胞打印设备及肝细胞和脂肪干细胞的受控组装

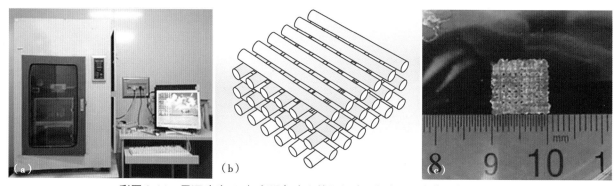

彩图 8-14　用双喷头 3D 打印设备建立的肝细胞 / 脂肪干细胞药物筛选模型

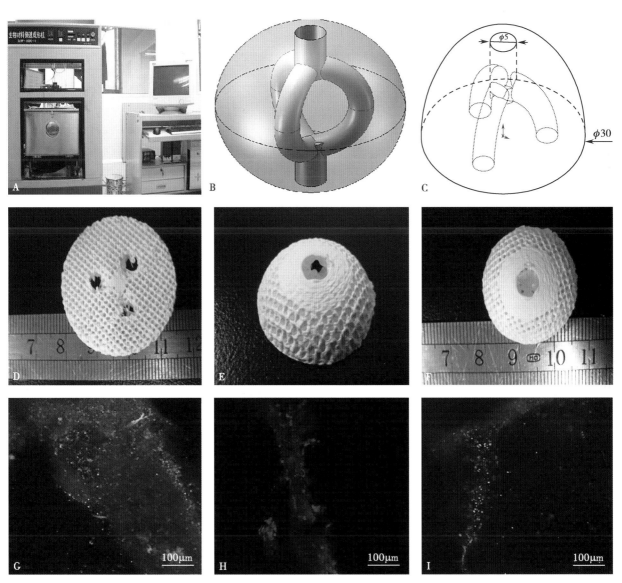

彩图 8-15　血管网络建模与制造，绿色标注血管平滑肌细胞，红色标记血管内皮细胞。

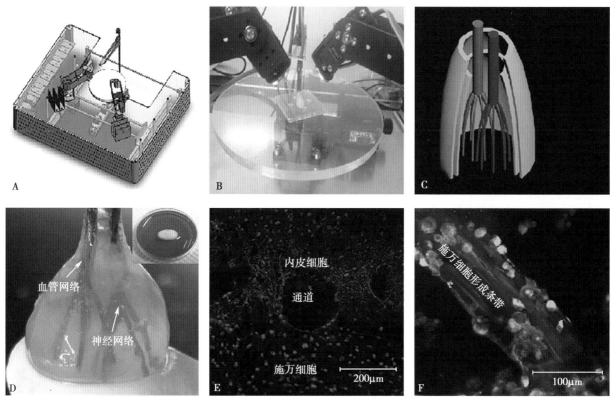

彩图 8-17　复合四喷头 3D 打印技术制造同时含分支血管和神经通道的人工肝

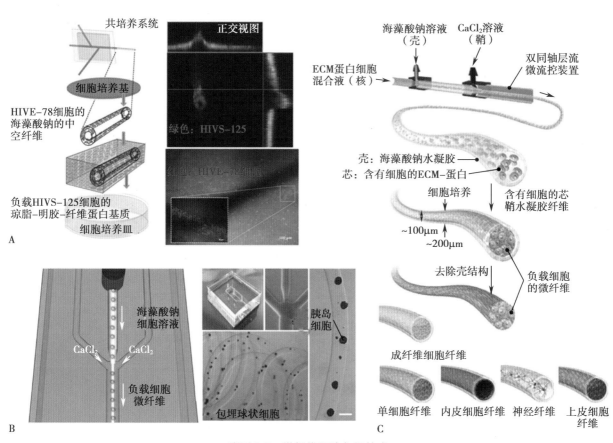

彩图 9-7　微纤维细胞包埋技术

（引自：Kang A，Park J，Ju J，et al. Cell encapsulation via microtechnologies.[J]. Biomaterials，2014，35（9）：2651-2663.）

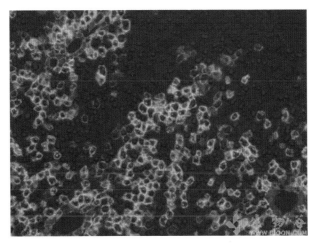

彩图 10-5　肝脏中的肝干细胞（红色）

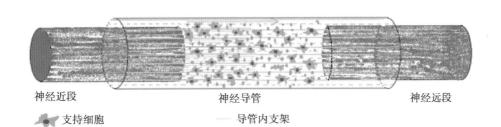

神经近段　　　　　　　　　　　神经导管　　　　　　　　　　神经远段

支持细胞　　　　　　　　　—— 导管内支架

生长因子　　　　　　　　　---- 再生的轴突

彩图 10-20　组织工程化神经构建模式

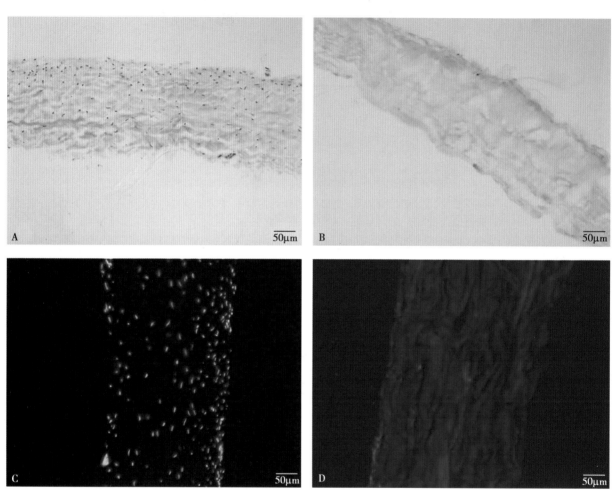

彩图 10-25 异种来源硬膜材料经脱细胞处理前后的对比
A 和 B. HE 染色显示脱细胞前后的变化；C 和 D. DAPI 染色显示脱细胞前后的变化。